# 实用神经内科护理手册

SHIYONG SHENJINGNEIKE HULI SHOUCE

刘素霞　马悦霞　主编

U0388037

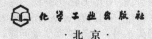

化学工业出版社

·北京·

本书详细介绍了神经内科的护理管理、护理技术、疾病护理、常用药物、护理操作，并介绍了神经内科常用治疗及监护设备的使用方法。本书内容丰富，理论与实践相结合，注重临床实用性和可操作性。可供临床护理人员、护理专业学生及临床医师参考阅读，也可作为护理管理、护理教学和护士继续教育用书。

**图书在版编目（CIP）数据**

实用神经内科护理手册/刘素霞，马悦霞主编 . —北京：化学工业出版社，2018.5（2023.6 重印）
ISBN 978-7-122-31849-7

Ⅰ. ①实… Ⅱ. ①刘…②马… Ⅲ. ①神经系统疾病 –护理 – 手册 Ⅳ. ① R473.74–62

中国版本图书馆 CIP 数据核字（2018）第 058874 号

责任编辑：赵兰江 装帧设计：张 辉
责任校对：边 涛

出版发行：化学工业出版社
（北京市东城区青年湖南街13号 邮政编码100011）
印 装：天津盛通数码科技有限公司
710mm×1000mm 1/32 印张21 字数548千字
2023年6月北京第1版第4次印刷

购书咨询：010-64518888 售后服务：010-64518899
网 址：http://www.cip.com.cn
凡购买本书，如有缺损质量问题，本社销售中心负责调换。

定 价：85.00元

# 编写人员名单

**主　编**　刘素霞　马悦霞

**副主编**　李小艳　许亚平　刘新卫　蔡　静

**编　者**　沈金玲　张冰倩　王春月　郭巧巧

　　　　　孙淑华　罗慧艳　王倩茹　王红云

　　　　　黄　娣　史小利　康玉洁　李　星

　　　　　许京然　张艺欣　黄伟欣　王　会

　　　　　朱小花　刘少华　李　晶　李　哲

# 前 言

　　神经内科疾病是临床内科最为常见的疾病种类之一。近年来，神经内科基础理论与临床实践决策、疾病预防与治疗指南不断更新，护理服务模式明显转变，其护理知识与要求也应随之相应地提高和完善。为了促进广大神经内科医务人员在临床工作中更好地认识、了解神经内科疾病，普及更新神经内科的临床及护理知识，从而满足神经内科专业人员及广大基层工作者的临床需求，结合临床经验，我们编写了此书。

　　本书详细介绍了神经内科的护理管理、常见疾病的护理要点及难点、常用的护理技术，并介绍了神经内科常用药物及监护设备的使用方法。参编本书的作者均来自临床一线，同时还有多名专家对本书稿进行审校，力争为临床护士提供切实可行的指导，使神经内科各项护理操作更加科学、规范、安全，从而更好地做好神经内科的临床护理工作。

　　本书内容丰富，理论与实践相结合，注重临床实用性和可操作性。可供临床护理人员、护理专业学生及临床医师参考阅读，也可作为护理管理、护理教学和护士继续教育用书。

　　由于编者水平有限，疏漏之处在所难免，恳请广大读者和护理界的同仁提出宝贵的建议和意见，以便不断改进。

编 者
2018年3月

# 第一篇　神经科护理组织与管理

# 第二篇　神经科护理技术

# 第三篇 神经科疾病护理

## 第二十二章　自主神经系统用药 ———— 562

# 第五篇　护理操作

# 第一篇
# 神经科护理组织与管理

# 第一章　神经科科室管理

## 第一节　普通病房管理

　　神经科患者多行动不便，生活无法完全自理，因此，科室管理应考虑到患者的舒适与安全、工作人员的权益、护理工作流程的顺畅与方便、环境的整洁与卫生等诸多方面；保证患者在病区日常治疗和生活的需要，避免患者发生安全事故。

### 一、环境布局

　　1. 位置　病房应设在内科楼内，光线充足，并与急诊科、各个检查辅助科室相邻，以满足患者检查、转运和急救的需要。

　　2. 布局

　　（1）每个病区一般设置床位30～40张，分为患者区、公共区和工作区。其中患者区即病房，可设单人间、两人间和三人间等。

　　（2）病房以朝阳为宜，不设门槛，房门宽度以病床能出入为标准。

　　（3）病房设抢救室或重症监护室、功能康复室。

　　（4）公共区则视条件而设，厕所、盥洗室、走廊或活动室需装有扶手和呼叫装置。

　　（5）工作区即工作人员办公、操作准备、物品存放的地方，包括医师办公室、护士办公室（或护士站）、护士长办公室、值班休息室、工作人员更衣室和卫生间、治疗室、换药室、处置室、杂用室、配膳室、库房（仪器设备、布类及一次性消耗品）及墩布间等。

　　（6）病室建筑布局应将清洁区和污染区分开，以防止院内感染；同时还应方便患者，有利于各种诊疗和护理工作的开展。

## 二、基本设施

1. 病房　室内安装顶灯、床头灯、地灯、输液架、活动床帘。墙壁上有中心供氧、压缩空气、负压吸引、呼叫装置和电源插座；每床占用面积 6 ～ 7m²，两床距离为 1 ～ 1.5m。每个床单位的固定设备有：床、床褥、床罩、枕芯、枕套、被芯、被套、病号服，必要时加橡胶单和中单（或一次性中单）；椅子、床旁桌；暖水瓶；呼叫器，床旁呼叫器应功能灵敏，并可灵活放置于患者可触及的范围。

由于神经科患者疾病的特殊性，其基本设备有其特殊要求，如床、褥垫、病号服等。

（1）床：神经科患者多有意识或精神、智能障碍，肢体瘫痪，故病床基本标准是：高 0.6m，长 2m，宽 1m，可摇起，高低可以调节，方便不同身材患者上下床。配备床档，以防止坠床等意外发生。对特殊患者应配备床档保护套，以防止躁动患者误伤。必要时可配备气垫床、多功能按摩床等。床脚轱辘移动灵活，且能制动。

（2）床垫：床垫应有弹性，长宽与床的规格相同，厚 12cm，用棕丝、棉花、木棉、马鬃等透气性能良好的材料做垫芯。必要时配备防压疮气垫。由于神经科患者大多卧床时间较长，床面过软会使身体下陷，不利于患者进行桥式运动等康复训练；床面高低不平，会使身体受力不均，且对皮肤造成机械性刺激；床面过硬，会致身体骨突部分受压，是形成压疮的危险因素，因此，床垫应软硬适度。床垫上铺褥子，增加舒适度。

（3）橡皮中单：铺于床罩之上（根据患者病情需求配备橡皮中单），防止卧床、大小便失禁患者或昏迷、鼻饲患者的排泄物污染床褥。

（4）中单：橡皮中单上铺中单，保护长期卧床患者的皮肤，增加其舒适度；也利于床单污染时的更换。

（5）毛巾垫：放置于患者头部或臀部。昏迷、瘫痪、大小便失禁患者给予配备毛巾垫，污染后利于更换；也作为给患者翻身、移动时的辅助工具，减轻护理人员的体力支出。

（6）病号服：衣服和裤子应为宽松型全棉制品，以便于患者穿脱。

（7）椅子：病床配套椅子，应有靠背和扶手，保证患者坐位时的安全。

（8）其他物品：暖瓶应摆放在远离意识不清、躁动患者的地方，防止患者烫伤。

2. 抢救室　在普通病房设备的基础上，选用可调节体位、易于移动的多功能床。抢救室最好安置在医护办公室附近，可用单面透明玻璃墙隔开，以便于医护人员从室外随时观察患者情况。

3. 走廊　病区应宽敞明亮，地面防滑；走廊双侧都应设有扶手，以辅助患者功能锻炼及行动不便时行走；墙壁上悬挂病室基本情况介绍、患者的权益与义务等。

4. 盥洗室、卫生间　神经科每间病室内设有独立的卫生间，有坐式便桶装置且装有扶手。盥洗室、卫生间无障碍设计，方便患者日常洗漱、如厕。同时卫生间装有呼叫系统，当患者发生不适或意外时能寻求帮助。

5. 功能康复室　除专业康复器材外还需配备拐杖、轮椅等助行器具，积木、跳子棋等作业训练工具及字、画、图片等语言训练用物，以利患者日常活动训练，促进康复。

## 三、护理用具与仪器设备

1. 运送患者工具平车、轮椅、习步车、搬运患者转运板等。

（1）平车：每个病房需配备1～2辆平车，供危重、瘫痪患者外出检查治疗使用。平车两侧安装护栏，防止外出检查时发生坠床。床档、车轱辘、刹车装置定期检查，保证其处于正常状态。

（2）轮椅：供行动不便患者外出检查使用。轮椅有可调式肢体固定板及输液架，车轮和刹车使用正常，车胎充气完好。

（3）习步车：病房配备习步车，方便运动障碍的患者下地行走，保证患者安全。

（4）转运板：配备转运板是为危重症患者、全身瘫痪患者、介入治疗后患者等从床到平车或从平车到床的安全转移起过桥作用。可确保患者安全，又可有效减轻工作人员的劳动强度。

2．约束带和约束手套　保护躁动患者，限制身体或肢体活动，防止坠床、拔管、磕碰伤等不良事件发生。

3．观察仪器　血压计、听诊器、心电图机、床旁监护仪（包括心电图、呼吸、血压、血氧饱和度等参数）、快速血糖仪等。

4．抢救设备　简易呼吸器、呼吸机、电动吸引器；抢救车内备抢救用药、气管插管、中心静脉插管及其他抢救用物。

## 四、人员配置

普通病房主要收治病情基本稳定但随时可能发生病情变化的患者、生活不能够自理的患者或无须进入重症监护病房的所有神经科患者，护理人员的配置需满足对所有患者的生活照顾、病情观察、治疗操作和健康指导等所需人员数量，还应考虑到人员休假、学习等不在岗的可能。

1．护士人数配置测算方法　护理人员的合理配备，可以提高护理工作效率和护理质量，降低成本消耗。我国《护士条例》明确提出普通病房的床护比应达到1∶0.4，由于神经科护理工作的特殊性，患者与护士比至少为1∶0.5。以40张病床为例，较理想的人员构成为：护士长1人，主管护师2人，护师及护士15人，护理员3～4人。

2．层级配置　随着西医学的发展，医院内新业务、新技术的开展，仪器设备的不断更新，对护士提出了新的要求，故护理人员配备也应考虑到职称、职位结构与比例；同时，由于分级护理及所需时间不同，不同类别病室，因其工作量的关系，所需护理人员编制也不同。神经内科病房收治的患者多为危重症患者、生活完全不能自理或生活部分自理的患者，部分合并智力障碍和精神疾患的患者，以及癫痫进行24小时监测的患者。需要具备较强专业水平及临床护理工作经验的护士才能胜任，且有护理内容多样、护理量大等特点。合理配置不同层次的护理人员，可保证护理工作的顺利进行。结合以上特点，医院护理部把神经科病房设为二类A病房，各层级护士配比为：N1 30%、N2 40%、N3 20%、N4 10%。

3.弹性排班原则

（1）为满足神经科患者需要，兼顾护士意愿，均衡各班工作量，配备不同数量的护士。

（2）保证护理质量，适当搭配不同层次的护理人员，最大限度发挥不同年资、不同职称护理人员的作用。

（3）公平公正，保证护理人员休息。在满足临床护理工作的基础上，尽量满足护理人员的学习时间及特殊要求。

（4）节约人力，排班具有弹性，紧急情况时适当调整。

**五、探视管理**

（1）加强对神经科入院患者宣教，使家属了解医院住院的相关规定和制度。

（2）制定严格规章制度，做好家属的陪护管理。护理人员必须清楚陪护的相关要求，并且口径、态度一致，要让患者及家属明白理解严格控制陪护是为了维护患者利益，同时要满怀同情与理解，注意服务态度，对陪护家属要一视同仁，注意避免冰冷、生硬的言语造成陪护家属的不愉快。

（3）执行制度注意其严格性和灵活性。对家属的管理既要有原则性，又要有灵活机动性，特殊情况特殊对待，尽量保证每一位患者的利益。

（4）加强与陪护家属的沟通，陪护家属除照顾患者的生活起居外，还给患者心理情感上的支持，满足其心理需要，使患者更好地配合治疗。

## 六、其他人员管理

（1）目前医院保洁、后勤、运送等服务外包较为普遍，护理人员应该了解医院与外包公司的关系，熟悉外包人员的工作职责，有效配合、监管外包人员的相关工作，共同为患者提供高质量的医疗服务。

（2）护理人员应参与外包服务标准的制订，保证外包服务与护理工作的有效结合，同时要科学监管外包服务的质量，并参与外包服务的持续质量改进工作。

# 第二节　重症监护病房管理

## 一、环境布局

1．位置　神经重症监护病房应设在本专科病房内，并与急诊科、介入科、放射科、心内科、呼吸科相邻，以满足患者转运和急救的需要。

2．床位设置　神经内科重症监护病房床位数应占神经科总床位数的5%～10%，若超过20张应分为几个小区，便于管理。由于神经重症监护病房意识障碍、气管切开的患者较多，故每4张病床应设单间一个，以便将特殊感染、精神障碍或极危重患者与其他患者隔离开来。

## 二、基本设施

（1）床头治疗带配备装置　15～20个以上不同制式的电源插座及足够的配电负荷；配备集中式吸入氧气、压缩空气、负压吸引终端接口的医用气体接头。此外医院具有紧急情况下即刻启动的应急供电、供氧和供压缩空气设备，以满足紧急状况下神经科重症患者的使用需求。

（2）病床易于推动，最好是多功能电动床，以满足多种卧位；每张床天花板设有输液导轨；床与床之间设有拉帘，以保护隐私及方便医务人员的抢救。

（3）每个房间设有感应式洗手池及擦手纸，床边备手消毒液。

（4）病房内有温度和湿度调节装置，保证房间内温度为20～24℃，湿度50％～60％。国外多安装空气净化装置解决空气环境问题，我国也有部分医院采取了这种装置，它可以将经过过滤盒调节的适宜温度、湿度的空气以合理的气压分布和气体流向送入病室，通常是上送下排。

（5）护士站设中央监护仪，以便护士随时观察到患者的病情变化。

（6）附属用房　包括治疗室、处置室、杂用室、仪器室、配膳室、临床实验室、医师办公室、医护休息室、接待室等。

## 三、仪器设备

1．监测系统

（1）多功能监护仪，可以监测心电、血压、血氧饱和度等基本生理功能的监测仪器。

（2）有创压力监测装置，有创动脉压监测、中心静脉压监测、肺动脉压监测等功能。

（3）心排血量测定装置。

（4）呼吸监测装置。

（5）心电图机。

（6）颅内压监测仪。

（7）脑电图监测仪。

（8）经颅多普勒超声检测仪。

2．急救设备

（1）配备全套复苏用品的抢救车：抢救车是存放抢救药品、物品的专用车。在抢救患者时具有及时、准确、方便、易取的特点。因此，要求抢救车内急救药品、物品齐全并相对固定，仪器性能良好，处于完好备用状态。

① 根据抢救车使用频率，使用一次性锁或贴封条（统一使用红框标签）方式对抢救车封闭管理。

② 抢救车内药品、物品必须经清点、检查处于完好备用状态时才能进行封闭。

③ 用签字笔在封条上注明封闭起止日期（×年×月×日～×年×月×日）和封闭人姓名；若使用一次性锁，在锁上贴红色自黏性口取纸，注明起止日期和上锁人姓名。

④ 每天由专人检查抢救车封闭情况，一次性锁或封条是否处于完好状态，并记录签字。

⑤ 抢救车封闭周期不得超过1个月，每月必须开封、清点、检查车内药品、物品数量、有效期及完好状态后再封闭。

⑥ 抢救车一旦开启使用后，应由专人重新清点、补充抢救物品、药品后再封闭，保证抢救车内药品、物品的数量准确及完好备用。

⑦ 护士长定期对抢救车封闭、检查和清点情况进行抽查，发现问题及时整改记录。

（2）呼吸机：呼吸机由医院呼吸治疗中心统一管理，如需使用，由中心送至病房。使用后送回中心进行消毒备用；使用中，由中心定期更换呼吸机管路。监护室护士对使用中的呼吸机每日进行清洁，检查使用状态，发现异常与中心联系进行更换。

（3）除颤仪：监护室备除颤仪1台。每日打印除颤仪记录纸，检查除颤仪的备用状态，校正日期和时间。

3. 治疗仪器设备　输液泵、注射泵、胃肠营养泵、冰袋、冰毯、冰帽、气垫床及皮肤保护垫、约束带、约束手套、翻身用各种靠枕、软枕。

4. 实验室设备　血气分析仪、电解质测定仪、凝血时间监测仪、快速血糖测定仪。

## 四、人员配置

重症监护病房主要收治病情严重的危重抢救患者，如昏迷、急性脑血管意外、吉兰-巴雷综合征、重症肌无力呼吸肌麻痹的患者等。护士需要对患者进行严密监测、抢救、护理，并熟练操作和维护各种抢救仪器设备。因此，需配备从事专科护理工作3年以上、技术熟练、富有经验的护士，才能承担相应的职责，完成护理任务。一般护士和患者的比例为（2～2.5）：1。以8张监护床为例，其人员构成为：护士长1人，主管护师以上护士2～5人，护师9～12人。

## 五、探视管理

NICU病室管理有开放式和封闭式两种，封闭式管理对减少交叉感染、维护监护室环境和秩序有利，同时也利于患者休息，但患者心理压力大。开放式管理有利于减轻患者心理压力，但人员复杂，应做好感染控制。现代化的ICU设计为对外的玻璃窗和外走廊，患者床头有对讲机可与外走廊上亲属对话，家属休息室有闭路电视可以观察患者的情况。

# 第三节　康复室管理

## 一、环境布局

康复室应实行无障碍环境设计，对设施采取便于其行动的设计，以满足康复对象生理上、心理上的特殊需要。进行康复的患者多数都是危险期已过，进入功能康复阶段，以康复训练为主，治疗为辅。相比于病房环境的安静，康复室需要较为活跃的气氛，以提高患者对康复治疗的兴趣，主动训练，增强患者康复的信心。

## 二、基本设施

康复室物品位置摆放合理，质量可靠，保证患者安全。物品应设定基数，定时清点，保证使用需求。物品应定期保养，保证其功能完好。

1. PT凳　治疗师在训练台旁对患者进行训练时坐的小凳子，

高度与训练台相适应，凳下有轮，可以向各个方向灵活移动，以适应训练的需要。

2. 训练台 用于训练肢残患者的运动功能。

3. 姿势矫正镜 一面大镜子，在患者训练时放于前方，借此患者可观察到自己的不良姿势和错误训练动作，用于指导正规的动作及端正姿势的形成。

4. 平衡杠 用于训练患者的站立及行走功能。

5. 肋木 训练者借助自己的身体进行训练的器材。

6. 训练阶梯 训练患者站立步行功能的组合台阶，练习上下楼梯功能。

7. 倾斜台 又叫站立斜床，使患者保持站立位的一种装置。

8. 平衡板 一块晃动的木板，用以训练患者的平衡功能。主要用于各种运动失调的患者。

9. 运动垫 供患者坐卧垫上进行各种康复训练的垫子。

10. 磨砂台 类似桌子的台子，上面放有打磨的木板和磨具供患者仿木工砂磨作业，以进行上肢的功能训练。

11. 木钉盘 训练患者上肢协调性及放收的木板，上面有孔眼，可插入木钉。

12. 滚桶 训练患者上肢的一种长圆柱状器材。用于训练上肢协调，关节活动度，平衡功能训练。

13. 沙袋 是装有铁沙的，具有一定重量的条形袋子，作为负荷供患者进行增强肌肉力量的训练。

14. 手指阶梯 训练手指关节活动度的器械。

15. 分指板 适用于手指屈肌张力高的患者，将其五指伸展，分别放于分指板的五个空隙之中，可减轻手指屈肌痉挛。

16. 巴氏球 改善人体平衡功能，用以锻炼本体感受器，刺激姿势反射。

17. 轮椅 接送患者。

18. 习步车 习步练习。

### 三、人员配备

（1）设专职康复护士1名，每日完成住院患者的康复评估和功能训练。

（2）神经科康复护士不仅要掌握临床基础护理知识，康复护理学的知识、技术，还要掌握急救护理学、外科护理学、内科护理学、骨科学、神经内外科学、老年病学、心理学等各专业的知识，同时要具有良好的心理品质和团结精神；能够理解、尊重、关心、帮助残疾人；对工作认真负责，忠于职守。

（3）病房康复护士的任职条件 从事神经科专科护理工作五年以上，护师以上职称；经过康复专科培训半年以上，取得合格证书。

## 第四节 视频脑电监测室管理

### 一、环境布局

视频脑电监测室应环境安静、温度适宜、通风良好、房间干燥，否则会影响检查效果及仪器的使用寿命。为避免使用其他电器时对脑电图机的干扰及机械振动等影响，脑电图室还应远离 X 线室、超短波室、变电所和大型机械室等处。除上述条件之外，还要考虑到使用上的方便，因此最好选择神经科病房内，以便于癫痫、小儿、步行困难及有精神障碍者的检查。

### 二、基本设施

1. 视频监测区 计算机、显示器、打印机、对讲机。
2. 患者监测区 除按一般病床准备外，还应包括摄像头、脑电图视频监测仪、标记键、导电膏、胶布、乙醇。

### 三、人员配备

脑电图室至少应有一名专职或兼职医师负责全面工作，要求为至少经过1年以上脑电图专门训练的主治医师，除具有神经精神病学的临床、病理和生理等知识外，对电器知识也应有一定的了解。同时配备 1～2 名专职技术员负责日常脑电图的记录、一般脑电图的分析报告等，要求经过 6 个月以上脑电图专业训练，具有高中或中专以上文化程度。

设在病房内的视频脑电监测室内患者的护理由责任护士负责，在常规护理的基础上，重点关注患者在癫痫发作时的安全问题。在确保安全的状况下，将患者发作时的表现完全呈现在监视镜头下，以保证录像记录的完整。病房在人力设置时虽然不需要单独设置专职护士，但应考虑到癫痫监测患者随时有发作的可能，需 24 小时持续监测，因此在人力上应予保证。

# 第二章 神经科护理岗位及能级管理

## 第一节 岗位职责及任职条件

### 一、护士长的岗位职责及任职条件

1. 护士长职责 根据医院对护理工作要求，建立健全科室规章制度、人员岗位职责及工作流程，安排实施各项护理工作，协助医师完成诊断和治疗，提升患者护理安全，确保护理质量持续改进。

（1）在护理部、总护士长和科主任的领导下负责病房行政管理和护理业务工作。

（2）根据护理部和科室目标管理计划，认真组织落实，并做好检查和记录工作。

（3）负责本病房护理人员素质教育和思想教育，改进服务态度，密切医护配合，建设良好的护理团队。

（4）合理安排和检查病房护理工作，参与并指导危重症患者的护理及抢救工作。

（5）督促护理人员严格执行各项规章制度和操作规程，严防差错事故的发生。

（6）定期参加科主任和主治医师查房，参加科内会诊、疑难病例、死亡病例的讨论。

（7）落实护理人员业务学习及技术训练，组织护理查房，积极开展护理科研工作。

（8）指导教学老师做好病房各类人员的临床教学工作，定期检查带教情况。

（9）定期督促检查药品、一次性物品、仪器设备、护理用具和被服的请领及保管。

（10）监督配膳员、保洁员、保安的工作质量，及时与相关部门沟通。

（11）定期召开患者座谈会，落实健康教育工作，认真听取患者的意见，不断改进病室管理工作。

（12）负责本病房防火、防盗等安全工作，严格执行安全保卫和消防措施。

（13）按时完成护士长质量考核及护士长月报表，按时上交护理部。

**2. 护士长任职条件**

（1）教育水平及工作经验　大专以上学历，护师以上职称，6年以上临床护理工作经验。

（2）专业背景　护理专业。

（3）资格证书　护士执业资格证书。

（4）培训经历　管理培训、法律知识学习、人际沟通培训、专业业务培训。

（5）外语水平　外语达到中级水平。

（6）计算机水平　熟练使用办公软件系统。

（7）其他能力　具有良好的人际沟通及协调能力；具有一定的教学、科研能力。

## 二、教学老师的岗位职责及任职条件

1. **教学老师职责** 根据医院管理精神，建立健全科室规章制度、人员岗位职责及工作流程，安排实施各级护理人员临床护理教学工作，确保完成在职护士继续教育和各级护生及进修护士临床教学任务，带领病房护士开展护理科研工作。

（1）在护士长领导下，负责病房临床护理教学及科研工作的管理和实施。

（2）负责制订和实施本病房内各层次实习护生和护理进修人员的实习计划，并及时与护理部及学校联系。

（3）组织并参加具体的教学活动，如病房小讲课、操作示范、病历讨论、教学查房、临床带教、阶段考核、出科考试及总结评价等。

（4）针对不同层次实习护生，安排相应带教资格的护士带教，并检查教学计划的落实情况，及时给予评价和反馈。

（5）关心实习护生的心理及专业发展，帮助学生尽早适应临床环境，及时发现实习中的问题并给予反馈。

（6）负责病房带教护士的培训，与护士长一起定期对带教护士进行考核。

（7）负责本病房在职护士继续教育工作，认真记录、审核各类继续教育学分情况，配合护理部完成每年的学分审核工作。

（8）带领或指导护士开展护理科研，积极撰写并发表护理论文。

（9）协助护士长做好病房管理工作，护士长不在时，代理护士长工作。

2. **教学老师任职条件**

（1）教育水平及工作经验：大专以上学历，护师以上职称，5年以上临床护理工作经验。

（2）专业背景：护理专业。

（3）资格证书：护士执业资格证书。

（4）培训经历：教学技能培训、科研知识培训、人际沟通培训、专业业务培训。

（5）外语水平：外语达到中级水平。

（6）计算机水平：熟练使用办公软件系统。

（7）其他能力：具有一定的教学、科研能力及人际沟通能力。

### 三、主管护士岗位职责及任职条件

1. 主管护士职责　在护士长领导下，承担医嘱处理、办理出入院、与医技科室和后勤部门沟通协调，协助护士长进行病房管理和临床带教工作。

（1）在护士长领导下，参与病房全面管理，督促检查各班护理人员认真贯彻岗位职责及各项规章制度。

（2）负责医嘱的处理、核对和打印工作。掌握患者的病情，每日书写病室报告。

（3）负责患者会诊、检查、转科安排。

（4）协助护士长检查各班执行医嘱情况及表格书写的质量。

（5）负责落实各种特殊化验或检查的联系、带药、容器准备等，并向患者交代。

（6）协助护士长解决护理工作中出现的紧急情况，参加危重患者的抢救工作。

（7）负责并指导实习护生和进修护士的带教工作。

（8）负责指导疑难重症患者护理，并开展护理新技术新业务。

（9）保持办公室及护士站的物品到位、清洁、整齐以及表格的准备。

（10）护士长不在时，代理护士长工作。

2. 主管护士任职条件

（1）教育水平及工作经验：国家认可的护理专业毕业，N2及以上责任护士。

（2）专业背景：护理专业。

（3）资格证书：护士执业资格证书。

（4）培训经历：医嘱系统使用培训、管理培训、沟通协作培训。

（5）外语水平：初级以上水平。

（6）计算机水平：熟练使用计算机办公系统。

（7）其他能力：业务工作能力、沟通与协作能力、突发事件应急能力、书写能力、管理能力、教学能力。

## 四、责任护士岗位职责及任职条件

1. N1护士职责　在护士长领导下能够独立完成病情较轻患者的责任制护理，保障患者安全，促进患者康复。

（1）按照护理工作流程、标准、技术规范完成患者专科护理工作。

（2）承担轻患者的护理，包括评估患者、实施护理措施和评价护理效果。

（3）按要求做好病情观察及护理记录。

（4）参与重症患者护理配合。

（5）给患者及家属提供健康指导。

（6）参与患者及病房管理。

2. N1护士任职条件

（1）教育水平及工作经验：国家认可的护理专业毕业，3年以下护士。

（2）专业背景：护理专业。

（3）资格证书：护士执业资格证书。

（4）培训经历：院内护理业务培训，完成继续教育学分25分。

（5）外语水平：初级以上水平。

（6）计算机水平：可操作计算机常用办公系统。

（7）其他能力：业务工作能力、沟通与协作能力、突发事件应急能力、健康教育能力。

3. N2护士职责　在护士长领导下，独立完成相对较重患者的责任制护理，参与病房临床护理带教工作，保障患者安全，促进患者康复。

（1）按照护理工作流程、标准、技术规范完成患者特殊专科护理工作。

（2）承担较重患者的护理，包括评估患者、实施护理措施和评价护理效果。

（3）按要求做好病情观察及护理记录。

（4）承担急、危重症患者抢救及配合。

（5）提供患者及家属健康指导。

（6）参与患者及病房管理。

（7）参与护生的临床带教工作。

4. N2护士任职条件

（1）教育水平及工作经验：国家认可的护理专业毕业，4年以上护士或3年以下护师。

（2）专业背景：护理专业。

（3）资格证书：护士执业资格证书。

（4）培训经历：参加护理业务培训，完成继续教育学分25分，且护师Ⅰ类学分10分，Ⅱ类学分15分；参与专业学术交流、专科培训。

（5）外语水平：初级以上水平。

（6）计算机水平：熟练掌握常用计算机办公系统。

（7）其他能力：业务工作能力、沟通与协作能力、突发事件应急能力、健康教育能力、临床护理教学能力。

5. N3护士职责　在护士长领导下，独立完成危重症患者的责任制护理，配合医师抢救，指导下级护士工作，参与病房质量、教学管理和护理科研工作。

（1）承担危重症患者的护理，包括评估患者、实施护理措施和评价护理效果。

（2）按要求做好病情观察及危重症护理记录。

（3）承担急、危重症患者抢救及配合。

（4）为患者及家属提供健康指导。

（5）协助护士长进行病房质量检查。

（6）协助教学老师组织临床教学与考核。

（7）开展护理科研项目研究工作。

（8）指导下级护士工作。

6. N3护士任职条件

（1）教育水平及工作经验　国家认可的护理专业毕业，4年及以上护师或3年以下主管护师，从事临床护理工作6年及以上。

（2）专业背景　护理专业。

（3）资格证书　护士执业资格证书。

（4）培训经历　继续教育学分25分，且Ⅰ类学分10分，Ⅱ类学分15分；临床教学和科研培训，参与专业学术交流、专业培训或资格认证。

（5）外语水平　中级以上水平。

（6）计算机水平　熟练掌握常用计算机办公系统。

（7）其他能力　业务工作能力，沟通与协作能力，护理质量管理、临床护理教学及科研能力。

7. N4护士职责　在护士长领导下，独立完成危重症患者的责任制护理，配合医师抢救，承担护理会诊和护理查房，指导下级护士工作，协助护士长做好病房护理质量、教学和科研管理工作。

（1）承担危重症患者的护理，包括评估者、实施护理措施和评价护理效果。

（2）开设专科护理咨询或专科护理门诊。

（3）承担院内会诊，提供临床专科指导。

（4）主持危重症及疑难杂症病例讨论，指导下级护士工作。

（5）承担临床护理教学和带教工作。

（6）开展专科护理研究工作。

（7）协助护士长进行病房日常管理、护理质量管理和持续改进。

8. N4护士任职条件

（1）教育水平及工作经验　国家认可的护理专业毕业，4年及以上主管护师或副主任护师，从事临床护理工作10年以上。

（2）专业背景　护理专业。

（3）资格证书　护士执业资格证书、专科护士资格证书。

（4）培训经历　继续教育学分25分，且Ⅰ类学分10分，Ⅱ类学分15分；临床教学和科研培训，参加专业学术交流、专业培训或资格认证培训。

（5）外语水平　中级以上水平。

（6）计算机水平　熟练掌握常用计算机办公系统。

（7）其他能力　业务工作能力，沟通与协作能力，管理、教学和科研能力。

## 五、重症监护室组长岗位职责及任职条件

1. 重症监护室组长职责　在护士长领导下，完成重症监护室管理工作，承担危重症患者护理及抢救工作，指导重症监护室护士工作，参与病房质量管理、教学管理、护理科研工作，保障患者安全，促进患者康复。

（1）按照护理工作流程、标准、技术规范完成患者特殊专科护理工作。

（2）承担重症监护室危重患者的护理，包括评估患者、实施护理措施和评价护理效果。

（3）按要求做好病情观察及护理记录。

（4）承担急、危重症患者抢救及配合。

（5）指导重症监护室护士的护理工作。

（6）承担重症监护室日常管理、物品添加、抢救仪器保管工作。

（7）为患者及家属提供健康指导。

（8）协助护士长进行重症监护室质量检查。

（9）协助教学老师组织临床教学与考核。

（10）开展护理科研项目研究工作。

2. 重症监护室组长任职条件

（1）教育水平及工作经验 国家认可的护理专业毕业，4年以上护师或3年以下主管护师。

（2）专业背景 护理专业。

（3）资格证书 护士执业资格证书。

（4）培训经历 参加护理业务培训，完成继续教育学分25分，且护师Ⅰ类学分10分，Ⅱ类学分15分；参与专业学术交流、专科培训。

（5）外语水平 初级以上水平。

（6）计算机水平 熟练掌握常用计算机办公系统。

（7）其他能力 业务工作能力、沟通与协作能力、突发事件应急能力、健康教育能力、护理质量管理、临床护理教学及科研能力。

## 六、重症监护室护士岗位职责及任职条件

1. 重症监护室护士职责 在重症监护室组长领导下，独立完成病情较重患者的责任制护理，参与病房临床护理带教工作，保障患者安全，促进患者康复。

（1）按照护理工作流程、标准、技术规范完成患者特殊专科护理工作。

（2）承担重症监护室病情较重者的护理，包括评估患者、实施护理措施和评价护理效果。

（3）按要求做好病情观察及护理记录。

（4）承担急、危重症患者抢救及配合。

（5）为患者及家属提供健康指导。

（6）参与患者及病房管理。

（7）参与护生的临床带教工作。

2. 重症监护室护士任职条件

（1）教育水平及工作经验 国家认可的护理专业毕业，4年

以上护士或3年以下护师。

（2）专业背景　护理专业。

（3）资格证书　护士执业资格证书。

（4）培训经历　参加护理业务培训，完成继续教育学分25分，且护师Ⅰ类学分10分，Ⅱ类学分15分；参与专业学术交流、专科培训。

（5）外语水平　初级以上水平。

（6）计算机水平　熟练掌握常用计算机办公系统。

（7）其他能力　业务工作能力、沟通与协作能力、突发事件应急能力、健康教育能力、临床护理教学能力。

## 七、康复护士岗位职责及任职条件

1. 康复护士职责　在护士长领导下，完成患者的康复护理及康复知识宣教。

（1）负责指导本科室各病房的康复护理、康复知识宣教，并给予具体操作。

（2）以功能为中心引导、鼓励患者，完善康复护理计划并尽早实施，以达到康复护理目标的尽早实现。

（3）负责病房内患者康复训练、良肢体位的摆放及自我康复护理的监督工作，保证患者的康复质量。

（4）完善患者相关康复护理表格的填写及保存，每次进行康复评价后认真记录，重新找出患者现存的康复护理问题，及时更改康复护理计划并加以实施。

（5）在工作中本着科研的意识不断总结经验，勇于钻研，发现新问题并加以研究，不断充实完善专科护理内容。

（6）了解国内外康复护理发展动态，依据现有条件引进先进技术，提高康复护理质量，协同临床护理工作。

（7）随时在病房内巡视，评价患者在病房内自我训练的效果，对康复手法的应用给予纠正、指导。

（8）定期与患者及家属座谈，向患者及家属宣教早期康复的重要性、意义、相关康复知识，提高康复理念。听取大家意见及建议，不断改进工作方法。

（9）善于应用心理学知识，随时关注患者及家属的心理动态，及时尽早进行心理干预，以促进达到康复护理目标。

（10）负责本病房护士、各类护生及进修护士基本康复理论知识和操作的培训。

（11）遵医嘱负责院内其他科室的康复护理指导与护理会诊工作。

2. 康复护士任职条件

（1）教育水平及工作经验　国家认可的护理专业毕业，4年及以上护师，从事神经科专科护理工作5年以上。

（2）专业背景　护理专业。

（3）资格证书　护士执业资格证书、专科护士资格证书。

（4）培训经历　继续教育学分25分，且Ⅰ类学分10分，Ⅱ类学分15分；临床教学和科研培训，参加专业学术交流、康复专业培训或资格认证培训。

（5）外语水平　中级以上水平。

（6）计算机水平　熟练掌握常用计算机办公系统。

（7）其他能力　业务工作能力，沟通与协作能力，管理、教学和科研能力。

## 八、护理员岗位职责及任职条件

1. 护理员职责　在护士长和护士领导下，完成病情较轻患者的生活护理，参与病房清洁卫生和消毒隔离工作。

（1）在护士长领导下和护士指导下工作。

（2）承担患者生活护理和部分简单的基础护理工作。

（3）经常巡视病室，及时接应红灯呼唤，协助生活不能自理的患者饭前洗手、进食、起床活动及收送便器。负责为患者打开水。

（4）做好患者入院前的准备工作和出院后床单位的整理、终末消毒工作。负责被服的管理与清点。

（5）负责患者床单位、办公室、杂用室、库房、值班室清洁整齐工作，病室定时开窗通风，保证空气新鲜。

（6）负责每日更换污物袋，清洁患者桌椅、屏风、窗台等，定时清洗消毒公共用品。

（7）负责维持探视秩序，请探视者按时离开病室。

（8）完成每日临时工作和每周特殊工作。

2. 护理员任职条件

（1）教育水平及工作经验　初中以上教育，有照护患者工作经验。

（2）专业背景　护理员岗位培训。

（3）资格证书　护理员培训证书。

（4）培训经历　生活护理、消毒卫生技术、人际沟通。

（5）外语水平　无。

（6）计算机水平　无。

（7）其他能力　工作能力、沟通能力、突发事件处理能力。

## 九、保洁员岗位职责及任职条件

1. 保洁员职责　在保洁公司和护士长领导下，完成病房的保洁服务工作。

（1）严格落实岗位制度，文明上岗，礼貌待人。

（2）严格按照工作流程进行周期保洁服务工作，确保责任区域卫生随时处于良好状态。

（3）正确使用清洁设备，随时注意设备的运转情况，有问题及时报修。

（4）爱护公共设施、设备及用品，发现丢失及破损及时报告有关部门。

（5）树立安全防范意识，发现可疑情况及时报告有关部门。

（6）树立环保意识，节约水电资源，合理使用清洁制剂，按要求使用清洁工具。

2. 保洁员任职条件

（1）教育水平及工作经验　初中以上教育。

（2）专业背景　无。

（3）资格证书　保洁员岗位培训。

（4）培训经历　保洁员培训证书。

（5）外语水平　无。

（6）计算机水平　无。

（7）其他能力　工作能力、沟通能力、突发事件处理能力。

# 第二节　能 级 管 理

## 一、能级使用

N1

（1）负责病情较轻患者的护理，负责患者数量≤8个。

（2）参与危重患者的抢救及护理配合。

（3）所负责的患者如发生病情变化，根据具体情况转给高层级护士负责或由高层级护士指导护理工作。

（4）参与患者及病房质量管理。

N2

（1）负责病情较重患者的护理，负责患者数量≤8个。

（2）承担急、危重患者的抢救及护理。

（3）所负责的患者如发生病情变化，根据具体情况转给高层级护士负责或由高层级护士指导护理工作。

（4）参与患者及病房管理。

（5）参与临床教学工作。

（6）指导下级护士工作。

（7）参与护理科研工作。

N3

（1）负责病情危重患者的护理，负责患者数量≤8个。

（2）承担急、危重患者的抢救及护理。

（3）协助护士长进行病房质量检查。

（4）负责患者及病房管理。

（5）协助教学老师组织临床教学与考核。

（6）指导下级护士工作。

（7）开展护理科研工作。

**N4**

（1）负责病情危重患者的护理，负责患者数量≤8个。

（2）承担急、危重患者的抢救及护理，主持危重症及疑难病例讨论。

（3）承担院内会诊，提供临床专科指导，开设专科护理咨询或专科护理门诊。

（4）协助护士长进行病房日常管理、护理质量管理和持续改进。

（5）承担临床护理教学和带教工作。

（6）指导下级护士工作。

（7）开展专科护理研究工作。

## 二、能级培训

1. 培训目标

**N1**

① 熟悉病房的环境及各项规章制度。

② 掌握神经科基础护理理论知识并能正规进行各项基础护理技术操作。

③ 能够承担并完成患者的各项护理工作及各类护理表格书写。

④ 掌握基础护理技术操作和消毒隔离知识。

⑤ 掌握神经科常见疾病护理常规。

⑥ 掌握神经科常用仪器的使用和简单的故障排除方法。

⑦ 掌握神经科常用药以及抢救药的作用、不良反应、注意

事项。

⑧ 能参与实习护生和低年资护士带教工作。

**N2**

① 掌握神经科各类疾病的专科护理知识和技术。

② 掌握神经科危重症患者的护理要点、护理问题和护理措施。

③ 熟悉专科护理领域的新进展。

④ 掌握神经科各类仪器的使用和简单的故障排除方法。

⑤ 能参与组织护理查房、护理科研及低年资护士和实习进修护士带教工作。

**N3**

① 掌握神经科护理新进展、新技术及危重护理技术。

② 掌握各类抢救的组织协调、抢救技术和护理知识。

③ 能组织护理查房及护理科研。

④ 能够运用相关知识参与科室护理质量管理。

⑤ 能够运用教学理论和技巧承担各类带教工作。

**N4**

① 掌握神经科疑难重症护理知识，能够承担各类抢救的组织配合。

② 能够承担科内专科新技术、新业务的推广和普及。

③ 能够开展专科护理科研。

④ 能够协助护士长进行科内护理质量管理和教学管理。

2. 培训计划

**N1护士培训计划**

第一季度　①参与专科护理查房；②消毒隔离知识培训；③核心制度的培训。

第二季度　①参与专科护理查房；②神经科常见护理操作培训；③院内感染（院感）知识培训。

第三季度 ①参与专科护理查房；②科室常见仪器设备的使用及故障排除；③消防安全知识培训。

第四季度 ①参与专科护理查房；②神经科常见疾病的护理；③神经科常用药物及抢救药物护理。

**N2护士培训计划**

第一季度 ①参与专科护理查房；②神经科专科护理操作培训；③危重症患者的护理培训。

第二季度 ①参与专科护理查房；②神经科专科护理操作培训；③院感知识培训；④神经科常见仪器设备使用培训。

第三季度 ①参与专科护理查房；②神经科专科护理操作培训；③消防知识培训；④低年资护士带教技巧的培训。

第四季度 ①参与专科护理查房；②神经科专科护理操作培训；③神经科常见病的护理培训；④护生的带教技巧培训。

**N3护士培训计划**

第一季度 ①组织专科护理查房；②抢救知识的培训；③护理查房技巧的培训。

第二季度 ①组织专科护理查房；②抢救技术的培训；③护理科研的书写技巧培训；④院感知识培训。

第三季度 ①组织专科护理查房；②病房质量管理培训；③消防知识培训。

第四季度 ①组织专科护理查房；②教学能力的培训。

**N4护士培训计划**

第一季度 ①组织、参与专科护理查房；②重症患者护理知识的培训；③护理查房技巧的培训。

第二季度 ①组织、参与专科护理查房；②各类抢救技术的培训；③护理科研的书写技巧培训。

第三季度 ①组织、参与专科护理查房；②病房质量管理培训；③病房教学管理的培训。

第四季度 ①组织、参与专科护理查房；②护理新技术、新业务的培训。

# 第三章 神经科护理工作制度

## 第一节 专科分级护理制度

依据医院护理部制定的分级护理制度，结合神经科疾病特点及护理重点，制定本专科分级护理制度。

### 一、特级护理

1. 病情依据

（1）病危的患者；

（2）病重、随时可能发生病情变化需要进行抢救的患者；

（3）昏迷、脑疝及重症监护的患者；

（4）使用呼吸机辅助呼吸的危重患者；

（5）癫痫大发作且发作频率高的患者；

（6）溶栓治疗的患者；

（7）介入治疗术后1～3天的患者。

2. 护理要求

（1）严密观察病情变化，遵医嘱定时监测生命体征，准确测量并记录出入量。

（2）遵医嘱正确执行治疗、用药，观察用药后效果。

（3）备好抢救物品，配合医师做好各种急救措施。

（4）做好气道护理、皮肤护理、管路护理等专科护理，预防各种并发症。

（5）做好基础护理，六洁到位：口腔、头发、手足、皮肤、会阴、床单位；协助患者翻身、排痰，保持肢体功能位，卧位舒适。

（6）严格执行危重患者床旁交接班，履行告知义务。

（7）做好安全护理。

（8）做好生活护理，满足患者生活需要。

（9）做好心理护理、健康指导。

## 二、一级护理

1. 病情依据

（1）病重的患者；

（2）使用呼吸机辅助呼吸、病情相对稳定的患者；

（3）有创检查术后 1 ~ 3 天的患者；

（4）有发作性症状行脑电监测的患者；

（5）应用特殊药物治疗需要监护的患者；

（6）有精神症状、自杀倾向的患者；

（7）卧床、生活完全不能自理的患者；

（8）生活部分自理，病情随时可能发生变化的患者。

2. 护理要求

（1）每小时巡视，密切观察病情变化，遵医嘱定时监测生命体征，准确测量并记录出入量。

（2）遵医嘱正确执行治疗、用药，观察用药后效果。

（3）做好基础护理，六洁到位：口腔、头发、手足、皮肤、会阴、床单位；协助患者翻身、排痰，保持肢体功能位，卧位舒适。

（4）做好气道护理、皮肤护理、管路护理等专科护理。

（5）做好生活护理，满足患者生活需要。

（6）做好安全护理。

（7）做好心理护理、健康指导。

## 三、二级护理

1. 病情依据

（1）病情稳定仍需卧床的患者；

（2）有焦虑、抑郁症状的患者；

（3）生活部分自理、年老体弱、行动不便的患者。

2. 护理要求

（1）每2小时巡视，观察病情变化，根据病情需要测量生命体征。

（2）遵医嘱正确执行治疗、用药，观察用药后效果。

（3）做好基础护理，六洁到位：口腔、头发、手足、皮肤、会阴、床单位；保持肢体功能位，卧位舒适。

（4）根据患者情况提供气道护理、皮肤护理、管路护理等专科护理。

（5）做好生活护理，满足患者生活需要。

（6）做好安全护理。

（7）做好心理护理、健康指导。

## 四、三级护理

1. 病情依据

（1）病情稳定，生活完全自理的患者；

（2）生活完全自理且处于康复期的患者。

2. 护理要求

（1）每3小时巡视，观察病情变化，根据病情需要测量生命体征。

（2）遵医嘱正确执行治疗、用药，观察用药后效果。

（3）协助患者做好基础护理，六洁到位：口腔、头发、手足、皮肤、会阴、床单位。

（4）做好生活护理，满足患者生活需要。

（5）做好安全护理。

（6）做好心理护理、健康指导。

## 第二节　重症监护室管理制度

神经系统急危重症具有很高的发病率、致残率和病死率，临床需要具有丰富神经病学和危重病学知识与经验的医师和训练有素的护士，组成一支神经科重症监护病房的专业队伍。重症监护治疗病房（ICU）是相对独立的、以挽救生命和支持生命为目标的特殊医疗单元，是把危重患者集中起来，在人力、物力和技术上给予最佳保障，为危重患者提供最好的服务，以期得到良好的救治效果。

（1）监护室在科主任的领导下，由护士长负责管理。

（2）监护室要保持整洁、舒适、安全、安静，不得大声喧哗。

（3）保持监护室环境清洁卫生，注意通风，每日通风3次，每次30分钟。

（4）医务人员着装整洁、戴口罩，遵守劳动纪律，坚守岗位。

（5）严格遵守医院的各项规章制度，遵守无菌操作规程。

（6）患者住院期间必须穿病号服，除必须生活用品外，不得将其他物品带入监护室。

（7）病房床位和物品摆放规范，与医疗、护理有关的仪器和物品，如监护仪、急救仪器、急救物品、药品及一次性用物等，定点、定量放置，使用后物归原处，不得随意摆放。

（8）急救仪器、药品、物品应处于完好备用状态，由专人负责每日清点、检查、填充，班班交接。

（9）报警信号就是呼救，医护人员听到报警必须立即检查，迅速采取措施。

（10）严格执行床头交接班制度，接班护士确定无误后，交班护士方可离开病房。

（11）各种操作前后要注意洗手，患者使用的仪器及物品要专人专用。

（12）遇有严重感染、传染、免疫功能低下的患者应与其他患者隔离，专人护理。

（13）与医疗、护理无关人员限制出入，监护室外公示家属探视制度。

## 第三节 康复室管理制度

神经系统疾患是临床上导致残疾的常见疾病，主要有运动功能障碍、语言功能障碍、认知功能障碍等。神经康复主要是针对神经系统疾患所致的残疾进行康复预防、康复评定和康复治疗。康复护理原则是最大限度地提高患者自理能力、减轻肢体残障的程度、预防继发性残疾，减轻疾病对患者身体和心理的影响。有条件时在病房设立康复室，并配备康复治疗师或专职康复护士，开展专业的康复治疗，对患者的健康促进具有非常重要的意义。

（1）康复室由康复护士负责全面管理，护士长给予必要的协助。

（2）康复室是需康复的患者进行康复训练的场所，其他人员不得入内。

（3）保持康复室整洁、舒适、安静、安全，注意通风，每日清扫，定期大扫除。

（4）医务人员必须着装整齐，按时上岗，遵守劳动纪律。

（5）进入康复室的患者需由一名家属陪同，并听从康复护士统一调配。

（6）康复室内器械、物品由康复护士负责管理，保持训练器械摆放整齐、干净，位置固定。不得随意乱放及外借。定期清点，如有遗失及时查明原因，并按规定处理。定期检查器械、物品安全性能，如有损坏则及时维修或更换，保证使用的安全性。

（7）康复护士全面评估患者身体和心理状况，严格掌握适应证和禁忌证。制订个体化的康复计划，有针对性地做好康复护理。

（8）定期组织患者及家属学习基础的康复知识，进行早期康复重要性的健康教育，并对家属进行家庭康复内容及意义的培训。定期征求意见，随时改进工作。

（9）康复过程严密观察病情变化，如患者发生异常状况需立即停止康复训练，通知医师进行紧急救治。

（10）康复护士负责记录、统计、分析康复效果，做到持续改进。

## 第四节　视频脑电监测室管理制度

脑电图检查是重要的神经电生理检查，主要用于癫痫、脑外伤、脑肿瘤等疾病的诊断。规范的脑电图检测能为临床提供很大的帮助。

（1）视频脑电监测室在科主任的领导下，由监测室医师与护士长共同管理。

（2）室内要保持整洁、舒适、安全、安静，不得大声喧哗。

（3）医务人员要遵守医院的各项规章制度，坚守岗位。

（4）要树立全心全意为患者服务的思想作风，对待患者要关心体贴，态度和蔼，遇有问题要向患者做好解释工作。

（5）检查前需提前预约，预约的同时，需告知患者检查前及进入视频脑电监测室的注意事项，以保证监测效果和患者安全。

（6）责任护士应严密监测患者状态，出现病情变化时要第一时间赶到现场保护患者，并遵医嘱予以处理。

（7）工作人员上、下班前，应检查使用的一切仪器及物品，遇有故障应及时检修和更换，以保证患者安全。

（8）视频脑电监测室的一切操作，须由经过专业培训的本室工作人员进行。

（9）在检查中要细心、耐心、精力集中，严格遵守操作常规及医嘱，遇有问题应当立即向有关医师提出并及时处理。

（10）监测完毕后，必须及时检查仪器，关闭开关、拔插头，做好病室及仪器的清洁消毒工作。

# 第四章 护理记录单书写

## 第一节 体 温 单

体温是人体内部的温度，是人体新陈代谢和骨骼肌运动等过程中不断产生热的结果。通常所说的体温是指身体内部（胸腔、腹腔和中枢神经）的温度，称为体核温度，该温度较高且相对稳定；身体表层的温度称为体表温度，受环境温度和衣着情况的影响且低于体核温度。相对恒定的体温是机体进行新陈代谢和生命活动的重要条件。

### 一、正常体温及其生理变化

（一）体温的形成

体温是由三大营养物质，即糖、脂肪、蛋白质氧化分解而产生的。三大营养物质在体内氧化时所释放的能量，50%以上迅速转化为热能，以维持体温，并不断地散发到体外；其余的能量贮存于三磷腺苷（ATP）内，供机体利用，最终转化为热能散发到体外。

（二）产热与散热

1. 产热 人体以化学方式产热。产热主要的器官是肝脏和骨骼肌。使产热增加的因素有：食物氧化、骨骼肌运动、交感神经兴奋、甲状腺素分泌增多、环境温度增加等。

2. 散热 人体以物理方式散热。主要的散热方式是通过皮肤、呼吸和排泄。人体的散热方式有辐射、传导、对流、蒸发四种。

（1）辐射 辐射是指热由一个物体表面通过电磁波的形式传至另一个与它不接触的物体表面的一种方式。它是人体在安静状态下处于气温较低环境中主要的散热形式。辐射散热量同皮肤与外界环境的温度差及机体有效辐射面积等有关。

（2）传导　传导是指机体的热量直接传给同它接触的温度较低的物体的一种散热方式。传导散热量取决于所接触物体的导热性能。由于水的导热性能好，临床上采用冰袋、冰帽、冷水湿敷为高热患者物理降温。

（3）对流　对流是指通过气体或液体的流动来交换热量的散热方式。对流散热量受气体或液体流动速度的影响，它们之间呈正比关系。人体通过血液循环将热传到体表而散发出去。

（4）蒸发　蒸发是指由液体转变为气体的过程中吸收热的散热方式。人体的呼吸道、口腔黏膜及皮肤随时都在进行蒸发散热。临床上对高热患者采用乙醇擦浴，通过乙醇的蒸发，起到降温作用。当外界温度等于或高于人体皮肤温度时，蒸发是主要的散热形式。

（三）体温的调节

体温的调节包括自主性（生理性）体温调节和行为性体温调节两种方式。

自主性体温调节是在下丘脑体温调节中枢控制下，机体受内外环境温度刺激，通过一系列生理反应，调节机体的产热和散热，使体温保持相对恒定状态。

行为性体温调节是人类有意识的行为活动，通过机体在不同环境中的姿势和行为改变而达到目的。因此，行为性体温调节是以自主性体温调节为基础的，是对自主性体温调节的补充。

通常意义上的体温调节是指自主性体温调节，其方式有以下几种。

1. 温度感受器

（1）外周温度感受器：为游离的神经末梢，分布于皮肤、黏膜和内脏中，包括热感受器和冷感受器，它们分别可将热或冷的信息传向中枢。

（2）中枢温度感受器：存在于中枢神经系统内的对温度变化敏感的神经元称为中枢温度感受器。分布于下丘脑、脑干网状结构、脊髓等部位，包括热敏神经元和冷敏神经元，可将热或冷的刺激传入中枢。

2. 体温调节中枢　体温调节中枢位于下丘脑。下丘脑前部和后部的功能各有不同。

（1）下丘脑前部：为散热中枢，兴奋时加速体热的散发。其生理作用是：血管扩张，增加皮肤表面的血流量，使热量经辐射方式散失；增加出汗和加速呼吸，通过水分子蒸发达到散热目的；降低细胞代谢，减少产热；减少肌肉活动，防止产热过多。

（2）下丘脑后部：为产热中枢，兴奋时加速机体的产热。其生理作用是：血管收缩，减少辐射散热；减少出汗，通过交感神经直接抑制汗腺活动；提高组织代谢率，通过交感神经系统刺激肾上腺髓质，使肾上腺素分泌增加，从而增加组织的氧化率；寒战时增加产热。

**（四）正常体温及其生理变化**

1. 正常体温　正常体温常以口腔、直肠或腋下温度为标准。这三个部位测得的温度与机体深部体温相近。正常人口腔舌下温度在 36.3～37.2℃；直肠温度受外界环境影响小，故比口腔的高出 0.3～0.5℃；腋下温度受体表散热、局部出汗、潮湿等因素影响，又比口腔的低 0.3～0.5℃。同时对这三个部位进行测量，其温度差一般不超过 1℃。直肠温度虽然与深部体温更为接近，但由于测试不便，故临床上除小儿外，一般都测口腔温度或腋下温度。

2. 体温的生理变化　体温可随年龄、昼夜、运动、情绪等变化而出现生理性变动，但在这些条件下，体温的改变往往在正常范围内或呈一过性改变。

（1）年龄的差异：新生儿因体温调节中枢发育不完善，其体温易受环境温度的影响，并随之波动；儿童由于代谢旺盛，体温可略高于成人；老年人由于代谢低下，体温可呈现在正常范围内的低值。

（2）昼夜差异：一般清晨2～6时体温最低，下午2～8时最高，其变动范围不超过平均值±0.5℃。这种昼夜的节律波动，可能与人体活动、代谢、血液循环等的相应周期性变动有关，如长期从事夜班工作的人员，则可出现夜间体温升高，日间体温下降的情况。

（3）性别差异：女性体温一般较男性为高。女性的基础体温还随月经周期而出现规律性的变化，即月经期和月经后的前半期体温较低，到排卵日最低，而排卵后到下次月经前体温逐步升高，月经来潮后，体温又逐渐下降，体温升降范围在0.2～0.5℃。这种体温的周期性变化是与血中孕激素（黄体酮）及其他激素浓度的变化有关。

（4）运动影响的差异：剧烈运动时，骨骼肌紧张并强烈收缩，使产热量激增；同时由于交感神经兴奋，释放肾上腺素和甲状腺素，肾上腺皮质激素增多，代谢率增高而致体温上升。

（5）受情绪影响的差异：情绪激动、精神紧张都可使体温升高，这与交感神经兴奋有关。

（6）其他：进食、沐浴可使体温升高，睡眠、饥饿可使体温降低。

## 二、异常体温的评估与护理

### （一）体温过高

体温过高又称发热。由于致热原作用于体温调节中枢或体温调节中枢功能障碍等原因导致体温超出正常范围，称为发热。

发热是临床常见的症状，其原因分为感染性和非感染性两大类。感染性发热较多见，主要由病原体引起，见于各种急、慢性传染病和感染性疾病。非感染性发热由病原体以外的各种物质引起，如机械性创伤、血液病、肿瘤、变态反应性疾病、无菌性坏死物质的吸收等。

1. 发热程度的判断（以口腔温度为例）

（1）低热：37.3～38.0℃。

（2）中等热：38.1～39.0℃。

（3）高热：39.1～41.0℃。

（4）超高热：＞41.0℃。

2. 发热过程及症状

（1）体温上升期：其特点为产热大于散热。体温上升可有两种方式：骤升和渐升。骤升是体温突然升高，在数小时内升至高峰，多见于肺炎、疟疾等。渐升是指体温逐渐上升，多见于伤寒等。患者表现为皮肤苍白、畏寒、寒战、皮肤干燥。

（2）高热持续期：其特点为产热和散热在较高水平上趋于平衡，体温维持在较高状态。患者表现为颜面潮红、皮肤灼热、口唇干燥、呼吸和脉搏加快（体温每增高1℃，脉搏增加10～15次/min）；头痛、头晕、食欲不振、全身不适、软弱无力、尿量减少。此期持续数小时、数日甚至数周。

（3）退热期：其特点为散热增加而产热趋于正常，体温恢复至正常水平。此期患者表现为大量出汗和皮肤温度下降。退热方式有骤退和渐退两种。骤退型为体温急剧下降，渐退型为体温逐渐下降。由于大量出汗丧失大量体液，老年、体弱患者和心血管疾病患者易出现血压下降、脉搏细速、四肢厥冷等循环衰竭的症状。应严密观察，配合医师给予及时处理。

3. 热型　根据患者体温波动的特点分类。某些疾病的热型具有特征性，观察热型有助于诊断。常见的热型有稽留热、弛张热、间歇热和不规则热。

（1）稽留热：体温持续在39～40℃，达数日或数周，24小时波动范围不超过1℃。多见于肺炎、伤寒等。

（2）弛张热：体温在39℃以上，24小时体温差在1℃以上，最低体温仍高于正常水平。多见于败血症、化脓性疾病等。

（3）间歇热：高热与正常体温交替有规律地反复出现，间歇数小时、1日、2日不等。多见于疟疾等。

（4）不规则热：体温在24小时中变化不规则，持续时间不定。多见于流行性感冒、肿瘤性发热等。

**4．伴随症状**

（1）寒战：发热前有明显寒战，多见于化脓性细菌感染，如肺炎球菌性肺炎、败血症、急性胆囊炎、急性肾盂肾炎等。

（2）淋巴结肿大：局部淋巴结肿大提示局部有急性炎症，如口、咽部感染常有颌下淋巴结肿大。全身性淋巴结肿大要排除淋巴瘤、急性淋巴细胞性白血病等。

（3）出血现象：常见于重症感染及血液病。前者包括流行性出血热、败血症等。后者包括白血病、急性再生障碍性贫血等。

（4）肝、脾大：见于传染性单核细胞增多症、白血病、疟疾、肝胆道感染等。

（5）结膜充血：见于流行性出血热、斑疹伤寒等。

（6）单纯疱疹：见于肺炎球菌性肺炎、流行性脑脊髓膜炎等。

（7）关节肿痛：见于风湿热、败血症等。

（8）意识障碍、头痛和抽搐：见于中枢神经系统感染。

**5．护理措施**

（1）降低体温：可根据患者情况采用物理降温法。如体温超过39℃，可用冰袋冷敷头部；体温超过39.5℃，给予乙醇擦浴或大动脉处冷敷，也可按医嘱给予药物降温。行降温措施30分钟后应复测体温1次，并做好记录和交班。

（2）病情观察：测量体温应每隔4小时测量1次，待体温恢复正常3日后，改为每日测量2次。同时密切观察面色、脉搏、呼吸和血压，如有异常应及时与医师联系。注意发热类型、程度、过程及伴随症状。

（3）保暖：体温上升期，患者出现寒战时，应调节室温、卧具和衣着。

（4）心理护理：正确评估体温上升时患者的心理状态，对体温变化及伴随症状给予合理解释，以缓解其紧张情绪。

（5）饮食护理：补充水分和营养。高热时患者呼吸加快，皮肤出汗增多，水分大量丢失，应鼓励其多饮水，必要时协助饮水。

高热患者消化吸收功能低，而机体分解代谢增加，糖、脂肪、蛋白质及维生素大量消耗，应及时给予高热量、高蛋白、高维生素、易消化的流质或半流质食物，少量多餐。不能进食者，按医嘱给予静脉输液或鼻饲，以补充水分、营养物质及电解质。

（6）保持清洁和舒适

① 口腔护理：发热时由于唾液分泌减少，口腔黏膜干燥，且抵抗力下降，有利于病原体生长、繁殖，极易引起口腔的炎症和溃疡。应在晨起、餐后、睡前协助患者漱口，保持口腔清洁。

② 皮肤护理：退热期，往往大量出汗，应随时揩干汗液，更换衣服和床单，防止受凉，保持皮肤的清洁、干燥。对长期持续高热者，应协助其改变体位，防止压疮、肺炎等并发症出现。

③ 卧床休息：高热时由于新陈代谢快，摄入减少而消耗增多，患者的体质往往虚弱，应安置舒适的体位，嘱其卧床休息，同时调节室温和避免噪声。

## （二）体温过低

体温在35.0℃以下称为体温过低。

1. 原因

（1）散热过多：长时期暴露在低温环境中，使机体散热过多、过快；在寒冷环境中大量饮酒，使血管过度扩张热量散失；早产儿由于体温调节中枢尚未发育完善，对外界温度变化不能自行调节使热量散失。

（2）产热减少：重度营养不良、极度衰弱、末梢循环不良，使机体产热减少。

（3）体温调节中枢受损：中枢神经系统功能不良，如颅脑创伤、脊髓受损；药物中毒，如麻醉剂、镇静剂；重症疾病，如败血症、大出血。

2. 症状　发抖、血压降低、心跳及呼吸频率减慢、皮肤苍白、四肢冰冷、躁动不安、嗜睡、意识紊乱，晚期可能出现昏迷。

3．护理措施

（1）密切观察生命体征和病情变化，每小时测量体温1次，直至体温回复至正常且稳定；注意呼吸、脉搏、血压的变化。

（2）采取适当保暖措施，设法提高室温在24～26℃为宜；采取局部保暖措施，如增加盖被、置热水袋、给予热饮料等，以提高机体温度。

（3）随时做好抢救准备。

### 三、体温的测量

#### （一）体温计种类与构造

1．玻璃水银体温计　为国内目前最常用的普通体温计，是一种外标刻度的真空毛细玻璃管。根据测量的部位不同可将体温计分口表、肛表、腋表三种。口表和肛表的玻璃管似三棱镜状，腋表的玻璃管呈扁平状。玻璃管末端为贮水银槽，口表和腋表的球部较细长，有助于测温时扩大接触面；肛表的球部较粗短，可防止插入肛门时折断或损伤黏膜。当贮水银槽受热后，水银膨胀沿毛细管上升，其上升的高度与受热程度成正比。毛细管和贮水银槽之间有一凹陷处，使水银遇冷不致下降。

摄氏体温计的刻度为35～42℃，每1℃之间分成10小格，在0.1～0.5℃的刻度处用较粗的线标记。在37℃刻度处以红色标记。华氏体温计的刻度为94～106℉，每2℉之间分成10格。

2．电子体温计　采用电子感温探头来测量体温，测得的温度直接由数字显示，直观读数，测温准确，灵敏度高。有医院用电子体温计和个人用电子体温计两种。医院用电子体温计只需将探头放入外套内，外套使用后丢弃，能防止交叉感染。个人用电子体温计，其形状如钢笔，使用方便且易携带。

3．可弃式体温计　为一次性使用的体温计，用后弃去。其构造为一含有对热敏感的化学指示点薄片，在45秒内能按特定的温度改变体温表上点状薄片颜色，当颜色点从白色变成蓝色时，最后的蓝点位置即为所测温度。

（二）体温计的清洁消毒法

1. 目的　保持体温计的清洁，防止体温计引起的交叉感染。

2. 常用消毒剂　70%乙醇、0.1%过氧乙酸或其他消毒液。

3. 消毒方法　采用带盖的容器盛装消毒溶液浸泡体温计。消毒溶液每日更换1次，容器、离心机每周消毒1次。

（1）单独使用：患者单独使用的体温计，用后应放入盛有消毒液的容器中单独浸泡，使用时取出用清水冲净擦干。

（2）集体测温：将体温计先浸泡于消毒液容器内，5分钟后取出，冲洗；用离心机甩下水银（35℃以下）；再放入另一消毒液容器内浸泡，30分钟后取出；用冷开水冲洗；再用消毒纱布擦干，存放在清洁盒内备用。

（三）体温计的检查法

（1）目的为保证体温测量的准确性，使用中的体温计应定期进行准确性的检查。

（2）方法将全部体温计的水银柱甩至35.0℃以下，再同时放入已测好的40℃温水中，3分钟后取出检视；如读数相差在0.2℃以上或水银柱有裂隙的体温计则不能再使用。

（四）体温的测量方法

1. 操作前准备

（1）用物准备：①体温测量盘内备一清洁干燥的容器，内放体温计、消毒纱布、记录本、笔及有秒针的表；②检查体温计的数目及有无破损，体温计的水银柱是否在35.0℃以下。

（2）患者准备：体位舒适，情绪稳定，确认没有影响体温准确性的因素存在。

（3）环境准备：光线充足、环境整洁安静，必要时拉窗帘或屏风遮挡。

2. 操作步骤及要点

（1）口温测量法

① 将体温计水银端斜放于舌下，指导患者闭唇含住口表，用鼻呼吸，测3分钟。

② 取出口表用消毒纱布擦净，检视度数。

③ 将口表浸泡于消毒液容器内。

④ 记录体温值。

（2）腋下测温法

① 擦干汗液，将体温计水银端放于腋窝处并贴紧皮肤，指导患者屈臂过胸夹紧体温计，测量10分钟。

② 取出腋表用消毒纱布擦净，检视度数。

③ 将腋表浸泡于消毒液容器内。

④ 记录体温值。

（3）直肠测温法

① 协助患者取侧卧、俯卧或屈膝仰卧位，露出臀部。

② 润滑肛表水银端，轻插入肛门3～4cm，测量3分钟。

③ 取出肛表用消毒纱布擦净，检视度数。

④ 将肛表浸泡于消毒液容器内。

⑤ 用卫生纸为患者擦净肛门，整理衣被，协助患者取舒适体位。

⑥ 记录体温值。

合理解释测温结果，腋下有汗液，有助于散热，影响所测体温准确性；小儿及不合作者由护士协助夹紧；用20％肥皂液润滑，婴幼儿、危重患者测温时护士应协助扶持体温计，便于测量，避免损伤肛门及直肠黏膜。

3. 注意事项

（1）体温计应轻拿轻放，甩动时注意勿触及周围物体，以防损坏。

（2）不宜测口温：婴幼儿、精神异常、昏迷、口腔疾患、口鼻手术或呼吸困难及不合作者，不宜采用口腔测温。刚进食或面颊部热敷后，应间隔30分钟后测温。

（3）不宜测肛温：腹泻、直肠或肛门手术、心肌梗死患者不宜采用直肠测温。坐浴或灌肠者须待30分钟后才可测直肠温度。

（4）不宜测腋温：局部有伤口、肩关节受伤或消瘦者不宜采用腋下测温。腋下出汗较多者应擦干后再测温；沐浴后须待30分钟后才可测腋下温度。

（5）复测体温：发现体温和病情不相符合时，应在病床旁监测，必要时做肛温和口温对照复查。

（6）如患者不慎咬破体温计时，应立即消除玻璃碎屑，以免损伤唇、舌、口腔黏膜。然后口服蛋清液或牛奶以延缓水银的吸收。若病情允许，可服用膳食纤维丰富的食物，加速水银的排出。

（7）甩体温计用腕部力量，勿触及他物，以防撞碎；切忌把体温计放在热水中清洗或沸水中煮，以防爆裂。

## 四、体温的绘制及记录

1. 将测量后的体温用蓝笔绘制在体温单上。符号为：口温"●"、腋温"×"、肛温"⊙"，相邻的两次符号之间用蓝线相连。

2. 物理或药物降温30分钟后所测温度，用红圈"○"表示，绘制在降温前体温符号的同一纵格内，并以红虚线"┊"与降温前的温度纵行相连，下次所测体温符号与降温前的温度符号用蓝线相连。

## 五、体温单的使用

### （一）体温单的内容

体温单排列在住院病例的首页，记录的内容包括体温、脉搏的曲线，以及呼吸、血压、出入量、特殊治疗、手术、转科或死亡等资料。

### （二）体温单的填写方法

（1）填写眉栏项目

① 用蓝钢笔填写姓名、科别、病室、床号、住院号和入院日期等项目。

②"住院日期"栏每页第1日填写年、月、日，其余6日不填写年、月，只填写日。如6日中遇有新的月份或年度开始时，则应填写月、日或年、月、日。

③"住院日数"栏自入院日起连续填写至出院日。

④"疾病日期"栏主要填写手术或分娩后日期，以手术（或分娩）的次日为术后（或分娩后）第1日，依次填写至14日止。

（2）在体温单40～42℃之间相应时间栏内填写时间，用红钢笔纵行填写入院、手术、分娩、转科、出院或死亡的时间。

（3）在35℃线以下，用红钢笔填写出入量、大小便、体重等。

## 第二节　脉搏的评估与护理

脉搏是指在身体浅表动脉上可触摸到的搏动，是由心脏节律性的收缩和舒张引起动脉血管壁的相应扩张和回缩所产生的。

正常情况下，脉率和心率是一致的。

### 一、正常脉搏及其生理变化

#### （一）脉搏的产生

脉搏的产生主要是由于心脏的舒缩和动脉管壁的弹性，当心室收缩时，左心室将血液射入主动脉，动脉内的压力骤然升高，随之动脉管壁扩张；当心室舒张时，血压下降动脉管壁弹性回缩。大动脉管壁的这种有节律的舒缩向外周血管传布，产生了脉搏。

#### （二）正常脉搏及其生理变化

对脉搏的评估主要从脉率、脉律和脉搏的强弱三个方面进行观察。

1. 脉率　脉率即每分钟脉搏搏动的次数。正常情况下与心率一致，与呼吸的比例为4∶1。成人为60～100次/min。脉率可随年龄、性别、活动和情绪等因素变动。一般婴幼儿比成人快，老年人稍慢，同龄女性比男性稍快，进食、运动和情绪激动可出现暂时性增快，休息睡眠时较慢。

2. 脉律　脉律指脉搏的节律性。反映了左心室的收缩情况。正常的脉搏搏动均匀规则，间隔时间相等。

3. 脉搏的强弱　脉搏的强弱指诊脉时血液流经血管的一种感觉。脉搏的强弱取决于动脉的充盈度和脉压的大小，正常的脉搏搏动强弱相等。

4. 脉搏的紧张度　正常的动脉壁光滑柔软，有弹性。动脉脉搏的传导速度与动脉壁的情况密切相关，弹性越大传导越慢。

## 二、异常脉搏的评估与护理

（一）异常脉搏的评估

1. 脉率异常

（1）速脉：成人脉率超过100次/min，又称为心动过速。多见于发热、甲状腺功能亢进和大出血的患者。一般体温每升高1℃，成人脉率约增加10次/min，儿童则增加15次/min。

（2）缓脉：成人脉率低于60次/min，又称为心动过缓。多见于颅内压增高、房室传导阻滞的患者。

2. 节律异常　表现为脉搏的搏动不规则、间隔时间不等。脉搏异常时可出现不整脉。

（1）间歇脉：在一系列正常规则的脉搏中，出现一次提前而较弱的脉搏，其后有一较正常延长的间歇，亦称过早搏动或期前收缩。常见于各种心脏病或洋地黄中毒的患者。正常人在过度疲劳、精神兴奋、体位改变时可偶尔出现间歇脉。

（2）二联律、三联律：即每隔一个或两个正常搏动后出现一次过早搏动，前者称二联律，后者称三联律。单位时间内脉率少于心率，脉搏细速、极不规则，听诊时心律完全不规则，心率快慢不一，心音强弱不等，亦称脉搏短绌。多见于心房纤维颤动的患者。绌脉越多，心律失常越严重，病情好转，可以逐渐消失。

发生机制：由于心肌收缩力强弱不等，有些心排血量少的搏动可产生心音，但不能引起周围血管的搏动，造成脉率低于心率。

3．强弱异常

（1）洪脉：脉搏搏动强大有力，多见于高热、甲状腺功能亢进的患者。当心排血量增加，周围动脉阻力较小，动脉充盈度和脉压较大时，则导致脉搏强而大。

（2）丝脉：脉搏搏动细弱无力，扪之如细丝，亦称细脉，多见于心功能不全、大出血失代偿期、休克的患者。当心排血量减少，周围动脉阻力较大，或动脉充盈度降低时，则导致脉搏弱而小。

（3）交替脉：脉搏搏动节律正常，但强弱不一、交替出现，多见于高血压心脏病、冠状动脉粥样硬化性心脏病的患者。当心室收缩强弱交替出现时，则引起脉搏搏动强弱不等，为心肌损害的一种表现。

4．动脉壁异常　由于动脉壁变硬失去弹性，呈迂曲状，诊脉时有紧张条索感，如按在琴弦上，多见于动脉硬化的患者。当动脉壁的弹力纤维减少，胶原纤维增多时，使动脉管壁变硬，使脉搏的传导加快。

（二）异常脉搏的护理措施

1．心理护理　进行有针对性的心理护理和健康指导，以缓解患者的紧张恐惧情绪；增加卧床休息以减少心肌耗氧量。

2．观察疗效　按医嘱给药并给予适当的指导，同时应观察药物疗效和不良反应，做好相应的护理。

3．协助检查　协助医师进行有关的检查和治疗。

### 三、脉搏的测量

临床上常用的测量部位多选择表浅、靠近骨骼的大动脉，如桡动脉、颞动脉、颈动脉、肱动脉、足背动脉、胫骨后动脉和股动脉等。最常选择的诊脉部位是桡动脉。

1. 操作前准备

（1）用物准备：有秒针的表、记录本和笔，必要时备听诊器。

（2）患者准备：体位舒适，情绪稳定。

（3）环境准备：整洁、安静、光线充足。

2. 操作步骤及要点 ①核对及解释：备齐用物携至床旁，核对并解释，视病情选择合适的测量部位；确认患者，取得合作，确认有无影响脉搏的因素存在。②取卧位：以测肱动脉为例，卧位或坐位手腕伸展，手臂自然置于躯体两侧舒适位置，使患者放松，护士便于测量。③测脉：护士以食指、中指、无名指的指端按压在桡动脉处，一般情况测30秒，乘以2即为脉率，异常脉搏、危重患者脉搏细弱难以触诊时，应测1分钟；按压力量适中，以能清楚测得脉搏搏动为宜，压力太大阻断脉搏搏动，压力太小感觉不到脉搏，同时应注意脉搏的节律、强弱及动脉管壁的弹性。④细脉的测量：如发现患者有细脉，应由两名护士同时测量，一人听心率，另一人测脉率，由听心率者发出"起"或"停"口令，计数1分钟，两人同时在单位时间测心率与脉率，如脉率低于心率即为细脉。⑤记录：记录方式为次/min，细脉记录方法为心率/脉率。⑥合理解释测量结果：如需测呼吸，应将手仍放于患者桡动脉处观察患者的呼吸运动。

3. 注意事项

（1）勿用拇指诊脉，因拇指小动脉的搏动较强，易与患者的脉搏相混淆。

（2）测脉搏前有剧烈运动、紧张、恐惧、哭闹等，应休息20分钟后再测量。

（3）为偏瘫患者测脉搏，应选择健侧肢体。

（4）如脉搏细弱而触摸不清时，可用听诊器测心率1分钟。

## 四、脉搏的绘制及记录

1. 将测量后的脉搏用红笔绘制在体温单上，用红点"●"

表示，两次相邻的脉搏用红线相连。

2. 如出现细脉，将测量后的心率用红笔绘制在体温单上，用红圈"○"表示，两次相邻的心率用红线相连。

3. 如脉搏和心率在同一点上时，应先绘制脉搏符号，外画心率符号，表示方法为"⊙"，细脉时的脉搏和心率之间用红笔画斜线填充。

4. 如体温和脉搏在同一点上时，应先绘制蓝色体温符号，外画红圈以表示脉搏。

# 第三节 呼吸的评估与护理

呼吸是指机体与环境之间进行气体交换的过程。通过呼吸，机体不断地从外界摄取氧和排出二氧化碳，以满足机体新陈代谢的需要和维持内环境的相对恒定。通过观察呼吸运动，可以判断机体内外环境气体交换情况，进而帮助判断病情。

## 一、正常呼吸及其生理变化

### （一）呼吸过程

1. 外呼吸 外呼吸指外界环境与血液之间在肺部进行气体交换的过程，也称肺呼吸。气体交换，包括肺通气和肺换气两个过程。

（1）肺通气：指通过呼吸运动使肺与外界环境之间的气体交换。

（2）肺换气：指肺泡与血液之间的气体交换。其交换方式通过分压差扩散，即气体从分压高处向分压低处扩散。如肺泡内氧分压高于静脉血氧分压，则肺泡内二氧化碳分压低于静脉血二氧化碳分压。交换的结果是静脉血变成动脉血，肺循环毛细血管的血液不断地从肺泡中获得氧，释放出二氧化碳。

2. 气体运输 气体运输指通过血液循环将氧由肺运送到组织细胞，同时将二氧化碳由组织细胞运送到肺。

3. 内呼吸 内呼吸指血液与组织细胞之间的换气交换，也称组织呼吸。交换方式同肺换气，交换的结果是动脉血变成静脉血，体循环毛细血管的血液不断地从组织中获得二氧化碳，释放出氧气。

### （二）呼吸调节

1. 呼吸中枢 呼吸中枢指中枢神经系统内产生和调节呼吸运动的神经细胞群，它们分布于脊髓、延髓、脑桥、间脑、大脑皮质等部位，在呼吸运动调节过程中，各级中枢发挥各自不同的作用，相互协调和制约。延髓和脑桥是产生基本呼吸节律性的部位，大脑皮质可随意控制呼吸运动。

2. 呼吸的反射性调节 呼吸中枢可接受来自呼吸器官本身的各种传入冲动，也接受其他系统的传入冲动，通过反射来影响呼吸运动。

（1）肺牵张反射：由肺的扩张和回缩所引起的吸气抑制和兴奋的反射，称肺牵张反射。当肺扩张时可引起吸气动作的抑制而产生呼气；当肺回缩时可引起呼气动作的终止而产生吸气。它是一种负反馈调节机制，使吸气不致过长、过深，促使吸气转为呼气，以维持正常的呼吸节律。它与脑桥呼吸调节中枢共同调节着呼吸的频率和深度。

（2）本体感受性反射：是呼吸肌本体感受器传入冲动参与维持正常呼吸。当呼吸道阻力增加时，可加强呼吸肌的收缩力量，使呼吸力量增强。

（3）防御性反射：包括咳嗽反射和喷嚏反射。喉、气管和支气管黏膜上皮的感受器受到机械或化学刺激时，可引起咳嗽反射。鼻黏膜受到刺激时，可引起喷嚏反射，以达到排除呼吸道刺激物和异物的目的。

3. 化学性调节 指动脉血氧分压（$PaO_2$）、二氧化碳分压（$PaCO_2$）以及氢离子（$H^+$）浓度对呼吸运动的影响。

（1）$CO_2$对呼吸有很强的刺激作用：血液中$PaCO_2$降低可引起呼吸暂停；$PaCO_2$升高可刺激外周和中枢的化学感受器，反射性引起呼吸加深加快，严重时可引起肌肉僵直，甚至惊厥，引起$CO_2$麻醉导致呼吸停止。

（2）$PaO_2$的作用：$PaO_2$降低可刺激外周化学感受器，反射性地引起呼吸加强；如$PaO_2$过低，则抑制呼吸，使呼吸减弱甚至停止。

（3）$H^+$对呼吸的作用：升高$H^+$时，对呼吸的影响和$CO_2$类似，作用不如$CO_2$明显。

（三）正常呼吸及其生理变化

正常呼吸频率、节律均匀平稳，呼吸运动可受意识的控制。

1. 正常呼吸　成人呼吸频率为16～20次/min，节律规则，呼吸运动均匀无声且不费力。呼吸与脉搏的比例为1∶4，男性及儿童以腹式呼吸为主，女性以胸式呼吸为主。

2. 生理变化　呼吸受许多生理因素的影响而且在一定范围内波动。

（1）年龄：年龄越小，呼吸频率越快。如新生儿呼吸频率约为44次/min。

（2）性别：同年龄的女性呼吸比男性稍快。

（3）活动：剧烈运动可使呼吸加深加快；休息和睡眠呼吸减慢。

（4）情绪：强烈的情绪变化，如紧张、恐惧、愤怒、悲伤等刺激呼吸中枢，导致屏气或呼吸加快。

（5）其他：环境温度升高或海拔增加，可使呼吸加深加快。

## 二、异常呼吸的评估与护理

（一）异常呼吸的评估

由于疾病、毒物和药物等因素，均可影响呼吸的速率、频率和深浅度发生改变。

1. 频率的改变

（1）呼吸过速：成人呼吸频率超过24次/min，称为呼吸增快。多见于发热、甲状腺功能亢进或缺氧等。一般体温每升高

1℃，呼吸频率增加3～4次/min。

（2）呼吸过缓：成人呼吸频率低于10次/min，称为呼吸过缓。多见于呼吸中枢受抑制，如颅脑疾病、安眠药中毒等。

**2. 节律的改变**

（1）潮式呼吸：又称陈-施呼吸，是一种周期性呼吸异常，周期0.5～2秒。呼吸逐渐浅慢以致暂停，然后呼吸逐渐加深加快，周而复始交替出现。多见于中枢神经系统疾病，如脑炎、脑膜炎、颅内压增高、巴比妥类药物中毒等。

特点：呼吸由浅慢逐渐加快加深，达高潮后，又逐渐变浅变慢，暂停数秒（有的长达30～40秒）之后，又出现上述状态的呼吸，其形态就如潮水起伏。

发生机制：由于呼吸中枢的兴奋性降低或严重缺氧时，血液正常浓度的二氧化碳不能通过化学感受器引起呼吸中枢兴奋，使呼吸逐渐减弱以至暂停。当呼吸暂停时，血液中的二氧化碳积聚，增高到一定程度后，通过颈动脉体和主动脉体的化学感受器反射性地刺激呼吸中枢，再次引起呼吸。随着呼吸的进行、二氧化碳的排出，呼吸中枢又失去有效的兴奋，呼吸又再次变慢以致暂停，从而形成周期性呼吸异常。

（2）间断呼吸：又称毕奥呼吸。表现为呼吸与呼吸暂停现象交替出现。

特点：有规律地呼吸几次后，突然停止呼吸，间隔一个短时间后又开始呼吸。二者交替出现。

产生机制：同潮式呼吸，但比潮式呼吸更为严重，多在呼吸停止前出现。常见于颅内病变或呼吸中枢衰竭的患者。

**3. 深浅度的改变**

（1）深度呼吸：又称库斯莫呼吸，是一种深长而规则的呼吸。

发生机制：机体内产酸过多，排出少，二氧化碳潴留，使肺换气加深加快，以便排出体内较多的二氧化碳调节血中的酸碱平衡。多见于尿毒症、糖尿病等引起的代谢性酸中毒。

（2）浅快呼吸：是一种浅表而不规则的呼吸，有时呈叹息样。多见于呼吸肌麻痹、某些肺与胸膜疾病和濒死的患者。

4. 声音异常

（1）蝉鸣样呼吸：表现为吸气时产生一种极高的似蝉鸣样音响，产生机理是由于声带附近阻塞，使空气吸入发生困难。多见于喉头水肿、喉头异物等。

（2）鼾声呼吸：表现为呼吸时发出一种粗大的鼾声，由于气管或支气管内有较多的分泌物积蓄所致。多见于昏迷患者。

5. 形态的改变

（1）胸式呼吸减弱，腹式呼吸增强：正常女性以胸式呼吸为主。由于肺、胸膜或胸壁的疾病，如肺炎、胸膜炎、肋骨骨折、肋骨神经痛等产生剧烈的疼痛，均可使胸式呼吸减弱，腹式呼吸增强。

（2）腹式呼吸减弱，胸式呼吸增强：正常男性及儿童以腹式呼吸为主。由于腹膜炎、大量腹水、肝脾极度肿大、腹腔内巨大肿瘤等，使膈肌下降受限，造成腹式呼吸减弱，胸式呼吸增强。

6. 呼吸困难　呼吸困难指呼吸频率、节律、深浅度的异常。主要由于气体交换不足、机体缺氧所致。

表现：患者自感到氧气不足、胸闷、呼吸费力、不能平卧；可表现烦躁，张口耸肩，口唇、指（趾）甲发绀，鼻翼扇动等。根据临床表现可分为以下几种。

（1）吸气性呼吸困难：当上呼吸道部分梗阻时，气体进入肺部不畅，肺内负压极度增高，患者吸气费力，吸气时间显著长于呼气，辅助呼吸肌收缩增加，出现三凹征（胸骨上窝、锁骨上窝和肋间隙）。多见于喉头水肿或气管、喉头异物等。

（2）呼气性呼吸困难：当下呼吸道部分梗阻时，气流呼出不畅，其患者呼气费力，呼气时间显著长于吸气。多见于支气管哮喘、阻塞性肺气肿等。

（3）混合性呼吸困难：吸气和呼气均感费力，呼吸频率快而表浅。由于广泛性肺部病变使呼吸面积减少，影响换气功能所致。多见于重症肺炎、广泛性肺纤维化、大片肺不张、大量胸腔积液等。

（二）异常呼吸的护理措施

（1）心理护理：消除患者的紧张、恐惧心理，主动配合治疗和护理。

（2）调节室内温湿度：保持空气新鲜，禁止吸烟。

（3）调整体位：根据病情安置合适的体位，以缓解呼吸困难，保证患者休息，减少耗氧量。

（4）保持呼吸道通畅：及时清除呼吸道分泌物，可采用叩击、震颤拍背，体位引流，湿化、雾化痰液等方法，协助患者排痰，必要时给予吸痰。

（5）按医嘱给药：根据病情给予氧气吸入或使用人工呼吸机，以改善呼吸困难。

（6）健康教育：讲解有效咳嗽和保持呼吸道通畅的重要性及方法，指导患者有效咳嗽。取坐位或半坐位，放松双肩，上身前倾，护士用双手固定胸腹部或手术切口处，嘱患者深吸气后用力咳嗽1～2次，以咳出痰液，咳嗽间歇让患者休息。

### 三、测量呼吸的方法

通过判断呼吸有无异常，可动态监测呼吸变化，了解患者呼吸功能情况，为协助诊断、治疗和护理提供依据。

1. 操作前准备

（1）用物准备：有秒针表、记录本和笔，必要时备少许棉花。

（2）患者准备：体位舒适，情绪稳定，保持自然呼吸状态。

（3）环境准备：安静整洁、光线充足。

2. 操作步骤及要点

（1）取体位：测量脉搏后，护士仍保持诊脉手势，确认患者，取得合作，分散患者的注意力。

（2）测量呼吸：①观察患者胸部或腹部的起伏（一起一伏为

1次呼吸），一般情况测30秒，将所测数值乘以2即为呼吸频率；②如患者呼吸不规则或婴幼儿应测1分钟；③如患者呼吸微弱不易观察时，可用少许棉絮置于患者鼻孔前，观察棉花纤维被吹动的次数，计数1分钟。

男性多为腹式呼吸，女性多为胸式呼吸，同时应观察呼吸的节律、深浅度、声音有无异常及呼吸困难的症状。协助诊断，为预防、治疗和护理提供依据。

（3）记录：记录呼吸值，次/min。合理解释测量结果。

3. 注意事项

（1）在测量脉搏后，仍保持测量脉搏的手势，使患者处于不知不觉的自然状态中，用眼观察患者胸部或腹部的起伏，一起一伏为1次呼吸，计数30秒，将所测值乘以2并记录。对呼吸不规则的患者和婴儿，应测1分钟。

（2）计数同时，观察呼吸节律、深浅度的改变。

（3）重危患者呼吸气息微弱不易观测时，可用少许棉絮置患者鼻孔前，观察棉絮被吹动的情况并计数1分钟。

### 四、呼吸的记录

将测量后的呼吸，用红笔以数字的形式记录在体温单相应的呼吸时间栏内，相邻的两次呼吸上下交错书写，以便于查看。

## 第四节　血压的评估与护理

血压是血管内流动的血液对血管壁所施的侧压力，一般所说的血压是指体循环的动脉血压。测量血压时，是以血压和大气压作为比较的，用血压高于大气压的数值表示血压的高度。血压的计量单位为mmHg（毫米汞柱）或kPa（千帕）国际单位。两者换算公式：1mmHg=0.133kPa；1kPa=7.5mmHg。

在一个心动周期中，动脉血压随着心室的收缩和舒张而发生规律性的波动。

收缩压：在心室收缩时，动脉血压上升达到的最高值称为收缩压。

舒张压：在心室舒张末期，动脉血压下降达到的最低值称为舒张压。

脉压：收缩压与舒张压之差称为脉压。

平均动脉压：在一个心动周期中，动脉血压的平均值称为平均动脉压，约等于舒张压 +1/3 脉压，或 1/3 收缩压 +2/3 舒张压。

## 一、正常血压及其生理变化

### （一）血压形成的机制

在保证正常血容量的前提下，心室泵血和外周阻力是形成血压的基本因素。心室泵血时所产生的能量一部分以动力的形式克服阻力推动血液流动，一部分以势能的形式使主动脉弹性扩张而储存起来；当心室舒张时，主动脉壁会再将势能转变为动能来推动心舒张期的血液流动。外周阻力可以使血液滞留于血管内而构成压力。

### （二）影响血压的因素

1. 心排血量　正常成人在安静状态下，心脏每分钟泵血 4000～6000ml，即为心排血量。心排血量 = 每搏输出量 × 心率。在外周阻力、心率不变的情况下，每搏输出量增大，心缩期泵入主动脉的血量增加，收缩压明显升高。心舒张期大动脉存留的血量有所增加，舒张压升高，但不如收缩压明显，因而脉压增大。在外周阻力、每搏输出量不变的情况下，心率增快，血压升高，但收缩压升高不如舒张压明显，脉压减小。

2. 外周阻力　主要是小动脉对血压的阻力，其次为毛细管，与血管的口径有关。正常情况下，小动脉呈部分收缩状态，当血管的口径发生变化，就可影响血压的高低，并成为决定舒张压的最主要因素。

3. 循环血量　正常成人循环血量约为 5000ml 且维持恒定。当血量增加时，收缩压和舒张压均上升；反之，出血会使血压下降。失血量占全身血容量20%时，收缩压会降低30mmHg（4kPa）左右。

4. **血液的黏稠度** 由组成血液的成分所决定，可影响血液通过血管的程度。血液黏稠度高，可致血压增高。

5. **动脉管壁的弹性** 大动脉的弹性扩张可以缓冲血压。随着年龄的增加，血管的弹性减弱，缓冲能力下降，心脏泵血对抗较大的阻力，收缩压升高，舒张压下降，脉压增加。

上述五个影响血压的因素相互调节，其调节中枢位于脑干的血管运动中枢。

### （三）正常血压及其生理变化

1. **正常血压的范围** 正常成人在安静状态时，收缩压为90 ～ 140mmHg（12.0 ～ 18.6kPa），舒张压为60 ～ 90mmHg（8.0 ～ 12.0kPa），脉压为30 ～ 40mmHg（4.0 ～ 5.3kPa）。

2. **生理变化**

（1）年龄和性别：血压随年龄的增加而增高，新生儿血压最低，小儿血压比成人低，中年以前女性血压略低于男性，中年以后差别较小。

（2）昼夜和睡眠：一般白天血压高于夜间，过度劳累或睡眠不佳时，血压稍增高。

（3）环境：在寒冷环境中血压可升高，高温环境中血压可略下降。

（4）部位：一般右上肢高于左上肢10 ～ 20mmHg（1.3 ～ 2.6kPa），因右侧肱动脉来自主动脉弓的第一大分支无名动脉，而左侧肱动脉来自主动脉弓的第三大分支左锁骨下动脉，由于能量消耗所致。下肢血压比上肢高20 ～ 40mmHg（2.6 ～ 5.3kPa）（如用上肢袖带测量），因股动脉的管径大于肱动脉，血流量较大所致。

（5）其他：紧张、恐惧、兴奋及疼痛均可导致血压升高，舒张压一般无变化。劳动、饮食、吸烟和饮酒也可影响血压值。

## 二、异常血压的评估与护理

### （一）高血压

收缩压≥140mmHg（18.6kPa）和（或）舒张压≥90mmHg（12.0kPa）。多见于原发性高血压、动脉硬化、肾炎、颅内压增高等。

原发性高血压称为高血压病，继发性高血压则继发于其他疾病，如肾疾病、主动脉狭窄、嗜铬细胞瘤及妊娠高血压症等。过高的血压增大心脏负担，容易诱发左心衰竭，也易发生高血压脑病。

### （二）低血压

收缩压≤90mmHg(12.0kPa)和（或）舒张压≤60mmHg(8.0kPa)。

各种原因引起的休克可出现血压降低。血压过低可造成身体各组织器官缺血缺氧，如不及时发现和处理，就会使身体的重要器官如心、肺、脑、肾组织发生变性坏死，甚至脏器功能衰竭，严重者导致死亡。

### （三）脉压差的变化

1. 脉压增大　常见于主动脉硬化、主动脉瓣关闭不全、动静脉瘘、甲状腺功能亢进。

2. 脉压减小　常见于心包积液、缩窄性心包炎、末梢循环衰竭。

### （四）异常血压的护理措施

1. 心理护理　消除患者的紧张、恐惧心理，使之主动配合治疗和护理。

2. 观察病情　密切观察血压，按医嘱服药，观察药物疗效及不良反应。

3. 注意休息，减少活动，保证充足的睡眠和稳定的情绪。

4. 健康教育　向患者讲解合理的生活方式，饮食与治疗的要求，自我检测血压与紧急情况下的处理方法等。

## 三、血压的测量

### （一）血压计的种类和构造

血压计是根据血液通过狭窄的血管形成涡流时发出响声而设

计的，用于间接测量动脉血压。

1. 血压计的种类　常用的血压计有：水银柱式血压计（立式和台式）、表式血压计、电子血压计3种。

2. 血压计的构造　血压计主要由三部分组成。

（1）输气球和调节空气压力的活门。

（2）袖带为长方形扁平的橡胶袋，长24cm、宽12cm、外层布套长50cm（下肢袖带长约135cm，比上肢袖带宽2cm；小儿袖带宽度是上臂长度的1/2～2/3），橡胶袋上有两根橡胶管，一根与输气球相连，另一根与压力表相接。

（3）测压计

① 水银柱式：在血压计盒盖内壁上有一根玻璃管，管面标有双刻度，一侧为0～40kPa，一侧为0～300mmHg，最小分度值为0.5kPa和2mmHg。玻璃管上端盖以金属帽与大气相通，其下端和水银槽相通，水银槽内有水银。水银血压计的优点是测得数值准确可靠，但较笨重不易携带，且玻璃管部分易破裂。

② 表式：又称弹簧式血压计。外形似表，呈圆盘状，正面盘上标有刻度及读数，盘中央有一指针，以提示血压数值。其优点是携带方便，但准确性不如水银柱式。

③ 电子血压计：袖带内有一换能器，有自动采样电脑控制数字运算，自动放气程序。数秒内可得到收缩压、舒张压、脉搏数值。其优点是操作方便，不用听诊器，省略放气系统，排除听觉不灵敏、噪声干扰等造成的误差，但准确性不如水银柱式。

（二）测量血压的方法

检查血压计是否有漏气、水银不足、汞柱裂隙等现象，以免影响测量结果的准确性，并根据患者情况选择测量部位，一般用上肢测量法。

1. 操作前准备

（1）用物准备：血压计、听诊器、记录本、笔，检查血压计。

（2）患者准备：体位舒适，情绪稳定，安静休息15～30分钟后再测量。

（3）环境准备：整洁、安静、光线充足。

2. 操作步骤及要点

（1）上肢肱动脉血压测量法

① 核对、解释：携用物至床旁，核对并解释、确认患者，取得合作。解释测量血压的目的，询问是否有影响血压的因素存在，检查血压计和听诊器是否功能完好。

② 选择血压计：根据测量部位选择合适的血压计及袖带（成人、小儿；上肢、下肢），袖带宽度要合适，如袖带太窄，须加大力量才能阻断动脉血流，测得数值偏高；袖带太宽，大段血管受阻，测得数值偏低。

③ 取合适体位：患者取坐位或仰卧位，被测肢体应和心脏处于同一水平，坐位时平第4肋软骨，卧位平腋中线。若肱动脉位置高于心脏水平，测得血压值偏低；反之，则测得血压值偏高。

④ 缠袖带：卷袖，露臂，手掌向上，肘部伸直放妥血压计。开启水银槽开关，驱尽袖带内空气，平整地置于上臂中部，距肘窝下缘2～3cm，松紧以能插入一指为宜。必要时脱袖，以免衣袖过紧阻断血流，影响血压的准确性。袖带过松，橡胶带气球状，有效测量面积变窄，使血压测量值偏高；袖带过紧，使血管在未注气时已受压，使血压测量值偏低。

⑤ 测量：带好听诊器，将胸件置于肱动脉搏动处；关闭气门，充气至肱动脉搏动音消失再升高20～30mmHg（2.6～4kPa）；以每秒4mmHg（0.5kPa）速度放气，使水银柱缓慢下降，同时注意肱动脉搏动变化时水银柱所指刻度；听到第一声搏动音时汞柱所指刻度为收缩压；随后搏动逐渐增强，直到声音突然减弱或消失，此时水银柱所指刻度为舒张压（WHO规定以动脉消失音作为舒张压）。

⑥ 整理：测量后，排尽袖带内余气，整理袖带放入盒内，将血压计盒盖右倾45°，使水银全部流回槽内，关闭水银槽开

关，协助患者穿衣，取舒适体位，妥善整理，避免玻璃管破裂，水银溢出。

⑦ 记录：记录血压值，分数式表示：收缩压/舒张压mmHg（kPa）。

注意事项：注气不可过猛、过快，以免患者不适和水银溢出，水银不足可使测得的血压值偏低；充气不足或充气过度都会影响测量结果；放气太慢，使静脉充血，舒张压偏高，放气太快，未听清楚声音的变化；搏动音消失即袖带内压力大于心脏收缩压，使血流阻断；视线应与水银柱所指刻度保持同一水平面，以获得准确读数；第一声搏动音出现表示袖带内压力降至与心脏收缩压相等，血流能通过被压迫的肱动脉；当搏动音减弱或消失时，袖带内压力降至与心脏舒张压相等。

（2）下肢动脉测量法

① 患者仰卧位、俯侧卧或侧卧位，协助患者卷裤或脱去一侧裤子，露出大腿部。

② 将袖带缠于大腿下部，其下缘距腘窝3～5cm，将听诊器胸件置于动脉搏动处，同上肢测量法测量。

③ 记录时应注明下肢血压，因上下肢血压值之差及袖带相对过窄，可导致收缩压偏高，而舒张压差异不大。

（3）电子血压计测量法：接通电源，接上充气插头，将袖带换能器"⊙"放于肱动脉搏动处，扣好袖带按键充气片刻后，血压计发出蜂鸣声，显示屏显示收缩压和舒张压读数。

3. 注意事项

（1）测量血压前，应使患者安静休息15分钟，或者在清晨时测量，以消除疲劳和精神紧张对血压的影响。

（2）袖带的宽度要符合规定的标准，如使用的袖带太窄，须用较高的空气压力才能阻断动脉血流，使测得的血压值偏高；如果袖带过宽，大段血管受压，增加血流阻力，使搏动在到达袖带下缘之前已消失，测得的血压值偏低。

（3）袖带缠裹要松紧适度，如果袖带过松，充气时呈球状，不能有效阻断动脉血流，使测得的血压值偏高；如果袖带过紧，可使血管在袖带未充气前已受压，致使测得的血压值偏低。

（4）为了避免血液重力作用的影响，测量血压时，肱动脉与心脏应处于同一水平。如果肢体位置高于心脏位置，测得的血压值偏低；反之，血压值偏高。

（5）出现血压听不清或异常时，应重新测量。先驱尽袖带内气体，水银柱降至"0"点，稍待片刻，再进行测量，直到测准为止。不可连续反复加压，避免影响血压值和引起患者不适。

（6）为有助于测量的准确性和对照的可比性，对须密切观察血压者，应做到"四定"，定时间、定部位、定体位、定血压计。

（7）血压计要定期进行检查和维修，防止血压计本身造成误差，如充气时，水银柱不能上升至顶部，即表示水银量不足或漏气，应及时维修。

（8）为偏瘫、肢体外伤或手术的患者测血压，应测健侧肢体。

（9）当舒张压的变音和消失音之间有差异时，应记录两个读数，即变音-消失音数值，如180/（90～70）mmHg［24/（12～9）kPa］。

## 四、血压的记录
用红笔以分数形式记录于体温单血压的相应时间栏内。

# 第五章　常用护理技术

## 第一节　气 管 插 管

### 一、定义

气管插管是抢救呼吸衰竭、呼吸道阻塞患者的关键措施，而气管插管后的安全固定，是维持患者有效通气的保证。

### 二、目的及意义

妥善固定人工气道，避免管路脱出，保证有效通气，改善患者缺氧症状。

### 三、操作步骤

1. 评估

（1）观察患者气管插管的放置部位、时间、型号。

（2）患者的生命体征、血氧饱和度。

（3）患者的意识状态、合作程度。

（4）患者面部皮肤有无过敏、破损，口腔黏膜有无溃疡、出血，牙齿有无松动。

（5）呼吸机监测参数。

（6）双肺听诊，是否需要吸痰。

（7）检查气囊压力值。

2. 操作准备

（1）患者准备：向患者讲解操作目的和配合方法，患者知情同意，取仰卧位，床头抬高30°。

（2）护士准备：着装规范、整齐，洗手，戴口罩。

（3）用物准备：气囊压力监测表，负压吸引装置，吸痰管，尺子，两条固定导管专用丝绸胶布（长30cm，宽2cm），宽10cm丝绸胶布1条（经口插管固定），3M贴膜2个（6cm×7cm），牙垫（经口插管为例），记号笔。

（4）环境准备：安静、整洁，室温适宜。

3．操作流程（以经口气管插管为例）

（1）核对医嘱，用两种方法确认患者身份。

（2）向患者解释，取得配合。

（3）患者取仰卧位，用气囊压力监测表监测气管插管气囊的压力（正常值为25～30cmH_2O），撤去旧的固定胶布，1名护士固定气管插管，保持插入深度不变。

（4）记录气管插管与门齿咬合处的刻度并用记号笔在咬合处刻度上做标记，并测量气管插管外露距门齿的长度，将牙垫放置在气管插管的一侧并嘱患者咬住。对于无牙咬合者，可在插管的两侧都放置牙垫，防止气管插管左右偏移。

（5）吸净气管和口腔内的分泌物，观察口腔黏膜有无出血、溃疡、分泌物及舌苔变化。

（6）采用蝶形交叉固定。1名护士固定好气管插管及牙垫，另1名护士先用一条胶布自气管插管下端缠绕气管插管和牙垫，另一条胶布自导管上端缠绕交叉固定气管插管，两端固定于面颊部，最后用贴膜固定住脸颊部的胶布。上下的力量一致可使导管位于中立位，避免移位。

（7）用尺子再次测量气管插管外露长度，并记录。

（8）用气囊压力表测量气管插管的气囊压力（25～30cmH_2O）。观察两侧胸部起伏是否对称，听诊双肺呼吸音是否一致。

（9）操作中观察患者呼吸、面色、血氧饱和度的变化，注意有无呛咳、呕吐，如有异常立即停止操作。

（10）整理用物，洗手，记录。

## 四、难点及重点

固定方法及分类

（1）经口气管插管的固定

① 使用专用固定器固定气管插管；

② 带牙垫固定法：先用胶布将牙垫与气管插管进行固定，再使用寸带给予固定。寸带与患者皮肤接触处，应有保护措施，预防皮肤损伤；

③ 去牙垫固定法：以胶布在插管位于门齿处缠绕一圈，再将寸带固定于胶布处，寸带较长的一端绕过患者头部，与另一端打结。此方法可增加患者的舒适度。

（2）经鼻气管插管的固定：以胶布在插管位于鼻翼处缠绕一圈，再将寸带固定于胶布处，寸带较长的一端绕过患者头部，与另一端打结。

（3）气管切开插管的固定：取两根寸带，一长一短，分别系与套管两侧，较长的一根绕过患者头部，与另一根打结。注意应打死结，避免自行松开。

## 五、注意事项

1. 观察患者神志，讲明插管的意义及注意事项，防止自行拔管，对躁动者应适当约束或应用镇静剂。

2. 操作前后充分进行气管吸引，更换过程中随时观察患者反应，及时交流，避免引起不适。

3. 操作前后严格检查导管标记的刻度是否准确，完成固定工作前，操作者不得松开固定导管的手，以防管路滑脱。

4. 操作时动作要轻柔，避免患者剧烈咳嗽，防止导管在气管内滑动，损伤气道黏膜。

5. 密切观察固定胶布有无松动、潮湿。评估患者口腔分泌物，及时吸引，避免因胶布潮湿造成黏性降低，造成管路脱出。若胶布潮湿明显需及时更换胶布固定，更换胶布时，需2人配合，注意观察刻度，保证插管无移位。

6. 更换体位时，注意调节好呼吸机管路，防止牵拉气管插管，造成管路脱出。

7. 胶布固定于面部皮肤，长期反复应用易导致面部皮肤破损，因此固定位置要经常更换，避开破损处皮肤，注意保护面部皮肤，可在粘贴部位涂皮肤保护膜。

8. 胶布宽度以1cm为宜，过窄不易固定牢固，过宽容易引起皮肤损伤。对固定胶布过敏者，应用防过敏丝绸胶布。

## 第二节 口咽通气管放置技术

### 一、定义

口咽通气管又称口中咽导气管或口咽通气道，为一种非气管导管性通气管道，适用于在临床急救时及全麻术后复苏中有明显上呼吸道梗阻、需短时间内清除口咽部分泌物以保持呼吸道通畅的患者。口咽通气管通常由橡胶或塑料制成，亦可用金属或其他弹性材料制成，其结构主要包括以下几个部分：翼缘、牙垫部分和咽弯曲部分。

### 二、操作目的及意义

1. 防止舌后坠阻塞呼吸道，维持上呼吸道通畅。
2. 可用作牙垫，防止患者舌咬伤。
3. 协助进行口咽部吸引，保持呼吸道通畅。
4. 通过口咽通气道引导进行气管插管。

### 三、操作步骤

1. 评估

（1）患者的意识状态、合作程度。

（2）患者的生命体征、血氧饱和度。

（3）患者的咳嗽反射情况。

（4）检查患者的口腔、唇、舌，有无假牙或牙齿松动。

2. 操作前准备

（1）患者准备：向患者或家属解释应用口咽通气管吸引的目的、配合方法，取得其理解、配合。

（2）护士准备：着装规范、整洁，洗手，戴口罩。

（3）用物准备：选择合适型号的口咽通气管、负压吸引装置、一次性吸痰管、开口器、压舌板等。

（4）环境准备：安静、整洁，室温舒适。

3．操作过程

（1）反向插入法

① 协助患者取平卧位，头后仰，使上呼吸道三轴线（口、咽、喉）尽量走向一致；

② 对于清醒患者，嘱其张口或应用开口器助其打开口腔；

③ 将口咽通气管的凹面面向腭部插入口腔；

④ 当其前端接近口咽部后壁（已通过悬雍垂）时，将其旋转180°；

⑤ 旋转成正位后，口咽通气管的末端距离门齿大约为2cm；

⑥ 双手托下颌，将导管向下推送2cm，使口咽通气管前端到达会厌的上方；

⑦ 翼缘放置在患者的口唇处，但不应压迫唇部；

⑧ 测试人工气道是否通畅，以手掌放于通气管外侧，于呼气期感觉是否有气流呼出，或把少许棉絮放于通气管外口，看其在呼吸中的运动幅度；观察胸壁运动幅度和听诊双肺呼吸音；

⑨ 检查口腔，观察舌或唇夹置于牙和口咽通气管之间，可用弹性固定带或一人辅助固定口咽通气管在唇部，以防移位或者脱出，不要封住通气管的开口处。

（2）舌拉钩或压舌板法

① 对于清醒患者，嘱其张口，张开患者的口腔，放置舌拉钩或压舌板于舌根部，向上提起使舌离开咽后壁；

② 将口咽通气管放入口腔，直至其末端凸出门齿1～2cm，此时口咽通气管的前端即将到达口咽部后壁；

③ 双手托起下颌，使舌离开咽后壁，然后将双手的拇指放置在口咽通气管两侧的翼缘上，向下至少推送2cm，直至口咽通气管的翼缘到达唇部的上方，此时口咽通气管的咽弯曲段正好位于舌根后；

④ 放松下颌骨髁部，使其退回颞颌关节。检查口腔，以防止舌或唇夹置于牙和口咽通气管之间。

（3）口咽通气管的消毒：浸泡在500mg/L健之素消毒液中30分钟，清水冲净晾干，放置患者处备用。

## 四、难点和重点

1. 如何保证口咽通气管放置的有效性

（1）准确掌握口咽通气管的适应证

① 昏迷或意识不清的患者；

② 呼吸道梗阻患者；

③ 口、咽、喉分泌物过多，便于吸引；

④ 癫痫发作或痉挛性抽搐时保护舌、齿免受损伤；气管插管时，防止气管插管被咬。

（2）选择大小合适的口咽通气管

① 长度相当于从门齿到下颌角的长度；

② 宽度以能接触上颌和下颌的2～3个牙齿为最佳；

③ 口咽通气管必须放到舌根部才能开放气道，其咽弯曲段正好位于舌根后，管腔的前端位于会厌上方附近，才能有效地开放气管；

④ 如果口咽通气管太短，舌仍可能在口咽水平阻塞上呼吸道；如果太长，口咽通气管可到达咽喉部接触会厌，甚至将会厌推向声门或进入食管的上端。

2. 如何保证口咽通气管放置的安全性

（1）保持导管末端位于口腔外部，以避免气管梗阻的发生。

（2）存在面部或下颌部创伤的患者及气管反射完好的患者禁用。

（3）口咽通气管使用不当可导致口咽部创伤、口腔糜烂和口腔黏膜溃疡。

（4）注意保持口腔清洁，有呕吐患者，要及时吸出口腔内呕吐物，以免误吸。

（5）前 4 颗牙齿具有折断或脱落的高度危险，患者严禁使用口咽通气管。如需置入可采取侧卧位放置口咽通气管，以防牙齿脱落掉入咽腔而被吸入气管内引起窒息。

3．创伤性并发症：悬雍垂、牙及唇损伤，咽部溃疡，生命体征的应激反应。

## 五、注意事项

1．口咽通气管不得用于意识清晰或浅麻醉患者（短时间应用除外）。

2．对于清醒患者，如不配合张口，切勿急于强行插入或撤出，一定要耐心说服并取得合作。

3．操作中要鼓励患者配合，正确运用放置口咽通气管的技巧与方法。

4．吸痰时注意鼓励患者做咳痰动作。

5．对于意识不清的患者，应将压舌板从白齿处放入助其张口，操作时注意动作轻柔、准确，如果置管失败，应将口咽通气管取出重新放入。

6．对于浅麻醉或清醒患者，口咽通气管对会厌和声门的刺激可引起咳嗽和喉痉挛：处理方法是将口咽通气管退出 1 ～ 2cm 或换用合适长度的口咽通气管；饱胃患者应禁用。

7．放置成功后，妥善固定以免脱出。

8．喉头水肿、气管内异物、哮喘、咽反射亢进等患者禁用口咽通气管。

9．口咽通气管可致血压升高、心率增快，故对伴有心脑血管疾病的患者不适合长时间使用。

10．对于神志清醒患者，应鼓励其咳嗽并训练其进行有效的咳痰，痰液黏稠不易咳出者应加强湿化。

11．对意识清楚的患者进行口咽通气管时，由于口咽通气管放置位置靠近会厌，患者会有明显不适感而抗拒吸痰，亦有患者出现烦躁、恶心、心率明显增快等不良反应而终止吸痰。

# 第三节 鼻 饲 技 术

## 一、定义

鼻饲术是保证不能经口进食者实施肠内营养的有效手段，对改善患者的营养状况，保护肠道的正常功能，减少并发症和促进患者康复起重要的作用。

## 二、操作目的及意义

1. 供给营养，保证患者入量。

2. 保证喉咽部手术后患者有效呼吸及营养供给，有利于伤口愈合。

## 三、操作步骤

1. 评估

（1）评估患者病情、配合程度、生命体征。

（2）评估患者上一次鼻饲时间、鼻饲量。

（3）倾听患者主诉，有无饥饿感、腹痛腹胀，观察有无恶心、呕吐及反流。

2. 操作前准备

（1）患者准备：向患者或家属解释鼻饲的目的、注意事项，取得患者配合。

（2）护士准备：着装规范、整洁，洗手，戴口罩。

（3）用物准备：肠内营养袋、水温计、50ml注射器、听诊器、温开水、肠内营养液（遵医嘱）、鼻饲执行单。

（4）环境准备：安静、整洁，室温适宜。

3. 操作过程

（1）遵医嘱将肠内营养液所需用量倒入肠内营养袋，并隔水加热至39 ～ 41℃。

（2）携用物推车至床旁。

（3）向患者解释给药目的，核对患者的床号、姓名（反问患者姓名）及腕带信息，PDA扫码确认：点击PDA主界面"护理执行"→PDA扫描患者腕带二维码→点击"鼻饲"→核对无误后，点击"保存"。

（4）协助患者摆好体位，取半卧位，需绝对卧床者可抬高床头30°。

（5）检查胃管固定情况、胶布有无松动、胃管标记刻度及有效期。

（6）快速手消毒。

（7）确认胃管在胃内：①将胃管尾端置于水中未见气泡溢出；②回抽胃液；③将听诊器放在患者剑突下偏左部位，用50ml注射器抽吸10ml空气快速向胃管内注入，听气过水声。

（8）将肠内营养袋挂在输液架上，排气。

（9）用注射器抽吸30ml温开水冲洗胃管。

（10）连接肠内营养袋与胃管。

（11）调节滴速。

（12）鼻饲过程中观察患者有无呛咳、胃胀，记录鼻饲量。

（13）鼻饲毕，用注射器抽吸30ml温开水冲洗胃管，封闭胃管末端并妥善固定。

（14）倾听患者主诉，协助患者取舒适体位。

（15）肠内营养袋清洗晾干备用。

（16）快速手消毒，整理用物。

## 四、难点及重点

1. 操作前需使用3种方法确认胃管在胃内，判断患者胃潴留情况，了解患者上一次鼻饲时间、鼻饲量。检查胃管插入深度及标记。

2. 倾听患者主诉，有无饥饿感、恶心、腹痛腹胀、胃酸反流等。

3. 观察患者胃液的颜色，正常胃液为无色半透明或微浑的液体，胆汁反流时呈黄色或草绿色，若为咖啡色、褐色或血性时，应通知医师，留取标本送检。

4. 每次鼻饲量不得超过 200ml，间隔时间大于 2 小时。回抽胃液大于 100ml 时，应遵医嘱暂停。

5. 肠内营养的并发症

（1）机械方面：导管堵塞、鼻咽部黏膜溃疡、中耳炎。

（2）胃肠道方面：恶心、呕吐、腹痛、腹泻、腹胀、便秘。

（3）代谢方面：脱水、水分过多、血糖高、血糖低。

（4）感染方面：营养液误吸或吸入性肺炎。

### 五、注意事项

1. 鼻饲温度保持在 39～41℃，肠内营养液应采取热水间接加温，以免蛋白凝固。

2. 肠内营养袋及注射器需每日更换，并标注更换时间，每次使用后及时清洗。

3. 生活不能自理者，每日做口腔护理 2 次，保持口腔卫生。

4. 长期留置胃管者，应定期更换胃管，每班观察放置胃管鼻腔的皮肤情况。

5. 鼻饲速度不宜过快，鼻饲时应抬高床头 30°或取半卧位。

6. 鼻饲前进行吸痰，清除呼吸道分泌物。

## 第四节　留置胃管

### 一、定义

留置胃管是由鼻孔插入，经咽部通过食管到达胃部，从管内灌注流质食物、水分和药物的方法。对不能自行经口进食的患者用鼻胃管供给食物和药物，以维持患者营养和治疗的需要。

### 二、操作目的及意义

1. 适用于昏迷患者。

2. 适用于口腔疾患或口腔手术后患者、上消化道肿瘤引起吞咽困难患者。

3. 适用于不能张口的患者，如破伤风患者。

4. 适用于其他患者，如早产儿、病情危重者、拒绝进食者。

## 三、操作步骤

1. 评估

（1）评估患者病情、配合程度、生命体征。

（2）确认患者和（或）家属是否签署知情同意书。

（3）评估患者有无留置胃管经历及其心理状态，取得患者合作。

（4）评估患者鼻腔情况，有无鼻部疾病，有无食管静脉曲张或食管狭窄。

2. 操作前准备

（1）患者准备：向患者解释放置胃管的目的、注意事项，取得患者配合。

（2）护士准备：着装规范、整洁，洗手，戴口罩。

（3）用物准备：水温计、50ml注射器、听诊器、温开水、一次性胃管、胶布、皮尺、手电筒、棉签、石蜡油、换药包（含弯盘、止血钳、镊子、纱布）。

（4）环境准备：安静、整洁，室温舒适。

3. 操作流程

（1）双人核对医嘱。

（2）携用物推车至床旁。

（3）核对信息：①反问患者姓名（意识障碍或认知障碍者可询问陪护人员或核对床头卡）；②核对床头卡。

（4）协助患者摆好体位，取下义齿，取平卧位或半卧位。

（5）用皮尺测量插入深度，一般成人为45～55cm。

（6）快速手消毒。

（7）铺治疗巾，弯盘放于颌下。

（8）选择鼻孔，用手电筒检查鼻腔内情况。

（9）用石蜡油纱布润滑胃管前端10cm左右。

（10）右手持止血钳夹住胃管前端，左手持纱布托住胃管，缓慢插入鼻腔。清醒患者：插至咽部时（14～16cm），嘱患者做吞咽动作，同时将胃管缓慢插入至适当深度；昏迷患者：左手将其头部托起，使其下颌靠近胸骨柄，缓缓插入预定长度。

（11）确认胃管在胃内：①将胃管尾端置于水中未见气泡溢出；②回抽胃液；③将听诊器放在患者剑突下偏左部位，用50ml注射器抽吸空气快速向胃管内注入，听气过水声。

（12）夹闭胃管末端，用胶布交叉固定在患者鼻翼两侧，并做标记，外露部分固定于面颊部。

（13）告知患者及家属预防拔管的注意事项。有拔管倾向者，与医师沟通后可约束双手。

（14）协助患者取舒适体位。

（15）快速手消毒，整理用物。

## 四、难点及重点

1. 测量插管长度：一般为前额发迹至胸骨柄剑突处或鼻尖经耳垂至胸骨剑突处的距离，一般成人插管长度为45～55cm，应根据患者身高等确定个体化长度。为防止反流、误吸，插管长度可在55cm以上；若需经胃管注入刺激性药物，可将胃管再向深部插入10cm。

2. 留置胃管过程中，若患者出现恶心、呕吐应暂停插管，嘱患者做深呼吸及吞咽动作；若出现呛咳、呼吸困难、发绀应判断是否误入气管，应立即拔出，休息片刻后重置。

3. 昏迷患者插管时，应先将头后仰，插至咽喉部，约15cm，再用手托起患者头部，使下颌靠近胸骨柄，增加咽部通道的弧度，使管端沿咽后壁滑行。

4. 插管成功后，须使用3种方法确认胃管在胃内。

## 五、注意事项

1. 固定胃管的胶布应蝶形交叉固定，每天更换，并挪动导管在鼻部的位置，以防导管压迫形成鼻部溃疡，每班观察胶布粘贴情况和贴胶布处皮肤情况。

2. 长期留置胃管者，应定期更换胃管。

3. 有拔管倾向者，应征得患者家属同意后，予以约束双上肢，并由专人看护。

4. 插管时动作要轻，以防损伤食管和胃黏膜，食管静脉曲张及梗阻者不宜插管。

## 第五节 腰椎穿刺护理技术

### 一、定义

腰椎穿刺术是神经科临床常用的检查方法之一，是用腰穿针经腰椎间隙刺入椎管内的一种诊疗技术。常用于测定颅内压力，检查脑脊液的性质，对诊断脑炎、脑膜炎、脑血管病变、脑瘤等有重要意义，有时也用于鞘内注射药物实施治疗或注入空气做气脑摄片检查，以及行脑脊液动力试验了解蛛网膜下腔是否阻塞等。

### 二、操作目的及意义

1. 诊断性腰穿。了解脑血管疾病的颅内压，诊断有无蛛网膜下腔出血、脑出血，进行脑脊液常规、生化、微生物学、细胞学等检查。

2. 治疗性腰穿。放出血性、感染性及化学性脑脊液，椎管内注入抗生素或其他治疗性药物以及脑脊液冲洗置换。

3. 检查性腰穿。椎管造影、气脑造影、脑脊液核素扫描、脑脊液鼻漏口检查、椎管CT增强扫描。

### 三、操作步骤

1. 评估

（1）观察患者穿刺部位和周围皮肤情况以及腰椎有无畸形。

（2）患者的生命体征、意识、瞳孔、有无视盘水肿、心理状态以及合作程度。

（3）药物过敏史（尤其是局麻药）。

（4）患者的凝血检查、血常规化验结果。

（5）患者及家属对此项操作的了解情况。

2．操作前准备

（1）患者准备：向患者及家属详细说明腰椎穿刺的目的、意义和可能发生的并发症，简要说明操作过程，解除患者的顾虑，取得其配合，并签署知情同意书，指导或协助患者排大小便，嘱其在床上静卧15～30分钟。

（2）护士准备：操作者及护士规范洗手，戴好帽子和口罩。

（3）用物准备：基础治疗盘1套（包括安尔碘、消毒棉签、砂轮、试管架）、无菌手套2副、无菌纱布敷贴1个、腰穿包1个、5ml注射器2支、标本试管2～3个（需作细菌培养者，准备灭菌试管）、2%利多卡因或1%普鲁卡因1支、油性画线笔1支。

（4）环境准备：安静、整洁，室温适宜。

3．操作流程

（1）核对患者的床号、姓名（反问患者姓名）及腕带信息，向患者解释操作目的、术中配合及术后注意事项，消除患者紧张、恐惧心理。

（2）指导或协助患者去枕侧卧，背齐床沿，背部与床面垂直，头部向前胸尽量屈曲，两手抱膝紧贴胸部，使腰椎后凸，以增加椎间隙宽度。

（3）协助医师确定穿刺部位：双侧髂后上棘连线与后正中线交汇处为穿刺点，一般取第3～4腰椎棘突间隙，有时可上移或下移一个腰椎间隙。用油性画线笔在皮肤上做标记。

（4）协助医师常规消毒穿刺部位皮肤两遍以上，以穿刺点为中心，由内向外呈螺旋式消毒，消毒范围直径约为15cm。

（5）打开腰穿包，协助医师戴无菌手套，铺无菌洞巾；与医师共同核对局麻药（如系普鲁卡因，需提前进行过敏试验），协助其用5ml注射器抽取2%利多卡因3ml进行局部麻醉。

（6）术中注意观察患者的呼吸、脉搏及面色变化，询问其有无不适感。

（7）穿刺成功后，嘱患者全身放松，头略伸，双下肢半屈曲，平静呼吸，为医师打开压力管，协助医师测脑脊液压力；需测初压、终压或做压颈试验时配合医师完成。

（8）协助医师留取所需的脑脊液标本，督促标本送检；如系治疗性腰穿，配合医师注入药物，并注意观察用药后反应。

（9）穿刺后局部用无菌纱布敷贴覆盖，协助患者去枕平卧4～6小时。

（10）整理用物，洗手，记录，标本及时送检。

## 四、难点及重点

1. 正确的体位是腰穿成功的关键。护士首先要对患者的病情、文化水平、合作程度以及穿刺部位进行评估，并向患者及家属做好术前的告知，包括腰椎穿刺的目的、特殊体位的意义、穿刺过程中的配合与注意事项等，消除患者的紧张、恐惧心理，能配合摆放正确的穿刺体位和术中测压体位。

2. 穿刺术中与术后的病情观察尤为重要。护士在术中应注意观察患者呼吸、脉搏及面色的变化，询问有无不适感，及时发现病情的变化；术后应观察患者有无头痛、腰背痛、脑疝及感染等穿刺后的并发症，穿刺后头痛最为常见，多发生在穿刺后1～7天，可能系脑脊液放出较多所致，指导患者多饮水，适当延长卧床休息时间；发生脑疝最为危重，一旦发生，立即配合医师进行抢救。

## 五、注意事项

1. 术中注意观察患者的意识及生命体征的变化，如出现脑疝症状或病情突变，立即停止操作。

2. 对于躁动患者应进行四肢及体位固定或遵医嘱使用镇静药，防止穿刺针折断。

3. 穿刺注药过程中，注意观察意识、瞳孔、呼吸、脉搏、面色的改变，发现异常立即停止操作，并协助抢救。

4. 穿刺结束后，指导患者去枕平卧 4～6 小时，告知卧床期间不可抬高头部，可适当转动身体。

5. 嘱患者多饮水，遇有腰痛或局部不适者，延长卧床休息时间。

6. 严格无菌操作，预防颅内、腰穿局部感染。

7. 腰穿后注意患者排尿情况、有无头痛、腰背痛、脑疝及感染等穿刺后并发症及原发疾病有无加重。

8. 术后 15～30 分钟巡视 1 次，密切观察生命体征的变化和用药后的反应。

9. 注意观察穿刺部位有无渗血、渗液，保持敷贴干燥，24 小时内不宜淋浴。

# 第六节　简易呼吸器辅助通气技术

## 一、定义

简易呼吸器又称复苏球，用于在紧急情况下维持和增加机体通气量，纠正威胁生命的低氧血量，具有使用方便、痛苦轻、并发症少、便于携带、有无氧源均可立即通气的特点，是危重患者抢救、转运及呼吸机的过渡性急救器械。

## 二、操作目的及意义

1. 促使心肺复苏。

2. 纠正各种中毒所致的呼吸抑制。

3. 纠正神经、肌肉疾病所致的呼吸肌麻痹。

4. 纠正各种电解质紊乱所致的呼吸抑制。

5. 用于各种大型的手术。

6. 配合氧疗做气溶疗法。

7. 运送病员：适用于机械通气患者做特殊检查，进出手术室等情况。

8. 临时替代呼吸机：遇到呼吸机因障碍、停电等特殊情况时，可临时应用简易呼吸器替代。

## 三、操作步骤

1. 评估

（1）患者的病情、呼吸状况。

（2）患者的意识状态、合作程度。

（3）患者的心理状态，对人工气道知识的了解情况，既往经历。

2. 操作前准备

（1）患者准备：向患者解释操作目的和配合方法，患者知情同意。

（2）护士准备：着装规范、整洁，洗手，戴口罩。

（3）用物准备：简易呼吸器、氧源、消毒洗手液。

（4）环境准备：安静、整洁，室温适宜。

3. 操作流程

（1）检查简易呼吸器状态完好，调整压力释放阀的位置，连接氧源。

（2）确认医师下达的医嘱并复诵。医师不在场，有复苏资质者应及时进入操作全程。

（3）患者去枕平卧，操作者站于床头。清除口腔内异物、假牙等，开放气道。

（4）简易呼吸器行人工呼吸。一手固定面罩，扣住口鼻，另一手规律性地挤压球体（储氧囊），将气体送入肺中。

（5）对于留置有人工气道患者，去除面罩，直接将出气口与人工气道相接，规律性地挤压球体（储氧囊），将气体送入肺中。

（6）监测患者病情变化，及时报告医师。

（7）操作后协助患者摆放舒适体位，处理用物，简易呼吸器消毒、保养，完善操作记录。

## 四、难点及重点

1. 简易呼吸器外观及各个部件功能介绍

（1）储气囊：储气囊容积为1800ml，单手挤压储气囊送气量400～600ml，双手挤压储气囊送气量800～1200ml。

（2）储氧袋容积：2600ml。

（3）压力释放阀：Lock锁一般处于开放、可活动状态；加压送气时，按下锁死Lock锁；给儿童送气时，提起锁死Lock锁。

2. 简易呼吸器功能检查

（1）检查单项唇瓣密闭性：将模肺连接到患者端的通气阀上，挤压和放松储气囊数次，使模肺充满气体。当挤压储气囊不再放松时，模肺内的压力保持不变，直至放松挤压。由此来检查给患者供气的单项唇瓣是否漏气。

（2）检查整个装置的密闭性：用拇指或手掌堵住患者端的通气阀，同时锁住压力释放阀（按下并转动转换钮将Lock指向患者端），然后用力挤压储气囊，以检查阀的安装是否正确及整个装置是否密闭。

（3）检查压力释放阀：打开压力释放阀（按下并转动转换钮将40cmH$_2$O指向患者端）并重复以上挤压步骤。患者端的排气阀在40cmH$_2$O时打开，以释放过多的压力。

3. 开放气道方法

（1）压额抬颏法：无颈椎损伤者适用。平卧位充分抬高下颌。

（2）双颊抬举法：颈椎损伤者适用。将双手按放在患者双颊，以示指和中指顶住下颌角，在将其上举的同时以手腕用力将头后仰。

4. 固定面罩手法

（1）将患者鼻、两侧嘴角进行连线，呈三角形，面罩与此三角形方向一致，尖端向上，紧密扣于患者面部，同时确保气道通畅，头部后仰位。

（2）EC手法：单人操作简易呼吸器时，左手拇指和食指呈C形按住面罩的上、下各约1/3处，使面罩紧扣于患者口鼻；中指、无名指、小指勾住患者下颌，呈E形，将下颌向前上托起，用于保持气道打开。

5. 挤压储气囊手法：单手挤压时，应捏住储气囊中间部分，拇指和其他四指张开相对，用力均匀。待储气囊重新膨起后方可开始下一次挤压。有自主呼吸的患者应尽量在吸气时挤压储气囊。

6. 简易呼吸器的消毒与保养

（1）使用后消毒：充分拆解简易呼吸器前接头，清水清洁氧气面罩、前接头中可见污物，以50%健之素消毒液浸泡消毒。球体及储氧袋、氧气管用75%乙醇擦拭消毒。如遇特殊感染患者，可用环氧乙烷消毒。

（2）检查简易呼吸器处于完好备用状态，各部件齐全，无老化，连接紧密，无松动，各阀门功能完好，面罩气囊弹性适中，定点放置。

7. 正常换气状态的判断

（1）随挤压和释放储气囊，患者胸部上下起伏；

（2）挤压储气囊，单项唇瓣打开，患者胸廓抬起；

（3）放松储气囊，患者呼气，面罩内呈雾气状；

（4）与患者自主呼吸协调，单项唇瓣打开正常，无呼吸对抗产生的异响；

（5）患者发绀好转。

## 五、注意事项

1. 根据患者颜面大小，选择适宜型号的面罩，成人一般选用3～5号。

2. 为保证供养浓度，接氧气，应使储气袋充满鼓起后再连接患者。急救时氧流量为10L/min。氧气湿化瓶勿加水，以免湿化用水吹入储氧袋。

3. 每次使用前根据需要调节压力释放阀的位置。

4. 适当的呼吸频率。成人12 ～ 15次/min，小孩14 ～ 20次/min，心肺复苏时心外按压与人工呼吸比例为30：2。

5. 如在呼吸过程中阻力太大，应检查有无口咽异物或分泌物，并确保气道充分打开。

6. 密切注意患者自主呼吸、血氧饱和度及生命体征的变化。

7. 使用后对简易呼吸器进行消毒、保养，定点放置。

## 第七节 无创呼吸机辅助通气

### 一、定义

无创正压通气（NPPV）是指通过面（鼻）罩将呼吸机与患者相连，由呼吸机提供正压支持而完成通气辅助的人工通气方式，适用于各种系统疾病导致的轻中度慢性或急性呼吸衰竭。

### 二、操作目的及意义

1. 改善肺通气和氧合，缓解症状。

2. 减轻呼吸肌肉负荷。

3. 辅助患者从有创机械通气撤离。

4. 减少插管需要，避免气管插管相关并发症。

### 三、操作步骤

1. 评估

（1）评估患者的一般情况、生命体征、全身状况等，以判断患者是否符合使用无创正压通气的条件。

（2）评估患者是否存在NPPV的禁忌证，是否进行了必要的处理。

（3）评估患者的意识状态及合作能力。

（4）评估患者面、鼻部有无损伤、畸形。

（5）评估患者进食时间，是否存在胃潴留和误吸风险。

2. 操作前准备

（1）患者准备：向患者宣教治疗的作用和目的、连接和拆除的方法、呼吸配合方法、主动排痰和吐痰方法、治疗过程中可能出现的问题及相应措施，出现不适时及时通知医务人员。在吸氧状态下协助患者试佩戴面（鼻）罩，并指导其试验面（鼻）罩紧急拆除方法。

（2）护士准备：着装规范、整洁，洗手，戴口罩。

（3）用物准备：功能完好的无创呼吸机及通气管路、适合患者的面（鼻）罩、多功能监护仪（可测脉氧饱和度）、气道湿化液、简易呼吸器。

（4）环境准备：合理安排床旁空间，以保证治疗能顺利进行。

3. 操作流程

（1）试机：选择合适的呼吸机，连接好呼吸机管路（双人核对无误），推至床旁，连接电源、气源后试机，全面检查电源、气源、湿化器、呼吸机试运行状态，确保功能状态完好后湿化罐内添加无菌蒸馏水，待机备用。

（2）体位：调节患者至半卧位（35°～45°）。

（3）开机：启动呼吸机，打开湿化装置，合理设置初始无创正压通气模式和各项参数，再次执行使用前检查。

（4）适应性连接：通过通气管路将面（鼻）罩与呼吸机紧密连接，检查排气孔是否打开。将面罩与患者适应性连接，待患者适应3～5分钟后，妥善固定面罩，调节好头带松紧度（固定时避免压着眼镜和耳廓），以可通过2指为宜。

（5）治疗初始期观察：观察患者对NPPV的配合情况，检查漏气量和通气参数情况，听诊呼吸音，必要时调整固定带松紧度，再次告知患者呼吸配合方法。

（6）适应过程：配合医师根据患者的耐受和适应情况逐步增加辅助通气的压力和潮气量以达到缓解气促、减慢呼吸频率、增加潮气量和理想的人机同步性的目标。

（7）严密监护：基本监测应该包括生命体征、气促程度、呼吸音、血氧饱和度、通气参数（潮气量、通气频率、吸气压力、呼气压力、漏气量等）。

（8）疗效判断：NPPV治疗1～2h后，再次评估临床病情，行血气分析检查，评估疗效决定是否继续或终止无创正压通气。

（9）并发症和不良反应监测：治疗过程中监测NPPV并发症和不良反应，如口咽干燥、面罩压迫处皮肤损伤、恐惧（幽闭症）、胃胀气、误吸、漏气、排痰障碍等，及时给予相应处理。

（10）整理用物，洗手。

## 四、重点及难点

1. NPPV的使用条件

（1）较好的意识状态及自主呼吸能力。

（2）良好的气道自我保护能力。

（3）血流动力学稳定。

（4）有良好的配合NPPV的能力。

2. 呼吸机使用人员及单位的基本要求

（1）掌握呼吸系统解剖、呼吸生理、呼吸衰竭的病理生理变化。

（2）掌握所用无创呼吸机的工作原理、性能特点及常用通气模式和参数的设定。

（3）掌握常用呼吸和循环监测指标的临床意义及判定方法。

（4）掌握所用呼吸机日常维护、消毒方法。

（5）能对所用呼吸机的工作状态进行判断并做出相应处理。

（6）具有监测生命体征和常用呼吸指标的条件。

（7）具有氧源及痰液吸引设备。

3. NPPV的禁忌证

（1）意识障碍。

（2）呼吸微弱或停止、心跳停止。

（3）无力清洁气道或具有较高的误吸风险。

（4）严重的脏器功能不全。

（5）未经引流的气胸或纵隔气肿。

（6）严重腹胀、肠梗阻。

（7）上气道或颌面部损伤、术后、畸形致上呼吸道梗阻。

（8）不能配合NPPV或面（鼻）罩不适。

（9）近期食管、胃肠道手术或出血等。

4．NPPV改有创机械通气的指征

（1）出现意识障碍或意识障碍呈加重趋势。

（2）不能清除呼吸道分泌物致病情恶化。

（3）无法耐受呼吸机连接方法致病情加重。

（4）血流动力学指标恶化。

（5）使用无创正压通气后呼吸功能无改善或加重。

## 五、注意事项

1．NPPV开始前，做好充分的告知和健康教育。

2．呼吸机连接患者前，应严格执行使用前检查。

3．治疗期间，可根据患者病情间断暂停治疗，取下面（鼻）罩休息，采用其他吸氧方式，休息期间，鼓励患者饮水、咳痰。

4．建立有效的沟通方式，满足患者需求，做好患者生活护理。

5．NPPV治疗过程中应评估患者痰液滞留情况，鼓励患者及时咳痰，必要时经口吸痰清除分泌物。

6．保持面（鼻）罩合适的松紧度，预防压迫皮肤损伤，必要时可给予减压敷料等保护。

7．指导患者正确的呼吸配合方法，避免胃胀气，必要时给予胃肠减压。

8．NPPV治疗期间谨慎使用镇静药物，禁忌使用肌松药物。

9．治疗期间，指导患者尽量减少张口呼吸，以免引起口咽部干燥。

10．避免饱餐后立即行无创正压通气，预防误吸。

11．经常向湿化罐内添加无菌蒸馏水，保持气道湿化。

## 第八节 有创呼吸机辅助通气

### 一、定义

机械通气是利用机械装置来代替、控制或改变自主呼吸运动的一种呼吸支持方式，以维持气道通畅、改善通气和氧合、防止机体缺氧和二氧化碳蓄积，为使机体度过基础疾病所致的呼吸功能衰竭和治疗基础疾病创造条件；对某些特定疾病（如急性呼吸窘迫综合征）也可起到直接的治疗作用。

### 二、操作目的及意义

1. 纠正急性呼吸性酸中毒：通过改善肺泡通气使动脉血二氧化碳分压（$PaCO_2$）和pH得以改善。通常应使$PaCO_2$和pH维持在正常水平；对于慢性呼衰急性加重（如慢性阻塞性肺疾病）者应达到缓解期水平；对存在气压伤较高风险患者，应适当控制气道压水平。

2. 纠正低氧血症：通过改善肺泡通气、提高吸入氧浓度（$FiO_2$）、增加肺容积和减少呼吸功消耗等以纠正低氧血症。改善氧合的基本目标是动脉血氧分压（$PaO_2$）＞60mmHg或动脉血氧饱和度（$SaO_2$）＞90％。

3. 降低呼吸功消耗，缓解呼吸肌疲劳。

4. 防止肺不张。

5. 为安全使用镇静剂和肌松剂提供通气保障。

6. 稳定胸壁。

### 三、操作步骤

1. 评估

（1）患者的病情、年龄、体位、意识状态、神志及合作程度。

（2）患者的生命体征以及是否存在呼吸困难等症状。

（3）监测患者的血氧饱和度，听诊双肺呼吸音，观察患者末梢皮肤黏膜的颜色。

（4）患者的人工气道情况，如气管插管的型号及深度、气管切开的型号，监测气囊压力在正常范围。

2. 操作前准备

（1）患者准备：向患者及家属解释测量的目的、方法、注意事项及配合要点，取得患者及家属理解和配合，协助患者取舒适卧位。

（2）护士准备：着装规范、整洁，洗手，戴口罩。

（3）用物准备：呼吸机、呼吸机管路、模肺、听诊器、蒸馏水等。

（4）环境准备：安静、整洁，室温适宜。

3. 操作流程

（1）连接气源：将呼吸机氧气及空气六棱接头分别连接相应气源接口。

（2）连接电源：将呼吸机和湿化器电源线插在电源插座上。

（3）管路安装

① 安装通气管路：先将湿化罐平推嵌入湿化器上，将湿化罐上游离的短连接管连接在呼吸机送气口滤器上，将呼气端滤器垂直平推嵌入呼吸机回气口凹槽内，拔下卡锁固定，将管路整体悬挂在支架上；

② 安装加温导线和温度探头：将湿化器上连接的加温导线嵌入加热导丝头端接口上，将湿化器上连接的温度探头1和温度探头2分别插入Y形接头上的插孔1和湿化罐上方管路接头上的插孔2，安装完毕。

（4）其他类型通气管路的连接和安装

① 无加热导丝的呼吸机管路。当无使用加热导丝的条件时，可以用无加热导丝的通气管路替代，但气道湿化效果将变差。连接时将带加热导丝的连接管更换为中部带积水杯的连接管，封闭Y形接头上温度探头插孔即可；

② 一次性管路。一次性呼吸机管路同于无加热导丝的通气管路，吸气端与呼气端管路完全一致，无须区分，且其余部分已

连接完好，只需正常连接湿化罐和滤器即可使用，无菌方式向加湿器内加入蒸馏水至黑色刻度线。

（5）检查通气管路：检查管路各部分是否连接紧密、对合良好，如连接管与积水杯之间、连接管与Y形接头之间、连接管与湿化罐之间、连接管与呼气端滤器之间、湿化罐金属底座与罐体之间以及呼气端滤器与滤器储水杯之间。检查吸气管路内加热导丝是否捋顺，有无打折、堆积等。

（6）打开呼吸机电源开关。

（7）Y形接头延长管连接模肺，设置通气模式和参数后试机（可使用系统默认设置）。

（8）如果监测潮气量与设置潮气量存在较大差异时（±10%），说明存在漏气，应再次检查呼吸机管路各部分是否连接紧密，管路是否存在小破损，积水杯、呼气端滤器及滤器储水杯是否安装正确。

（9）确认呼吸机正常运行，各项监测参数正常后，即可关机备用或者连接患者（备用状态时需用纱布包裹延长管末端游离接头，避免污染）。

（10）连接呼吸机与人工气道。

（11）观察患者两侧胸壁运动是否对称，听诊双肺呼吸音是否一致，检查通气效果；人工通气30分钟后遵医嘱做血气分析检查，根据结果调整通气参数。

## 四、重点及难点

（1）管路更换。现有证据提示，延长更换管路的时间并不增加呼吸机相关性肺炎（VAP）的发生率，但关于管路使用的安全时间尚无定论。呼吸机管路不必频繁更换，一旦污染则应及时更换。

（2）管路消毒。按消毒隔离原则送供应室进行热力消毒，一次性管路弃入医疗垃圾。

## 五、注意事项

1. 每个班次重点交接患者使用呼吸机情况、人工气道的型号及深度，定时监测气囊压力。

2．呼吸机送气口和回气口有箭头标识气流方向，连接前仔细区分，勿混淆。

3．湿化罐上分进气口和出气口（有箭头标识）。位于湿化罐顶部正中的为出气口，连接带加热导丝连接管；位于湿化罐顶部一侧的为进气口，连接呼吸机送气口。

4．呼气管路和无加热导丝的吸气管路上一定要安装积水杯，用于收集管路中的冷凝水，并使通气时积水杯位置位于管路最低点。

5．Y形接头前端需连接专用的延长管，不要用随意的连接管代替。

6．Y形接头前端延长管与患者人工气道相连，应有一定的缓冲弧度，不可呈直线，防止患者躁动或活动头部时牵拉人工气道，造成呛咳或人工气道脱出。

7．未确定立即使用时，封闭湿化罐注水口，不要打开湿化器开关；待确认使用后，连接普通输液器注入灭菌注射用水，打开湿化器开关，加水量不得超过最大水量线。

8．呼吸机Y形接头处加温探头应放置在管路上方。

9．呼吸机回气口处集水罐内的冷凝水及时倾倒，防止过满污染回路端呼吸过滤器。

10．若患者监测自主潮气量与指令潮气量有明显差异，且与病情不符，应检查呼吸机管路是否连接紧密，必要时更换新管路，并观察患者潮气量变化。

# 第九节　防压疮气垫使用技术

## 一、定义

防压疮气垫是通过让身体局部受压面积增大而分散压力，让血液流通顺畅，皮肤正常供氧，以卧床患者使用为主。其功能为定期对两个气囊轮换充气和放气，从而使卧床人身体的着床部位不断变化；既起到了人工按摩的作用，又能促进血液流通、防止肌肉萎缩，工作起来连续不断，不需人工干预。由于防压疮气垫充气后1、3、5…气道与2、4、6…气道循环充气，导致床垫表面波动起伏，从而转移身体受力点。这是其优点，属正常现象，需向患者详细解释。

## 二、操作目的及意义

1. 减轻局部受压，预防压疮发生。
2. 促进压疮愈合。
3. 提高卧床患者舒适度。

## 三、操作步骤

1. 评估

（1）评估患者发生压疮的危险因素：如意识状态、运动能力、控便能力、营养状况及全身皮肤情况等。

（2）患者体位及合作程度。

2. 操作前准备

（1）患者准备：向患者或家属解释使用防压疮气垫的目的、配合方法及使用的注意事项，患者或家属知情同意。

（2）护士准备：着装规范、整洁，洗手，戴口罩。

（3）用物准备：完好的备用主机控制器、防压疮气垫（无漏气）、两根充气导管、电源插座、干净床单。

（4）环境准备：安静、整洁，室温适宜。

3. 操作流程

（1）查对医嘱，确认患者的床号、姓名、体重。

（2）携用物到患者床旁，做好解释，取得配合。

（3）协助患者移至床旁坐椅或平车上。

（4）卸下床单，将防压疮气垫平铺于床褥上。

（5）将防压疮气垫两根充气导管分别连接于主机充气导管接嘴上，接通电源，打开开关，调整充气频率，开始充气。初次使用，调到最大充气状态使其尽快充气。

（6）检查充气状态及有无漏气。

（7）铺好床单（注意床单不要包裹气垫过紧，以免影响充气效果）及棉被。

（8）协助患者躺回病床。

（9）洗手，记录使用时间。

## 四、注意事项

1. 防压疮气垫应避免与尖锐物质接触，以防划破气囊。

2. 清洗气囊时应采用肥皂或洗衣液等轻轻擦洗。

3. 气垫平放于硬质板床使用效果更加明显，安装气垫时使用本身自带的固定带与床体固定好，防止气垫滑落，避免患者出现不适。

4. 查看主机的电源连接线长度是否合适，以免导致电源接触不良造成的主机无法运行，或出现报警。

5. 安装使用时，应检查各连接软管，避免折弯，以保持气路畅通。

6. 首次使用时，主机对气垫充气10～15分钟后再使用。

7. 发生异常，请及时与维修部门联系，请勿自行拆卸气垫装置。

8. 使用防压疮气垫后，应定时检查使用效果，发现问题及时排查。

# 第六章　特殊护理技术

## 第一节　脑室穿刺引流术

### 一、定义

脑室穿刺引流术是经颅骨钻孔或椎孔穿刺侧脑室，放置引流管，将脑脊液引流至体外，是为对某些颅内压增高疾病进行急救的措施和检查方法之一。

## 二、目的

1. 用于脑室穿刺，对颅内占位性病变、颅内粘连或中脑水管梗阻等导致的侧脑室扩大、严重颅内压增高征象或脑疝形成征象进行减压。

2. 颅脑术后有颅内压增高者，用于脑室放气、放液、引流。

3. 脑室出血穿刺引流以行急救。

4. 自引流管内注入抗生素控制感染。

## 三、物品准备

脑室穿刺包1套，碘仿1瓶，无菌治疗碗1套，无菌镊1把，无菌棉球1包。

## 四、操作方法

1. 协助患者去枕仰卧位。

2. 按常规严格消毒穿刺处皮肤，麻醉药麻醉，选择穿刺点进针，当脑穿刺针穿入脑皮质2～3cm后即拔出针芯。

3. 接压力表，当穿入脑室后感到阻力略减，管内立即有脑脊液流出，记录初压。

4. 若一次穿刺未有脑脊液流出，拔出脑穿刺针后酌情改变方向再刺。

5. 放脑脊液时应缓慢，一般放至正常压力为止。

## 五、护理要点

1. 术前护理

（1）评估患者的文化水平、合作程度、是否做过脑室穿刺术，了解患者的病情和身心状况；介绍手术目的，向患者说明术中的一些注意事项，消除思想顾虑，取得配合。

（2）做好术前准备，剃除头发、洗净。

2．术中护理

（1）协助患者取仰卧位，配合医师操作。

（2）在整个操作过程中，密切观察患者的意识状态、生命体征变化及肢体有无抽搐等情况。

3．术后脑室外引流护理

（1）保持穿刺部位无菌，每日更换无菌纱布及一次性引流袋，操作时严格遵守无菌操作原则，更换引流袋时应先夹闭引流管避免管内脑脊液反流引起感染，随时观察穿刺点有无感染征象，监测生命体征，如有异常及时通知医师并配合处理。

（2）保持患者安静，减少头部的活动，对意识不清、躁动不安、有精神症状及小儿患者，应注意防止患者拔除引流管，必要时遵医嘱予约束带固定。

（3）严密观察患者的意识状态、瞳孔及生命体征变化。

（4）保持头部伤口清洁、干燥，注意伤口有无渗血和脑脊液流出，如有异常及时通知医师，并查明原因。

（5）注意观察引流液的量、性质、颜色及引流的速度，并准确记录。

（6）保持引流管固定在位、通畅，不可扭曲、折叠和压迫，妥善固定，防止脱出，进行相关检查需要搬动患者时应夹闭引流管，防止因体位的改变引起反流，搬运患者时一定要缓慢，注意保护好头部及引流管；进行翻身等护理操作时必须先将引流管夹闭，放置妥当，避免意外发生。

（7）脑室引流袋的高度要适宜，高于穿刺点10～15 cm，保持正常的引流速度。

（8）脑室持续引流3～7d，停止引流前可将引流袋抬高或夹闭引流管，观察24～48h，患者无头痛、恶心、呕吐等不适，通知医师；拔管后注意伤口缝合及换药，密切观察术区敷料，防止出现颅内感染。

（9）健康指导：嘱患者卧床休息和减少头部活动，如有严重的头痛、恶心和呕吐等不适及时通知医师。

## 六、护理评价

1. 患者焦虑是否缓解，能否有效配合手术的进行。
2. 生命体征是否平稳，有无术后并发症的发生。
3. 是否出现颅内感染，颅内压增高症状是否缓解。
4. 是否掌握术后的饮食及康复知识。

# 第二节　脑血管介入治疗术

## 一、定义

脑血管介入性治疗是指在X线电视监视下，经血管途径借助导引器械送特殊材料进入中枢神经系统的血管病变部位，治疗各种颅内动脉瘤、颅内动脉畸形、颅内静脉畸形、颈动脉狭窄、颈动脉海绵窦瘘等脑血管病。治疗技术分为血管成形术、栓塞术、血管内药物灌注术等。

## 二、目的

治疗各种颅内动脉瘤、颅内动脉畸形、颅内静脉畸形、颈动脉狭窄、颈动脉海绵窦瘘、颅内肿瘤及其他脑血管病。

## 三、用物准备

导管、栓塞的材料，如三维弹簧圈、生物涂层弹簧圈、水膨胀弹簧圈、液体栓塞剂（NBAA和onyx胶），与颈动脉支架、保护车等颅内专用支架、球囊等辅助材料。

## 四、操作方法

1. 一般采用股动脉穿刺，在X线电视监视下，将内径为2mm的导引管经主动脉插到供应颅脑的血管（颈动脉或椎动脉）内。
2. 通过导引管将内径为1mm或更细的非常柔软的微导管选择性地插到颅内有关的动脉内，直达病变部位。
3. 根据病变的性质，采用不同的方法，如栓塞、注药、扩张等操作，达到治疗目的。

## 五、护理要点

1. 术前护理

（1）评估患者的文化水平、心理状态以及对该项治疗技术的认知程度；指导患者及其家属了解治疗的目的、过程、可能出现的意外或并发症，征得家属的理解和同意并签字；为患者创造安静的修养环境，理解心理压力。

（2）遵医嘱做好各项化验检查，如血型、血常规、出凝血时间。

（3）准备好注射泵、监护仪、甘露醇等仪器和药物。

（4）建立静脉通路。

（5）遵医嘱备皮、沐浴及更衣。

（6）遵医嘱禁食、水。

（7）特殊情况遵医嘱术前用药、留置尿管或心电监护。

2. 术中护理

（1）遵医嘱调节和记录给药时间、剂量、速度与浓度，根据患者血管情况及时更换所需器械、导管或导丝。

（2）密切观察患者的意识状态和瞳孔变化，若术中出现烦躁不安、意识障碍或意识障碍程度加重，一侧瞳孔散大等，常提示患者脑部血管栓塞或病变血管破裂，必须立即抢救。

（3）观察患者全身状况，如有无语言沟通障碍、肢体运动及感觉障碍，有无寒战、高热等不良反应，发现异常及时通知医师处理。

（4）遵医嘱吸氧，持续心电监护。

（5）保持各种管道通畅。

（6）术中肝素化，对出血时间较长的、年龄比较大的患者一般要求肝素化，肝素化后要注意观察患者皮肤、黏膜有无出血倾向，监测凝血功能。

3. 术后护理

（1）严密观察患者意识、瞳孔及生命体征变化，及早发现颅内高压、脑血栓形成、颅内血管破裂出血、急性血管闭塞等并发症，密切观察患者四肢活动、语言状况及足背动脉搏动情况，并与术前比较，发现异常立即通知医师。

（2）穿刺部位加压制动24h，观察有无出血及血肿。

（3）使用肝素和华法林过程中要注意检测凝血功能，注意有无皮肤、黏膜、消化道出血，有无发热、皮疹、哮喘、恶心、腹泻等药物不良反应。

（4）术后休息2～3d，避免情绪激动、精神紧张和剧烈运动，防止球囊或弹簧脱落移位。

4．健康指导

（1）术后避免增加腹压的动作。

（2）鼓励患者多饮水，促进造影剂排泄。

## 六、护理评价

1．患者焦虑是否缓解，能否有效配合手术的进行。

2．生命体征是否平稳，有无术后并发症的发生。

3．是否掌握术后的饮食及康复知识。

# 第三节　高压氧舱治疗

## 一、定义

高压氧舱治疗是指在高压环境中呼吸纯氧气体。

## 二、目的

1．增加血中氧溶解量。

2．增加血氧弥散距离。

3．加速侧支循环形成。

4．抑制厌氧菌生长。

5．增加放射线、化学药物对急性肿瘤的作用。

6．高气压物理作用。

## 三、用物准备

高压氧舱（空气加压舱）。

## 四、操作方法

1. 患者进入高压氧舱采用面罩式吸氧，压力为2.0ATA。

2. 过程为加压15min，稳压65min（吸氧30min，休息5min，再次吸氧30min），减压20min（中间停留5min），总时间100min。

## 五、护理要点

1. 进舱前护理

（1）患者需经高压氧医师检查、诊断，确认有高压氧治疗适应证并办理治疗卡，登记后方可进舱。

（2）如患者有发热、感冒、鼻塞、出血倾向等症状则不能进舱。

（3）进舱人员进舱前应排空大、小便，更换全棉衣服，不得穿化纤衣服进舱。

（4）严禁带入火柴、打火机、手机、手表、钢笔和发光电动玩具等易燃易爆物品进舱。

（5）指导初次进舱患者掌握捏鼻子鼓气或吞咽动作进行有效调压。

（6）在氧舱调压过程中，如有不适应及时向舱外报告，停止加压，待症状缓解后方可继续治疗。

2. 舱内护理

（1）加压过程中，嘱患者做捏鼻鼓气、吞咽等动作，以调节中耳内气压，使之与舱内压力达到平衡状态。患者如出现耳部疼痛，应立即停止加压，待症状缓解后，再继续加压治疗，若症状无缓解，则协助患者减压出舱。

（2）在氧舱内加压或减压过程中温度随之变化，注意及时给舱内卧床患者添加衣物。

（3）注意观察输液患者有无不适反应，及时调节墨菲管液面高度。

（4）及时清理昏迷患者呼吸道分泌物，保持呼吸道通畅。

（5）患者在舱内勿随意走动，勿乱动舱内医疗设备。

（6）加压完毕后嘱患者带好面罩保持正常呼吸。

（7）根据患者情况选择相对应的吸氧方式。

3．出舱后护理

（1）观察患者吸氧情况，以及对使用舱内设备的反应，如有问题通知医师处理。

（2）打扫舱内卫生、清理吸引器并消毒，按消毒隔离常规对舱内进行空气消毒，预防交叉感染。

（3）卧床患者出舱后及时更换体位。

4．健康指导

（1）告知患者出舱后如出现耳痛、闷胀、鼻出血等症状，休息后可逐渐好转。

（2）若症状不减轻，酌情考虑患者是否可继续进舱治疗，必要时采用常压吸氧。

（3）出舱后建议喝杯热水或冲热水澡，以减少体内氮气的吸收。

## 六、护理评价

1．患者首次进舱恐惧是否缓解，能否顺利并有效完成高压氧治疗。

2．生命体征是否平稳，有无并发症发生。

3．是否掌握高压氧舱内的治疗流程。

# 第四节　冰袋的使用

## 一、定义

冰袋是一种新颖冷冻介质，其解冻融化时没有水质污染，可反复使用，冷热使用，其有效使用冷容量为同体积冰的6倍，可代替干冰、冰块等。其种类简单明了，分为重复使用冰袋和一次性冰袋。

## 二、操作目的及意义

1. 减轻局部充血或出血：冷疗法可使毛细血管收缩，血管通透性降低，血流减慢，血液黏稠度增加，有利于减轻局部充血、控制出血。常用于软组织损伤的初期、鼻出血、腭扁桃体摘除术后等。

2. 控制炎症扩散：冷疗法使局部血管收缩，血流减少，从而降低细胞的新陈代谢和微生物的活力，限制炎症的扩散。适用于炎症早期。

3. 减轻组织疼痛：冷疗法可抑制细胞活动，降低神经末梢的敏感性而减轻疼痛；同时，可使毛细血管收缩，血管壁的通透性降低，渗出减少，由此减轻局部肿胀而缓解疼痛。适用于急性损伤初期、烫伤、牙痛等。

4. 降温：冷疗是通过直接与皮肤接触，通过传导与蒸发散热降低体温，常用于高热中暑等。头部用冷疗可降低脑细胞代谢，提高脑组织对缺氧的耐受性，保护脑细胞，防止脑水肿，常用于脑外伤患者。

## 三、操作步骤

1. 评估

（1）患者病情、意识状态、年龄、体温。

（2）患者自理能力、心理反应及合作程度。

（3）冰敷部位的皮肤是否存在破溃、血液循环不良、慢性炎症、深部化脓病灶。

（4）患者是否患有心脏病或属于明显的体质虚弱患者。

2. 操作前准备

（1）患者准备：向患者及家属解释使用冰袋的目的、方法，取得患者及其家属同意并配合。

（2）护士准备：着装规范、整洁，洗手，戴口罩。

（3）用物准备：依据治疗目的不同，备数量不等的可复用冰袋及冰袋套或小毛巾、快速手消毒液，检查冰袋有无渗漏，逐个套上冰袋套或小毛巾。

（4）环境准备：安静、整洁，室温适宜，避免对流风，必要时关闭门窗。

3．操作流程

（1）查对医嘱，核对患者的床号、姓名（反问患者姓名）及腕带信息，向患者及其家属解释使用冰袋的目的、方法、配合要点及注意事项。

（2）协助患者取舒适安全卧位，检查需放置冰袋位置的皮肤，将冰袋置于患者所需部位。如：高热时应放置前额、头顶或体表大血管处（如颈部、腋下、腹股沟等处），鼻部冷敷时可用输液架将冰袋吊起，使其底部接触鼻根，减轻局部的压力。

（3）观察冷敷局部皮肤的颜色及患者感觉，如出现皮肤苍白、青紫或感觉麻木时立即停用，向患者交代注意事项（勿挤压冰袋，勿随意更换冷敷位置）。

（4）使用冰袋过程中注意倾听患者主诉，密切观察患者病情变化及冰敷局部皮肤，如用以降温，冰袋使用后30分钟需测体温、记录，根据医嘱决定是否停用冰袋。

（5）冰袋停用后，冰袋套或小毛巾清洗晾干备用，冰袋表面消毒擦拭后平放在冰箱冷冻室内备用。

（6）整理床单位。

（7）护士洗手，记录，严格交接班。

## 四、难点及重点

1．用棉布包裹冰袋、加强巡视、严格交接班，预防冻疮的发生。

2．冰袋漏液，应立即更换；冰袋外冷凝水过多，使用吸水棉布包裹减少冷凝水，预防使用冰袋后患者床单元出现潮湿现象。

## 五、注意事项

1. 冰袋使用过程中注意检查有无漏水，及时更换或添加，并保证布袋干燥。

2. 加强冷疗局部皮肤的观察，如用冷部位皮肤有无发紫、麻木及冻伤发生，有异常应立即停止用冷并给予对症处理。

3. 冷疗时间不超过30分钟，以防产生继发效应。

4. 如物理降温，冰袋使用30分钟后需测量体温，当体温降至39℃以下时应取下冰袋，在护理记录单上做好记录。

5. 护士需严格掌握冷疗的禁忌部位。

（1）枕后、耳郭、阴囊处，用冷易引起冻伤。

（2）心前区：用冷可导致反射性心率减慢、心房纤颤及房室传导阻滞。

（3）腹部：用冷易引起腹泻。

（4）足底：用冷可导致反射性末梢血管收缩，影响散热或引起一过性冠状动脉收缩。

# 第五节　冰帽的使用

## 一、定义

冰帽的使用是临床上一种常见的物理降温方法之一，常用来降低脑耗氧量和脑代谢率，减少脑血流量，减轻脑细胞损害，预防脑水肿，增加脑对缺血缺氧的耐受力，改善患者缺血缺氧症状，促进疾病转归。

## 二、操作目的及意义

头部降温，降低脑组织代谢，减少耗氧量，减轻脑细胞损害，预防脑水肿。

## 三、操作步骤

1. 评估

（1）患者病情、意识、体温、治疗情况。

（2）观察头部皮肤状况。

（3）患者自理能力和合作程度。

（4）患者及其家属对冰帽治疗知识的了解情况。

2. 操作前准备

（1）患者准备：向患者及家属解释治疗目的和配合方法，患者知情同意。

（2）护士准备：着装规范、整洁，洗手，戴口罩。

（3）用物准备：冰帽、布套、冰块适量、冷水、脸盆、木槌、干毛巾、棉垫2块、棉球2～3个、体温计、一次性中单、消毒洗手液，必要时准备眼膏、纱布。

（4）环境准备：安静、整洁，室温适宜，必要时屏风遮挡。

3. 操作流程

（1）核对医嘱和患者的床号、姓名（反问患者姓名）及腕带信息，向患者及其家属解释冷疗的目的和方法，取得其配合。

（2）将冰块用木槌敲成小冰块倒入盆内，用水冲去冰块的棱角，防止刮破冰帽，冰块放置入冰帽内1/2或2/3满。并将排水管夹闭，检查有无漏水。擦净冰帽周边水渍，加布套。

（3）携用物至患者床旁，核对患者床号、姓名。

（4）关闭门窗、必要时遮挡屏风。

（5）患者取平卧位，床头垫一次性中单保护床单避免潮湿。

（6）将棉球塞于外耳道，耳廓外用棉垫保护双耳，根据病情双眼涂抹眼膏并覆盖纱布。

（7）患者头部和颈部用干毛巾包裹后置冰帽中，防止冻伤和不良反应。

（8）注意观察头部皮肤变化，每10分钟查看一次局部皮肤颜色，尤其注意患者耳郭部位有无发紫、麻木及冻伤发生。

（9）注意心率的变化，有无心房纤颤、心室纤颤及房室传导阻滞的发生。

## 四、难点及重点

1. 放置于颈部的冰块不宜过重，以免影响呼吸和颈静脉回流。

2. 随时注意掌握冰块融化时间及室内温度，室内温度一般调节在22～25℃。冰块一般在6～8小时完全融化，一般每2小时放水和加冰1次。

3. 维持肛温在33℃左右，不宜低于30℃，以防发生心房纤颤等并发症。

### 五、注意事项

1. 随时观察患者病情、体温变化。

2. 注意随时观察冰帽有无漏水，布套湿后应立即更换，冰块融化后，应及时更换。

3. 注意观察局部皮肤变化，尤其注意患者耳郭部位，防止冻伤的发生。

4. 如患者局部皮肤苍白、青紫或有麻木感，须立即停止使用。

5. 注意心率变化，观察有无房颤、室颤与房室传导阻滞的发生。

6. 如用以降温，冰帽使用后30分钟须测量体温，并做好记录。

# 第六节　冷　湿　敷

### 一、定义

冷湿敷可使局部血管和毛细血管收缩，减轻局部充血或出血，控制炎症扩散；可抑制细胞活动，使末梢神经的敏感性降低，而减轻疼痛；冷敷直接接触皮肤，通过物理作用降低体温。

### 二、操作目的及意义

利用制冷物质，通过传导散热。常用于降温、消炎、减少出血及缓解局部疼痛。

### 三、操作步骤

1. 评估

（1）患者年龄、病情、体温、治疗情况。

（2）观察局部皮肤状况。

（3）患者自理能力和合作程度。

（4）患者及家属对冷湿敷治疗知识的了解情况。

2. 操作前准备

（1）患者准备：向患者解释治疗目的、配合方法及操作后并发症，患者知情同意。

（2）护士准备：着装规范、整洁，洗手，戴口罩。

（3）用物准备

治疗盘内备：长钳2把、敷布2块、凡士林、纱布、棉签、一次性中单。

治疗盘外备：盛放冰水的容器、消毒洗手液，必要时备屏风、换药用物。

（4）环境准备：安静、整洁，室温适宜，必要时屏风遮挡。

3. 操作流程

（1）查对医嘱，携用物至患者床旁，核对患者的床号、姓名（反问患者姓名）及腕带信息。

（2）关闭门窗，必要时遮挡屏风。

（3）患者取平卧位，暴露患处，垫一次性中单于受敷部位下，受敷部位涂凡士林，上盖一层纱布。

（4）将敷布浸于冰水中，使用长钳夹起拧至半干，抖开敷于患处。

（5）每3～5分钟更换1次敷布，持续15～20分钟。

（6）观察局部皮肤变化及患者反应。

### 四、难点及重点

1. 操作中注意保护冷敷处皮肤，提前涂抹凡士林并覆盖纱布，避免因水温过低而导致局部冻伤。

2. 敷布湿度适宜，以不滴水为宜。敷布过干影响冷湿敷效果；敷布过湿易打湿床单，不易控制冷湿敷范围。

## 五、注意事项

1. 注意观察局部皮肤情况及患者反应。

2. 敷布湿度得当，以不滴水为宜。

3. 若冷敷部位为开放性伤口，须按无菌技术处理伤口。

# 第七节　降温仪的使用

## 一、定义

降温仪是利用半导体制冷原理，将水箱内蒸馏水冷却，然后通过主机工作与控温毯内的水进行循环交换，促使毯面接触皮肤进行散热，达到降温的目的。仪器操作简单，适用于各类难治性高热及需要调节体温的患者，可迅速降低体温，降低脑细胞温度，达到亚低温治疗的目的。目前，降温仪在临床上主要用于颅脑疾患、中暑及危重患者高热的物理降温。

## 二、操作目的及意义

1. 单纯降温法适用于高热及其他降温效果不佳的患者。

2. 亚低温治疗适用于重型颅脑损伤及各类难治性高热不退的患者。

## 三、操作步骤

1. 评估

（1）患者意识状态、生命体征变化。

（2）发热的时间、程度及诱因、伴随症状等。

（3）患者病情、体温、周围皮肤情况。

2. 操作前准备

（1）患者准备：向患者解释治疗的目的、配合方法及操作后的并发症，患者及其家属知情同意。

（2）护士准备：着装规范、整洁，洗手，戴口罩。

（3）用物准备：降温仪，控温毯一块，传感器一根，进水管一根。

（4）环境准备：安静、整洁，室温舒适。

3．操作流程

（1）降温仪按要求水位进行注水。

（2）携用物至床旁，查对，做好解释，必要时拉屏风。

（3）将控温毯铺于患者床单下，协助患者摆体位，连接电源，将体温传感器与主机连接。

（4）将两根连接管分别连接于控温毯及控温仪上，连接牢固。

（5）擦干腋下汗液，将体温传感器置于患者的腋下。

（6）开机选择运行模式，根据病情设定毯面温度范围为6～10℃，按运行键确认，仪器运行正常。

（7）洗手，记录。

（8）停用降温仪时，先向患者做好核对及解释。

（9）先关闭降温仪面板的开关，后关闭降温仪的电源，取下电源插头。

（10）取下体温传感器插头。

（11）撤下控温毯，整理床单位。

（12）正确处理仪器及用物。

（13）洗手，记录。

## 四、难点及重点

1．检查仪器的运行情况，控温毯、冰帽应完好无漏水，降温过程中应注意对患者的末梢部位进行保暖。

2．使用冰帽时，应先将纱布垫于耳郭、枕后，防止皮肤冻伤。

3．降温半小时后及时监测体温，结束物理降温后体温不能自行恢复者，可加盖被子，使用热水袋等协助复温。

### 五、注意事项

1. 严密观察患者的生命体征，有无心律失常、低血压、胃肠道功能紊乱等并发症。尤其是儿童和老年患者。

2. 每班交接，检查患者皮肤有无发红、发紫、破损、衣被潮湿等情况，防止冻伤；亚低温治疗时应定时变换体位，每1～2小时予翻身，保持床单位干燥、平整，肢体注意保暖。

3. 注意观察患者的体温变化、体温探头的放置位置及控温仪的设置温度，检查仪器工作是否正常。

4. 保持降温毯的清洁、平整，软管道通畅，连接牢固，避免折叠、弯曲。

5. 及时、准确地处理报警。

6. 使用降温仪时，清醒患者足部置热水袋可减轻脑组织充血，促进散热，增加舒适感。

# 第八节　轮椅使用技术

## 一、操作目的及意义

1. 护送不能行走但能坐起的患者入院、出院、检查治疗或室外活动；帮助患者下床活动，促进血液循环和体力恢复。

2. 给予患者方便，保障患者安全。

## 二、操作步骤

1. 评估

（1）患者的一般情况：病情、体重、躯体活动能力、病损部位。

（2）患者的认知反应：意识情况、卧位情况（能否坐起）、理解及合作程度。

（3）轮椅各部件的性能是否良好。

2. 操作前准备

（1）患者准备：向患者解释轮椅运送的目的和配合方法、注意事项，取得其知情同意。

（2）护士准备：着装规范、整洁，洗手，戴口罩。

（3）物品准备：轮椅各部件性能良好，备毛毯（根据季节酌情准备）、别针、软枕（根据患者需要）。

（4）环境准备：地面干燥、平坦，移开障碍物，通道宽敞。

3．操作流程

（1）检查与核对：两人查对医嘱，确认患者的姓名、床号；检查轮椅的性能，将轮椅推至患者床旁；向患者介绍搬运的过程、方法及配合事项。

（2）椅背和床尾平齐，椅面朝向床头，扳制动闸将轮椅制动，翻起脚踏板。

（3）将毛毯平铺在轮椅上，毛毯上端要高过患者颈部15cm左右。

（4）扶患者坐起，协助患者穿好衣裤、袜子，固定好各种导管。

（5）嘱患者以手掌撑在床面上，撤掉盖被，扶患者坐起，两脚垂直于床缘，维持坐姿。

（6）协助患者穿好鞋子。

（7）上轮椅

① 嘱患者将双手置于护士肩上，护士双手环抱患者腰部，协助患者下床。

② 护士协助患者转身，嘱患者用手扶轮椅扶手，坐于轮椅上。

③ 翻下脚踏板，协助患者将脚放于脚踏板上。

④ 将毛毯上端围在患者颈部，将毛毯两侧围裹患者双臂，用别针固定；再用毛毯余下部分围裹患者上身、下肢和双脚。

⑤ 整理床单位，铺暂空床。

⑥ 观察患者有无不适，放松制动闸，推患者至目的地。

（8）下轮椅

① 将轮椅推至床尾，使椅背与床尾平齐，患者面向床头。

② 扳制动闸将轮椅制动，翻起脚踏板。

③ 解除患者身上固定毛毯用的别针。

④ 协助患者站起、转身、坐于床沿。

⑤ 协助患者脱去鞋子及保暖外衣，整理床单位，躺卧舒适，盖好盖被。

（9）推轮椅至原处放置。

（10）洗手后记录患者运送过程中的反应。

### 三、难点及重点

1．抬高双脚：患者如有下肢水肿、溃疡或关节疼痛，可将脚踏板抬起，垫以软枕。

2．保证安全：身体不能保持平衡者，应系安全带；推轮椅运送患者时，速度要慢，下坡时应减速，过门槛时，翘起前轮，保证患者安全。

### 四、注意事项

1．进、出门或遇到障碍物时，勿用轮椅撞门或障碍物（特别是老年人，易受伤）。

2．推轮椅时，嘱患者手扶轮椅扶手，尽量靠后坐，勿向前倾身或自行下车，以免跌倒；身体不能保持平衡者，必要时加约束带。

3．由于轮椅的前轮较小，在快速行驶时如遇到小障碍物（如小石子、小沟等）易造成轮椅突然停止而导致轮椅或患者向前倾翻而伤害患者，所以推轮椅者一定要小心，必要时可采用后拉的方式（因后轮较大，越障碍的能力较强）。

4．推轮椅下坡时速度要慢，患者的头及背应向后靠并抓紧扶手，以免发生意外。

5．随时注意观察病情：患者如有下肢水肿、溃疡或关节疼痛，可将脚踏板抬起，垫以软枕。

6．天气寒冷时注意保暖，将毛毯直铺在轮椅上，还要用毛毯围在患者颈部，用别针固定，同时围裹两臂，别针固定在腕部，再将上身围好，脱鞋后用毛毯将双下肢和两脚包裹。

7. 应经常检查轮椅，轮胎需定期检查及充气，定时加润滑油，保持完好备用状态。

# 第九节　助行器使用技术

## 一、定义

助行器是指辅助人体支撑体重，保持身体平衡，辅助站立和行走，也可称为步行器、步行架或步行辅助器等。适用于下肢功能障碍较严重而不能用手杖、拐杖者。当患者出现下肢负重能力下降、关节疼痛、脱位或骨折术后、肌肉无力或瘫痪等，或各种病理原因导致平衡功能障碍，如中枢神经系统损伤、术后虚弱、老年人等均需使用助行器以保证安全。

## 二、操作目的及意义

1. 指导并教会患者使用助行器，能够辅助患者进行功能康复、日常生活和工作，保证步行安全。

2. 在使用助行器时，要保持重心平衡，预防跌倒的危险。

3. 告知患者使用助行器的意义，做好解释工作，取得患者的配合，将有助于帮助患者早日康复。

## 三、操作步骤

1. 评估

（1）评估患者的生命体征、意识状态、自理能力及协调能力。

（2）患者双上肢及患侧下肢的肌力，双上肢能否支撑助行器。

（3）助行器是否处于功能状态，各部件连接是否牢固。

（4）评估训练场所是否安全、适宜训练行走。

2. 操作前准备

（1）患者准备：向患者及家属解释使用助行器的使用目的、

方法及注意事项，取得患者配合；协助患者做好出行前准备，衣服、鞋袜穿着妥当，禁穿拖鞋。

（2）护士准备：着装规范、整洁，洗手，戴口罩。

（3）用物准备：助行器、95％乙醇、清洁纱布等。

（4）环境准备：床位固定上锁，移开障碍物，避免地面湿滑。

3. 操作流程

（1）携助行器至床旁，调整助行器至适宜高度（使用者垂直站立，上肢自然放于身体两侧时，到其腕关节的高度）站在患者瘫痪侧协助患者站起，确定椅子或床是否稳定、牢固，将患者健侧腿支撑在地面上，身体向前移动到椅子或床的边缘，嘱患者用患腿一侧的手握住助行器手柄，健侧的手扶住椅子扶手或床沿，两手一起支撑用力，同时健侧腿发力站起→护士将助行器四个脚放置患者正前方约20cm（即患者前臂长度），摆稳。

（2）患者站立框中，双手支撑握住扶手，肘关节屈曲20°～30°，身体略前倾→患者身体平衡后，患腿向前缓慢移动，重心前移至上臂和患腿（起步时足尖抬高，着地时先足跟再足尖）→身体稳定后，正常腿向前移动一步，重心可适当落在患腿前方→重复这些步骤，向前行走（移动顺序：步行器→患腿→健腿）。

① 患肢不负重：患侧肢体向前抬起，患肢悬空，重心完全放于双上肢→向前移动助行器，同时移动患肢于助行器同一平面，双手支撑住助行器→向前移动健侧肢体，落于助行器后腿连线的水平位置中间，如此重复。

② 患肢部分负重：向前移动助行器→患侧肢体向前移动至助行器的水平线，前脚掌踩地部分支撑→健侧肢体移动至助行器后腿连线的水平位置中间，如此重复。

③ 患肢全部负重：向前移动助行器→患侧肢体向前移动至助行器的水平线，全脚掌支撑→健侧肢体移动至助行器后腿连线的水平位置中间，如此重复。

（3）坐下时：移步到待坐椅子或床前，扶住助行器，背对椅子或床，保持体重在正常肢体上→移动正常肢体，使下肢后方碰到椅子或床边→患侧肢体略滑向前伸，双手向后扶住床面，护士站于患侧搂住患者腰部给予协助，嘱患者慢慢弯曲健侧膝盖，身体坐到椅子或床上，将重心后移，双手撑住床，健侧腿转至床面，同时护士一手扶腰，一手协助抬起患肢至床面。

（4）再次评估患者的生命体征，检查患者患肢情况：如支具的佩戴情况，患肢感觉、血运、活动度、肿胀情况；检查患者治疗管路，并给予妥善固定；根据患者情况倾倒尿袋，妥善固定。

（5）洗手，记录。

## 四、难点及重点

使用助行器进行训练的前提是患者要有基本的方位判断力、平衡掌控力和较好的视力，在助行器的支持下能够安全行走，不会发生危险，可以采取以下措施防止跌倒的发生。

① 增大助行器的支持基本面，必要时在助行器下部挂上重锤或沙袋等物，降低助行器的重心，并且使身体的重心最大程度投射到支持基本面，增加姿势的稳定性；

② 使用助行器行走时，应尽量保持直立姿势，避免身体向前倾斜，患者若失去平衡，要试图抓其腰部，尽量使其身体缓慢着地；

③ 保证训练场所安全，地面平坦，无水渍及障碍物，避免过往行人干扰，斜坡或光滑路面禁止使用助行器行走；

④ 使用前仔细检查助行器各部件是否牢固，确保其处于功能状态，无安全隐患，建议每2～3个月，对助行器进行常规检测，以确定其是否需要维修；

⑤ 使用助行器时护士和家属应紧随患者，并注意观察病情变化，有无疲劳、四肢无力、头晕等症状，如有不适立即停止行走。

## 五、注意事项

1. 上、下肢衰弱、不协调或均受累且不能通过腕、手掌负重的患者，不宜使用助行器。

2. 使用完毕后，应放置在干燥的环境中，防止太阳暴晒和雨水浸湿。

## 第十节　脑电监测技术

### 一、定义

脑神经元不断地自发节律性放电，这种连续电活动称为脑电波。脑电图是脑生物电活动的检查技术，脑电图描记法是应用电子放大技术将脑部生物电活动放大100万倍，通过头皮上两点间的电位差，或头皮与无关电极或特殊电极间的电位差描记出脑波图。目前，数字化脑电监测技术分为常规脑电图检查及长程脑电图监测。长程脑电图监测包括便携式脑电图监测、视频脑电图监测及其他长程脑电图监测。脑电图是研究脑科学的重要工具，也是协助神经系统疾病诊断和治疗的主要方法之一。对癫痫类疾病，更是其他方法不能取代的检测手段，特别是视频脑电监测对癫痫患者具有重要意义。

### 二、操作目的及意义

1. 对癫痫患者诊断及鉴别诊断。

2. 对癫痫发作类型的分类。

3. 癫痫灶的定位。

4. 评估发作频率、危险因素、疗效和预后的判定。

### 三、操作步骤

1. 评估

（1）监测室的环境恒温、安静。

（2）观察患者头部及周围皮肤情况及头发清洁情况。

（3）患者的既往史、发作情况、合作程度。

（4）药物过敏史及用药情况。

（5）患者及家属对脑电图知识的了解情况。

（6）观察监测过程中患者每项活动及发作情况。

2．操作前准备

（1）患者准备：向患者解释脑电监测的目的、配合方法及监测后的注意事项，患者知情同意。患者取坐位，安放电极。

（2）护士准备：着装规范、整洁，洗手，戴口罩。

（3）用物准备：正常使用的视频脑电图仪（定标）、消毒后电极、无菌针灸针（0.35mm×50mm）或软性蝶骨电极、导电膏、一次性无菌手套、安尔碘、95%乙醇、消毒棉签、清洁纸巾、纸胶布、3M贴膜、头网帽、消毒洗手液、10%水合氯醛。

（4）环境准备：安静、整洁，室温适宜。

3．操作流程

（1）接通电源，打开脑电监测仪器。

（2）查对医嘱，确认患者的姓名、年龄及视频监测的类别，询问患者有无酒精过敏史、既往病史，了解其睡眠情况。根据医嘱设计监测方案。

（3）患者取坐位，用95%乙醇仔细擦拭头皮，去除油脂和角质层。

（4）按照国际10-20系统的位置安放盘状电极，根据患者头颅大小选择不同型号的网帽。

（5）电极安放完毕后，按照以下顺序对仪器进行操作和调试：

① 测试电阻，确保每个电极的电阻不超过5kΩ，并特别注意电极之间的阻抗匹配，即电阻差不能过大，电阻过高时应随时修正电极；

② 记录并测量方波校准电压；

③ 生物校准，即各导联均连接到01或02记录10秒钟，确保所有导联的图形在波幅、波形和位相上一致；

④ 调整仪器参数，包括灵敏度（7～10μV）/高频滤波（70Hz），低频滤波（0.3Hz）或时间常数（TC为0.3秒）、50Hz

陷波、噪音水平、笔排列及阻尼、纸速（30mm/s）等；

⑤导联选择。在确定仪器各项性能正常后开始记录脑电图。

（6）描记时间和诱发试验：常规脑电图描记应至少记录20分钟清醒状态下无干扰图形并进行数次睁、闭眼试验。闪光刺激和过度换气应作为常规诱发试验并额外增加记录时间。对无禁忌证（包括急性脑卒中、近期颅内出血、大血管严重狭窄和伴有TIA、颅内压增高、严重心肺疾病及临床情况危重等）的患者，过度换气至少持续3分钟，即令患者在闭目状态下连续做3分钟的深呼吸。为了评价诱发效果，在过度换气开始前应在同样导联条件下记录至少1分钟。过度换气结束后再继续记录至少1分钟，如有异常应记录直至异常现象消失。对怀疑为癫痫的患者，应尽可能进行睡眠脑电图记录，应记录到入睡过程和浅睡期（NREM睡眠Ⅰ～Ⅱ期）图形。经过适当记录后应唤醒患者，并继续记录一段清醒脑电图，一般总记录时间为30～60分钟。入睡困难的患者遵医嘱给予10%水合氯醛口服。

（7）监测结束，去除弹力头网帽及电极，清洁头部，询问患者不适主诉，头晕者嘱家属搀扶，防止跌倒。

## 四、难点及重点

1.脑电图监测技术是常用的检查方法之一，头皮脑电图的电极用于采集双侧大脑半球表面的电活动，无论电极数目多少，排放时都应注意兼顾到半球表面的各解剖分区，并应遵循左右对称、间距相等的原则。医务人员完全按操作规范和常规进行，放置蝶骨电极的患者仍可能出现穿刺处渗血、肿胀及疼痛，对于主诉明显者给予拍X线片确定位置。

2.在对患者进行某些具有危险的特殊操作程序时（如使用中枢兴奋性药物进行诱发试验），需要具有资质的医师在场，并应具备适当抢救设备。当癫痫患者出现临床发作时，应在保证患者安全的前提下继续进行脑电图记录，以获取有价值的诊断信息。

3．监测前准备

（1）监测前一天剃头、洗头，勿用头油及护发素，监测前一晚少睡觉或不睡觉，监测当天不要空腹。

（2）对于精神紧张、不合作小儿、精神异常患者，可在监测前给予适量快速催眠或镇静剂，以调整受检者的精神状态。

（3）安放电极处皮肤用95％乙醇或丙酮擦拭，在液体挥发后再安装电极。

4．监测中观察及处理

（1）监测过程中注意观察患者每项活动并记录，记录时写明时间，同时注意询问其有无头痛、恶心等其他不适症状；对患者进行适当的心理安慰，以使其放松精神，消除顾虑。

（2）监测中若有癫痫发作，应及时呼唤患者姓名，以了解其意识状况并通知医师，掀开患者被子，以利于摄像系统记录到患者发作时的全部表现，保护好患者，遵医嘱给予处理并做好发作记录。

（3）监测结束后，及时配合医师取下电极，指导或协助患者清洗头发和面部皮肤，并及时擦干，注意保暖。监测后协助患者乘轮椅等工具返回病房休息。

## 五、注意事项

1．严格执行无菌操作，防止感染。

2．检查前一天患者应洗头以减少头皮油脂造成的皮肤电阻增加，男性患者最好剃光头。

3．检查前避免服用镇静催眠药物和中枢兴奋药物。癫痫患者正在服用抗癫痫药物时，除有特殊诊断外，一般不应停药。

4．检查应在进食后3小时之内进行，避免因饥饿造成低血糖而影响检查结果。

5．告知患者及家属在进入监测病房前将手机、电脑等电子设备置于关闭状态，以避免产生电磁波干扰监测。

6．婴幼儿患者可在家长怀中接受检查。

7. 脑电图室应安静、光线柔和、温度适宜，避免使患者过热出汗或过冷寒战而影响监测结果。

8. 放置蝶骨电极时要告知患者放松，避免因紧张造成穿刺时疼痛加重。

9. 操作过程中，操作者应熟悉针灸针或软性蝶骨电极针长度，观察和控制入针方向。同时，应安慰患者情绪放松，避免紧张焦虑。

10. 监测前要详细讲解此项监测的重要性及注意事项，对于不合作的患者，应向家属详细介绍监测的注意事项。监测过程中要采取必要措施保证患者安全。

11. 长程监测中告知家属不要与患者一同坐卧在床上，如监测中患者出现癫痫发作，切勿靠近患者，以免遮挡镜头，影响摄像效果。

12. 监测过程中避免牵拉电极线，倘若有电极脱落应及时呼叫医护人员按原部位粘牢。

# 第三篇
## 神经科疾病护理

# 第七章　脑神经疾病

## 第一节　三叉神经痛

### 一、定义

三叉神经痛是三叉神经分布区闪电式的反复发作性剧痛。可分为特发性和继发性两种。可能因三叉神经脱髓产生异位冲动或伪突触传递所致。

### 二、病因及发病机制

三叉神经痛分原发性及继发性两类，后者指有明确的病因，如桥脑小脑角肿瘤、半月神经节肿瘤、鼻咽癌、蛛网膜炎、多发性硬化等造成三叉神经分布区内的疼痛，这种疼痛常为持续性，且伴有三叉神经受损的客观体征，如角膜反射消失、面部痛觉减退等。以往认为，原发性三叉神经痛无明显病因，但随着三叉神经显微血管减压术的开展，人们逐渐认识到三叉神经痛的病因是由于邻近血管压迫了三叉神经根所致，导致神经纤维相互挤压，逐渐发生脱髓鞘改变，引起邻近纤维之间发生短路，使轻微刺激即可形成一系列冲动，通过短路传入中枢，引起剧痛，这种疼痛持续时间短暂，但反复发作，无任何阳性神经体征。

### 三、临床表现

1. 多见于老年人，多于50岁以上起病，女性多于男性，女性是男性的2～3倍，疼痛局限于三叉神经一个或两个分支分布区，第2、3支最常见，多为单侧性，极少三支同时受累。表现为历时短暂的电击样、刀割样或撕裂样剧痛，每次常持续数秒，突发突止，通常无预兆，间歇期完全正常。疼痛以面颊、上下颌及舌部最明显。轻触鼻翼、颊部和舌可以诱发，这些点称为扳机点。通常洗脸、刷牙易诱发第2支疼痛，咀嚼、哈欠和讲话诱发第3支发作，以致患者不敢洗脸、进食，表现面色憔悴和情绪低落。

2. 严重病例伴有面部肌肉反射性抽搐，口角牵向患侧，称为痛性抽搐。同时可伴有面红、结膜充血、流泪和皮温高等。严重者可以昼夜发作，失眠或睡后易醒。

3. 病程可呈周期性，每次发作期为数日、数周或数月，缓解期数日或数年。病程越长，发作愈频繁病情愈严重，一般不会自愈。神经系统检查通常无阳性体征。

## 四、辅助检查

1. 三叉神经诱发电位检查　峰潜伏期延长。

2. 头颅CT或MRI检查　原发性三叉神经痛正常，继发性可明确相关的病因。

## 五、治疗

原发性三叉神经痛首选药物治疗，以卡马西平为首选药物，但现在还缺乏绝对有效而又无不良反应的治疗方法。继发性者主要针对病因进行治疗。

## 六、观察要点

1. 注意观察不良反应，如角膜溃疡、失明、脑神经损害、动脉损伤等并发症。

2. 注意观察三叉神经微血管减压术有无并发症，如听力减退或消失、眼球运动神经的暂时麻痹、面部感觉减退和带状疱疹等。

## 七、护理要点

1. 常规护理

（1）一般护理　保持室内光线柔和，周围环境安静、清洁、整齐和安全，避免患者因周围环境刺激而产生焦虑，加重疼痛。

（2）饮食护理 饮食宜清淡，保证机体营养，避免粗糙、干硬、辛辣食物，严重者予以流质饮食。

（3）心理护理 由于本病为突然发作的、反复的、阵发性剧痛，易出现精神抑郁和情绪低落等表现，护士应根据患者不同的心理给予疏导和支持，帮助患者树立战胜疾病的信心，积极配合治疗。

2. 专科护理

（1）症状护理：观察患者疼痛的部位、性质，与患者进行交谈，帮助患者了解疼痛的原因与诱因；与患者讨论减轻疼痛的方法，如精神放松，听轻音乐，指导性想象，让患者回忆一些有趣的事情等，使其分散注意力，以减轻疼痛。

（2）药物治疗护理：注意观察药物的疗效与不良反应，发现异常情况及时报告医师处理。原发性三叉神经痛首选卡马西平药物治疗，其不良反应为头晕、嗜睡、口干、恶心、皮疹、再生障碍性贫血、肝功能损害、智力和体力衰弱等，护理者必须注意观察，每1～2个月复查肝功能和血常规。偶有皮疹、肝功能损害和白细胞减少，需停药。也可按医师建议单独或联合使用苯妥英钠、氯硝西泮、巴氯芬片、野木瓜等治疗。

（3）经皮选择性半月神经节射频电凝术术后并发症的护理：术后观察患者的恶心、呕吐反应，随时处理污物，遵医嘱补液补钾；术后询问患者有无局部皮肤感觉减退，观察其是否有同侧角膜反射迟钝、咀嚼无力、面部异样不适等感觉，并注意给患者进软食，洗脸水温要适宜；如有术中穿刺方向偏内、偏深误伤视神经引起视力减退、复视等并发症，应积极遵医嘱给予治疗，并防止患者活动摔伤、碰伤。

3. 健康指导

（1）注意药物疗效与不良反应，在医师指导下减量或更改药物。

（2）服用卡马西平期间应每周检查血常规，每月检查肝、肾功能，有异常及时就医。

（3）积极锻炼身体，增加机体免疫力。

（4）指导患者生活有规律，合理休息、娱乐；鼓励患者运用指导式想象、听音乐、阅读报刊等分散注意力，消除紧张情绪。

（5）指导患者避免面颊、上下颌、舌部、口角、鼻翼等局部刺激，进食易消化、流质饮食，咀嚼时使用健侧；洗脸水温度适宜，不宜过冷过热。

# 第二节 特发性面神经麻痹

## 一、定义

特发性面神经麻痹又称面神经炎、Bell 麻痹，是指茎乳孔以上面神经管内段面神经的一种急性非化脓性炎症。冬春季节好发。任何年龄均可发病，以20～40岁最为多见，男性略多，绝大多数为一侧性。

## 二、病因及发病机制

面神经从桥脑发出后，经面神经管，最后由茎乳孔出颅腔，分布于面部表情肌。面神经是运动、感觉及自主神经纤维组成的混合神经。其运动神经司面部的表情运动，其感觉神经司前2/3的味觉，其副交感神经纤维司泪腺、颌下腺和舌下腺的分泌。

面神经炎发病的外在原因尚未明了。有人推测可能因面部受冷风吹袭，面神经的营养微血管痉挛，引起局部组织缺血、缺氧所致。也有的认为与病毒感染有关，但一直未分离出病毒。近年来也有认为可能是一种免疫反应。膝状神经节综合征则系带状疱疹病毒感染，使膝状神经节及面神经发生炎症所致。

## 三、临床表现

1. 通常急性起病，发病前可伴麻痹侧乳突区、耳内、耳后或下颌角疼痛。患者往往是清晨起床时发现闭目不全、口角歪斜，症状可于数小时或1～3日内达到高峰。

2. 面部表情肌瘫痪，可见额纹消失，不能皱额蹙眉，眼裂变大，不能闭合或闭合不全；闭眼时眼球向上外方转动，显露白色巩膜，称为Bell征；鼻唇沟变浅，口角下垂，示齿时口角偏向健侧；口轮匝肌瘫痪使鼓腮和吹口哨漏气；颊肌瘫痪可使食物滞留于患侧齿颊之间，并常有口水自该侧淌下。多为单侧性，双侧多见于Guillain-Barre综合征。泪点随下睑外翻而泪液外溢。

3. 不同部位的面神经损害可出现不同的临床症状。鼓索以上的面神经病出现同侧舌前2/3味觉丧失；发出镫骨肌支以上受损时出现同侧舌前2/3味觉丧失和听觉过敏；膝状神经节病变除有周围性面瘫、舌前2/3味觉障碍和听觉过敏外，还可有患侧乳突部疼痛、耳郭和外耳道感觉减退、外耳道或鼓膜疱疹，称Hunt综合征，是带状疱疹病毒感染所致。

4. 通常在起病后2周进入恢复期。

## 四、辅助检查

1. 实验室检查　脑脊液检查多数正常。极少数患者脑脊液的淋巴细胞和单核细胞增高。

2. 特殊检查

（1）肌电图面神经传导速度测定　有助于判断面神经损害是暂时性传导障碍，还是永久性的失神经支配（病后3个月左右测定）。

（2）面神经兴奋阈值测定　病程早期测定有助于评估预后。

（3）复合肌肉动作电位　病后3～4周测定可以评估预后。

## 五、治疗

早期以改善局部血液循环，消除面神经的炎症和水肿为主，后期以促进神经功能恢复为其主要治疗原则。

## 六、观察要点

（1）使用糖皮质激素治疗的患者，应注意药物的不良反应，观察有无胃肠道出血、感染征象，并及时测量血压等。

（2）使用阿昔洛韦的患者，应定期检查血常规，肝、肾功能等。

## 七、护理要点

1. 常规护理

（1）一般护理 急性期注意休息，防风、防受寒，特别是患侧茎乳孔周围应加以保护，如出门穿风衣或系围巾等，避免诱因。

（2）饮食护理 饮食宜清淡，保证机体营养，避免粗糙、干硬、辛辣食物，严重者予以流质饮食；有味觉障碍的患者，应注意食物的冷热程度，防烫、冻伤口腔黏膜。

（3）心理护理 患者因口角㖞斜而难为情，心理负担加重，护士应解释病情的过程、治疗和预后，开导患者积极配合治疗，使患者树立战胜疾病的信心。

2. 专科护理

（1）症状护理

① 对因不能闭眼而角膜长期暴露的患者，应以眼罩加以防护，局部涂以眼膏，滴眼药水，以防感染。

② 口腔麻痹侧食物残存时应漱口或行口腔护理，及时清除，保持口腔清洁，预防口腔感染。

③ 应尽早加强面肌的主动和被动运动，可教患者对着镜子做皱眉、举额、闭眼、露齿、鼓腮和吹口哨等动作，每日数次，每次 5 ～ 15 分钟，并辅以面部肌肉按摩。

（2）治疗护理

① 急性期给茎乳孔附近特定核磁波（TDP）治疗仪照射：照射时患者应戴上有色眼镜或眼罩保护眼，以免发生眼球干涩现象，照射距离以 20 ～ 30cm 为宜，以防灼伤。

② 热疗：指导患者耳后部及病侧面部行温毛巾热敷，热敷时谨防烫伤。

③ 面部按摩：用手紧贴于瘫痪侧肌上做环形按摩，每日 3 次，每次 10 ～ 15min，以促进血液循环，消除面部水肿，增加面部肌肉群的弹性恢复。

④ 中医治疗：发病7d之内是面神经缺血水肿期，也是面神经炎的急性发病期，尽早进行针灸治疗，有利于减轻水肿、促进恢复。

（3）康复训练　尽早行面肌的主动与被动训练，当神经功能开始恢复后，指导患者练习瘫侧面肌的随意运动，如抬额、皱眉、闭眼、吹口哨、鼓腮、示牙、耸鼻、努嘴等动作，促进患者早日康复。

3．健康指导

（1）应用激素治疗，常用泼尼松（强的松）片口服或地塞米松静脉滴注，向患者介绍使用激素治疗的目的是改善血循环、使局部炎症及水肿消退，短时期使用激素，不良反应产生的机会很少，消除患者不愿意服用激素的顾虑。

（2）应用营养神经的药物，维生素$B_1$、维生素$B_{12}$大剂量肌内注射时，由于维生素$B_1$注射时感觉疼痛明显，可将两者抽吸在一个注射器内做肌内深部注射。

（3）恢复期，告之患者需继续遵医嘱服药。

（4）告知患者及早进行面肌锻炼是减少并发症及后遗症的关键，指导患者自我按摩，促进面部功能恢复。

（5）对于未完全治愈者，每1～2个月门诊或电话随访1次，检查口眼闭合情况。

（6）告知患者注意休息，不可过度劳累，外出时须戴口罩、眼镜，避免患侧面部直接吹风。

（7）增强体质，避免冷风刺激，勿用冷水洗脸，不要夜间开窗睡觉，防止再度受凉。

# 第三节　面肌痉挛

## 一、定义

面肌痉挛为高反应性功能障碍综合征的一种，为第Ⅶ对脑神经支配的一侧面部肌肉不随意的阵发性抽搐。一般先由眼轮匝肌开始，逐渐扩散影响面部表情肌和口轮匝肌，又称面肌抽搐或半侧颜面痉挛。此病不危及患者生命，但影响患者的生活及社交活动，给患者造成心理负担，并以此为诱因引起患者自主神经功能紊乱。

## 二、病因及发病机制

1. **血管因素** 目前已知有80%~90%的面肌痉挛是由于面神经出脑干区存在血管压迫所致。临床资料表明在导致面肌痉挛的血管因素中，以小脑前下动脉及小脑后下动脉为主，而小脑上动脉次之。这是因为小脑上动脉起自于基底动脉与大脑后动脉交界处，位置较高，走行最为恒定。而小脑后下动脉和小脑前下动脉则相对变异较大，因而容易形成血管襻或异位压迫到面神经。另外迷路上动脉及其他变异的大动脉如椎动脉、基底动脉亦可能对面神经形成压迫而导致面肌痉挛。以往认为面肌痉挛是由于动脉的搏动性压迫所致，近几年的研究表明单一静脉血管压迫面神经时亦可导致面肌痉挛。且上述血管可两者或多者对面神经形成联合压迫。

2. **非血管因素** 桥脑小脑角的非血管占位性病变如肉芽肿、肿瘤和囊肿等因素亦可产生面肌痉挛。其原因可能是由于：①占位导致正常血管的移位。②占位对面神经的直接压迫。③占位本身异常血管的影响如动静脉畸形、脑膜瘤、动脉瘤等。另外后颅窝的一些占位性病变也可导致面肌痉挛。如罕见的中间神经的施万细胞瘤压迫面神经导致的面肌痉挛。在年轻患者中局部的蛛网膜增厚可能是引起面肌痉挛的主要原因之一。

## 三、临床表现

该病女性多见，尤以40岁以后发病明显增多。初发病者多为一侧眼轮匝肌不自主抽搐、阵发性，随着病情进展，抽搐波及同侧面部其他肌肉，其中口角抽搐最为显著，严重者可累及同侧颈阔肌。

1. **抽搐的特点**：阵发性、快速及不规律性，程度轻重不等。

2．持续时间：一般开始发病时抽搐仅持续数秒钟，以后达数分钟或更长时间，间歇期变短、抽搐加重。

3．严重者可呈面肌强直性抽搐，不能睁眼，口角歪向同侧，导致说话困难。

4．该病患者常因紧张、过度劳累、面部过度运动使抽搐加剧，但不能自己控制抽搐发作，睡眠后症状消失。

5．多为单侧发病，部分患者伴有面部疼痛或诉头晕、耳鸣、有的患者由于长期面肌痉挛出现同侧面肌肌力减弱，晚期患者可伴同侧面瘫。

## 四、辅助检查

1．头颅CT、MRI检查　目的是排除颅内病变，特别是C-P角是否有肿瘤、蛛网膜囊肿或血管性病变。

2．脑血管造影　必要时行脑血管造影，了解局部血管状况。

3．病变侧面肌肌电图检查　可了解面肌的电兴奋性及其典型特征，如出现纤维震颤和肌束震颤波。

## 五、治疗

对病因明确者应积极治疗其原发疾病，对原发性面肌痉挛可采用以下方法治疗：

1．药物治疗　各种抗癫痫、镇静、安定类等药物，如苯妥英钠、卡马西平、苯巴比妥、地西泮等，对少数患者可减轻症状，同时配合维生素$B_1$、维生素$B_{12}$肌内注射效果会更佳。

2．手术治疗

（1）微血管减压术　是治疗面肌痉挛的主要和首选方法，属面神经非毁损性手术，最大的优势是既能解除面肌痉挛，又不造成面神经功能障碍。该手术是目前治疗原发性面肌痉挛效果最可靠、疗效持久的方法。

（2）其他手术方法　包括面神经主干或部分神经束切断、药物封闭、面神经干射频治疗、面神经-舌下神经吻合等。主要原理是在面神经走行过程中对其实施损伤，以减少或中断面神经电冲动而达到治疗面肌痉挛的目的。

3. 肉毒素注射　肉毒素面部注射后 2 ～ 7 天可见效，但维持时间较短，为 12 ～ 18 周，要多次注射维持疗效，每年需进行注射 4 次。其并发症是眼睑下垂、面瘫和复视。

## 六、观察要点

1. 术后严密观察生命体征及意识、瞳孔、肢体活动、反射，特别注意呼吸、血压的变化、警惕颅内高压的发生。

2. 观察伤口有无渗血渗液，若有应及时通知医师并更换敷料，术后第 7 天伤口拆线换药。

## 七、护理要点

1. 心理护理　面肌痉挛患者由于长期不自主的面容常影响人际交往，给患者带来巨大的痛苦和心理压力。加上病程迁延，反复接受针灸、药物治疗，对手术治疗及术后效果缺少必要的了解。因此，我们应耐心、热情解答患者所提出的问题，详细解释手术目的、方法、效果及术后注意事项，解除患者的心理疑虑，增强对手术治疗的信心，正确认识和接受手术。

2. 术前常规准备

（1）协助完成相关术前检查。

（2）术前 8 小时禁食水。

（3）术前一天清洗头发，术晨 2 小时局部备皮，局部备皮范围可用示指、中指、无名指三指之宽在耳后上方、后方划出。长发者应将余下的头发梳成小辫，扎在远离术野处。

（4）手术前一天行抗生素皮试，术晨遵医嘱带入术中用药，术前 30 分钟预防性使用抗菌药物。

（5）术晨更换清洁病员服。

（6）术晨与手术室人员进行患者、药物核对后，送入手术室。

（7）麻醉后置尿管。

3. 术后护理措施

（1）全麻术后护理常规　了解麻醉和手术方式、术中情况、切口和引流情况，持续低流量吸氧，持续心电监护，床档保护防坠床。

（2）各管道观察及护理 ①输液管保持通畅，留置针妥善固定，注意观察穿刺部位皮肤。②尿管，拔管后注意关注患者自行排尿情况。③面肌痉挛微血管减压手术后一般均不需安置创腔引流管。

（3）疼痛护理 评估患者疼痛情况，警惕颅内高压的发生，遵医嘱给予脱水剂或激素，提供安静舒适的环境。

（4）基础护理 做好口腔护理、尿管护理、定时翻身、患者清洁等工作。

（5）抗生素使用 按照《抗菌药物临床应用指导原则》选择用药。

（6）体位与活动 全麻清醒前去枕平卧位6小时，头偏向一侧；全麻清醒后手术当日睡枕，可适当抬高床头10°侧卧位；术后第1～2日抬高床头15°～30°侧卧位，以利静脉回流减轻脑水肿；术后第2～6日指导患者适当下床活动（无创腔引流管），活动能力应当根据患者个体化情况，循序渐进，对于年老或体弱的患者，应当相应推后活动进度。

4. 饮食护理 术后4～6小时禁食；术后6～10小时流质饮食；术后第2天半流质或软食；术后第3天普食，进食高蛋白、高维生素、易消化食物，忌辛辣、刺激性食物。

5. 健康指导

（1）饮食 宜营养丰富、容易消化，多吃新鲜蔬菜水果，预防便秘，忌刺激性食物，忌烟酒、浓茶、咖啡、无鳞鱼。

（2）活动 不要过于劳累。

（3）服药 遵医嘱定时服用卡马西平等药物。

（4）心理护理 保持良好的心态。

（5）改变生活习惯 勿抽烟、喝酒、剔牙，改变咀嚼习惯，避免单侧咀嚼导致颞下颌关节功能紊乱。

（6）复查 术后定期门诊随访，术后每3个月复查1次，半年后每半年复查1次，至少复查2年。由于手术仅仅解除了血管对面神经根部的压迫，而面神经功能需要一定时间才能修复正常，面肌痉挛一般在6个月内才能完全停止，故术后应定时服药、定期复查。

# 第八章　脊神经疾病

## 第一节　多发性神经病

### 一、定义

多发性神经病也称末梢神经炎，是肢体远端的多发性神经损害，主要表现为肢体远端感觉、运动和自主神经障碍。本病主要病理改变是轴索变性和节段性脱髓鞘，周围神经远端明显。轴索变性由远端向近端发展，表现为多发性神经病。

### 二、病因及发病机制

药物、农药、重金属中毒、营养缺乏、代谢性疾病及慢性炎症性病变均能引起本病。如糖尿病，应用异烟肼、呋喃类、痢特灵及抗癌药，重金属或化学药品中毒，恶性肿瘤，慢性酒精中毒、慢性胃肠道疾病及胃肠大部切除术后，麻风、尿毒症、白喉、血卟啉病等。部分病因不清。

### 三、临床表现

1. 各种感觉缺失　呈手套袜子形分布，可见感觉异常、感觉过度和疼痛等刺激症状。

2. 肢体远端下运动神经元瘫痪，严重病例伴肌萎缩和肌束震颤，四肢腱反射减弱或消失，踝反射明显。下肢胫前肌、腓骨肌，上肢骨间肌、蚓状肌和鱼际肌萎缩明显，手、足下垂和跨越步态，晚期肌肉挛缩出现畸形。

3. 自主神经功能障碍　包括直立性低血压、肢冷、多汗或无汗、指（趾）甲松脆、皮肤菲薄、干燥或脱屑、竖毛障碍，传入神经病变导致无张力性膀胱、阳痿和腹泻等。

## 四、辅助检查

1. 脑脊液检查　正常或蛋白含量轻度增高。

2. 神经传导速度测定　可鉴别轴索与脱髓鞘病变，前者表现为波幅降低，后者神经传导速度减慢。

3. 神经活检　可确定病变性质和程度。

## 五、治疗

急性期应卧床休息，补充水溶性维生素，严重疼痛者可用镇痛药物。恢复期可增加理疗、康复训练及针灸等综合治疗手段，并应尽快查明病因。

## 六、观察要点

急性中毒应大量补液，并密切观察患者生命体征变化，及时调节输液速度。

## 七、护理要点

1. 常规护理

（1）一般护理　急性期应卧床休息，特别是维生素 $B_1$ 缺乏和白喉性多发性神经病等累及心肌者；重症患者有肢体瘫痪时，应保持肢体功能位置。

（2）饮食护理　给予高热量、高维生素、清淡易消化的饮食，多吃新鲜水果、蔬菜，补充足够的 B 族维生素；对于营养缺乏者要保证各种营养物质的充分和均衡供给；对于烟酒嗜好尤其是长期酗酒、大量吸烟者要规劝其戒酒、戒烟。

（3）生活护理　评估患者的生活自理能力，对于肢体麻木、乏力、行走不稳及急性起病需卧床休息的患者，应给予进食、穿衣、洗漱、尿便及个人卫生等生活上的照顾，满足患者生活需求；做好口腔护理、皮肤护理，协助翻身，以促进睡眠、增进舒适、预防压疮等并发症；尤其对于多汗或皮肤干燥、脱屑等自主神经障碍者要勤换衣服、被褥，保持床单位整洁，减少机械性刺激，督促患者勤洗澡或协助床上擦浴，指导涂抹防裂油膏。

（4）心理护理　护士应多与患者交谈，及时了解患者的想法，解释疾病的病因、进展及预后，减轻心理负担，使患者懂得肢体功能锻炼的重要性而主动配合治疗。

2. 专科护理

（1）症状护理

① 对有感觉障碍的患者，应注意勿让患者烫伤和冻伤，禁用热水袋。加强皮肤护理，每日用温水泡手、泡脚，并辅助局部按摩，刺激和促进患者对感觉的恢复。

② 对有手、足运动障碍的患者，护士既应给予日常生活协助，又要鼓励和督促患者做一些力所能及的事情，并指导手、足功能的锻炼；四肢瘫痪者应定时翻身，维持肢体功能位置，有手足下垂者用夹板和支架以防瘫痪肢体的挛缩和畸形。

③ 对多汗的患者，应及时更换衣服、床单，保持床单平整、无屑，注意水、电解质平衡。

（2）用药护理　指导患者正确服药和学会观察药物不良反应。如病情要继续使用异烟肼者，应配以较大剂量维生素$B_6$，以防因维生素$B_6$缺乏而出现周围神经炎、眩晕、失眠、惊厥等中枢神经反应；砷中毒用二巯丙醇（BAL）时应深部肌内注射，防止局部硬结形成。铅中毒用二巯丁二钠静脉滴注时可产生神经系统不良反应，应注意观察及时报告医师。

（3）康复护理　指导患者进行肢体的主动和被动运动，并辅以针灸、理疗、按摩，防止肌肉萎缩和关节挛缩，促进知觉恢复；鼓励患者在能够承受的活动范围内坚持日常生活锻炼，并为其提供宽敞的活动环境和必要的辅助设施。

3．健康指导

（1）疾病预防指导 生活有规律；合理饮食、均衡营养、戒烟限酒，尤其是怀疑慢性酒精中毒者应戒酒；预防感冒；避免药物和食物中毒；保持平衡心态；积极治疗原发病。

（2）疾病知识指导 告知患者及家属疾病相关知识与自我护理方法，帮助患者分析寻找病因和不利于恢复的因素，每天坚持适度的运动和肢体功能锻炼，防止跌倒、坠床、外伤、烫伤和肢体挛缩畸形；每晚睡前用温水泡脚，以促进血液循环和感觉恢复，增进睡眠；糖尿病周围神经病者应特别注意保护足部，预防糖尿病足；有直立性低血压者起坐、站立时动作要慢，注意做好安全防护；定期门诊复查，当感觉和运动障碍症状加重或出现外伤、感染、尿潴留或尿失禁时立即就诊。

# 第二节 急性炎症性脱髓鞘性多发性神经病

## 一、定义

急性炎症性脱髓鞘性多发性神经病又称吉兰-巴雷综合征，又称急性感染性变态反应性多发性神经病，又称Guillain-Barre综合征。是迅速进展而大多数可恢复的四肢对称性迟缓性瘫痪，可侵犯脑神经及呼吸肌，脑脊液常有蛋白-细胞分离现象。主要病变是周围神经广泛的炎性脱髓鞘。是可能与感染有关和免疫机制参与的急性（或亚急性）特发性多发性神经病。

## 二、病因及发病机制

确切病因不清，可能与巨噬细胞病毒、呼吸道细胞病毒、肝炎病毒以及空肠弯曲杆菌感染等有关。一般认为是多种原因所致的迟发性过敏性自身免疫性疾病。病变主要在脊神经前根、周围神经丛和近端神经干，也可累及后根、自主神经节及远端神经。病理改变主要是血管周围出现炎性细胞浸润，大多为淋巴细胞和巨噬细胞，这些细胞瓦解健康细胞、吞噬髓鞘而引起节段性脱髓鞘。在我国华北地区部分患者伴有轴索变性。

## 三、临床表现

1. 多数患者 病前 1～4 周可追溯有胃肠道或呼吸道感染症状以及疫苗接种史。急性或亚急性起病，出现肢体对称性迟缓性瘫痪，通常自双下肢开始，近端常较远端明显，多于数日至 2 周达到高峰。病情危重者在 1～2 日内迅速加重，出现四肢完全性瘫痪、呼吸肌和吞咽肌麻痹，危及生命。如对称性瘫痪在数日内自下肢至上肢并累及脑神经，称为 Landry 上升性麻痹。腱反射减低或消失，发生轴索变性可见肌萎缩。

2. 感觉 主诉通常不如运动症状明显，但较常见，感觉异常如烧灼、麻木、刺痛和不适感等，可先于瘫痪或同时出现，约 30% 的患者有肌肉痛。感觉缺失较少见，呈手套、袜子形分布，震动觉和关节运动觉不受累。少数病例出现 Kernig 征、Lasegue 征等神经根刺激征。

3. 少数患者 出现脑神经麻痹，可为首发症状，常见双侧面神经瘫，其次为延髓麻痹（球麻痹），数日内必然会出现肢体瘫痪。

4. 自主神经功能紊乱 症状较明显，如窦性心动过速、心律失常、直立性低血压、高血压、出汗增多、皮肤潮红、手足肿胀及营养障碍、肺功能受损、暂时性尿潴留、麻痹型肠梗阻等。

5. 吉兰-巴雷综合征 可有变异型，可分为以下几型：①急性运动轴索型神经病：为纯运动型，特点是病情重，多有呼吸肌受累，24～48 小时内迅速出现四肢瘫，肌萎缩出现早，病残率高，预后差。②急性运动感觉轴索型神经病：发病与急性运动轴索型神经病相似，病情常更严重，预后差。③Fisher 综合征：被认为是吉兰-巴雷综合征变异型。表现为眼外肌麻痹、共济失调和腱反射消失三联征。④不能分类的吉兰-巴雷综合征：包括"全自主神经功能不全"和极少数复发型吉兰-巴雷综合征。

## 四、辅助检查

1. 脑脊液 脑脊液蛋白-细胞分离是本病特征性表现，即脑脊液的蛋白增高而细胞数正常，是本病的特点之一。半数病例蛋白质在起病第1周内可正常，第2周蛋白增高，第3周增高最明显，到第12周后绝大多数又恢复正常。蛋白增高程度不一，通常为$1 \sim 5g/L$。细胞数一般少于$10 \times 10^6$个/L，偶可达$50 \times 10^6$个/L，以单核细胞为主。

2. 心电图　严重病例可出现异常，常见窦性心动过速和T波改变，如T波低平，QRS波电压增高，可能为自主神经功能异常所致。

3. 肌电图　早期肢体远端的神经传导速度可正常，但此时F波的潜伏期已延长，随着病情的发展，80%的病例神经传导速度明显减慢，常超过60%～70%，波幅可正常。

4. 电生理检查　可发现运动及感觉神经传导速度（NCV）明显减慢、失神经或轴索变性的证据。发病早期可能仅有F波或H反射延迟或消失，F波异常代表神经近端或神经根损害，对吉兰-巴雷综合征诊断颇有意义。脱髓鞘可见NCV减慢、远端潜伏期延长、波幅正常或轻度异常，轴索损害表现为远端波幅减低。但由于脱髓鞘病变节段性和斑点状特点，可能某一神经NCV正常，另一神经异常，因此早期应检查多根神经。

5. 腓肠神经活检　显示脱髓鞘和炎性细胞浸润提示吉兰-巴雷综合征，但腓肠神经是感觉神经，吉兰-巴雷综合征以运动损害为主，因此活检结果仅作诊断的参考。

## 五、治疗

抢救呼吸肌麻痹，对症、支持治疗，预防并发症，同时尽早针对病因治疗。

## 六、观察要点

严密观察有无呼吸肌麻痹、呼吸骤停的危险，监测患者的呼吸频率、深浅、呼吸型态变化，随时询问患者有无胸闷、气短、呼吸困难等不适。定时监测生命体征、血氧饱和度、氧分压、二氧化碳分压的变化。特别要加强患者发病第1周病情进展的高峰时期的病情观察。

## 七、护理要点

1. 常规护理

（1）一般护理　急性期卧床休息，让患者处于舒适卧位；密切观察神志、瞳孔、呼吸、血压变化及肌力情况等，鼓励患者多咳嗽和深呼吸；有呼吸困难者应抬高床头，肢体瘫痪时应维持肢体的功能位置，相应部位辅以软枕支持；慢性起病或恢复期的患者可适当运动，并在医护人员指导下进行肢体功能康复训练。

（2）饮食护理　指导进食高蛋白、高维生素、高热量且易消化的软食，多食水果、蔬菜，补充足够的水分。吞咽困难和气管切开、呼吸机辅助呼吸者应及时插胃管，给予鼻饲流质，以保证机体足够的营养供给，维持水、电解质平衡。留置胃管的患者强调在进食时到进食后30分钟应抬高床头，防止食物反流引起窒息和吸入性肺炎。

（3）心理护理　本病发病急，病情进展快，恢复期较长，患者常产生焦虑、恐惧、失望心理，情绪低落，对疾病的康复很不利。护士应向患者解释疾病的发展过程及预后，及时了解患者的心理状况，主动关心患者，不怕麻烦，使患者解除心理负担，懂得早期肢体锻炼的重要性，积极配合治疗和主动功能锻炼；对气管切开的患者，可帮助其采用身体语言或书写的方式表达个人感受和想法。

2. 专科护理

（1）症状护理

① 对肢体活动障碍的患者应说明早期肢体锻炼的重要性，保持肢体的轻度伸展，帮助患者被动运动，防止肌挛缩，维持肢体正常运动功能及正常功能位置，防止足下垂，必要时用"T"字形木板固定双足，可穿弹力长袜预防深静脉血栓形成及并发肺栓塞。

② 对有感觉障碍的患者应注意保护皮肤勿被烫伤、冻伤及

擦破，定时翻身，每小时1次，加用按摩气垫床，防止发生压疮。

③ 对不能吞咽的患者应尽早鼻饲，进食时和进食后30分钟取坐位，以免误入气管引起窒息或吸入性肺炎。

④ 对多汗的患者要勤换衣服、被褥，以防因受凉而加重病情。

（2）预防并发症　重症患者因为瘫痪、气管切开和机械通气，往往卧床时间较长，机体抵抗力低下，除容易发生肺部感染、压疮、营养失调外，还可导致下肢静脉血栓形成、肢体挛缩和肌肉失用性萎缩、便秘、尿潴留等并发症。护士应指导和协助患者翻身、拍背、活动肢体、按摩腹部，必要时穿弹力长袜、灌肠、导尿等。

（3）用药护理　应教会患者遵医嘱正确服药，告知药物的作用、不良反应、使用时间、方法及注意事项；告知激素治疗可致骨质疏松、电解质紊乱和消化系统并发症等不良反应，应注意观察有无低钾、低钙等，及时预防和处理。

3．健康指导

（1）疾病知识指导　指导患者及家属了解本病的病因、进展、常见并发症及预后；保持情绪稳定和健康心态；加强营养，增强体质和机体抵抗力，避免淋雨、受凉、疲劳和创伤，防止复发。

（2）康复指导　加强肢体功能锻炼和日常生活活动训练，减少并发症，促进康复。肢体被动和主动运动均应保持关节的最大活动度；运动锻炼过程中应有家人陪同，防止跌倒、受伤。本病患者恢复过程长，需要数周或数月，家属应理解和关心患者，督促患者坚持运动锻炼。

（3）病情监测指导　告知消化道出血、营养失调、压疮、下肢静脉血栓形成的表现及预防窒息的方法，当患者出现胃部不适、腹痛、柏油样便，肢体肿胀疼痛，以及咳嗽、咳痰、发热、外伤等情况时立即就诊。

# 第九章　中枢神经系统脱髓鞘疾病

## 第一节　多发性硬化

### 一、定义

多发性硬化（MS）是一种以中枢神经系统白质脱髓鞘病变为特点的自身免疫性疾病。临床表现为反复发作的神经功能障碍，多次缓解复发，病情每况愈下。病变可累及脑白质、脊髓、脑干、小脑、视神经、视交叉。

### 二、病因及发病机制

多发性硬化系脱髓鞘疾病，病因和发病机制尚未完全了解。大量资料说明可能与免疫功能紊乱、病毒感染或遗传易感性及环境因素等有关。一般认为可能的机制是患者早期患过某种病毒感染而致自身抗原改变，另外有的病毒具有与中枢神经髓鞘十分近似的抗原，这两者都可导致免疫识别错误而诱发自身免疫机制。

### 三、临床表现

本病多发生于20～40岁，以急性或亚急性起病。病程长短不一，缓解和复发为本病的重要特征，另一部分患者症状呈持续性加重或阶梯样加重而无明显缓解过程。MS患者的体征多于症状是其重要的临床表现。按病变部位一般分为以下四型。

1. 脊髓型　病变主要损及侧束和后束，由于病灶从脊髓中心向周围扩散，早期不累及脊髓视丘侧束及后根（髓内病灶），故无疼痛的主诉，亦无束带感的主诉。当单个大的斑块或多个斑块融合时，可损及脊髓一侧或某一节段，则可出现半横贯性脊髓损害表现。患者常先诉背痛，继之下肢中枢性瘫痪，损害水平以下的深、浅感觉障碍，尿潴留和阳痿等。在颈髓后束损害时，患者过度前屈颈部时出现异常针刺样疼痛，是为Lhermitte征。还可有自发性短暂由某一局部向一侧或双侧躯干及肢体扩散的强直性痉挛和疼痛发作，称为强直性疼痛性痉挛发作。累及脊髓后索时，患者多出现双腿感觉丧失，脚像踩在棉花上没跟，有的像踩在玻璃碴上，刺疼难忍。也可有下肢力弱、痉挛和大小便排出障碍，约有50%的女性、80%的男性出现性功能障碍。神经检查确定节段后，磁共振往往可以发现病灶。

2. 视神经脊髓型　又称视神经脊髓炎、Devic病。近来因其病理改变与多发性硬化相同，而被视为它的一种临床类型。病变主要累及视神经、视交叉和脊髓（颈段与胸段）。本型可以视神经、视交叉损害为首发症状，亦可以脊髓损害为首发症状，两者可相距数月甚至数年。两者同时损害者亦可见。起病可急可缓，视神经损害者表现为眼球运动时疼痛，视力减退或全盲，视神经盘正常或苍白，常为双眼损害。视交叉病变主要为视野缺损。视盘炎者除视力减退外，还有明显的视盘水肿。脊髓损害表现同脊髓型。

3. 脑干小脑型　脑干症状表现为眩晕、复视、眼球震颤、核间性眼肌麻痹、构音不清、假性延髓麻痹或延髓麻痹、交叉性瘫痪或偏瘫。其中眼球震颤及核间性眼肌麻痹是高度提示MS的两个重要体征。小脑症状表现可出现步态紊乱，走路时摇摇晃晃，蹒跚如醉酒样。患者手有细颤，取东西时，尤其是细小东西，或做精细动作显得笨拙。

## 四、辅助检查

脑脊液细胞数、IgG指数和IgG指数寡克隆区带，诱发电位和磁共振成像等三项检查对MS的诊断具有重要意义。

1. 脑脊液（CSF）检查　为MS临床诊断提供重要依据，其他方法无法替代。

（1）CSF单核细胞数：轻度增高或正常，一般在$15 \times 10^6/L$

以内,通常不超过$50×10^6/L$,超过此值排除MS。部分病例CSF蛋白轻度增高。

(2)IgG鞘内合成:是临床诊断MS的一项重要辅助指标。MS患者的IgG指数增高。

2. **诱发电位** 包括视觉诱发电位、脑干听觉诱发电位和体感诱发电位以及运动诱发电位,MS患者大多有一项或多项异常。

3. **影像学检查** CT显示白质内多发性低密度灶,病灶主要分布在侧脑室周围。MRI是检测MS最有效的辅助诊断方法,阳性率可达$36\%\sim60\%$,明显优于CT,且能发现CT难以显示的小脑、脑干、脊髓内的脱髓鞘病灶。

## 五、治疗

尚无特效治疗。治疗原则为控制发作,阻止病情发展,对症支持治疗。

## 六、观察要点

1. 应密切观察患者的言行,防止意外。无论哪种病理性行为,护理人员都应给予高度重视,发现有加重情况,应及时与医师联系,必要时请精神科会诊处置。

2. 排痰时注意观察患者痰液的性质、量,出现Ⅲ度感染时,应立即通知医师,给予相应的护理。

## 七、护理要点

1. 常规护理

(1)生活护理 给予患者功能位,并根据患者感觉缺失的部位和程度,定时给予翻身,并注意肢体的保暖。每日用温水擦洗感觉障碍的身体部位。注意患者肢体保暖但慎用暖水袋。

(2)安全护理

① 应向患者介绍入院环境并将患者安排在离护士站较近且安静的病房,并把餐具、水、呼叫器、便器放在患者的视力范围内。

② 如患者有精神症状应给予必要的约束或由家人/护理员24小时陪护。

③ 给视力下降、视物模糊的患者提供适当的照明。

④ 床单位使用气垫床和带棉套的床档，防止压疮及患者坠床。保持床单位清洁、平整、干燥、无尘渣，防止感觉障碍的部位受损。

（3）皮肤护理　由于患者卧床时间较长，又因膀胱功能障碍，皮肤护理非常重要。保持床单位清洁、平整、干燥、无尘渣，防止感觉障碍的部位受损。男性尿失禁患者可使用假性导尿，必要时给予留置导尿。留置导尿患者应每日进行会阴冲洗1次，每4小时进行尿管开放1次，以训练膀胱功能。如出现尿疹或湿疹应立即请皮肤科会诊，随时给予药物针对性治疗。

（4）饮食护理

① 给予高蛋白、低脂、低糖、富含多种维生素、易消化、易吸收的清淡食物，并维持足够的液体摄入（每日大约2500ml），以保持体内充足的水分，使机体更好地消化和利用营养素。

② 蛋白质在3餐食物中分配比例是：早餐占总热能的30%，午餐占45%～50%，晚餐占20%～25%。

③ 饮食中应含有足量的纤维素。纤维素有亲水性，能吸收水分，使食物残渣膨胀并形成润滑凝胶，在肠内易推进，并能刺激肠蠕动，有利于激发便意和排便反射，预防便秘的发生或减轻便秘的症状。

（5）情感障碍的护理　有病理性情绪高涨或易激惹、易激动的患者应避免自伤或伤人行为，对其行为适当给予限制，采取隔离或保护，减少环境中的刺激因素，必要时可遵医嘱用药；教育患者家属及其看护者，使他们知道患者的行为是一种病理状态，以获得更多的社会支持；护理抑郁患者时需要耐心，应多给予肯定和鼓励，多陪伴患者，鼓励参加活动，多听收音机，创造良好的治疗环境，加强护患之间的交流，达到有效的沟通。

（6）心理护理 应加强与患者的沟通，取得患者信赖，鼓励患者说出自己紧张、焦虑的原因，如疾病反复或迁延不愈等原因。满足患者的合理要求，医护人员主动帮助或协助照顾好患者。给患者讲解疾病知识，让年轻患者逐渐能够承受，并与家属做好沟通，尽可能让家属多做患者的心理工作。积极让患者参与制订护理计划，并鼓励患者自理。

2. 专科护理

（1）视力障碍的护理 指导复视、视力减退和偏盲的患者使用适当的工具弥补视觉损害，向患者详细介绍住院的环境，并指导患者熟悉环境，介绍主管的医师、护士，解释呼叫系统并评估患者运用的能力。将日常用物放于患者易于取放的地方，同时应去除一些危险物品如开水瓶、绳、刀等工具，有条件的医院可将患者安置在可水平升降的床位，夜间保持床在最低水平并支起护栏防护，在实施整体护理过程中，根据患者的受教育情况，建议患者使用放大镜读报，或大字的阅读材料和书，或听收音机。

（2）留置尿管的护理 若确定患者必须留置尿管，说明患者的膀胱功能差，这时应选择大小与形态合适的尿管，按无菌操作原则留置导尿管并更换引流袋。一般使用气囊导尿管，其气囊（滞留球）内注入 $10 \sim 20ml$（$< 30ml$）的液体或气体，以防止尿管脱出；每日进行尿道口清洁、消毒，鼓励患者多饮水，$2000 \sim 3000ml/d$；指导患者及家属排尿和膀胱功能训练的方法；告知患者尿路感染的有关症状和体征，如尿频、尿急、尿痛、尿液混浊且有异味等，避免接头的反复打开，防止尿液向膀胱反流。

（3）便秘的护理 指导患者多饮开水，告知摄入充足的水分能达到软化粪便、刺激排便的目的；指导摄取足量的食物纤维，以促进肠蠕动；指导下腹部的轻柔按摩、穴位按压以及确定一个规律的排便时间，养成定时排便的习惯或帮助患者采用半蹲姿势，借助腹肌的动力作用排便等；严重便秘，粪块成硬结时可行保留灌肠，如注入温矿物油，滞留 $20 \sim 30$ 分钟后戴上润滑的手套，捣碎并弄出粪块。平时还可指导患者应用缓泻剂、使用栓剂等手段协助通便。注意告诉患者排便时间不能太长，勿过分用力。

（4）促皮质素及糖皮质激素的药物护理　这是治疗MS的主要药物，它们具有抗炎和免疫调节作用，能控制急性病程和复发。因在急性期大剂量短程冲击疗法时可引起心律失常，应备好心电监护仪、除颤器的器械，必要时在监护下进行；因易出现如钠潴留、低钾、低钙等电解质和体液紊乱，应加强对血钾、血钠、血钙的监测及补钾的重要性认识，护士应了解静脉补钾的浓度，指导患者如何观察尿量，学会记录；由于口服10%氯化钾口感差，大多数患者拒绝口服或不能坚持，护士应加强与主管医师、患者及其家属的沟通，反复强调补钾的重要性，教会患者快速饮入或稀释后加糖的方法，改善口感，坚持服钾；此外该药还可能出现皮肤、胃肠道及骨骼肌系统的症状，应注意观察并记录。

（5）免疫球蛋白的药物护理　免疫球蛋白为生物制剂，应于2～8℃或室温（不超过30℃）下存放。滴注速度在开始15分钟内应特别缓慢，后可逐渐加快至2ml/min（约为40滴）。输液过程中可偶见体温上升、呕吐、心率与血压波动等反应，可能与输液速度过快或个体差异有关，应立即停止输注并给予对症处理。

（6）干扰素的药物护理　干扰素具有较强的抗病毒作用，可增加患者免疫细胞的抑制功能，多用于控制复发和进行型的MS患者。常见不良反应为皮下注射后流感样症状，可持续1～2日；注射局部可出现红肿、触痛，偶尔可引起白细胞减少、肝功能损害等。

（7）知觉训练　用砂纸、丝绸刺激触觉；用冷水、温水刺激温度觉；用针尖刺激痛觉。

（8）功能锻炼　经常给患者做肢体按摩和肢体被动活动。为患者讲解活动的重要性，定时更换体位，操作时动作要轻柔。鼓励患者进行自主功能锻炼，帮助患者进行被动肢体活动，并保持关节功能位。恢复期鼓励患者并协助做渐进性活动：协助患者在床上慢慢坐起，坐在床边摆动腿数分钟，下床时有人搀扶或使用助行器。

（9）防止并发症的发生

① 防止误吸　管饲前应给予患者吸痰，头抬高15°～30°，并抽吸胃液，防止胃内残留液过多而引起反流导致误吸。

② 肺炎　给予患者更换体位，定时进行翻身、叩背、排痰。给予雾化吸入，或使用叩背机，促使肺内深部痰液的及时排出。

③ 压疮　因患者出现运动障碍，应使用气垫床和带棉套的床档，保持床单位清洁、平整、干燥、无尘渣。身体的骨突出部位应给予保护，温水擦背每日2次。

3．健康指导

（1）疾病知识指导

① 告诉患者及家属MS容易在疲劳、感染、感冒、体温升高及手术创伤后复发，应注意避免。

② 急性复发期最常见症状为疲劳，应保证足够的卧床休息，避免各种增加疲劳的因素；缓解期注意生活有规律，坚持适当的运动锻炼，劳逸结合，防止过劳。

③ 避免使体温升高的因素，如勿使用热敷，沐浴时水温不宜太高。

④ 一般认为女性分娩后3个月左右容易复发，故女性患者在首次发作后2年内应避孕。

（2）预防并发症　督促患者落实各项治疗护理措施，如吞咽障碍的患者应给予软食或糊状食物，预防误吸和窒息；视力障碍和平衡障碍的患者防止受伤；尿失禁的患者应注意外阴部清洁、干燥，勤换洗，保持个人卫生；尿潴留或排尿困难的患者指导监测残余尿量，观察尿液的颜色和性质，预防尿路感染。精神障碍和认知障碍的患者应有专人看护，防止意外发生等。

（3）用药指导　指导遵医嘱正确服药和定期门诊检查。详细告知所用药物的名称、剂量、用法，教会患者观察药物疗效与不良反应，如口服激素治疗时应遵医嘱用药，不可随意减量或突然停药。

（4）照顾者指导　MS为多次缓解、复发病程，且有进行性加重趋势，患者容易丧失治疗信心，产生悲观厌世情绪和焦虑心理，应指导家属和照顾者关心、体贴患者，给予精神支持和生活照顾，细心观察和及时识别病情变化。当患者出现发热、上腹不适、胃痛、黑便、全身倦怠无力以及视力障碍加重时，应考虑可能发生感染、应激性溃疡或合并低钾等，协助患者及时就医。

## 第二节　急性播散性脑脊髓炎

### 一、定义

急性播散性脑脊髓炎（ADEM）是广泛累及脑和脊髓白质的急性炎症性脱髓鞘疾病，也称为感染后、出疹后或疫苗接种后脑脊髓炎。

### 二、病因及发病机制

本病为单相病程，症状和体征数日达高峰，与病毒感染有关，尤其麻疹或水痘病毒。ADEM的发病机制不清楚，可能是感染时炎症破坏了髓鞘，触发了机体对髓鞘碱性蛋白的反应，由于某些特定的条件或个体的特异性反应因而引发ADEM。也可能是感染或免疫接种触发了过强的免疫反应而引起。

### 三、临床表现

1. 多见于儿童，也可见于成人。症状常出现在感染或疫苗接种后1～3周（4～30日），多为散发，无季节性，病情严重。

2. 神经病学症状和体征与病变累及的部位有关。脑炎型首发症状为头痛、发热、意识模糊。脑膜受累出现头痛、呕吐和脑膜刺激征等。脊髓炎型常见受损平面以下部分或完全性截瘫或四肢瘫、上升性麻痹、传导束性感觉障碍、不同程度的膀胱及肠麻痹。

3. 急性坏死性出血性脑脊髓炎被认为是ADEM的爆发型。

病情也更为凶险，死亡率高。表现急起高热、头痛、意识模糊、或意识进行性加重，不全偏瘫或四肢瘫。

### 四、辅助检查

1. 脑脊液（CSF）检查　所见是非特异的。CSF可表现有压力增高，中度淋巴细胞增多，蛋白轻至中度增加（一般 < 1g/L）。以IgG增高为主，寡克隆区带多为阳性。

2. 脑电图（EEG）　一般为弥散性慢活动，偶也可正常。

3. CT　显示白质内弥散性多灶性大片斑片状低密度区。急性期呈明显增强效应。MRI可见脑和脊髓白质内散在多发的T1低信号、T2高信号区。特别是丘脑部位，有助于诊断。

4. 细胞学检查　外周血可见白细胞增多，血沉增快。

### 五、治疗

急性期应早期应用大剂量皮质类固醇抑制炎性脱髓鞘过程，减轻脑和脊髓的充血和水肿。静脉滴注甲泼尼龙每日500 ～ 1000mg，或地塞米松每日20mg冲击治疗，以后逐渐减量至口服。血浆置换或静脉给予免疫球蛋白，0.4g/(kg·d)，连用3 ～ 5日。对重症患者有益。除上述治疗外，支持治疗非常重要。如体温、抽搐和颅内高压的控制，辅助呼吸，皮肤的保护，注意水、电解质平衡，以及避免合并感染的发生和控制都非常重要，为患者的恢复创造良好的条件。

### 六、观察要点

1. 定期进行膀胱触诊，随时观察是否能正常排尿，尤其在更换导尿管时，首先让患者多饮水，导尿管撤除后应鼓励患者自行排尿，必要时再给予留置。

2. 密切监测体温变化。

### 七、护理要点

1. 常规护理

（1）一般护理　每2小时1次监测生命体征，观察并记录患者的呼吸及呼吸型态，包括呼吸频率、深度、节律。监测患者缺氧状态，必要时给予鼻导管吸氧或面罩给氧，病情严重时可给予气管插管或气管切开等措施。

（2）日常护理　定时翻身、叩背、吸痰；或使用振动排痰机叩背，促使患者易于咳嗽、咳痰，同时有利于气道的吸引和痰液的排出。

（3）安全护理

① 应向患者介绍入院环境，并将患者安排在离护士站较近且安静的病房，并把餐具、水、呼叫器、便器放在患者的视力范围内。

② 如果患者有精神症状应给予必要的约束或由家人/护理员24小时进行陪护。

③ 床单位使用气垫床和带棉套的床挡，防止压疮及患者坠床；保持床单位清洁、平整、干燥、无尘渣，防止感觉障碍的部位受损。

（4）体位护理　协助患者采用舒适的体位，可给予头部抬高。保证患者有效的呼吸型态。

（5）心理护理　鼓励患者及时、主动向护理人员表达自己的感受，如胸闷、气短、肢体的不适等，同时做好患者的心理护理。

（6）饮食护理

① 保证患者足够热量的供给，给予高蛋白、高维生素、低纤维素、易消化饮食。尤其鼻饲停止改为普食前，应给予少食多餐、蛋羹、肉末面片、稠粥等半流软食，防止误吸。必要时给予肠外营养。

② 患者进食时给予舒适卧位，并保证心情愉快，嘱患者进食时不要讲话，防止呛咳引起误吸。

③ 患者有吞咽困难、构音障碍，易出现进食呛咳、误吸等症状，疾病的危险期可给予鼻饲。患者进食情况改变后应立即停止鼻饲。进行鼻饲时应注意先予患者排痰，再给予患者头高位并偏向一侧，抽吸胃内残留液，大于150ml/次时应推延或停止进

食1次，防止大量胃内容物的反流，引起误吸。

④ 定期评估患者的吞咽情况，尽早让患者减轻鼻饲的痛苦同时减少胃肠道并发症的发生。

2. 专科护理

（1）眼及视觉障碍的护理

① 对病情发展凶猛，出现眼球胀痛、前额疼痛、失明等症状的患者，应让其卧床闭目休息，戴眼罩，并涂眼膏以保护暴露的角膜。

② 对视力减退、限盲、偏盲患者，指导其使用适当的工具弥补视觉损伤。

③ 视物不清或复视时，尽量闭眼休息或双眼交替休息，使用字体较大的阅读材料和书籍等。

④ 给患者创造方便的活动环境，日常生活用品放在视觉较好的一侧，呼叫器置于患者手边等。

（2）提高患者的自理能力

① 提供患者肢体活动的机会，进食、翻身、排尿便等简单床上活动在患者恢复期时尽量自理，对于颈髓受损的患者，应适当给予协助。

② 对于高位截瘫患者应注意给予肢体功能位，尽量给予双下肢的内旋，首先防止压疮的发生，其次预防患者肢体的失用综合征的发生。并给予肢体的被动功能锻炼，防止肌肉萎缩。

（3）排泄功能的护理

① 程度严重的膀胱功能障碍出现尿潴留时应及时给予留置导尿，4小时开放1次，以训练膀胱功能。注意定时消毒尿道口，更换引流袋，防止泌尿系感染。

② 患者出现肠麻痹会导致便秘，甚至10天无排便，由于患者感觉缺失，并无异常，易出现肠梗阻，因此患者应长期小量服用缓泻剂，保证排便的正常。

（4）肢体及皮肤护理

① 因患者出现运动障碍，应使用气垫床和带棉套的床档，

保持床单位清洁、平整、干燥、无尘渣，防止感觉障碍的部位受损。身体的骨突部位应使用水球保护，并给予温水擦背每日2次，防止压疮的发生。

② 给予患者功能位，防止患者的肢体功能缺失。并根据患者感觉缺失的部位和程度，定时给予翻身，并注意肢体的保暖。

③ 每日用温水擦洗感觉障碍的身体部位，以促进血液循环和感觉恢复。

④ 使用机械通气患者，做好呼吸机管路的护理，防止长时间管路置于患者胸前导致皮肤的擦伤。

⑤ 合并低蛋白血症、腹泻、水肿、贫血、糖尿病等并发症时，应密切监测患者的皮肤状况，保证皮肤的完整性。

（5）防止并发症发生　做好针对皮肤、下呼吸道、泌尿系等部位的感染控制措施，防止出现感染后的高热等并发症。

3. 健康指导

（1）为患者讲解有关疾病的知识，同时做好心理护理，让其接受现实，并积极配合治疗。

（2）向家属和患者进行激素药物的讲解，使其了解药物的不良反应及突然停药后的危险，合理使用药物。

（3）让患者与家属了解饮食的护理，尤其针对排便情况，一定保障患者排泄的正常。

（4）讲解患者肢体活动的重要性，必要时做被动训练。定时翻身，教会家属翻身的手法和技巧，并训练和鼓励患者进行自主活动，增强自理能力。

（5）鼓励患者主动向医护人员表达自己的感受，如出现胸闷、气短、呼吸困难等异常情况。

# 第三节　视神经脊髓炎

## 一、定义

视神经脊髓炎（NMO）又称Devic病或Devic综合征，是视神经和脊髓同时或相继受累的急性或亚急性脱髓鞘病变。其临床特征为急性或亚急性起病,单眼或双眼失明,其前或其后数周伴发横贯性或上升性脊髓炎。本病的病因及发病机制还不清楚,可能与遗传因素及种族差异有关。

## 二、病因及发病机制

NMO 的病因、发病机理尚不清楚。虽然目前普遍认为 NMO 是 MS 的一个亚型,但其是否为一独立的疾病仍有争议。白种人具有 MS 的种族易感性,以脑干损伤为主;非白种人则对 NMO 具有易感性,以视神经和脊髓损害最常见。这可能是与遗传和种族差异有关。NMO 是一种严重的单相病程疾病,但许多病例呈复发病程。

## 三、临床表现

1. 视神经受损症状  急性起病,患儿可在数小时或数日内,单眼视力部分或全部丧失,一些患儿在视力丧失前 1 ~ 2 天感觉眼眶疼痛,眼球运动或按压时疼痛明显,眼底改变为视神经盘炎或球后视神经炎。亚急性起病患儿,1 ~ 2 个月症状达到高峰,少数呈慢性起病,视力丧失在数月内逐步进展,进行性加重。

2. 脊髓受损症状  脊髓受累以胸段和颈段多见,表现为急性或亚急性起病的横贯性脊髓损害或上升样脊髓炎样表现。病损以下出现相应的感觉、运动和自主神经功能障碍。此外,有的患儿可伴有痛性痉挛和 Lhermitte 征(屈颈时,自颈部出现一种异常针刺感沿脊柱向下扩散至股部或至足部)。

## 四、辅助检查

1. 血液检查  急性发作时白细胞计数可增多,以多形核白细胞为主;红细胞沉降率可加快;外周血 Th/Ts(辅助性 T 细胞/抑制性 T 细胞)比值升高,总补体水平升高,免疫球蛋白升高。随病情缓解而呈下降趋势。

2. 脑脊液检查  脊髓病变发作时,约 50% 患儿可有脑脊液细胞数增多，以淋巴细胞为主，通常不超过100×10$^6$/L。蛋白质含量正常或轻度增高，大多在1g/L以下。 球蛋白轻度增高。糖含量正常或偏低。当脊髓肿胀明显或伴发蛛网膜炎时，可能出现髓腔不完全梗阻，蛋白质含量可明显升高。

3．影像学检查 脊髓MRI检查可见脊髓肿胀，髓内散在长T1长T2异常信号。

## 五、治疗

甲泼尼龙大剂量冲击疗法，继以泼尼松口服等对终止或缩短病程有一定的效果。另外，也可适当选用硫唑嘌呤、环磷酰胺等免疫抑制药。恢复期应加强功能锻炼及理疗。

## 六、观察要点

使用气垫床，每次翻身、皮肤护理时，均查看患儿皮肤有无硬结和颜色改变，预防压疮。

## 七、护理要点

1．常规护理

（1）加强心理护理 鼓励患儿保持良好的心态，树立战胜疾病的信心。

（2）保持正常排泄 做好便秘、尿失禁、尿潴留的护理。

2．专科护理

（1）视力障碍护理 帮助患儿熟悉住院环境和生活环境。指导患儿眼睛疲劳或有复视时尽量闭眼休息。给患儿创造方便日常生活的环境，如使用大字的阅读材料和书籍，呼叫器置于患儿手边等，必要时给予帮助。

（2）预防并发症 注意保暖，避免受寒，取卧位并经常拍背，协助排痰。

3．健康指导

（1）指导家长给予患儿加强营养，增强体质。

（2）指导家长协助患儿加强肢体锻炼，促进肌力恢复。锻炼时要加以保护，以防跌伤等意外。

（3）指导患儿及家长制定预防压疮、肺部感染及泌尿系感染的计划。

# 第十章　脊髓疾病

## 第一节　急性脊髓炎

### 一、定义

急性脊髓炎又称急性非特异性脊髓炎，是指一组原因不明的脊髓急性横贯性损害的炎症性脊髓疾病。临床表现为病损水平以下的肢体瘫痪，传导束性感觉障碍和膀胱、直肠功能障碍为主的自主神经功能障碍。一年四季均可发病，但以冬末春初或秋末冬初较为常见。

### 二、病因及发病机制

病因至今尚未明了。目前多数学者认为本病可能是病毒感染后所诱发的一种自身免疫性疾病，外伤和过度疲劳可能为其诱因。

### 三、临床表现

1. 急性横贯性脊髓炎　各年龄组均可发病，以青壮年为多；散在发病，无性别差异。部分患者在脊髓症状出现之前 1～4 周有发热、全身不适等上呼吸道感染或腹泻病史，或有负重、扭伤等诱因。急性起病，常在数小时至数日内发展为完全性瘫痪，部分患者在出现瘫痪前、后有背部疼痛、腰痛和束带感，肢体麻木、乏力、步履沉重等先兆症状。

2. 运动障碍 脊髓炎以胸段最常见，约占全部脊髓炎患者的74.5%。常表现为双下肢截瘫，早期呈迟缓性瘫痪，肢体肌张力降低，腱反射减弱或消失，病理反射阴性，腹壁及提睾反射均消失，此期为脊髓休克期。脊髓休克期持续时间差异很大，数日至数周不等，以1～2周最多见，休克期越长说明脊髓损害越严重。完全性损害，休克期长。

3. 感觉障碍 为传导束型，急性期病变节段以下所有深、浅感觉缺失，有些患者在感觉缺失区上缘可有1～2个节段的感觉过敏区。在病变节段可有束带感觉异常。局灶性脊髓炎可表现为脊髓半切综合征型的感觉障碍，即病变的同侧深感觉缺失和对侧浅感觉缺失。

4. 自主神经功能障碍 脊髓炎的自主神经功能障碍主要为括约肌功能障碍。早期主要表现为大小便潴留。个别少数脊髓横贯性损害和骶段脊髓损害的患者，长期呈现迟缓性瘫痪，膀胱功能长期不能恢复，肛门括约肌长期松弛，结肠蠕动减弱而无排便反射和排便能力。其他还有病变节段以下的皮肤干燥、不出汗、热天可因出汗不良而致体温升高等。颈段脊髓炎病者，常因颈交感神经节和颈髓损害出现Horner综合征。

5. 急性上升性脊髓炎 起病急骤，瘫痪和感觉障碍从足部开始，在1日至数日内迅速向上蔓延，出现呼吸困难、吞咽困难和不能言语，甚至影响到脑干致呼吸中枢麻痹而死亡。临床少见。预后不良。

6. 弥漫性脑脊髓炎 当上升性脊髓炎的病变进一步上升累及脑干时，出现多组脑神经麻痹，累及大脑出现精神异常或意识障碍者，病变弥漫已超出脊髓的范围，故称为弥漫性脑脊髓炎。

7. 脊膜脊髓与脊膜脊神经根脊髓炎 为病变影响到脊膜和脊神经根时，患者可出现脑膜和神经根刺激症状，体格检查时可有项强、Kernig征、Lasegue征阳性等，分别被称为脊膜脊髓炎和脊膜脊神经根脊髓炎。

## 四、辅助检查

1. **周围血象** 病程早期可有轻度白细胞增高，当并发感染时可明显增高。

2. **脑脊液** 压力正常。脑脊液外观无色、透明，常有轻至中度白细胞增高。蛋白质和白细胞数增高的程度与脊髓的炎症程度和血脑屏障破坏程度相一致。

3. **X线** 脊柱摄片检查无异常改变。或可见与脊髓病变无关的轻度骨质增生。可排除骨转移瘤、骨结核等引起的脊髓病。

4. **CT** 可排除继发性脊髓病，如脊柱病变性脊髓病等，对脊髓炎本身诊断意义不大。

5. **磁共振（MRI）** 对于早期明确脊髓病变的性质、范围、程度和确诊急性非特异性脊髓炎是最可靠的措施。急性横贯性脊髓炎MRI表现为急性期可见病变脊髓节段水肿、增粗；受累脊髓内显示斑片状长T1、长T2异常信号，在T1加权像上呈T1低信号、T2高信号。对鉴别多发性硬化更可靠。

6. **脑干诱发电位检查** 可排除脑干和视神经病变，对早期鉴别视神经脊髓炎有帮助。

## 五、治疗

无特效治疗。治疗原则为减轻脊髓损害，防止并发症，促进脊髓功能恢复。

## 六、观察要点

观察呼吸的频率、深度，判断呼吸无效的原因，如是否有呼吸困难，咳嗽是否有力，听诊气管、肺部有无痰鸣音，血氧饱和度的指标等，X线胸片示肺部感染情况。

## 七、护理要点

1. 常规护理

（1）**饮食指导** 给予高蛋白、高维生素且易消化的饮食，多吃瘦肉、豆制品、新鲜蔬菜、水果和含纤维素多的食物，供给足够的热量与水分，以刺激肠蠕动，减轻便秘和肠胀气。

（2）心理护理

① 由于突然截瘫，生活不能自理，患者易发生悲观、绝望、情绪急躁和忧虑等不良心理反应，加强与患者沟通，及时了解患者的心理状况，介绍疾病的过程、转归和预后，积极配合治疗。

② 指导家属在生活上给予体贴和关怀，帮助其树立战胜疾病的信心。

2．专科护理

（1）保持呼吸道通畅

① 脊髓高位损伤或出现呼吸困难时，给予低流量吸氧（鼻导管、吸氧面罩）。

② 呼吸道痰鸣音明显时，鼓励、指导患者有效咳痰。如咳痰无力，予以吸痰管吸痰，清除痰液。每日按时给予雾化吸入以稀释痰液，减轻或消除肺部感染，利于排痰，同时雾化后及时有效吸痰，减少痰液坠积、结痂。

③ 对于舌后坠者，给予口咽通气管固定后，予以吸痰管吸痰，同时注意口腔清洁。

④ 患者出现呼吸困难且呼吸无效时准备好气管插管、呼吸机，并及时通知医师。

（2）促进膀胱功能恢复　对于排尿困难或尿潴留的患者可给予膀胱区按摩、热敷或进行针灸、穴位封闭等治疗，促使膀胱肌收缩、排尿；当膀胱残余尿量少于100ml时一般不再导尿，以防膀胱挛缩。排放尿液同时可采用一些方法刺激诱导膀胱收缩，如轻敲患者下腹部和听流水声。

（3）留置尿管的护理　①严格无菌操作，定期更换尿管和无菌接尿袋，每天进行尿道口的清洗、消毒，防止逆行感染。②观察尿的颜色、性质与量，注意有无血尿、脓尿或结晶尿。③每4小时开放尿管1次，以训练膀胱充盈与收缩功能。④鼓励患者多喝水，2500～3000ml/d，以稀释尿液，促进代谢产物的排泄。

（4）便秘的护理　便秘患者保证适当的高纤维饮食与水分的

摄取，依照患者的排便习惯，选择一天中的一餐前给缓泻剂，饭后因有胃结肠反射，当患者有便意时，指导并协助患者增加腹压引发排便，必要时肛入开塞露一、两支，无效时，可予不保留灌肠，每天固定时间进行，养成排便规律。同样，开塞露、不保留灌肠适用于便秘者。

（5）排便失禁的护理：排便失禁患者选择易消化、吸收的高营养低排泄的要素饮食，同时指导患者练习腹肌加压与肛门括约肌的收缩，掌握进食后的排便时间规律，协助放置排便用品（便盆、尿垫）；随时清洁排便后肛周皮肤。

（6）做好皮肤护理，预防压疮、烫伤、冻伤

① 每换班时认真床头交接、检查皮肤，观察有无发红等情况；每日清洁皮肤，随时保持床单位的平整、干净、干燥。

② 对排便异常患者，及时清理排泄物，温水擦洗，维持会阴、肛周皮肤的清洁、干燥，观察皮肤有无红肿、破溃。出现臀红、肛周皮肤浸渍者，可予赛肤润喷涂后轻轻按摩1分钟。

③ 翻身每1～2小时1次，对骨凸或受压部位，如脚踝、足跟、膝部、髋关节处、肘部等最易受压的部位常检查，予以按摩，促进皮肤的血液循环。

④ 使用一些护理用具，如给予气垫床，通过电动气泵自动交替充气，改变全身受压点，减少压力集中于局部而造成的皮肤受损（注意气垫床并不能替代定时翻身）；将骨隆突部位置入半开放小垫圈，使骨凸处半悬不受压（半封闭形小垫圈）；安普贴平敷于骨凸或因受压发红部位或皮肤表浅破溃处，于7～10天更换1次，可防止局部摩擦、减少受压，保护外周皮肤。

⑤ 了解患者是一侧痛、温度觉障碍，还是病变节段以下感觉障碍或自主神经功能障碍。根据感觉障碍情况正确护理：依据输液选择健侧、上肢的原则，输液前认真观察准备输液肢体一侧的皮肤情况，输液后随时观察输液肢体局部及皮肤情况，以免输液外渗而感觉减退造成严重损伤、自主神经功能障碍而皮肤红肿；给予洗漱、浸泡时，水温勿过热造成烫伤（比正常人感觉适

度的温度要低），冰袋降温时间勿过长以免引起冻伤。自主神经功能障碍可致无外因肢体局部水肿，注意对皮肤的观察、保护。

（7）肢体康复

① 每次翻身后将肢体位置摆放正确，做被动或主动的关节运动。

② 做物理治疗。指导训练仰卧时抬高臀部以便在床上取放便器。给予日常生活活动训练，使患者能自行穿脱衣服、进食、盥洗、排尿便、淋浴及开关门窗、电灯、水龙头等，增进患者自我照顾的能力。

③ 当患者第一次坐起时，尤其半身瘫痪者，应在起身之前，穿着弹性袜，以增加静脉血回流，逐渐增加坐位的角度，以防产生低血压。

④ 鼓励患者持之以恒，循序渐进。

（8）用药护理

① 了解患者使用激素治疗的时间，并观察应用激素治疗后原症状是否好转或加重，及时反馈给医师。用激素期间注意补钾。大剂量使用激素时，注意有无消化道出血倾向，观察粪便颜色，必要时做粪便隐血试验。

② 患者临床症状的变化与脊髓损伤所致症状进行比较、区分，激素大剂量、长时间治疗会出现相应的不良反应，如面色潮红、情绪激动、入睡困难甚至心率增快等，患者对此不能正确认识，而且不能耐受，因此需要对用药进行详细的指导，以及通知医师给予必要对症处理。向患者讲明原因，是药物所致，而且随着药物的减量，症状也会减轻，停药后症状也会消失。药物必须按时使用，严禁骤然停药，否则会引发病情加重。

3．健康指导

（1）疾病知识指导　本病恢复时间长，指导患者及家属掌握疾病康复知识和自我护理方法，帮助分析和去除对疾病治疗与康复不利的因素。合理饮食、加强营养，多食瘦肉、鱼、豆制品、新鲜蔬菜、水果等高蛋白、高纤维素的食物，保持排便通畅；避免受凉、感染等诱因；鼓励患者树立信心，保持健康心态。

（2）康复指导　卧床期间应定时翻身，帮助患者掌握尿便的管理方法，养成良好的卫生习惯，保持清洁舒适，预防压疮；肌力开始恢复后应加强肢体的被动与主动运动，鼓励进行日常生活动作训练，尽量利用残存功能代偿，独立完成各种生活活动和做力所能及的家务。指导家庭环境改造，完善必要的设施，创造有利于患者康复与生活的家庭氛围与条件。

（3）预防尿路感染　带尿管出院者应向患者及照顾者讲授留置导尿的相关知识和操作注意事项，避免集尿袋接头的反复打开，防止逆行感染。保持外阴部清洁，定时开放尿管，鼓励多喝水，以达到促进代谢产物排泄、自动冲洗膀胱的目的。告知膀胱充盈的指征与尿路感染的相关表现；如发现患者尿液引流量明显减少或无尿、下腹部膨隆，小便呈红色或混浊时应协助及时就诊。

# 第二节　脊髓压迫症

## 一、定义

脊髓压迫症是指由各种性质的病变引起脊髓、脊神经根及其供应血管受压的一组病症。脊髓压迫症是由脊髓内、外的占位性结构压迫脊、脊神经根及其血供所引起的半切或横贯性脊髓病变。临床表现为病变节段以下的运动、感觉和自主神经功能障碍。按发病急慢可分为急性脊髓压迫症和慢性脊髓压迫症；按发病部位可分为椎管内脊髓外的硬膜外、硬膜下，以及椎管内脊髓内压迫症，以椎管内肿瘤最为多见。

## 二、病因及发病机制

1. 肿瘤　约占1/3以上。绝大多数起源于脊髓组织及邻近结构，神经鞘膜瘤约占47%，其次为脊髓肿瘤。

2. 炎症　蛛网膜粘连或囊肿压迫血管影响血液供应，引起脊髓、神经根受损症状。化脓性病灶血行播散导致椎管内急性脓肿或慢性肉芽肿而压迫脊髓，以硬脊膜外多见，硬脊膜下与脊髓内脓肿则罕见。有些特异性炎症如结核、寄生虫性肉芽肿等亦可造成脊髓压迫。

3. 脊柱病变　脊柱骨折、结核、脱位、椎间盘脱出、后纵韧带骨化和黄韧带肥厚均可导致椎管狭窄、脊柱裂、脊膜膨出等，也能损伤脊髓。

4. 先天性畸形　颅底凹陷、脊柱裂、颈椎融合畸形等。

## 三、临床表现

临床表现因病变性质的不同和病灶所在部位、发展速度、波及范围的不同而异。如脊髓肿瘤通常发病缓慢，逐渐进展；脊椎转移癌及硬脊膜外脓肿常引起急性压迫症状；脊椎结核所致的脊髓压迫症状可缓可急。一般而言，其临床症状的发展过程为：

1. 脊神经根受压症状　常因一条或多条脊神经后根受压而产生烧灼痛、撕裂痛或钻痛，并可放射到相应的皮肤节段，当活动脊柱、咳嗽、喷嚏时可引起疼痛加剧，适当改变体位可获减轻，这种首发的根性疼痛症状常有重要定位诊断意义。硬脊膜炎、髓外肿瘤尤其是神经纤维瘤和各种原因引起的椎管塌陷，根痛常较突出。在根痛部位常可查到感觉过敏或异常区，倘功能受损，则可引起节段性感觉迟钝。如病灶位于脊髓腹侧时，可刺激和损害脊神经前根，引起节段性肌痉挛和肌萎缩。

2. 脊髓受压症状

① 运动障碍　脊髓前角受压时可出现节段性下运动神经元性瘫痪症状，表现为由受损前角支配范围内的肢体或躯干肌肉萎缩、无力、肌肉纤颤。当皮质脊髓束受损时，引起受压平面以下肢体的痉挛性瘫痪-瘫肢肌张力增高、腱反射亢进、病理反射阳性。慢性病变，先从一侧开始，后再波及另一侧；急性病变，常同时波及双侧，且在早期有脊髓休克（病变以下肢体呈弛缓性瘫痪），一般约2周后才逐渐过渡到痉挛性瘫痪。倘病灶在腰骶段，上运动神经元性损害症状则不会出现。

② 感觉障碍 当病变损害脊髓丘脑束和后束时，引起损害平面以下的躯体的束性感觉障碍。如先损害一侧的上升性感觉传导束路，则表现为损害平面以下同侧躯体的深感觉障碍和对侧的浅感觉障碍；病灶发展至脊髓横贯性损害时则损害平面以下的深浅感觉均有障碍。髓外压迫病变，痛温觉障碍常从下肢开始，延展至受压平面；髓内压迫病变，痛温觉障碍多从受压平面向下延伸。感觉障碍的平面对病灶定位常有较大参考价值。

③ 反射异常 病灶部位的反射弧受损，则该节段内的正常生理反射减弱或消失，有助于定位诊断。一侧锥体束受损时，病灶部位以下同侧的腱反射亢进，腹壁反射和提睾反射迟钝或消失，病理征阳性；当双侧锥体受波及时，病灶以下双侧均同时出现反射异常和病理征。

④ 自主神经功能障碍 病变水平以下皮肤干燥、汗液少、趾（指）甲粗糙、肢体水肿。腰骶髓以上的慢性压迫病变，早期排尿急迫不易控制；如为急剧受损的休克期，则自动排尿和排便功能丧失，以后过渡至大小便失禁。腰骶髓病变则表现为尿、便潴留。髓内病变出现膀胱障碍较髓外病变早。下颈髓病变可产生Horner征。

3. 脊椎症状 病灶所在部位可有压痛、叩痛、畸形、活动受限等体征。

4. 椎管梗阻 压迫性脊髓病可使脊髓的蛛网膜下腔发生不全或完全性梗阻，表现为腰椎穿刺时的脑脊液压力降低，缺乏正常时随呼吸和脉搏出现的脑脊液压力上的波动，奎肯试验显示不全或完全梗阻。脑脊液外观可呈淡黄色或黄色，蛋白量增高。腰穿后常可出现神经症状的加重，对疑为高颈髓段病变者腰穿时应格外小心，以免症状加重，引起呼吸肌麻痹。

## 四、辅助检查

1. 脑脊液检查 脑脊液动力改变、常规生化检查对判定脊髓受压程度很有价值。椎管严重梗阻时脑脊液蛋白-细胞分离，细胞数正常，蛋白含量超过10g/L时，黄色的脑脊液流出后自动凝结称为Froin征。通常梗阻愈完全，时间愈长，梗阻平面愈低，蛋白含量愈高。

2．放射性检查

（1）脊柱X线平片　脊柱损伤重点观察有无骨折、脱位、错位等。肿瘤压迫可使椎弓根变形或间距增宽、椎间孔扩大、椎体后缘凹陷等。

（2）脊髓造影　髓外硬膜内肿瘤显示蛛网膜下隙内充盈缺损，出现杯口征或帽样征，脊髓受压移位；髓外硬膜外占位显示脊髓旁、蛛网膜下隙随占位的推移而受压变形，出现尖角征；髓内占位显示脊髓明显增宽增大，蛛网膜下隙明显变窄，呈梭形充盈缺损，完全阻塞时呈柱形充盈缺损。

（3）CT及MRI　可显示脊髓受压，MRI能清晰显示椎管内病变的性质和周围结构变化。

## 五、治疗

脊髓压迫综合征最主要的是病因治疗，尽快去除脊髓受压的原因，减轻脊髓的压迫和水肿。手术通常是最有效的治疗手段。预后与病因的性质、脊髓功能障碍程度和手术时机关系密切，多数病例经早期手术，预后良好，但是炎症性压迫症、脊髓内肿瘤、晚期患者或转移性肿瘤的预后差。

## 六、观察要点

1．术后给予心电、血压、呼吸、血氧饱和度及意识、瞳孔的严密观察。

2．术后固定好手术引流袋的高度，观察引流液的量、色及性状，每日医师更换引流袋后记录引流量。如果引流袋漏，及时通知医师更换，以免引起颅内负压及与外界相通引起感染。

## 七、护理要点

1．常规护理

（1）减轻疼痛的护理　减轻引起疼痛的因素，因咳嗽、喷嚏、用力时脑脊液一过性增高，神经根被牵拉，可加剧疼痛，所以，指导患者减少突然用力动作，不可避免时，做好心理准备；同时处理诱发原因，如咳嗽频繁者遵医嘱应用镇咳剂；用力后观察、记录疼痛变化。疼痛明显加重时通知医师，遵医嘱给予镇痛剂或进行相应检查。

（2）心理护理 向患者解释疼痛原因，使患者心理放松，才能准确评价疼痛级别，向护理人员提供有效信息并配合治疗。同情、鼓励患者，但注意适当分散患者注意力。

2. 手术护理

（1）手术治疗的术前护理

① 向患者讲明手术时间、术前准备（备皮、禁食），备好颈托，并告之术后体位及轴位翻身，消除患者紧张的情绪。

② 术前日予以颈背部备皮，饮番泻叶水，晚餐流食，晚8时后禁食、水。观察、保证患者夜间安睡。

③ 术前手术室接患者时，测量血压是否稳定，遵医嘱予以术前针，鼓励患者。由手术室护士给予留置胃管、尿管（手术室实施麻醉后予以插管的方法，可大大减少患者不适及并发症的发生，对患者也非常人性化）。

（2）手术治疗的术后护理

① 术后回病房，轴位搬动患者，去枕平卧，颈部固定。

② 术后观察患者麻醉恢复情况，清醒后呼吸指标良好，通知医师配合拔除气管插管：拔管前气管插管、口腔内充分吸痰，拔管后经口、鼻充分吸痰，并予以外观清洁。

③ 术后每1～2小时进行轴位翻身。翻身时脊柱一定要平直成一直线（头颈，胸腰，骶、尾、腿三部分同时相向、同速移动），特别是高颈位手术者还需带颈托固定。

④ 根据患者意识恢复情况留置胃管，自主吞咽功能，胃肠蠕动情况，遵医嘱给予鼻饲饮食或拔除胃管。手术创伤大，胃肠功能较差，可通过鼻胃管给予持续、慢速的鼻饲流食。

3. 健康指导

（1）疾病知识指导　指导患者和家属掌握疾病康复知识和护理方法，鼓励患者树立信心。

（2）生活与康复指导　肢体锻炼，加强营养，适当体育锻炼增强体质。

（3）药物指导　按时按量服药，定时复诊。

（4）安全和预防指导　注意安全，防止受凉感冒、疲劳等。

# 第三节　脊髓空洞症

## 一、定义

脊髓空洞症是一缓慢进行性的脊髓变性疾病，病变多位于颈、胸髓，也可累及延髓。脊髓与延髓空洞症可单独发生或并发。临床主要表现是受损节段的分离性感觉障碍，下运动神经元瘫痪、传导束功能障碍以及营养障碍。

## 二、病因及发病机制

脊髓空洞症的病因和发病机制目前尚不明确，目前有以下几种学说。

1. 先天发育异常学说　本病常合并脑积水、扁平颅底、先天性延髓下疝畸形、颈枕部畸形、短颈畸形、颈肋、脊柱侧后凸、脊柱裂、弓形足等，故认为本病是脊髓先天发育异常所致。

2. 机械性脑脊液循环障碍学说　最早由 Gardner 等提出，认为脊髓空洞的形成完全由机械因素所造成，主要有两个致病因素，其一是由于颈枕区先天性异常，第四脑室出口闭塞，妨碍了脑脊液从第四脑室进入蛛网膜下腔，而进入脊髓中央管；其二是脑室内脑脊液搏动性压力不断冲击脊髓中央管管壁，导致中央管逐渐扩大，最终形成空洞。此外，第四脑室顶部四周软脑膜的粘连也可伴发脊髓空洞症，而当脑脊液循环得到改善后，临床症状也有所好转。

3. 血液循环异常学说 脊髓中央区是脊髓前后动脉交界区，侧支循环差，外伤后该区易坏死软化形成空洞，常由受伤部的脊髓中央区（后柱的腹侧，后角的内后方）起始并向上延伸。脊髓内肿瘤囊性变可造成脊髓空洞症。继发性脊髓蛛网膜炎患者，可能由于炎症粘连，局部缺血和脑脊液循环障碍，脑脊液从蛛网膜下腔沿血管周围间隙进入脊髓内，使中央管逐渐扩大形成空洞。脊髓炎时由于炎症区脱髓鞘，软化、坏死，严重时坏死区有空洞形成。

## 三、临床表现

本病多数于 20～30 岁发病，偶尔发生于儿童期或成年以后，男性多于女性。起病隐匿，进展缓慢。常因部分痛觉消失，在无痛性烫伤时才被发现。临床症状取决于空洞所在部位及其范围的大小。多为散发病例。

1. 感觉障碍 本病可见两种类型的感觉障碍，即由空洞部位脊髓支配的节段性浅感觉分离性感觉障碍和病变以下的束性感觉障碍。

（1）节段性浅感觉分离性感觉障碍，为本病最突出的临床体征。由于空洞常起自颈膨大一侧的后角底部并向周围扩张，故早期症状常是同侧上肢的相应支配区痛觉、温度觉丧失，而触觉及深感觉相对保留的节段性后角型分离性感觉障碍，近似半短上衣形。

（2）束性感觉障碍，后期病变可累及脊髓丘脑束和后索，而出现对侧病变平面以下的痛觉、温度觉缺失的传导束型感觉障碍及同侧病变平面以下的深感觉障碍，步态不稳和深感觉共济失调，但很少见，延髓空洞症如影响到三叉丘脑束交叉处，可以造成面部痛、温觉减退或消失，包括角膜反射消失。

2. 运动及反射障碍 空洞侵及颈髓前角细胞，引起手部小肌肉及前臂尺侧肌肉软弱和萎缩，肌束震颤可不明显，逐渐波及上肢其他肌肉，肩胛带肌及一部分肋间肌。腱反射减弱及肌张力减退。当空洞累及锥体束时，则受累脊髓节段以下出现肌无力，肌张力增高，腱反射亢进，病理征阳性，多数双侧不对称，当空洞内发生出血时，可以发生病情突然变化。空洞如果在腰骶部，则在下肢部位出现上述的运动及感觉障碍。

3．营养障碍及其他症状　营养障碍也是本病的主要症状之一，其中最常见的是由于关节的痛觉缺失引起关节磨损，骨皮质萎缩，骨质脱钙和畸形，关节肿大，活动度增加，运动时有摩擦音而无痛觉。这种神经元性关节病变称为夏科关节。皮肤营养障碍，包括皮肤青紫，过度角化，皮肤增厚。在痛觉缺失区域，表皮的烫伤及其他损伤可以造成难治性溃疡及瘢痕形成，甚至指（趾）节末端发生无痛性坏死、脱失，称为莫旺病。颈胸段病损害交感神经通路时，可产生霍纳综合征（瞳孔缩小，眼裂变窄，眼窝凹陷，面部出汗减少）。如侧角细胞受刺激时，可出现同侧不完全性反霍纳综合征（瞳孔散大，睑裂增宽，眼球微突，面颈多汗）。疾病晚期可有膀胱、直肠功能障碍。其他如脊柱侧突、后突畸形、脊柱裂、弓形足等亦属常见。

4．延髓空洞症　很少单独发生，常为脊髓空洞症的延伸。由于空洞常不对称，故症状和体征常为单侧型。如累及疑核，则有吞咽困难，软腭与咽喉肌无力，悬雍垂偏斜，声带麻痹，构音困难。舌下神经核受累则同侧舌肌萎缩和肌束震颤，伸舌偏向患侧。三叉神经下行根受累则出现同侧面部感觉呈中枢型痛温觉障碍，侵及内侧弓状纤维则出现半身触觉、深感觉缺失。前庭小脑通路受损出现眩晕、眼球震颤、步态不稳。累及面神经核可出现同侧周围性面瘫。

## 四、辅助检查

1．实验室检查　脑脊液（CSF）常规及动力学检查无特征性改变，空洞较大可引起椎管轻度梗阻和CSF蛋白增高。

2．影像学检查　MRI矢状位图像可清晰显示空洞位置、大小和范围，是否合并Arnold-Chiari畸形等，是确诊本病的首选方法，有助于选择手术适应证和设计手术方案；应用延迟脊髓CT扫描（DMCT），将水溶性造影剂注入蛛网膜下隙，在注射后6小时、12小时、18小时和24小时行脊髓CT检查，可显示高密度空洞影像；X线平片检查可发现脊柱侧弯或后突畸形、隐性脊柱裂、颈枕区畸形和Charcot关节。

## 五、治疗

本病进展缓慢，有时可迁延数十年。目前尚无特效疗法。

1. 支持疗法  有疼痛者给予镇痛剂、B族维生素、ATP、辅酶A、肌苷等药物治疗。加强护理，防止关节挛缩，对痛觉消失者，要防止烫伤和冻伤。

2. 放射疗法  可使用放射性同位素 $^{131}$I 治疗，但疗效不肯定。

3. 手术治疗  对于Chiari髓空洞症，唯一有效的治疗方法是枕大孔和上颈髓段椎管减压术。张力性脊髓空洞行空洞与蛛网膜下隙分流术、脊髓积水行第四脑室出口矫治术等。

## 六、观察要点

1. 高颈位手术注意观察四肢活动及呼吸情况。

2. 胸椎手术上肢不受影响。观察下肢活动、肌力、腹胀排泄情况。

3. 马尾部手术观察下肢活动，肌力情况及大小便情况有无改善。

## 七、护理要点

1. 常规护理

（1）日常护理  应用热水袋或洗浴时水温要适当，防止皮肤烫伤。翻身时，适当叩击背部，鼓励咳痰，以防坠积性肺炎。

（2）饮食护理  保持合理的膳食。脊髓空洞症患者需要补充高蛋白、高能量的饮食，提供神经细胞和骨骼所必需的营养物质，以增强患者的肌力、增长肌肉，患者可以多吃些高蛋白、富含维生素、磷脂和微量元素的食物，最好是采用少食多餐的饮食方法。

（3）心理护理 因瘫痪给患者带来沉重的思想负担，需鼓励患者树立乐观主义精神，积极克服困难，艰苦锻炼，要有战胜疾病的信心，与医护人员和家庭成员配合，尽早进行瘫痪肢体功能锻炼，防止关节畸形和肌肉萎缩。

2．专科护理

（1）活动瘫痪肢体 可防止肢体挛缩、畸形，包括肢体按摩、被动活动及坐起、站立、步行锻炼。

（2）保持肢体功能位置 瘫痪肢体的手指关节应伸展、稍屈曲，手中可放一卷海绵，肘关节微屈，肩关节稍外展，避免关节内收，伸髋、伸膝关节，为了防止足下垂，使踝关节稍背屈，为防止下肢外旋，在外侧部可放砂袋或其他自制支撑物。

（3）预防脊髓空洞症并发症 因瘫痪肢体的运动和感觉障碍，局部血管神经营养差，若压迫时间较长，容易发生压迫性溃疡——压疮（褥疮）。故应注意变换体位，通常每2小时翻1次身，对被压红的部位轻轻按摩，也可用红花酒精按摩，以改善局部血液循环。床铺要干燥平整，并保持好个人卫生，可以擦浴，但应注意保暖，防止受寒。

（4）生活自理 瘫痪有好转时，应逐步锻炼日常生活技能，医护人员和家属要共同给予正确指导和热情帮助，鼓励患者凡是个人力所能及的生活自理方面的事情，尽可能自己完成，如脱穿衣服、洗脸、吃饭等。

3．健康指导

（1）合理饮食 合理进食可提高机体抵抗力，保持尿便通畅，促进疾病康复。限制烟酒、浓茶、咖啡、辛辣等刺激性食物。

（2）劳逸结合 应注意劳逸结合。功能锻炼过度会使骨骼肌疲劳，而不利于骨骼肌功能的恢复、肌细胞的再生和修复。

（3）预防感冒、胃肠炎 患者由于自身免疫功能低下，一旦感冒，会使病情加重，病程延长，易并发肺部感染，如不及时防治，预后不良，甚至危及患者生命。病毒性胃肠炎对脊髓前角细胞有不同程度的损害，从而使肌萎缩患者肌跳加重、肌力下降、病情反复或加重。

（4）生活指导　指导患者如何防止烫伤、灼伤，教会患者正确使用热水袋。

# 第四节　脊髓亚急性联合变性

## 一、定义

脊髓亚急性联合变性是由于胃黏膜内在因子的缺乏，胃肠道内维生素 $B_{12}$ 吸收不良所引起的神经系统变性疾病，故又称维生素 $B_{12}$ 缺乏症。因其临床表现主要以脊髓侧后索症状为主，表现为痉挛性瘫痪、感觉性共济失调及周围神经障碍，故又称为亚急性脊髓后侧索联合变性。

## 二、病因及发病机制

本病的发生与维生素 $B_{12}$ 缺乏密切相关。维生素 $B_{12}$ 是去氧核糖核酸（DNA）和核糖核酸（RNA）合成时必需的辅酶。叶酸的代谢与维生素 $B_{12}$ 也有密切关系，叶酸也是 DNA 合成必需的辅酶。维生素 $B_{12}$ 缺乏，DNA 合成不足，直接影响骨髓和胃黏膜等组织进行细胞分裂而致贫血及胃肠道症状；维生素 $B_{12}$ 缺乏，RNA 合成不足，神经细胞浆中的 RNA 是神经细胞不断向轴突供应的营养物质。神经轴突变性，特别容易累及长轴突的脊髓后、侧索。

维生素 $B_{12}$ 对脂质代谢也有一定影响，类脂质代谢障碍是神经髓鞘肿胀和断裂的原因，也可引起轴突变性。因此，当维生素 $B_{12}$ 缺乏时常影响神经系统和造血系统，故本病常与恶性贫血并存。

正常人维生素 $B_{12}$ 每日消耗量仅 $1 \sim 2\mu g$。摄入的维生素 $B_{12}$

必须与胃液中的内因子结合成稳定的复合物，才不被消化，不被肠道细菌所利用，在回肠远端被吸收。维生素 $B_{12}$ 缺乏的常见原因有：①营养不足或需要增加；②吸收障碍，如内因子缺乏；③小肠疾病；④药物影响；⑤寄生虫；⑥血液中运钴胺蛋白缺乏，均可导致维生素 $B_{12}$ 的吸收和运转障碍。

### 三、临床表现

1. 发病为渐进性，发病症状最早为足趾以及手指末端异常，异常逐渐明显，不久出现双下肢软弱无力，行动不稳。手的动作变得笨拙，扣衣感到困难。也有患者主诉足与腿部有抽痛，或在胸部或腹部有束带感，患者在屈曲颈部时可能感到有一阵阵针刺感觉沿背脊向肢体放射（Lhermitte 征）；但此症状也见于其他脊髓疾病中。多数患者在出现神经症状前有恶性贫血的苍白、倦怠、消化不良以及舌炎等病史。

2. 如果以周围神经变性为主，则出现肢体无力，肌张力减退，轻度肌肉萎缩，以及腱反射的障碍。早期 Babinski 征是阴性的，但迟早会出现阳性反应。早期出现震动觉、关节位置觉障碍，震动觉丧失的范围及其广泛程度难以单独用周围神经病变来解释。腿部肌肉的压痛是一个重要体征，提示有周围神经病变存在；当以后索与侧索变性占主要地位时，两下肢出现强直、无力以及共济失调，腱反射亢进，腹壁反射消失，Babinski 征阳性。还可以看到多发性周围神经病变的证据，例如腿部肌肉压痛以及周围型分布的轻度表皮感觉障碍。共济失调主要是由于后索变性、深感觉障碍所致。括约肌症状出现得比较晚，未经治疗的患者最后都出现屈曲性截瘫，两上肢明显无力及大小便失禁。

3. 脑神经除了视神经以外都不受影响。少数患者可有精神症状，如易激惹、淡漠、嗜睡、多疑、反应迟钝、情绪不稳、幻觉、轻躁狂、定向力丧失、记忆力减退乃至痴呆、视神经萎缩及中央暗点。提示大脑白质与视神经广泛受累。

#### 四、辅助检查

1. 周围血象及骨髓涂片检查显示巨细胞低色素性贫血，血液网织红细胞数减少，注射维生素 $B_{12}$ 每日 100μg，10 日后网织红细胞增多有助于诊断。

2. 脑脊液多正常，少数蛋白含量轻度增高，椎管无梗阻。

3. 注射组胺做胃液分析检查时，通常可以发现有抗组胺性的胃酸缺乏现象，但胃酸缺乏不是必要的，少数患者胃液中仍有游离胃酸。

4. 血清维生素 $B_{12}$ 浓度低于 100pg/ml（正常为 200pg/ml），即可诊断为维生素 $B_{12}$ 缺乏症。Schilling 试验（口服放射核素 $^{57}$Co 标记的维生素 $B_{12}$，测定尿、粪中排泄量），可发现维生素 $B_{12}$ 吸收障碍。维生素 $B_{12}$ 浓度低于 100pg/ml 时，注射 1 次维生素 $B_{12}$，如在 10 日后看到有显著的网织细胞增多现象，有助于证实临床诊断。

#### 五、治疗

1. 药物治疗 及早给予大剂量维生素 $B_{12}$ 治疗，否则可导致不可逆性神经损害。

（1）维生素 $B_{12}$ 每日 500～1000μg，连续 2 周肌内注射；然后用相同剂量肌内注射，每周 2～3 次；2～3 个月后改维生素 $B_{12}$ 500μg，口服，每日 2 次，总疗程 6 个月；吸收障碍者需终生用药，合用维生素 $B_1$、维生素 $B_6$ 疗效更佳；加大维生素 $B_{12}$ 剂量，并不能加快神经功能恢复；也有采用椎管内注射维生素 $B_{12}$，其剂量推荐用 15～30μg，5～7 日 1 次。常可避免发生严重不良反应，又可取得好效果。

（2）有恶性贫血的患者，可以将维生素 $B_{12}$ 与叶酸同时服用。但在有明显神经系统症状者，不主张两者并用，亦不单独用叶酸治疗。维生素 C 与维生素 $B_{12}$ 合用常可提高疗效。亦可用铁剂如硫酸亚铁 0.3～0.6g，口服，每日 3 次；或 10% 枸橼酸铁铵溶液 10ml 口服，每日 3 次。

2. 病因治疗 萎缩性胃炎胃液中缺乏游离胃酸者，可服用胃蛋白酶合剂或饭前服稀盐酸合剂10ml，每日3次；可减少因胃酸缺乏引起的消化道症状。戒酒和纠正营养不良，改善膳食结构，给予富含B族维生素的食物，多食粗粮、蔬菜和新鲜动物肝也有助于治疗。

3. 其他治疗 加强瘫痪肢体的功能锻炼，辅以理疗、针灸、体疗均有助于改善症状。

## 六、护理要点

1. 常规护理

（1）呼吸道护理 截瘫患者长期卧床易发生肺不张、坠积性肺炎，所以应锻炼肺功能，增加肺活量。协助患者叩背，鼓励患者排痰。如痰黏稠不易咳出可服祛痰药或雾化吸入。一旦发生肺部感染或肺炎应到医院积极治疗。

（2）饮食护理 饮食要清淡，忌食辛辣刺激性食物，适当吃些水果、蔬菜和粗纤维食物，促进神经功能的恢复。

（3）皮肤护理 因患者长期卧床，局部皮肤长期受压，血液循环和神经感觉障碍，加之抵抗力下降，极易发生压疮。因此，要保持床铺清洁、平整、干燥，患者衣裤要常换、多晒，经常用温水给患者擦洗身体，及时清洁尿便，保持皮肤清洁、干燥。

（4）心理护理 由于该病患者病程相对较长，对该病认识不足，伴有肢体无力、感觉障碍、共济失调，存在焦虑、抑郁、恐惧等心理障碍，因此对该病患者需要进行药物治疗、食物治疗及康复训练。同时应了解患者心理状态，用焦虑抑郁量表对患者进行评定，了解患者是否存在情感障碍及存在何种类型的情感障碍，然后采取相应的措施。给患者讲解该病的相关知识，树立患者战胜疾病的信心。

2. 专科护理

（1）药物治疗护理 本病的发生与维生素$B_{12}$缺乏密切相关，大剂量维生素$B_{12}$是治疗该病的最有效措施。给予甲钴胺注射液

500μg，每日1次肌内注射，注射时予两快一慢、双侧臀部交替注射，以缓解患者的痛苦。同时给予注射部位每日按摩热敷，以免形成硬结影响药物吸收。注意观察维生素$B_{12}$的不良反应，如食欲缺乏、恶心、腹泻、皮疹。一旦出现不良反应立即向主管医师汇报，并遵医嘱采取相应措施，如抑酸、止泻、抗过敏、补充铁剂。补充铁剂时应注意消化道溃疡、溃疡性结肠炎，严重肝病患者禁用，及时提醒主管医师，并观察其不良反应。

（2）泌尿系护理　因截瘫患者均有不同程度的尿潴留和尿失禁，所以泌尿系感染是最常见的并发症。一旦发生尿潴留可用手轻轻按摩下腹部以帮助排尿。同时，还应当经常观察尿色有无混浊，并定期做尿常规检查。一旦发生感染征象除使用抗生素外，还应鼓励患者大量饮水，增加排尿次数。同时应每天进行会阴冲洗，必要时留置导尿管，并定时开放。

（3）肢体痉挛的护理　严重的痉挛会给患者带来很大的痛苦，妨碍自主运动的恢复，成为功能恢复的主要障碍。所以，对患者从急性期开始采用抗痉挛的良肢位，下肢伸肌张力增高，将下肢摆放为屈曲位。对肢体进行主动运动、被动运动和按摩、冷疗或热疗，使肌痉挛放松。

（4）安全护理　截瘫患者皮肤感觉丧失、行动不便，平时不但要防止烫伤、跌伤、碰伤等意外伤害，还要预防自伤、自杀等发生。在无人护理时各种用物要方便患者拿取，物品放置要牢靠。患者自己也要有自我保护意识，并自觉调节心理情绪。

（5）康复训练　针对患者肢体无力、感觉障碍、共济失调等情况制订不同的康复计划。对肢体无力、痉挛性截瘫者早期采取被动训练方式，给予针灸、按摩及仰卧起坐等训练。2周后下肢可练习蹲起、抬腿、侧压腿，指导患者经常做双腿的屈伸、外展运动。对存在共济失调者采用平衡功能训练，使其平衡功能得到恢复。

3. 健康指导

（1）生活指导　注意休息，放松心情，保持良好的精神状态，生活要有规律，这样有利于身体恢复。

（2）康复指导　对瘫痪肢体早期应加强功能锻炼，辅以针灸、理疗与康复疗法。

（3）预防护理　加强瘫痪患者的护理，避免压疮、坠积性肺炎等。

# 第五节　脊髓损伤

## 一、定义

脊髓损伤是指由于外界直接或间接因素导致的脊髓损伤，在损害的相应节段出现各种运动、感觉和括约肌功能障碍，肌张力以及病理反射等的相应改变。脊髓损伤的程度和临床表现取决于原发性损伤的部位和性质。

## 二、病因

1. 开放性损伤　多见于战争时期，多伴有脊椎的损伤，主要见于枪弹、刀刺、爆炸性损伤使刀刃、砸伤、撞伤等直接作用与脊椎，使其发生骨折和脱位，进而使脊髓受到损害，损伤与外力作用的部位一致，损伤程度与外力的大小成正比。可发生于任何脊髓部位，以胸髓最为多见。

2. 闭合性损伤　多见于和平时期，主要见于车祸伤、坠落伤、运动性扭伤、脊柱扭伤、过重负荷等，使脊柱发生过度伸展、屈曲、扭转，造成脊柱骨折、脱位，脊椎附件的损伤和韧带及脊髓血管的损伤，进而造成闭合性损伤。

## 三、临床表现

1. 脊髓休克　见于急性脊髓横贯性损害，脊髓损伤后，在受损的平面以下，立即出现肢体的迟缓性瘫痪，肌张力低下或消失，各种反射均减退或消失，病变水平以下深浅感觉完全丧失，膀胱无张力，尿潴留，呈无张力性（充盈性）尿失禁，大便失禁。

2. **完全性脊髓损害** 脊髓休克过后，损伤平面以下的肌张力增高，腱反射亢进，病理反射阳性，但各种感觉无恢复，并可早期出现总体反射，即当损伤以下的皮肤或黏膜受到刺激时，髋膝关节屈曲、踝关节跖屈、两下肢内收、腹肌收缩、反射性排尿和阴茎勃起等，但运动和各种感觉及括约肌功能无恢复。这种屈曲性截瘫通常是脊髓完全性横贯损害的指征。而伸直性截瘫显示为脊髓非完全性横贯损害。

3. **不完全性脊髓损害** 脊髓病变呈完全性横贯损害者比较少见，更多见者是脊髓不完全性横贯损害，其发生可以是急性的，也可以是慢性的。如为急性病变，其损害虽然是不完全性的，但在早期其生理功能却处于完全抑制状态，即脊髓休克，故在早期与脊髓完全性横贯损害很难区别，必须经过一段时间待脊髓休克逐渐消除后，真正的病灶与体征方可显示出来，其脊髓休克时间通常较完全性损害要短。如为慢性病变，则无脊髓休克表现，随着病变的发展，脊髓损害的表现逐渐出现并加重。

（1）**运动障碍** 运动障碍的范围与程度决定于病变的性质和部位，肢体瘫痪的程度通常比完全性横贯损伤要轻，肌张力增高的程度和病理反射的出现亦不如完全性横贯损害显著，腱反射亢进亦较轻，早期可出现回缩反射。

（2）**感觉障碍** 脊髓不完全性横贯损害时多数在病灶以下出现感觉障碍，感觉障碍的类别、程度则根据感觉传导束受损的情况而定，肛门周围感觉常为完好，并可出现疼痛症状。

（3）**膀胱与直肠功能障碍** 其出现与脊髓病变程度有关，通常与肢体瘫痪的轻重相平行。轻者可无膀胱直肠功能障碍，但常有排尿困难，重者则常有尿频、尿急甚至尿失禁，膀胱不能排空，大便常秘结，失禁者较少。

## 四、辅助检查

1. **脑脊液检查** 做腰椎穿刺及压迫颈静脉试验判断椎管腔有无梗阻和梗阻的程度，如临床表现进行性恶化，椎管腔有梗阻，可肯定脊髓受压，脑脊液蛋白含量增高，白细胞数正常。但有的脊髓损伤、脊髓受压和椎管梗阻须在颈椎屈曲或过伸位时才能显示。如脊髓损伤伴发蛛网膜下隙和硬脊膜下腔出血时，脑脊液则成血性。椎管腔出血往往与脊髓出血合并发生。

2. 体感诱发电位检查　通过检测脊髓功能对判断脊髓损伤的程度和估计预后方面均有较大的帮助。如在伤后数日或数周内反复检查均不能描出叠加波形，可判断为完全性脊髓损伤。如出现异常波形即为不完全性脊髓损伤。经多次连续检查显示异常波形渐趋正常者，提示脊髓功能有恢复的可能，预后良好。另外用节段性体感诱发电位可判断脊髓损伤的程度、节段性感觉损伤的定位和神经根的损伤。诱发电位波幅下降为脊髓损伤早期，潜伏期延长为损伤后期，出现完全性传导阻滞而诱发不出任何电位图形时，提示脊髓严重损害，预后较差。

3. 肌电图检查　脊髓损伤后，肌电图可出现异常改变。去神经电位，脊髓损伤节段以下所支配的肌肉因失去神经支配，肌肉松弛时，不出现静息电位，而出现诸如纤颤电位、正相尖波及束颤电位等去神经电位波。异常运动单位电位，脊髓损伤后可出现神经元，神经纤维传导速度不等，肌纤维收缩有先有后，因此复合成为多相运动单位电位。当前角细胞损伤后，细胞膜的渗透性发生变化，易发生同步兴奋，而出现巨大的多相运动单位电位，可能因为残存的前角细胞代偿扩大其所支配的肌纤维，受到刺激后多个运动单位同时兴奋所致，正常人多相单位低于5%，如高于20%即视为异常。神经传导速度，运动神经传导速度可降低或变化不大，可作为评估脊髓神经功能的参考。

4. 脊柱X线检查　此检查是诊断脊髓损伤的重要依据，除拍摄损伤节段的脊柱正侧位像外，还应拍摄两侧斜位像，如疑有环枢损伤时需拍摄张口正位片。

5. 脊髓造影检查　了解椎管内有无脊髓压迫现象。脊髓损伤时可见损伤部位椎管腔有梗阻、脊髓移位和椎间隙充盈缺损等现象。如脊髓造影中见脊髓有移位或造影剂中断，呈水平截面状偏一边、呈刀削状或梳齿状者极大可能为硬脊膜血肿。

6. CT扫描检查　CT扫描能显示损伤节段椎管骨质结构的全面情况。尤其对椎弓骨折及碎骨片的位置、大小，脊椎关节突交锁等皆能清晰显示。脊髓出血可见高密度出血区在椎管中心，CT值为40～100HU，边缘不清且不规则。脊髓蛛网膜下隙血肿多位于胸腰段，平扫为高密度。

7. MRI检查　MRI检查对脊髓损伤的诊断明显优于CT扫描。脊髓挫裂伤在T1加权像上可见脊髓膨大，而无信号强弱改变。在T2加权像上呈长T2信号的水肿影像。在伴有出血的脊髓挫裂伤，无论在T1或T2加权像上均显示脊髓膨大、信号不均及局限性长T1长T2水肿区。MRI在显示椎间盘损伤及椎管内出血等方面优于CT扫描，但在骨性结构的显示上不如CT扫描清晰。

## 五、治疗

治疗原则为早期治疗；整复脊柱骨折脱位；采用综合治疗；预防及治疗并发症；功能重建与康复。

## 六、护理要点

1. 现场急救护理　对患者迅速及较准确地做出判断，有无合并伤及重要脏器损伤，并根据其疼痛、畸形部位和功能障碍情况，判断有无脊髓损伤及其性质、部位。对颈段脊髓损伤者，首要是稳定生命体征。高位脊髓损伤患者，多有呼吸浅，呼吸困难，应配合医师立即气管切开，气管内插管。插管时特别注意，有颈椎骨折时，头部制动，绝对不能使头颈部多动；气管插管时，宜采用鼻咽插管，借助纤维喉镜插管。

2. 正确运送患者，保持脊柱平直　现场搬运患者时至少要三人蹲在患者一侧，协调一致平起，防止脊柱扭转屈曲，平放在硬板单架上。对有颈椎骨折者，有一人在头顶部，双手托下颌及枕部，保持轻度向头顶牵引，颈部中立位，旁置砂袋以防扭转。胸腰段骨折者在胸腰部垫一软垫，切忌一人抱腋下，另一人抱腿屈曲搬动而致脊髓损伤加重。

3. 定时翻身，给予适当的卧位

(1) 脊髓损伤患者给其提供硬板床，加用预防压疮的气垫床。

(2) 翻身时应采用轴线翻身，保持脊柱呈直线，两人动作一致，防止再次脊髓损伤。每隔2小时翻身1次。

(3) 仰卧位：患者仰卧位时髋关节伸展并轻度外展。膝伸展，但不能过伸。踝关节背屈，趾伸展。在两腿之间可放一枕头，可保持髋关节轻度外展。肩应内收，中立位或前伸，勿后缩。肘关节伸展，腕背屈约45°。指轻度屈曲，拇指对掌。患者双上肢放在身体两侧的枕头上，肩下垫枕头要足够高，确保两肩部后缩，亦可将两枕头垫在前臂或手下，使手的位置高于肩部，可以预防重力性肿胀。

(4) 侧卧位：髋膝关节屈曲，两腿之间垫上软枕，使上面的腿轻轻压在下面的枕头上。踝背屈，趾伸展。下面的肩呈屈曲位，上肢放于垫在头下和胸背部的两个枕头之间，以减少肩部受压。肘伸展，前臂旋后。上面的上肢也是旋后位，胸壁和上肢之间垫一枕头。

4. 饮食护理 少食或不食产气过多的食物，如甜食、豆类食品等。指导患者食用含纤维素多的食物。鼓励患者多饮用热果汁。

5. 供给营养

(1) 在脊髓损伤初期，先给患者静脉输液，并插入鼻胃管以防腹胀。

(2) 观察患者肠蠕动情况，当肠蠕动恢复后，可经口摄入饮食。

(3) 给予高蛋白、高维生素、高纤维素的食物，以及足够的水分。

(4) 若患者长期卧床不动，应限制含钙的食物的摄取，以防泌尿道结石。

(5) 若患者有恶心、呕吐，应注意防止患者发生吸入性肺炎。

6. 尿便护理

（1）急性尿潴留 脊髓损伤后最初几天即脊髓休克期，膀胱呈弛缓性麻痹，患者出现急性尿潴留，应立即留置导尿引流膀胱的尿液，导尿采用密闭式引流，使用抗反流尿袋。随时保持会阴部的清洁，每天消毒尿道口，定期更换尿管，以防细菌感染。

（2）便失禁及麻痹性肠梗阻或腹胀 患者出现便失禁及时处理，并保持肛周皮肤清洁、干燥无破损，在肛周涂皮肤保护剂。患者出现麻痹性肠梗阻或腹胀时，给予患者脐周顺时针按摩。可遵医嘱给予肛管排气或胃肠减压，必要时给予缓泻剂，使用热水袋热敷脐部。

7. 训练患者排便、排尿功能恢复

（1）对痉挛性神经源性膀胱患者，应嘱患者定时喝一定量的水，使膀胱充盈，定时开放尿管，引流膀胱内尿液。也可定期刺激膀胱收缩排出尿液，如轻敲患者的下腹部（耻骨上方）、用手刺激股内侧，以刺激膀胱收缩。间歇性导尿，即4小时导尿1次，这种方法可以使膀胱有一定的充盈，形成对排尿反应的生理刺激，这种冲动传到脊髓的膀胱中枢，可促进逼尿肌的恢复。

（2）训练患者排便，应先确定患者患病前的排便习惯，并维持适当的高纤维素饮食与水分的摄取，以患者的习惯，选择一天中的一餐后，进行排便训练，因患者饭后有胃结肠反射，可在患者臀下垫便盆，教导患者有效地以腹部压力来引发排便，如无效，则可戴手套，伸入患者肛门口刺激排便，或再加甘油灌肠，每天固定时间训练。

8. 呼吸道管理

（1）颈1～4受损者，膈神经、横膈及肋间肌的活动均丧失，并且无法深呼吸及咳嗽，为了维持生命而行气管切开，并使用呼吸机辅助呼吸。及时吸痰保持呼吸道通畅。

（2）在损伤后48小时应密切观察患者呼吸型态的变化，呼吸的频率和节律。

（3）监测血氧饱和度及动脉血气分析的变化，以了解其缺氧的情况是否加重。

（4）在病情允许的范围内协助患者翻身，并指导患者深呼吸与咳嗽，以预防肺不张及坠积性肺炎等并发症。

9. **基础护理** 患者脊髓受损后可出现四肢瘫或截瘫，生活自理能力缺陷，其一切生活料理均由护理人员完成。每天定时翻身，变换体位，观察皮肤，保护皮肤完整性。保持床单位的平整。

10. 观察神经功能的变化

（1）观察脊髓受压的征象，在受伤的24～36小时内，每隔2～4小时检查患者四肢的肌力、肌张力、痛触觉等，以后每班至少检查1次。及时记录患者感觉平面、肌张力、痛温触觉恢复的情况。

（2）检查发现患者有任何变化时，应立即通知医师，以便及时进行手术减压。

11. 脊髓手术前护理

（1）观察脊髓受压的情况，特别注意维持患者的呼吸。

（2）观察患者脊柱的功能，以及活动与感觉功能的丧失或恢复情况。

（3）做好患者心理护理，解除患者的恐惧、忧虑和不安的心理。

（4）遵医嘱进行术前准备，灌肠排除肠内粪便，可减少手术后的肿胀和压迫。

12. 脊髓手术后护理

（1）手术后搬运患者时，应保持患者背部平直，避免不必要的振动、旋转、摩擦和任意暴露患者；如为颈椎手术，则应注意颈部的固定，戴颈托。

（2）颈部手术后，应去枕平卧。必要时使用砂袋固定头部，保持颈椎平直。

（3）观察患者的一般情况，如皮肤的颜色、意识状况、定向力、生命体征以及监测四肢运动、肌力和感觉。

（4）颈椎手术时，由于颈部被固定，不能弯曲，常使口腔的分泌物不易咳出，应及时吸痰保持呼吸道的通畅。

（5）观察伤口敷料是否干燥，有无出血、有无液体自伤口处渗出，观察术后应用止痛泵的效果。

13. 颅骨牵引患者护理

（1）随时观察患者有无局部肿胀或出血的情况。

（2）由于颅骨牵引，时间过长，枕部及肩胛骨易发生压疮，可根据情况应用减压贴。

（3）定期检查牵引的位置、功效是否正确，如有松动，及时报告医师。

（4）牵引时使用便器要小心，不可由于使用便器不当造成牵引位置、角度及功效发生改变。

14. 康复护理

（1）在康复医师的指导下，给予患者日常生活活动训练，使患者能自行穿脱衣服、进食、盥洗、排便、沐浴及开关门窗、电灯、水龙头等，增进患者自我照顾的能力。

（2）按照运动计划做肢体运动。颈椎以下受伤的患者，运用各种支具下床行走。

（3）指导患者及家属如何把身体自床上移到轮椅或床边的便器上。

（4）教导患者使用辅助的运动器材，例如轮椅、助行器、手杖来加强自我照顾能力。

15. 预防并发症护理 脊髓损伤后常发生的并发症是压疮、泌尿系感染和结石、肺部感染、深静脉血栓形成及肢体挛缩。

（1）压疮 定时评估患者皮肤情况，采用诺顿评分，护士按照评分表中五项内容分别打分并相加。总分小于14分，可认为患者是发生压疮的高危人群，必须进行严格的压疮预防。可应用气垫床，定时翻身缓解患者的持续受压，对于危险区域的皮肤应用减压贴、透明贴、皮肤保护剂赛肤润，保持床单位平整、清洁，每班加强检查。

（2）肺部护理　鼓励患者咳嗽，压住胸壁或腹壁辅助咳嗽。不能自行咳痰者进行气管内吸痰。变换体位、进行体位引流，雾化吸入。颈段脊髓损伤者，必要时行气管切开，辅助呼吸。

（3）防深静脉血栓形成　深静脉血栓形成常发生在伤后 10～40 天，主要原因是血流缓慢。临床表现为下肢肿胀、胀痛、皮肤发红，亦可肢体温度降低。防治的方法有患肢被动活动，穿预防深静脉血栓的弹力袜。定期测下肢周径，发现肿胀，立即制动。静脉应用抗凝剂，亦可行彩色多普勒检查，证实为血栓者可行溶栓治疗，可用尿激酶或东菱克栓酶等。

（4）预防痉挛护理　痉挛是中枢神经系统损害后出现的以肌张力异常增高为表现的综合征，痉挛可出现在肢体整体或局部，亦可出现在胸、背、腹部肌肉。有些痉挛对患者是有利的，比如：股四头肌痉挛有助于患者的站立和行走，下肢肌痉挛有助于防止直立性低血压，四肢痉挛有助于防止深静脉血栓形成。但严重的肌痉挛会给患者带来很大的痛苦，妨碍自主运动的恢复，成为功能恢复的主要障碍。痉挛在截瘫患者常表现为以伸肌张力异常增高的痉挛模式，持续的髋膝踝的伸展，最后出现跟腱缩短，踝关节旋前畸形及内收肌紧张。患者从急性期开始采用抗痉挛的良肢体位摆放，下肢伸肌张力增高将下肢摆放为屈曲位。对肢体进行主动运动和被动运动。主动运动：做痉挛肌的拮抗肌适度的主动运动，对肌痉挛有交替性抑制作用。被动运动与按摩：进行肌肉按摩，或温和地被动牵张痉挛肌，可降低肌张力，有利于系统康复训练。冷疗或热疗可使肌痉挛一过性放松。水疗温水浸浴有利于缓解肌痉挛。

16. 健康指导　患者和家属对突然遭受到脊髓损伤所带来的四肢瘫或截瘫事实不能接受，患者和家属都比较紧张，因此对患者和家属的健康教育非常重要。

（1）教导患者需保持情绪稳定，向患者简单地解释所有治疗的过程。

（2）鼓励家属参加康复治疗活动。

（3）告知患者注意安全，以防发生意外。

（4）教导运动计划的重要性，并能切实执行。

（5）教导家属能适时给予患者协助及心理支持，并时常给予鼓励。

（6）教导患者及家属重视日常生活的照顾，预防并发症。

（7）定期返院检查。

# 第六节　脊髓血管疾病

## 一、定义

脊髓血管疾病是一组因供应脊髓的血管阻塞或破裂出血，而导致脊髓所支配的运动、感觉和括约肌功能障碍的疾病，分缺血性、出血性及血管畸形三大类。发病率远低于脑血管疾病，但因脊髓内结构紧密，较小的血管损害就可造成严重的后果。脊髓血管的供应主要来自椎动脉的脊前动脉和脊后动脉，它们行径于脊髓的全长，发出的根动脉供应着邻近相应的脊髓节段。虽然有31对根动脉，但是根动脉供应是不对称的，因此通常仅有7～8对根动脉供应脊髓，脊髓各段尚有发自主动脉的肋间动脉提供血液供应。颈段脊髓主要由椎动脉供血，胸段脊髓由肋间动脉供应，下胸段脊髓和腰脊髓系主动脉降支和髂内动脉分支供血。脊髓前动脉主要供应脊髓腹侧2/3，而脊髓后动脉供应脊髓背侧1/3区域，侧面由脊髓环动脉供应。整个脊髓的供血是比较丰富的，但是胸脊髓2～4节段是颈脊髓和胸脊髓动脉供应的交界处，血供相较差，易发生脊髓的血管性损害。

## 二、病因及发病机制

心肌梗死、心搏骤停、主动脉破裂、主动脉造影、胸腔和脊柱等引起严重低血压，以及动脉粥样硬化、梅毒性动脉炎、肿瘤、蛛网膜粘连等均可导致缺血性脊髓病；外伤是椎管内出血的主要原因，自发性出血多见于脊髓动静脉畸形、动脉瘤、血液、肿瘤和抗凝治疗后。脊髓血管病常作为其他疾病的并发症，易被原发病掩盖。脊髓血管畸形是常见的脊髓血管病，畸形血管可压迫脊髓，闭塞引起脊髓缺血，破裂引起出血导致脊髓功能受损，约1/3的患者合并病变脊髓节段皮肤血管瘤、颅内血管畸形和脊髓空洞症等。

### 三、临床表现

1. 缺血性疾病

（1）脊髓短暂性缺血性发作　类似短暂性脑缺血发作，发作突然，持续时间短暂，不超过24小时，恢复完全，不遗留任何后遗症。间歇性跛行和下肢远端发作性无力是本病的典型临床表现。行走一段距离后，单侧或双下肢沉重、无力甚至瘫痪，休息或使用血管扩张剂后缓解；或仅有自发性下肢远端发作性无力，反复发作，可自行缓解，间歇期症状消失。短暂性缺血发作反复发作，可导致脊髓永久性损害。

（2）脊髓梗死　呈卒中样起病，脊髓症状常在数分钟或数小时达到高峰。因发生闭塞的供血动脉不同而出现以下综合征：

① 脊髓前动脉综合征　以中胸段或下胸段多见。首发症状常为突然出现病变水平相应部位的根性疼痛或弥漫性疼痛，短时间内发生弛缓性瘫痪，脊髓休克期过后转变为病变水平以下痉挛性瘫痪；感觉障碍为传导束型，痛温觉缺失而深感觉保留，尿便障碍较明显。

② 脊髓后动脉综合征　脊髓后动脉极少闭塞，即使发生，也因有良好的侧支循环而症状较轻且恢复较快；表现为急性根痛，病变水平以下深感觉缺失和感觉性共济失调，痛温觉和肌力保存，括约肌功能常不受影响。

③ 中央动脉综合征　病变水平相应阶段的下运动元性瘫痪、肌张力减低、肌萎缩，多无感觉障碍和锥体束损害。

2. 出血性疾病　硬膜外、硬膜下和脊髓内出血均可骤然出现剧烈的背痛、截瘫、括约肌功能障碍、病变水平以下感觉缺损等急性横贯性脊髓损害表现。硬膜下血肿比硬膜外血肿少见的多。脊髓蛛网膜下腔出血，表现急骤的颈背痛、脑膜刺激征、截瘫、括约肌功能障碍等；如出血部位近颅内则可有意识障碍或其他脑部表现；如为脊髓表面血管破裂所致，则可能只有背痛而无血管受压表现。

3. 血管畸形　多在45岁前发病，约半数在14岁前发病，男女之比为3∶1。纯动脉性与静脉性罕见，绝大多数为动静脉畸形。多见于胸腰段，其次为中胸段，颈段少见。缓慢起病者多见，亦可为间歇性病程，有症状缓解期；突然发病者，系由畸形血管破裂所致，多以急性疼痛为首发症状，表现为不同程度的截瘫、根性或传导束性分布的感觉障碍，如脊髓半侧受累可表现为脊髓半切综合征；括约肌功能障碍早期为尿便困难，晚期则失禁；也有少数患者表现为单纯性脊髓蛛网膜下腔出血。

## 四、辅助检查

1. 脑脊液检查　在脊髓蛛网膜下腔出血时，呈血性；椎管梗阻时，脑脊液蛋白量增高，压力低。

2. 计算机断层扫描（CT）和磁共振检查（MRI）　可显示脊髓局部增粗、出血、梗死，增强后可以发现血管畸形。

3. 脊髓造影检查　可确定血肿部位，显示脊髓表面血管畸形的位置和范围，但不能区别病变类型。选择性脊髓动脉造影对确诊脊髓血管畸形最有价值，可明确显示畸形血管的大小、范围、类型及与脊髓的关系，有助于治疗方法的选择。

## 五、治疗

缺血性脊髓血管疾病的治疗原则与缺血性脑血管病相似，可以应用血管扩张剂及促进神经功能恢复的药物；低血压者应予纠正血压，疼痛明显者可给予镇静止痛剂，硬膜外或硬膜下血肿应紧急手术以清除血肿，解除对脊髓压迫症状；其他类型椎管内出血应针对病因治疗，使用脱水剂、止血剂；脊髓血管畸形可根据情况行血管结扎、切除或介入栓塞，截瘫患者应加强护理，防止压疮及尿路感染的发生，急性期过后或病情稳定后应尽早开始进行肢体的功能训练及康复治疗。

## 六、护理要点

1. 预防性安全护理

（1）正确及时评估患者的肌力、肌张力及感觉平面。

（2）床上备有床栏杆，保护患者以防意外。

（3）介入治疗术后，穿刺部位加压包扎，嘱患者卧床24小时，患肢制动8小时，躁动患者必要时加用约束带保护患者。

（4）对于意识不清的患者应防外界热源、致冷物质的伤害（如电毯、热水袋、冰袋、冰毯）。

（5）压疮每1～2小时翻身，避免身体局部受压太久，骨突处给予减压贴、按摩。

2. 脊髓术后护理

（1）定时翻身，给予适当的卧位。

（2）脊髓术后患者给其提供硬板床，加用防止压疮的气垫床。

（3）翻身时应采用轴线翻身，保持脊柱呈直线，两人动作一致，每2小时翻身1次。

3. 尿便护理

（1）对于尿潴留者，应立即留置导尿引流膀胱的尿液，导尿采用密闭式引流，使用抗反流尿袋。随时保持会阴部的清洁，每天消毒尿道口，定期更换尿管，以防细菌感染。

（2）患者出现便失禁及时处理，并保持肛周皮肤清洁、干燥无破损，在肛周涂皮肤保护剂。患者出现便秘或腹胀时，给予患者脐周顺时针按摩。嘱患者多吃含纤维素多的食物，必要时给予缓泻剂，使用热水袋热敷脐部。

4. 腰背部护理　观察背部伤口敷料是否干燥，有无渗出。观察腰背部引流的颜色、性质及量的多少。保持引流管的通畅，管勿折受压，敷料渗出后通知医师及时更换，以免造成逆行感染。

5. 介入治疗后护理 观察足背动脉的搏动，皮肤的温度色泽，肢体血液循环，肢体的运动和感觉，肌张力的情况。

6. 供给营养

（1）给予高蛋白、高维生素、高纤维素的食物，以及足够的水分。

（2）若患者长期卧床不动，应限制含钙的食物的摄取，以防泌尿道结石。

（3）应用神经营养剂协助脊髓功能的恢复。

7. 药物护理 应用抗生素防止感染。遵医嘱应用钙通道阻滞剂，如尼莫地平防止血管痉挛。

8. 预防并发症护理

（1）压疮 定时评估患者皮肤情况，采用诺顿评分，护士按照评分表中五项内容分别打分并相加。总分小于14分，可认为患者是发生压疮的高危人群，必须进行严格的压疮预防。可应用气垫床，定时翻身缓解患者的持续受压，对于危险区域的皮肤应用减压贴、透明贴、皮肤保护剂赛肤润，保持床单位平整、清洁，每班加强检查。

（2）肺部护理 鼓励患者咳嗽，压住胸壁或腹壁辅助咳嗽。不能自行咳痰者进行气管内吸痰。变换体位、进行体位引流，雾化吸入。颈段脊髓损伤者，必要时行气管切开，辅助呼吸。

（3）防深静脉血栓形成 深静脉血栓形成常发生在伤后10～40天，主要原因是血流缓慢。临床表现为下肢肿胀、胀痛、皮肤发红，亦可肢体温度降低。防治的方法有患肢被动活动，穿预防深静脉血栓的弹力袜。定期测下肢周径，发现肿胀，立即制动。静脉应用抗凝剂，亦可行彩色多普勒检查，证实为血栓者可行溶栓治疗，可用尿激酶或东菱克栓酶等。

（4）预防痉挛护理 痉挛是中枢神经系统损害后出现的以肌张力异常增高为表现的综合征，痉挛可出现在肢体整体或局部，亦可出现在胸、背、腹部肌肉。有些痉挛对患者是有利的，比如：股四头肌痉挛有助于患者的站立和行走，下肢肌痉挛有助于防止直立性低血压，四肢痉挛有助于防止深静脉血栓形成。但严重的肌痉挛会给患者带来很大的痛苦，妨碍自主运动的恢复，成为功能恢复的主要障碍。痉挛在截瘫患者常表现为伸肌张力异常增高的痉挛模式，持续的髋膝踝的伸展，最后出现跟腱缩短，踝关节旋前畸形及内收肌紧张。患者从急性期开始采用抗痉挛的良肢体位摆放，下肢伸肌张力增高将下肢摆放为屈曲位。对肢体进行主动运动和被动运动，主动运动：做痉挛肌的拮抗肌适度的主动运动，对肌痉挛有交替性抑制作用。被动运动与按摩：进行肌肉按摩，或温和地被动牵张痉挛肌，可降低肌张力，有利于系统康复训练。冷疗或热疗可使肌痉挛一过性放松。水疗温水浸浴有利于缓解肌痉挛。

9. 健康指导

（1）鼓励家属参加康复治疗活动。

（2）告知患者注意安全，以防发生意外。

（3）教导运动计划的重要性，并能切实执行。

（4）教导家属能适时给予患者协助及心理支持，并时常给予鼓励。

（5）教导患者及家属重视日常生活的照顾，预防并发症。

（6）定期返院检查。

# 第十一章　脑血管疾病

## 第一节　短暂性脑缺血发作

### 一、定义

短暂脑缺血发作（TIA）是颈动脉或椎-基底动脉系统的短

暂性血液供应不足，临床表现为突然发病的、几分钟至几小时的局灶性神经功能缺失，多在24小时以内完全恢复，但可有反复的发作。

## 二、病因及发病机制

对于短暂性脑缺血发作的病因和发病机制，目前存在着分歧和争论。分析TIA的发病机制时，应首先明确如下两个问题：①明确大脑损伤的特点：即损伤是因为脑缺血所致，还是其他原因所致。因为类似TIA的短暂性神经功能障碍，可见于其他多种原因；如低血糖发作、局灶性癫痫、慢性硬膜下血肿、肿瘤、低钠血症及高钙血症等。②明确发生脑供血减少的即刻原因：如血管痉挛、血流动力学异常、血管的机械梗阻、血栓栓塞、血管狭窄或梗阻后继发的血流动力学异常或血液的异常，从而导致相应病变血管远端的供血不足。

关于TIA的发病机制，目前常提到的有微栓子学说及血流动力学异常学说；另外还提到了血管痉挛、血管的机械梗阻、血液流变学异常。上述各种机制往往是同时起作用，而且上述机制最终导致了脑神经元的代谢需求与局部血循环所能提供的氧及葡萄糖之间骤然供不应求，从而导致了脑卒中的发生。局部血循环的紊乱，更常见的是血管狭窄、闭塞而使血流中断。

## 三、临床表现

短暂脑缺血发作的特点是起病突然，历时短暂。大多无意识障碍而能主诉其症状，常为某种神经功能的突然缺失，历时数分钟或数小时，无后遗症。常呈反复发作。并在24小时以内完全恢复而发作次数多则1日多次，少则数周、数月甚至数年才发作1次。各个患者的局灶性神经功能缺失症状常按一定的血管支配区而反复刻板地出现。

## 四、辅助检查

1. CT或MRI、EEG检查 大多正常，部分可见小的梗死灶或缺血灶。CT 10%～20%，MRI可达20%可见腔隙性梗死。

2．弥散加权MRI　可见片状缺血区。

3．SPECT　可有局部血流下降。

4．PET　可见局限性氧与糖代谢障碍。

5．DSA/MRA或彩色经颅多普勒　显示血管狭窄、动脉粥样硬化症、微栓子（TCD）。

6．心脏B超、心电图及超声心动图　可以发现动脉硬化、心脏瓣膜病变及心肌病变。

7．血常规、血脂及血液流变学、血液成分及流变学的关系。

8．颈椎X线　颈椎病变对椎动脉的影响。

## 五、治疗

根据全面检查所见的可能病因和诱发因素进行针对性的病因治疗；治疗过程中发作并未减少或终止，而考虑以微栓塞为主要诱发因素时，可慎重地选择抗凝治疗。当病因主要是位于颅外的主动脉-颈部动脉系统之中，可结合患者的具体情况，考虑外科手术治疗。

## 六、观察要点

1．抗凝治疗前需检查患者的凝血机制是否正常，抗凝治疗过程中应注意观察有无出血倾向，发现皮疹、皮下瘀斑、牙龈出血等立即报告医师处理。

2．注意观察患者肢体无力或偏瘫程度是否减轻，肌力是否增加，吞咽障碍、构音不清、失语等症状是否恢复正常，如果上述症状呈加重趋势，应警惕缺血性脑卒中的发生；若为频繁发作的TIA患者，应注意观察每次发作的持续时间、间隔时间以及伴随症状，并做好记录，配合医师积极处理。

## 七、护理要点

1．常规护理

（1）一般护理　发作时卧床休息，注意枕头不宜太高，以枕高 15～25cm 为宜，以免影响头部的血液供应；转动头部时动作宜轻柔、缓慢，防止颈部活动过度诱发 TIA；平时应适当运动或体育锻炼，注意劳逸结合，保证充足睡眠。

（2）饮食护理　指导患者进食低盐低脂、清淡、易消化、富含蛋白质和维生素的饮食，多吃蔬菜、水果，戒烟酒，忌辛辣油炸食物和暴饮暴食，避免过分饥饿。合并糖尿病的患者还应限制糖的摄入，严格执行糖尿病饮食。

（3）心理护理　帮助患者了解本病治疗与预后的关系，消除患者的紧张、恐惧心理，保持乐观心态，积极配合治疗，并自觉改变不良生活方式，建立良好的生活习惯。

2. 专科护理

（1）症状护理

① 对肢体乏力或轻偏瘫等步态不稳的患者，应注意保持周围环境的安全，移开障碍物，以防跌倒；教会患者使用扶手等辅助设施；对有一过性失明或跌倒发作的患者，如厕、沐浴或外出活动时应有防护措施。

② 对有吞咽障碍的患者，进食时宜取坐位或半坐位，喂食速度宜缓慢，药物宜压碎，以利吞咽，并积极做好吞咽功能的康复训练。

③ 对有构音不清或失语症的患者，护士在实施治疗和护理活动过程中，注意言行不要有损患者自尊，鼓励患者用有效的表达方式进行沟通，表达自己的需要，并指导患者积极进行语言康复训练。

（2）用药护理　详细告知药物的作用机制、不良反应及用药注意事项，并注意观察药物疗效情况。血液病有出血倾向，严重的高血压和肝、肾疾病，消化性溃疡等均为抗凝治疗禁忌证。肝素 50mg 加入生理盐水 500ml 静脉滴注时，速度宜缓慢，10～20滴/min，维持 24～48 小时。

（3）安全护理

① 使用警示牌提示患者，贴于床头呼吸带处，如小心跌倒、

防止坠床。

②楼道内行走、如厕、沐浴有人陪伴，穿防滑鞋，卫生员清洁地面后及时提示患者。

③呼叫器置于床头，告知患者出现头晕、肢体无力等表现及时通知医护人员。

3. 健康指导

（1）保持心情愉快、情绪稳定，避免精神紧张和过度疲劳。

（2）指导患者了解肥胖、吸烟酗酒及饮食因素与脑血管病的关系，改变不合理饮食习惯，选择低盐、低脂、充足蛋白质和丰富维生素饮食。少食甜食、限制钠盐，戒烟酒。

（3）生活起居有规律，养成良好的生活习惯，坚持适度运动和锻炼，注意劳逸结合，对经常发作的患者应避免重体力劳动，尽量不要单独外出。

（4）按医嘱正确服药，积极治疗高血压、动脉硬化、心脏病、糖尿病、高脂血症和肥胖症，定期监测凝血功能。

（5）定期门诊复查，尤其出现肢体麻木乏力、眩晕、复视或突然跌倒时应随时就医。

# 第二节　动脉粥样硬化性血栓性脑梗死

## 一、定义

动脉粥样硬化性血栓形成性脑梗死（简称动脉硬化性脑梗死），是脑梗死中最常见的类型。供应脑部的动脉系统中的粥样硬化和血栓形成使动脉管腔狭窄、闭塞，导致急性脑供血不足所引起的局部脑组织坏死，临床上常表现为偏瘫、失语等突然发生的局灶性神经功能缺失，旧称脑血栓形成。

## 二、病因及发病机制

1. 动脉硬化性脑梗死的基本病因是动脉粥样硬化。最常见的伴发病是高血压。高血压常使动脉粥样硬化的发展加速、加重。动脉粥样硬化是可以发生于全身各处动脉管壁的非炎症性变性。其发病原因与脂质代谢障碍和内分泌改变有关。

2. 脑动脉粥样硬化是全身性动脉粥样硬化症的组成部分，主要发生在管径500μm以上的供应脑部的大动脉和中等动脉。脑动脉粥样硬化的好发部位为供应头颈部动脉的主动脉弓起始部、锁骨下动脉的椎动脉起始部、椎动脉各段特别是在枕大孔区进入颅内的部分、基底动脉的起始段和分叉部及其分支、颈总动脉的分叉部、颈动脉窦、颈内动脉虹吸部、脑底动脉环、大脑（前、中、后）动脉起始段等，亦可见于软脑膜动脉。

3. 脑动脉的粥样硬化和全身各处的动脉粥样硬化相同，主要改变是动脉内膜深层的脂肪变性和胆固醇沉积，形成粥样硬化斑块及各种继发病变，使管腔狭窄甚至闭塞。管腔狭窄需达80%～90%方才影响脑血流量。如病变逐步发展，则内膜分裂、内膜下出血（动脉本身的营养血管破裂所致）和形成内膜溃疡，内膜溃疡处易发生血栓形成，使管腔进一步变窄或闭塞，硬化斑块内容物或血栓的碎屑可脱入血流形成栓子。

## 三、临床表现

本病中老年患者多见，病前有脑梗死的危险因素，如高血压、糖尿病、冠心病及高脂血症等。常在安静状态下或睡眠中起病，约1/3患者的前驱症状表现为反复出现。根据脑动脉血栓形成部位的不同，相应地出现神经系统局灶性症状和体征。患者一般意识清楚，在发生基底动脉血栓或大面积脑梗死时，病情严重，可出现意识障碍，甚至有脑疝形成，最终导致死亡。

### （一）脑梗死的时间分型

1. 完全性卒中　症状在6小时内达到高峰。

2. 进展性卒中　发病6小时以后症状仍在加重。

3. 可逆性缺血性卒中神经功能缺失（RIND）　症状持续24小时以上，3周内完全恢复。

（二）脑梗死的空间分型

由于闭塞血管和梗死面积的大小、部位不同，神经功能障碍各异。按解剖部位，临床上将脑梗死分为以下两大类：

1. 颈内动脉系统（前循环）脑梗死

（1）颈内动脉血栓形成　颈内动脉闭塞后，如果侧支循环代偿良好，可不产生任何症状或体征；但若侧支循环不良，则可引起 TIA 或大片脑梗死，临床表现严重程度不等，从对侧轻偏瘫、同向偏盲，到完全性偏瘫、偏身感觉障碍、失语、失认等。可有一过性单眼盲，但持续性失明罕见。如先有 TIA，后有大脑中动脉供血区梗死的临床表现，并出现同侧 Horner 综合征，同时可在颈部听到高调血管杂音者，极可能为颈内动脉闭塞引起的脑梗死。

（2）大脑中动脉血栓形成　皮质支闭塞可出现中枢性偏瘫、偏身感觉障碍，以头面部和上肢为重，向对侧凝视麻痹或空间忽视；优势半球受损可有运动性或感觉性失语。中央支闭塞出现对侧偏瘫、偏身感觉障碍，而无皮质功能缺损症状。大脑中动脉起始段（主干）闭塞时，由于阻塞位于 Willis 环远侧，不能由前交通动脉和后交通动脉获取对侧的血流，仅脑表面可从同侧大脑前和大脑后动脉皮质支获得部分侧支循环，因此，临床上同时有中央支和皮质支闭塞的表现，且因广泛脑水肿常有昏迷，严重颅内高压可致脑疝而死亡。如果从皮质吻合支来的侧支循环代偿良好，也可仅有中央支闭塞的表现。

（3）大脑前动脉血栓形成　单侧大脑前动脉近端闭塞，由于前交通动脉侧支循环代偿良好，临床表现常不完全或无症状。分出前交通动脉后的远端闭塞，可引起对侧偏瘫和偏身感觉障碍，下肢重于上肢，一般无面瘫，因旁中央小叶受损，可有大、小便失禁；偶有双侧大脑前动脉由一条主干发出，当其近端闭塞时，可引起两侧大脑半球内侧面梗死，表现为精神症状、双下肢瘫、尿失禁，并有强握等原始反射。

2. 椎-基底动脉系统（后循环）脑梗死

（1）椎-基底动脉血栓形成　可导致脑干、小脑、丘脑、枕叶及颞顶枕交界处不同部位的梗死灶，临床表现极为复杂。

①椎动脉闭塞 双侧椎动脉闭塞，梗死灶分布于供血区的不同部位，可表现为基底动脉主干闭塞的症状或各种综合征。一侧椎动脉闭塞，如对侧有足够代偿供血时，可以完全无症状；但由于双侧椎动脉粗细常差异很大，当基底动脉主要由较粗的椎动脉供血时，该侧椎动脉闭塞的表现与双侧椎动脉闭塞相同。

②基底动脉主干闭塞 常引起广泛的脑桥梗死，可突发眩晕、呕吐、共济失调，迅速出现昏迷、面部与四肢瘫痪、去脑强直、眼球固定、瞳孔缩小、高热，甚至呼吸及循环衰竭而死亡。

③椎-基底动脉不同部位的旁中央支和长旋支闭塞 可导致脑干或小脑不同水平的梗死，表现为各种临床综合征。体征的共同特点有下列之一：a. 交叉性瘫痪或感觉障碍；b. 双侧运动或感觉功能缺失；c. 小脑功能障碍；d. 眼球协同运动障碍；e. 偏盲或皮层盲。此外，还可出现Horner综合征、眼球震颤、构音障碍、听觉障碍等。较常见综合征有：a. 大脑脚综合征：多为供应中脑的基底动脉穿通支闭塞引起，表现为患侧动眼神经麻痹，对侧锥体束受损；b. 中脑顶盖综合征：由四叠体动脉闭塞所致，主要表现为眼球垂直运动麻痹；c. 中脑被盖综合征：由基底动脉脚间支闭塞引起，主要表现为患侧动眼神经麻痹，对侧肢体不自主运动；d. 脑桥外侧综合征：多为供应脑桥的旁中央支闭塞所致，表现为患侧外展神经和面神经周围性麻痹，对侧锥体束受损；e. 脑桥内侧综合征：多由脑桥旁中央动脉闭塞引起，患侧凝视麻痹、周围性面瘫，对侧锥体束受损；f. 闭锁综合征：多由基底动脉脑桥旁中央支闭塞引起脑桥腹侧梗死所致。患者意识清楚，但四肢及面部瘫痪，不能张口说话和吞咽，仅保存睁闭眼和眼球垂直运动功能，并能以此表达自己的意愿；g. 延髓背外侧综合征：现已证实小脑下后动脉闭塞仅占10%，约75%由一侧椎动脉闭塞引起，其余由基底动脉闭塞所致。表现为突发眩晕、恶心、呕吐、眼球震颤、吞咽困难、声音嘶哑、软腭提升不能和咽反射消失，同侧面部和对侧偏身痛温觉障碍，

同侧小脑性共济失调和同侧 Horner 综合征；h. 基底动脉尖综合征：由基底动脉顶端、双侧大脑后动脉、小脑上动脉、后交通动脉闭塞引起，临床表现为视觉障碍、动眼神经麻痹、意识障碍、行为异常、意向性震颤、小脑性共济失调、偏侧投掷及异常运动、肢体不同程度的瘫痪或锥体束征。

（2）大脑后动脉血栓形成　皮质支闭塞时引起枕叶视皮质梗死，表现为对侧偏盲，但中心视野保存（黄斑回避）；也可无视野缺损，但有其他视觉障碍，如识别物体、图片、颜色或图形符号的能力丧失。中央支闭塞可导致丘脑梗死，表现为丘脑综合征：对侧偏身感觉减退、感觉异常、丘脑性疼痛和锥体外系症状。

（3）小脑梗死　由小脑上动脉、下前或下后动脉闭塞引起。由于这些动脉常有分支至脑干，因此可伴脑干损害。小脑梗死常有急性小脑损害的表现：偏侧肢体共济失调，肌张力降低，平衡障碍和站立不稳，眼球震颤、眩晕、呕吐，但在最初数小时内一般无头痛和意识障碍，随后因继发性脑水肿、颅内高压，出现头痛、意识障碍，类似小脑出血的临床表现，应注意鉴别。

## 四、辅助检查

（1）血液常规和生化检查　血液化验包括血常规、血糖及血脂等，可发现红细胞、血小板增多等血液病变，不少患者有血糖、血脂高于正常。这些检查有利于发现脑梗死的危险因素。

（2）头颅 CT　发病后应尽快进行 CT 检查。脑梗死发病后 24 小时内，一般无影像学改变。在 24 小时后，梗死区逐渐出现低密度病灶，发病后 2～15 日可见均匀片状或楔形的明显低密度灶。大面积脑梗死有脑水肿和占位效应，出血性梗死呈混杂密度影；2～3 周为梗死吸收期，由于水肿消退及吞噬细胞浸润可与周围正常脑组织等密度，CT 上难以辨认，称为"模糊效应"，增强扫描有诊断意义；5 日后梗死灶为边缘清楚的持久性低密度灶。对于急性卒中患者，头颅 CT 是最常用的影像学检查手段，对于发病早期脑梗死与脑出血的识别很重要。缺点是小脑和脑干病变及小灶梗死显示不佳。

（3）头颅MRI　脑梗死发病6～12小时后，即可显示T1低信号，T2高信号的病变区域，与CT相比，MRI可以发现脑干、小脑梗死及小灶梗死、静脉窦血栓形成，功能性MRI，如弥散加权成像（DWI）和灌注加权成像（PWI），可以在发病后的数分钟内检测到缺血性改变，DWI与PWI显示的病变范围相同区域，为不可逆性损伤部位；DWI与PWI的不一致区，为缺血性半暗带。功能性MRI为超早期溶栓治疗提供了科学依据。

（4）血管造影　数字减影血管造影（DSA）、CT血管造影（CTA）和磁共振动脉成像（MRA）可以显示脑部大动脉的狭窄、闭塞和其他病变，如血管炎、纤维性发育不良、颈动脉和椎动脉壁分离及Moyamoya病等。作为无创性检查，MRA的应用较为广泛，但对小血管显影不清，因此尚不能代替DSA及CTA。

（5）彩色多普勒超声检查（TCD）　TCD可发现脑动脉的狭窄、闭塞、痉挛和进行微栓子监测，可评估血管侧支循环建立情况。在溶栓后，TCD可检测脑动脉的再通、再闭塞和栓子转移等。缺点是由于受血管周围软组织或颅骨干扰及操作人员技术水平影响，目前不能完全代替DSA，只能用于高危患者筛查和定期血管病变监测，为进一步更加积极治疗提供依据。

（6）单光子发射计算机体层扫描（SPECT）和正电子发射计算机体层扫描（PET）　能在发病后数分钟显示脑梗死的部位和局部脑血流（CBF）的变化。通过对CBF的测定，可以识别缺血性半暗带，指导溶栓治疗，并判定预后。

（7）脑脊液（CSF）检查　CSF一般正常，当有出血性脑梗死时，CSF中可见红细胞。在大面积脑梗死时，CSF压力可升高，细胞数和蛋白质含量可增加。

## 五、治疗

患动脉粥样硬化者应摄用低脂饮食，多吃蔬菜和植物油，少吃胆固醇含量丰富的食物如动物内脏、蛋黄和动物油等。如伴发高血压、糖尿病等，应重视对该病的治疗。注意防止可能引起血压骤降的情况，如降压药物过量、严重腹泻、大出血等。生活要有规律。注意劳逸结合、避免身心过度疲劳。经常进行适当的保健体操，加强心血管的应激能力。对已有短暂脑缺血发作者，应积极治疗。这是防止发生动脉硬化性脑梗死的重要环节。

## 六、观察要点

1. 注意观察尿量、颜色、性质是否有改变，发现异常及时报告医师处理。

2. 因据报道葛根素连续使用时间过长时，易出现发热、寒战、皮疹等超敏反应，故使用过程中应注意观察患者有无上述不适。

## 七、护理要点

1. 常规护理

（1）一般护理　急性期不宜抬高患者床头，宜取头低位或放平床头，以改善头部的血液供应；恢复期枕头也不宜太高，患者可自由采取舒适的主动体位；应注意患者肢体位置的正确摆放，指导和协助家属被动运动和按摩患侧肢体，鼓励和指导患者主动进行有计划的肢体功能锻炼，如指导和督促患者进行 Bobath 握手和桥式运动，做到运动适度，方法得当，防止运动过度而造成肌腱牵拉伤。

（2）生活护理　卧床患者应保持床单位整洁和皮肤清洁，预防压疮的发生。尿便失禁的患者，应用温水擦洗臀部、肛周和会阴部皮肤，更换干净衣服和被褥，必要时洒肤疾散类粉剂或涂油膏以保护局部皮肤黏膜，防止出现湿疹和破损；对尿失禁的男患者可考虑使用体外导尿，如用接尿套连接引流袋等；留置导尿管的患者，应每日更换引流袋，接头处要避免反复打开，以免造成逆行感染，每4小时松开开关定时排尿，促进膀胱功能恢复。

（3）饮食护理　饮食以低脂、低胆固醇、低盐（高血压者）、适量糖类、丰富维生素为原则。少食肥肉、猪油、奶油、蛋黄、带鱼、动物内脏及糖果甜食等；多吃瘦肉、鱼虾、豆制品、新鲜蔬菜、水果和含碘食物，提倡食用植物油，戒烟酒。有吞咽困难的患者，药物和食物宜压碎，以利吞咽；教会患者用吸水管饮水，以减轻或避免饮水呛咳；进食时宜取坐位或半坐位，予以糊状食物从健侧缓慢喂入；必要时鼻饲流质，并按鼻饲要求做好相关护理。

（4）安全护理　对有意识障碍和躁动不安的患者，床铺应加护栏，以防坠床，必要时使用约束带加以约束。对步行困难、步态不稳等运动障碍的患者，应注意其活动时的安全保护，地面保持干燥平整，防湿防滑，并注意清除周围环境中的障碍物，以防跌倒；通道和卫生间等患者活动的场所均应设置扶手；患者如厕、沐浴、外出时需有人陪护。

2. 常规护理

用药护理　告知药物的作用与用法，注意观察药物的疗效与不良反应，发现异常情况，及时报告医师处理。

① 使用溶栓药物进行早期溶栓治疗需经CT扫描证实无出血灶，患者无出血。溶栓治疗的时间窗为症状发生后3小时或3～6小时以内。使用低分子量肝素、巴曲酶、降纤酶、尿激酶等药物治疗时可发生变态反应及出血倾向，用药前应按药物要求做好皮肤过敏试验，检查患者凝血机制，使用过程中应定期查血常规和注意观察有无出血倾向，发现皮疹、皮下瘀斑、牙龈出血或女患者经期延长等立即报告医师处理。

② 应用血管药物时需缓慢静脉滴注，6～8滴/分，100ml液体通常需4～6小时滴完。如输液速度过快，极易引起面部潮红、头晕、头痛及血压下降等不良反应。前列腺素E滴速为10～20滴/分，必要时加利多卡因0.1g同时静脉滴注，可以减轻前列腺素E对血管的刺激，如滴注速度过快，则可导致患者头痛、穿刺局部疼痛、皮肤发红，甚至发生条索状静脉炎。葛根素连续使用时间不宜过长，以7～10天为宜。

③ 使用甘露醇脱水降颅内压时，需快速静脉滴注，常在 15～20 分钟内滴完，必要时还需加压快速滴注。滴注前需确定针头在血管内，因为该药漏在皮下，可引起局部组织坏死。甘露醇的连续使用时间不宜过长，因为长期使用可致肾功能损害和低血钾，故应定期检查肾功能和电解质。

④ 右旋糖酐 40 可出现超敏反应，使用过程中应注意观察患者有无恶心、苍白、血压下降和意识障碍等不良反应，发现异常及时通知医师并积极配合抢救。必要时，于使用前取本药 0.1ml 做过敏试验。

3．健康指导

（1）保持正常心态和有规律的生活，克服不良嗜好，合理饮食。

（2）康复训练要循序渐进，持之以恒，要尽可能做些力所能及的家务劳动，日常生活活动不要依赖他人。

（3）积极防治原发性高血压、糖尿病、高脂血症、心脏病。原发性高血压患者服用降压药时，要定时服药，不可擅自服用多种降压药或自行停药、换药，防止血压骤降骤升；使用降糖、降脂药物时，也需按医嘱定时服药。

（4）定期门诊复查，检查血压、血糖、血脂、心脏功能以及智力、瘫痪肢体、语言的恢复情况，并在医师的指导下继续用药和进行康复训练。

（5）如果出现头晕、头痛、视物模糊、言语不利、肢体麻木、乏力、步态不稳等症状时，请随时就医。

# 第三节　腔隙性脑梗死

## 一、定义

腔隙性脑梗死是指大脑半球或脑干深部的小穿通动脉，在长期高血压的基础上，血管壁发生病变和闭塞，导致缺血性微梗死、缺血、坏死和液化，脑组织由吞噬细胞移走而形成腔隙。腔隙性梗死约占脑梗死的20％。常见的发病部位有壳核、尾状核、内囊、丘脑及脑桥等。本病多见于40岁以上的中老年人，男性多于女性。常伴高血压，高血压患者患腔隙性脑梗死风险较非高血压患者增加8倍，吸烟者增加5.6倍，糖尿病患者增加1.3倍，经常适度锻炼者患病风险减少60％～70％。

## 二、病因及发病机制

研究显示，与腔隙性脑梗死发生有关的独立危险因素依次是：年龄增长、高血压（舒张压）、吸烟、颈动脉最大狭窄程度超过50％、男性及糖尿病史等。而在所有的危险因素中，以高血压合并率最高，文献统计为47％～94％。

1. 有关高血压导致腔隙性脑梗死的机制，目前有两种学说：

（1）持续性高血压作用于小动脉微血管网引起脑灌流异常等血流动力学改变，血管通透性增高，凝血机制亢进，导致动脉壁脂质透明变性、动脉粥样硬化、类纤维蛋白坏死及微动脉粥样瘤形成。小动脉肌层和弹力层逐渐被内膜下胶原和透明质替代，最终导致血管闭塞，或同时伴有局灶性扩张，形成Charcot-Bouchard动脉瘤。附壁血栓的形成亦可导致血管闭塞，微粥样瘤导致小动脉闭塞通常是单个症状性腔隙性脑梗死最常见的原因，小的腔隙多系微小动脉壁透明变性及管腔闭塞所致，较大腔隙则由于深穿支动脉粥样硬化或血栓性闭塞。

（2）持续性高血压使基底动脉屈曲延长，深穿支动脉受拉移位、扭曲变形，使血液灌流异常，导致缺血性微梗死。

2. 颈内动脉颅外段动脉粥样硬化斑块脱落是微栓子最常见的来源，大脑中动脉和基底动脉粥样硬化及形成的小血栓也可栓塞深穿支动脉，心脏病和真菌性动脉瘤也是栓子的可能来源，小动脉壁玻璃样变引起血管闭塞也可导致腔隙性脑梗死。小栓子阻塞小血管后可变成碎片或溶解，最终血管再通，是部分腔隙性脑梗死患者症状呈现短暂性的原因。

3. 血流动力学异常，如血压突然下降可使已严重狭窄的动脉远端血流明显减少，导致局灶性神经功能缺损，被认为是 TIA 和腔隙性脑梗死的少见病因。血液异常如红细胞增多症、血小板增多症和高凝状态等也对腔隙性脑梗死的发病起一定的作用。

4. 持续性高血压作用于脑小动脉引起动脉壁脂质透明变性及动脉瘤的形成，可引起小灶性出血，血液被吸收后也可形成腔隙性病灶。

5. 某些全身性疾病，如肝肾衰竭、肝炎、胰腺炎、酒精中毒和脑水肿等，可导致脑血管通透性改变，引起脑内小血管病变和腔隙性梗死。

### 三、临床表现

急性或逐渐起病，症状较轻，一般无头痛、颅内压增高和意识障碍。由于腔隙性梗死的病灶较小，许多患者并未出现临床症状，大约有3/4的患者是由尸检证实诊断的。

### 四、辅助检查

1. 头部CT　可发现深穿支供血区病变部位出现低密度改变，边界清晰，无占位效应增强时可见轻度斑片状强化，基底节区、皮质下白质和内囊多见，其次是丘脑和脑干。CT可发现直径大于2mm体积0.1ml以上的腔隙性病灶，但由于伪影干扰，脑干腔隙性病灶即使超过2mm也不易检出。CT最好在发病7日内进行，以除外小量出血。

2. MRI　对于小病灶或当病变位于脑干时，应进行头部MRI检查。MRI对于区分陈旧性腔隙为梗死或小出血灶所致，是最有效的检查手段。

3. DWI、PWI和SPECT　对于诊断更有帮助，但这些检查的普及率较低。

### 五、治疗

腔隙性梗死灶是由于血管的微小终末支阻塞而形成，一旦梗死灶形成缺乏侧支循环，在临床上预防其发生或新的腔梗灶的形成是治疗的关键。临床以抗血小板聚集和改善微循环为主要方法，卒中单元治疗是有效措施。

## 六、观察要点

1. 注意观察患者的细微变化，及时做好疏导解释工作。

2. 要密切注意中老年人的心理特点。多数老年患者情绪低落、性格孤僻、睡眠浅表、饮食减少、不愿活动、人际交往缺乏。特别是对日常生活不能自理的患者的护理，更要认真仔细和耐心。

## 七、护理要点

1. 常规护理

（1）一般护理　轻症患者注意生活起居有规律，坚持适当运动，劳逸结合；晚期出现智力障碍时，要引导患者在室内或固定场所进行活动，外出时一定要有人陪伴，防止受伤和走失。

（2）饮食护理　予以富含蛋白质和维生素的低脂饮食，多吃蔬菜和水果，戒烟酒。

（3）心理护理　关心体贴患者，鼓励患者保持情绪稳定和良好的心态，避免焦躁、抑郁等不良心理，积极配合治疗。

2. 专科护理

（1）症状护理

① 对有肢体功能障碍和感觉障碍的患者，应鼓励和指导患者进行肢体功能锻炼，尽量坚持生活自理，并注意用温水擦洗患侧皮肤，促进感觉功能恢复。

② 对有延髓性麻痹进食困难的患者，应给予制作精细的糊状食物，进食时取坐位或半坐位，进食速度不宜过快，应给患者充分的进餐时间，避免进食时看电视或与患者谈笑，以免分散患者注意力，引起窒息。

③ 对有精神症状的患者，床应加护栏，必要时加约束带固定四肢，以防坠床、伤人或自伤。

④ 对有智力障碍的患者，外出时需有人陪护，并在其衣服口袋中放置填写患者姓名、联系电话等个人简单资料的卡片，以防走失。

⑤ 对缺乏生活自理能力的患者，应加强生活护理，协助其沐浴、进食、修饰等，保持皮肤和外阴清洁。对有延髓性麻痹致进食呛咳的患者，如果体温增高，应注意是否有吸入性肺炎发生；同时还应注意观察患者是否有尿频、尿急、尿痛等现象，防止发生尿路感染。

（2）用药护理　告知药物的作用与用法，注意观察药物的疗效与不良反应，发现异常情况及时报告医师处理。

① 对有痴呆、记忆力减退或精神症状的患者应注意督促按时服药并看到服下，同时注意观察药物疗效与不良反应。

② 静脉注射尼莫同等扩血管药物时，尽量使用微量输液泵缓慢注射（8～10ml/h），并注意观察患者有无面色潮红、头晕、血压下降等不适，如有异常应报告医师及时处理。

③ 服用盐酸多奈哌齐的患者应注意观察有无肝、肾功能受损的表现，定时检查肝、肾功能。

3．健康指导

（1）避免进食过多动物油、黄油、奶油、动物内脏、蛋黄等高胆固醇饮食，多吃豆制品、鱼等优质蛋白食品，少吃糖。

（2）做力所能及的家务，以防自理能力快速下降；坚持适应度的体育锻炼和体力劳动，以改善血液循环，增强体质，防止肥胖。

（3）注意安全，防止跌倒、受伤或走失。

（4）遵医嘱正确服药。

（5）定期复查血压、血脂、血糖等，如有症状加重须及时就医。

# 第四节　脑　栓　塞

## 一、定义

脑栓塞是指血液中的各种栓子（如心脏或动脉内血栓、脂肪、肿瘤细胞、纤维软骨或空气等）随血流进入脑动脉而阻塞血管，当侧支循环不能代偿时，引起该动脉供血区脑组织缺血性坏死，出现局灶性神经功能缺损。脑栓塞占脑卒中15%～20%。从近代有关脑栓塞的概念来看这显然是远远低于实际发生的情况。只要产生栓子的病原不消除，脑栓塞就有反复发病的可能。2/3的复发均发生在第1次发病后的1年之内。

## 二、病因及发病机制

脑栓塞的栓子来源可分为心源性、非心源性、来源不明性三大类。

1. 心源性　系脑栓塞的最常见原因。

（1）风湿性心脏病　在发生脑栓塞的患者中约一半以上为风湿性心脏病伴二尖瓣狭窄。风湿性心脏病患者中发生脑栓塞占14%～48%。不管有无临床表现，脑部病理检查发现有脑栓塞者达50%。当二尖瓣狭窄时，左心房扩大以致血流缓慢淤滞而易于促使血液凝固和血栓形成，血流的不规则更易使它散落成栓子，导致脑栓塞。当心房颤动时，发生的机会更多。

（2）心肌梗死　心肌梗死可使心内膜变质，以致血小板可粘附在上面发生血栓形成。心肌梗死范围越大，血栓形成机会越大。如果心肌梗死后发生充血性心力衰竭，血液循环淤滞，更易在增厚肥大的左心室内壁发生血栓。心肌梗死后如果发生周围血管（脑、肾、脾、肢体等）栓塞，则绝大多数发生在心肌梗死后的第4～20天内，多发性栓塞时，诊断易明。至于后期发生的脑栓塞，在老年患者中与脑动脉硬化性脑梗死不易鉴别。

（3）亚急性细菌性心内膜炎　亚急性细菌性心内膜炎一般均在风湿性心脏瓣膜病或先天性心脏病的基础上发生。细菌附着在病变内膜上繁殖，并与血小板、纤维蛋白、红细胞等结成细菌性赘生物，脱落后即可循血流发生脑栓塞。亚急性细菌性心内膜炎发生脑栓塞者占10%～50%，其中约1/5的患者在发生脑栓塞之前无临床症状或以往病史。

有血栓形成的非细菌性心内膜炎，在脑栓塞的病因中约占10%。这些病变包括风湿性心肌炎、红斑狼疮、肿瘤等慢性消耗性疾病。可能与凝血过程异常有关。

（4）其他 近代心脏手术的发展，也增添了一部分心源性脑栓塞的发病。罕见的原发心脏肿瘤如黏液瘤、肉瘤引起脑栓塞也偶有报道。

2. 非心源性 由于心脏以外来源的栓子造成脑栓塞较心源性要少得多。但是在研究短暂脑缺血发作的发病原因的推动下，有关微栓塞的一系列研究可能使传统的非心源性脑栓塞发病率很低的看法逐渐改变。反常脑栓塞发生在体循环静脉内循行的栓子，由于心隔缺损，可不经肺循环直接穿过卵圆孔或室间孔到达体循环的动脉内而造成脑栓塞。在心脏中隔缺损时，平时心内血流的方向自左向右。当左心衰竭、肺动脉压增高或其他原因引起右心压力高于左心时，则心内血流的方向改变为自右向左，如血流中有栓子存在就发生反常栓塞。气栓塞可发生于胸外科手术、潜水员或高空飞行员、气胸、气腹、颈静脉或硬脊膜外静脉损伤、肾周围充气、右心导管、剧烈咳嗽等各种情况。潜水员或高空飞行员所发生的气栓塞又称减压病，在潜水员中又称潜水员病或潜水员麻痹。减压病主要由于大气压突然显著的减低以致体内氮气释放而造成气栓塞，脂肪栓塞见于长骨骨折、长骨手术、油剂注射等。

3. 来源不明的脑栓塞 有的脑栓塞虽经仔细检查也未能找到栓子来源。

### 三、临床表现

脑栓塞的起病年龄不一。因多数与心脏病尤其是风湿性心脏病有关，所以发病年龄以中青年居多。起病极急骤，大多数并无任何前驱症状。起病后常于数秒钟或很短时间内症状发展到高峰。个别患者可在数日内呈阶梯式进行性恶化，是由反复栓塞所致。脑栓塞可仅发生在单一动脉，也可广泛多发，因而临床表现不一。除颈内动脉栓塞外患者一般并不昏迷。一部分患者可在起病时有短暂的意识模糊、头痛或抽搐。神经系统局灶症状突然发生，并限于一个动脉支的分布区。因栓塞约 4/5 发生在脑底动脉环前半部的分布区，因而临床表现是面瘫、上肢单瘫、偏瘫、失语、局灶性抽搐等颈内动脉-大脑中动脉系统病变的表现。偏瘫也以面和上肢为重，下肢相对较轻。感觉和视觉可能有轻度影响。但一般不明显。抽搐大多数为局限性，如为全身性大发作，则提示栓塞范围广泛，病情较重。1/5 的栓塞发生在脑底动脉环的后半部的分布区，可出现眩晕、复视、共济失调、交叉性瘫痪等椎-基底动脉系统病变的表现。

## 四、辅助检查

1. 头部 CT 及 MRI　可显示脑栓塞的部位和范围，在发病后的 24～48 小时内病变部位出现低密度的改变。发生出血性梗死时，在低密度的梗死区出现 1 个或多个高密度影。

2. 脑脊液检查　压力正常或升高，在出血性梗死时红细胞增多。亚急性细菌性心内膜炎产生含细菌的栓子，故脑脊液中的白细胞增加。蛋白升高，糖含量正常。

3. TCD、MRA 和 DSA　TCD 可检测颅内血流的情况，显示血管狭窄和阻塞的部位及动脉粥样硬化的斑块；MRA 和 DSA 可显示闭塞的脑动脉及动脉粥样硬化斑块、栓子等。出血性脑梗死时，显示闭塞血管再通。

4. 其他　应常规进行心电图、胸部 X 线片和超声心动图检查。怀疑亚急性感染性心内膜炎时，要查血常规、血沉及做血培养等。特殊检查还包括 24 小时 Holter 监护、经食管超声心动图等。

## 五、治疗

脑栓塞的基本治疗同动脉粥样硬化性血栓性脑梗死，以抗血栓、降低颅内压、改善脑微循环和脑保护为主，及早进行康复治疗，并积极治疗心脏病等原发病，急性期避免活动，减少栓子再次脱落而复发。有条件的可在卒中单元病房治疗。

## 六、观察要点

严密观察神志及生命体征的变化。发现意识障碍、肢体瘫痪加重、呼吸循环障碍等应立即通知医师。

## 七、护理要点

1. 常规护理

（1）个人卫生的护理　个人卫生是脑栓塞患者自身护理的关键，定时擦身，更换衣裤，晒被褥等。并且注意患者的口腔卫生也是非常重要的。

（2）营养护理　患者需要多补充蛋白质、维生素、纤维素和电解质等营养。如果有吞咽障碍尚未完全恢复的患者，可以吃软的固体食物。多吃新鲜的蔬菜和水果，少吃油腻不消化、辛辣刺激的食物。

（3）心理护理　老年脑栓塞患者生活处理能力较弱，容易出现情绪躁动的情况，甚至会有失去治疗信心的情况，此时患者应保持良好的心理素质，提升治疗病患的信心，以有利于疾病的治愈，身体的康复。

2. 专科护理　护士应了解各类药物的作用、不良反应及注意事项。使用右旋糖酐时注意有无过敏反应；使用血管扩张剂注意血压变化，血压偏低时及时告知医师；用溶栓剂、抗凝剂时注意观察有无出血征象。

3. 健康指导

（1）疾病预防指导　对有发病危险因素或病史者，指导进食高蛋白、高维生素、低盐、低脂、低热量清淡饮食，多食新鲜蔬菜、水果、谷类、鱼类和豆类，保持能量供需平衡，戒烟、限酒；应遵医嘱规则用药，控制血压、血糖、血脂和抗血小板聚集；告知改变不良生活方式，坚持每天进行30分钟以上的慢跑、散步等运动，合理休息和娱乐；对有 TIA 发作史的患者，指导在改变体位时应缓慢，避免突然转动颈部，洗澡时间不宜过长，水温不宜过高，外出时有人陪伴，气候变化时注意保暖，防止感冒。

（2）疾病知识指导　告知患者和家属本病的常见病因和控制原发病的重要性；指导患者遵医嘱长期抗凝治疗，预防复发；在抗凝治疗中定期门诊复诊，监测凝血功能，及时在医护人员指导下调整药物剂量。

（3）康复指导　告知患者和家属康复治疗的知识和功能锻炼的方法，帮助分析和消除不利于疾病康复的因素，落实康复计划，并与康复治疗师保持联系，以便根据康复情况及时调整康复训练方案。如吞咽障碍的康复方法包括：唇、舌、颜面肌和颈部屈肌的主动运动和肌力训练；先进食糊状或胶冻状食物，少量多餐，逐步过渡到普通食物；进食时取坐位，颈部稍前屈（易引起咽反射）；软腭冰刺激；咽下食物练习呼气或咳嗽（预防误咽）；构音器官的运动训练（有助于改善吞咽功能）。

（4）鼓励生活自理　鼓励患者从事力所能及的家务劳动，日常生活不过度依赖他人；告知患者和家属功能恢复需经历的过程，使患者和家属克服急于求成的心理，做到坚持锻炼，循序渐进。嘱家属在物质和精神上对患者提供帮助和支持，使患者体会到来自多方面的温暖，树立战胜疾病的信心。同时，也要避免患者产生依赖心理，增强自我照顾能力。

# 第五节　脑　出　血

## 一、定义

脑实质内的出血称为脑出血。虽然脑出血可来源于脑内动脉、静脉或毛细血管的坏死、破裂，但以动脉出血最为多见而重要。在所有脑卒中患者中，脑出血占10%～20%，脑出血患者中80%发生于大脑半球，其余20%发生于脑干和小脑。

## 二、病因及发病机制

高血压是脑出血的最常见的和主要病因。一般认为单纯的血压升高或脑血管病变都不足以引起血液外溢。脑出血的发病是在原有高血压病和脑血管病变基础上，血压进一步骤升所致。其发病原理可能与下列因素有关。

1. 高血压使脑小动脉中形成微动脉瘤。这种微动脉瘤多见于50岁以上的患者，主要分布于基底神经节豆纹状动脉供应区及桥脑。大脑白质和小脑中亦可发生。在血压骤升时，微动脉瘤可能破裂而引起脑出血。

2. 高血压引起的脑小动脉痉挛可能造成其远端脑组织缺氧、坏死，发生点状出血和脑水肿。这一过程若持久而严重，坏死、出血区融合扩大即成大片出血。

3. 脑动脉的外膜和中层在结构上远较其他器官的动脉为薄弱，可能是脑出血比其他内脏出血多见的一个原因。

4. 高血压可加重、加速或引起脑小动脉玻璃样变或纤维样坏死。这一病变使脑动脉管壁中发育得最完善的内膜大为削弱。高血压可促使这种有病变的小动脉内膜破裂形成夹层动脉瘤，继而破裂出血。

5. 此外，有人认为脑内静脉循环障碍和静脉破裂也与脑出血的发病有关。

### 三、临床表现

脑出血常发生于50岁以上的患者，多有高血压病史。在活动中或情绪激动时突然起病，少数在安静状态下发病。患者一般无前驱症状，少数可有头晕、头痛及肢体无力等。发病后症状在数分钟至数小时内达到高峰。患者常突感头痛、头胀，随之呕吐，可很快出现意识和神经功能障碍，并进行性加重。发病时血压常明显升高，常超过200/100mmHg（26.6/13.3kPa）。临床表现的轻重主要取决于出血量和出血部位。不同出血部位的临床表现如下。

1. 基底节区出血 约占全部脑出血的70%，其中以壳核出血最为常见，其次为丘脑出血。由于此区出血常累及内囊，并以内囊损害体征为突出表现，故又称内囊区出血；壳核又称内囊外侧型，丘脑又称内囊内侧型出血。

（1）壳核出血 是豆纹动脉尤其是其外侧支破裂所致。表现为对侧肢体轻偏瘫，偏身感觉障碍和同向性偏盲（"三偏"），优势半球出血常出现失语。凝视麻痹，呈双眼持续性向出血侧凝视。也可出现失用、体像障碍、记忆力和计算力障碍、意识障碍等。大量出血患者可迅速昏迷，反复呕吐，尿便失禁，在数小时内恶化，出现上部脑干受压征象，双侧病理征，呼吸深快不规则，瞳孔扩大固定，可出现去脑强直发作以至死亡。

（2）丘脑出血 是丘脑膝状动脉和丘脑穿通动脉破裂所致。临床表现与壳核出血相似，亦有突发对侧偏瘫、偏身感觉障碍、偏盲等。但与壳核出血不同处为偏瘫多为均等或基本均等，对侧半身深浅感觉减退，感觉过敏或自发性疼痛；特征性眼征表现为眼球向上注视麻痹，常向内下方凝视、眼球会聚障碍和无反应性小瞳孔等；可有言语缓慢而不清、重复言语、发音困难、复述差、朗读正常等丘脑性失语及记忆力减退、计算力下降、情感障碍、人格改变等丘脑性痴呆；意识障碍多见且较重，出血波及丘脑下部或破入第Ⅲ脑室可出现昏迷加深、瞳孔缩小、去皮质强直等中线症状。本型病死率较高。

（3）尾状核头出血 较少见，临床表现与蛛网膜下腔出血相似，常表现为头痛、呕吐，有脑膜刺激征，无明显瘫痪，可有对侧中枢性面、舌瘫。有时可因头痛在CT检查时偶然发现。

2. 脑干出血 约占10%，绝大多数为脑桥出血，偶见中脑出血，延髓出血极为罕见。由于脑干为生命中枢，本部位出血病死率极高。

（1）脑桥出血 多由基底动脉脑桥支破裂所致，出血灶位于脑桥基底部和被盖部间，小量出血者出血常先自一侧脑桥开始，表现突然头痛、呕吐，轻度意识障碍，出血侧面瘫和对侧肢体迟缓性偏瘫（交叉性瘫痪）。头和双眼转向非出血侧，呈"凝视瘫肢"状。如为大量出血（血肿＞5ml），波及两侧脑桥，则出现双侧面瘫和四肢瘫痪，发病后患者很快进入昏迷状态。双下肢出现病理反射；少数为痉挛性或呈去脑强直，眼球正中位固定或双眼偏向一侧，为针尖样瞳孔，对光反射迟钝或消失，此征为脑桥出血特征症状。持续高热（≥39℃），伴全身多汗，因出血阻断丘脑下部对体温的调节。由于脑干呼吸中枢受影响，常出现呼吸节律障碍和呼吸困难。多于发病48小时内死亡。

（2）中脑出血　极少见。如单侧出血表现为病灶同侧动眼神经瘫痪，病灶对侧偏瘫（Weber综合征）。出血量大者很快出现意识障碍、四肢迟缓性瘫痪，可迅速死亡。中脑导水管闭塞可引起颅内压增高和脑积水。

（3）延髓出血　罕见，多由动静脉畸形或海绵状血管瘤引起。轻者可表现为不典型的Wallenberg综合征。重症可突然意识障碍，血压下降，呼吸节律不规则，心律失常，继而死亡。

3．小脑出血　约占脑出血的10%。多由小脑齿状核动脉破裂所致。首发症状为急剧眩晕，伴有剧烈后头部疼痛及频繁呕吐，而无肢体瘫痪。早期意识清楚或有轻度意识障碍，有眼震、站立和行走不稳，向患侧倾倒，肢体共济失调，吞咽及发音困难，四肢锥体束征。如出血量较大则出现瞳孔散大，中枢性呼吸困难，乃至枕骨大孔疝死亡。少数暴发性大量出血患者发病迅速，短期内昏迷，出现脑干受压征、眼肌麻痹和小脑扁桃体下疝或急性脑积水表现，预后极为不良。

4．脑叶出血　占脑出血的5%～10%，常由脑动静脉畸形、Moyamoya病、血管淀粉样病变、肿瘤等所致，高血压性脑出血少见。多为活动状态下突然发病，出现头痛、呕吐、不同程度意识障碍，昏迷少见。脑叶出血者常表现癫痫，可在发病时或病程中发生。不同部位出血表现有较大差别：

（1）额叶出血　前额疼痛、呕吐、痫性发作较多见；对侧偏瘫、共同偏视、精神异常、智力减退等；优势半球出血时可出现Broca失语。

（2）顶叶出血　偏瘫较轻，而对侧偏身感觉障碍显著；对侧下象限盲；优势半球出血时可出现混合性失语，左右辨别障碍，失算、失认、失写（Gerstmann综合征）。

（3）颞叶出血　表现为对侧中枢性面舌瘫及上肢为主的瘫痪；对侧上象限盲；有时有同侧耳前部疼痛；优势半球出血时可出现Wernicke失语；可有颞叶癫痫、幻嗅、幻视。

（4）枕叶出血　主要症状为对侧同向性偏盲，并有黄斑回避现象，可有一过性黑矇和视物变形；有时有同侧偏瘫及病理征。

5. 脑室出血　占脑出血的3%～5%，由脑室内脉络丛动脉或室管膜下动脉破裂出血，血液流入脑室内所致，又称原发性脑室出血；或由上述脑实质出血破溃入脑室，称继发性脑室出血。表现为突然头痛、呕吐，如出血量较大可迅速进入昏迷或昏迷逐渐加深；双侧瞳孔缩小，四肢肌阵发性痉挛，病理反射阳性，早期即出现去大脑强直，脑膜刺激征阳性；常出现丘脑下部受损的症状及体征，如上消化道出血、中枢性高热、大汗、应激性溃疡、急性肺水肿、血糖增高、尿崩症等。如出血量小可仅表现为头痛、呕吐、脑膜刺激征阳性，无局限性神经体征，临床上易误诊为蛛网膜下腔出血，需通过头颅CT扫描来确定诊断，一般预后良好，甚至可完全恢复。

## 四、辅助检查

1. 血液　脑出血患者血常规检查常可见白细胞增高，超过$10 \times 10^9$以上者占61%～86.3%；尿素氮、肌酐均可较正常为高。

2. 尿液　急性脑血管病时常可发生轻度糖尿与蛋白尿。

3. 脑脊液　脑出血由于脑水肿而颅内压力一般较高。如临床诊断明确，则不做腰椎穿刺以防脑疝。疑有小脑出血者更不可做腰椎穿刺。如出血与缺血鉴别上存在困难时应审慎地做腰椎穿刺。脑出血患者的脑脊液，在发病6小时后80%以上由于血自脑实质内破入到脑室、蛛网膜下隙系统而呈血性；蛋白增高，脑脊液压力一般高于$200mmH_2O$。由于脑实质内出血不一定均流入脑脊液或需数小时才破入脑室蛛网膜下隙系统，故脑出血起病初期，腰椎穿刺时脑脊液中可无红细胞，但数小时后复查脑脊液仍不含血者仅占10%左右。

4. CT 是确认脑出血的首选检查。早期血肿在CT上表现为圆形或椭圆形的高密度影，边界清楚。MRI对幕上出血的诊断价值不如CT，对幕下出血的检出率优于CT。MRI的表现主要取决于血肿所含血红蛋白量的变化。发病1日内，血肿呈T1等或低信号，T2呈高或混合信号；第2日～1周内，T1为等或稍低信号，T2为低信号；第2～4周，T1和T2均为高信号；4周后，T1呈低信号，T2为高信号。CT和MRI，不仅能早期显示颅内、脑内出血的部位、范围、数量，明确鉴别脑水肿、梗死，了解血肿溃破进入脑室和（或）蛛网膜下隙，有助于处理的决策和诊断预后，有时也能提示病因，如血管畸形、动脉瘤、肿瘤等。

## 五、治疗

如果病情和检查所见均难以鉴别时，则暂按脑出血处理较为安全，同时严密观察随访，进一步明确诊断。对已发生脑出血的患者，首先应加强卒中急性期的一般处理。同时，根据病情采取以下治疗。

1. 保持安静，防止继续出血。
2. 积极抗水肿，降低颅内压，保存个体，维持生命。
3. 及早康复治疗，降低致残率。
4. 调整血压，改善循环，加强护理，防止并发症。

## 六、观察要点

1. 密切观察病情，尤其是生命体征、神志、瞳孔的变化，及早发现脑疝的先兆表现，一旦出现，应立即报告医师及时抢救。
2. 告知药物的作用与用法，注意观察药物的疗效与不良反应，发现异常情况，及时报告医师处理。

## 七、护理要点

1. 常规护理

（1）一般护理 患者绝对卧床休息4周，抬高床头15°～30°，以促进脑部静脉回流，减轻脑水肿；取侧卧位或平卧头侧位，防止呕吐物反流引起误吸。脑出血急性期患者应尽量就地治疗，避免不必要的搬动，并注意保持病房安静，严格限制探视。翻身时，注意保护头部，动作宜轻柔缓慢，以免加重出血，避免咳嗽和用力排便。神经系统症状稳定48～72小时后，患者即可开始早期康复锻炼，但应注意不可过度用力或憋气。恢复期的康复训练不可急于求成，应循序渐进、持之以恒。

（2）饮食护理 急性期患者给予高蛋白、高维生素、高热量饮食，并限制钠盐摄入（＜3g/d）。有意识障碍、消化道出血的患者宜禁食24～48小时，然后酌情给予鼻饲流质，如牛奶、豆浆、藕粉、蒸蛋或混合匀浆等，4～5次/日，每次约200ml。恢复期患者应给予清淡、低盐、低脂、适量蛋白质、高维生素食物，戒烟酒，忌暴饮暴食。

（3）心理护理 主动关心患者与家属，耐心介绍病情及预后，消除其紧张焦虑、悲观抑郁等不良情绪，保持患者及家属情绪稳定，积极配合抢救与治疗。

2. 专科护理

（1）症状护理

① 对神志不清、躁动或有精神症状的患者，床应加护栏，并适当约束，防止跌伤。

② 注意保持呼吸道通畅。及时清除口鼻分泌物，协助患者轻拍背部，以促进痰痂的脱落排出，但急性期应避免刺激咳嗽，必要时可给予负压吸痰、吸氧及定时雾化吸入。

③ 协助患者完成生活护理。按时翻身，保持床单干燥整洁，保持皮肤清洁卫生，预防压疮的发生；如有闭眼障碍的患者，应涂四环素眼膏，并用湿纱布盖眼，保护角膜；昏迷和鼻饲患者应做好口腔护理，2次/日。有尿便失禁的患者，注意及时用温水

擦洗外阴及臀部，保持皮肤清洁、干燥。

④ 有吞咽障碍的患者，喂饭喂水时不宜过急，遇呕吐或反呛时应暂停喂食喂水，防止食物呛入气管引起窒息或吸入性肺炎，对昏迷等不能进食的患者可酌情予以鼻饲流质。

⑤ 注意保持瘫痪肢体功能位置，防止足下垂，被动运动关节和按摩患肢，防止手足挛缩、变形及神经麻痹，病情稳定后应尽早开始肢体功能锻炼和语言康复训练，以促进神经功能的早日康复。

⑥ 中枢性高热的患者先行物理降温，如温水擦浴、酒精浴、冰敷等，效果不佳时可给予退热药，并注意监测和记录体温的情况。

（2）用药护理

① 颅内高压使用20%甘露醇静脉滴注脱水时，要保证绝对快速输入，20%的甘露醇100～500ml要在15～30分钟内滴完，注意防止药液外漏，并注意尿量与血电解质的变化，尤其应注意有无低血钾发生。患者每日补液量可按尿量加500ml计算，在1500～2000ml以内，如有高热、多汗、呕吐或腹泻者，可适当增加入液量。每日补钠50～70mmol/L，补钾40～50mmol/L。防止低钠血症，以免加重脑水肿。

② 严格遵医嘱服用降压药，不可骤停和自行更换，亦不宜同时服用多种降压药，避免血压骤降或过低致脑供血不足。应根据患者的年龄、基础血压、病后血压等情况判定最适血压水平，缓慢降压，不宜使用强降压药（如利舍平）。

③ 用地塞米松消除脑水肿时，因其易诱发上消化道应激性溃疡，应观察有无呃逆、上腹部饱胀不适、胃痛、呕血、便血等，注意胃内容物或呕吐物的性状，以及有无黑便；鼻饲流质的患者，注意观察胃液的颜色是否为咖啡色或血性，必要时可做隐血试验检查，如发现异常及时通知医师处理。

④ 躁动不安的患者可根据病情给予小量镇静、镇痛药；患者有抽搐发作时，可用地西泮静脉缓慢注射，或苯妥英钠口服。

3. 健康指导

（1）避免情绪激动，去除不安、恐惧、愤怒、抑郁等不良情绪，保持正常心态。

（2）给予低盐低脂、适量蛋白质、富含维生素与纤维素的清淡饮食，多吃蔬菜、水果，少食辛辣刺激性强的食物，戒烟酒。

（3）生活有规律，保持排便通畅，避免排便时用力过度和憋气。

（4）坚持适度锻炼，避免重体力劳动。如坚持做保健体操、慢散步、打太极拳等。

（5）尽量做到日常生活自理，康复训练时注意克服急于求成的心理，做到循序渐进、持之以恒。

（6）定期复查血压、血糖、血脂、血常规等项目，积极治疗原发性高血压、糖尿病、心脏病等原发疾病。如出现头痛、呕吐、肢体麻木无力、进食困难、饮水呛咳等症状时需及时就医。

## 第六节　蛛网膜下腔出血

### 一、定义

蛛网膜下腔出血（SAH）一般分为原发性蛛网膜下腔出血和继发性蛛网膜下腔出血，其中原发性蛛网膜下腔出血是指由多种病因引起脑底部或脑表面的软脑膜血管非外伤性破裂出血，血液直接流入蛛网膜下腔的急性出血性脑血管病；继发性蛛网膜下腔出血是指脑实质内出血、脑室出血或硬膜下血管破裂，血液穿破脑组织和蛛网膜，流入蛛网膜下腔。本节主要讨论原发性蛛网膜下腔出血的情况。

### 二、病因及发病机制

引起自发性蛛网膜下腔出血的原因很多，现将较常见者列出如下。

1. 颅内动脉瘤及动静脉畸形的破裂，两者合计占全数病例的57%左右。

2．高血压、动脉硬化引起的动脉破裂。

3．血液病，如白血病、血友病、恶性贫血、再生障碍性贫血、血小板减少性紫癜、红细胞增多症、镰状细胞贫血等。

4．颅内肿瘤，原发者有胶质瘤、脑膜瘤、脉络膜乳突状瘤、脊索瘤、垂体瘤、血管瘤、血管源性肉瘤、骨软骨瘤等。转移者有支气管肺癌、绒毛膜上皮癌、恶性黑色素瘤等。

5．血管性过敏反应，如多发性结节性动脉炎、系统性红斑狼疮、过敏性紫癜、出血性肾炎、急性风湿热等。

6．脑与脑膜炎症，包括急性化脓性、细菌性、病毒性、结核性、梅毒性、钩端螺旋体性、布氏杆菌性、炭疽杆菌性、真菌性脑膜炎等。

7．抗凝治疗的并发症。

8．脑血管闭塞性疾病引起出血性脑梗死。脑底异常血管网病（moyamoya）常以蛛网膜下腔出血为主要表现。

9．颅内静脉的血栓形成。

10．妊娠并发症。

11．脊髓病变。

12．其他如中暑、维生素C缺乏、气脑造影后，某些药物如戊四氮、肾上腺素、激素等注射后亦可引起蛛网膜下腔出血。

13．另有少数病例虽经全身各系统检查，甚至做病理解剖也未能找到原因者。

### 三、临床表现

本病各年龄组均可发病，由于先天性动脉瘤为主要病因，故以青壮年患者居多。性别差异不大。起病突然，部分患者可有激动、活动、咳嗽、排便等诱因。最常见的症状为突发剧烈难忍的头痛，呈胀痛或炸裂样痛，位于前额、枕部或全头痛，可向项背部放射，常伴有恶心、呕吐。半数患者有短暂意识障碍，少数有局限性或全身性抽搐。也有以头昏或眩晕、呕吐起病。个别患者有烦躁不安、谵妄、定向障碍、幻觉、近事遗忘等精神症状。大多数患者在患病数小时后即可查见脑膜刺激征（颈项强直、Kernig征阳性），如出血量少，病情较轻可不出现脑膜刺激征，病情极轻者可能仅出现颈枕部疼痛、腰部疼痛或眩晕等。少数可伴有一侧动眼神经麻痹，提示该侧后交通动脉瘤破裂。眼底检查可发现玻璃体膜下片状出血，虽然仅见于少数患者，但对SAH诊断价值极大，10％患者可见视神经盘水肿。60岁以上老年人及儿童SAH患者症状不典型，头痛不明显，意识障碍及脑实质损害症状多见且较重。

若出血停止，通常2～3周后头痛和脑膜刺激征也逐渐减轻或消失。但在SAH后的不同时期，又可因下列常见的颅内外并发症，而使病情复杂并影响预后：①再出血：绝大部分发生在1个月内，以5～11日为高峰。颅内动脉瘤初次出血后的24小时内再出血率最高，至第14日时累计为20％，使病死率明显增加。主要临床表现为：在经治疗病情稳定好转的情况下，突然再次发生剧烈头痛、呕吐、癫痫发作，可有意识障碍加重，神经定位体征、原有局灶症状和体征重新出现，再次出现血性脑脊液等。②血管痉挛（CVS）：因脑血管痉挛所致缺血性脑梗死所引起，通常发生在出血后第10～14日，一般以迟发性单根动脉痉挛导致的局灶性脑缺血梗死最为多见，是致死、致残主要原因。常见症状为病情稳定后再出现意识障碍、局灶神经体征，如行腰穿或头颅CT检查无再出血表现。③脑积水：指SAH后1周内发生的急性或亚急性脑室扩大所致的脑积水，是由于脑室流出道阻塞，蛛网膜下腔脑脊液吸收障碍，引起颅内压增高、脑室扩张导致。发生率约为20％。主要表现为嗜睡、上视受限、意识障碍、外展神经麻痹等，发生与出血量呈正相关，多次出血者更易发生，头颅CT可以诊断。④心脏疾患：SAH发生后，脑和自主神经对心脏的控制和调节发生障碍，同时应激状态的存在，导致儿茶酚胺分泌大量增加，造成冠状动脉收缩，引起心肌缺血和心肌细胞损害、心功能紊乱。最多见于老年或出血量较大患者，此类患者一般均有明显意识障碍，主诉不清，急诊检查心电图时可发现心肌缺血或心肌梗死表现。⑤消化道出血：见于大量出血患者，表现为呕血、黑粪，严重者呈休克状态，表现为烦躁不安或神志不清、面色苍白、四肢湿冷、口唇发绀、呼吸急促等，血压下降、脉压差变窄、心率加快。

## 四、辅助检查

1. CT检查　是目前诊断SAH的首选方法，安全、敏感，可早期诊断。CT显示脑沟、脑裂及脑池内具有高密度出血征，有时脑室内亦可见积血，可以确诊SAH。

2. 脑脊液（CSF）检查　不作为临床常规检查，如果出血量少或者距起病时间较长，CT检查无阳性发现，而临床可疑SAH者需要行腰穿检查CSF。

3. 数字减影血管造影（DSA）　对确定SAH的病因，如动脉瘤、脑血管畸形、Moyamoya病等诊断，有极为重要的价值；也可提供血管痉挛、供血动脉与引流静脉、侧支循环状况等资料以指导手术治疗。DSA是诊断颅内动脉瘤最有价值的方法，阳性率达95%，条件具备、病情许可时应争取尽早行全脑DSA检查以免遗漏多发脑动脉瘤或伴发的动静脉畸形，绝大多数脑血管异常可被DSA发现，而且可同时明确病变部位、形态、大小、与正常血管关系等。但由于血管造影可能加重神经功能损害，如脑缺血、动脉瘤再次破裂出血等，因此造影时机宜避开脑血管痉挛和再出血的高峰期（SAH后7~10日），即出血3日内或3周后进行为宜。为避免因血管瘤蒂部痉挛或动脉瘤破裂后发生腔内血栓，造成病变血管不显影而漏诊，首次脑血管造影阴性者，2周后（血管痉挛消退）应重复脑血管造影。

4. 经颅多普勒超声（TCD）　可动态地观察脑血管痉挛的状况，以指导临床治疗。经颅超声多普勒（TCD）动态检测颅内主要动脉流速的优点在于无创、可随时在床旁进行，是能够及时发现脑血管痉挛（CVS）倾向和痉挛程度的方法，可以作为监测SAH后血管痉挛的常规手段，但此方法不能直接测定末梢血管血流速度，一般需根据大脑中动脉流速判断，因此此法特异度高，敏感度较低，仍具有一定局限性；局部脑血流测定用以检测局部脑组织血流量的变化，可用于继发脑缺血的检测。

5. 脑MRI和MRA　由于脑磁共振可能诱发再出血，而且SAH患者急性期多有烦躁，不能配合MRI检查，MRI一般不用于SAH的急性诊断，但有学者认为SAH发病经过急性期后，MRI可比CT更明确检测到外渗血液，因此可用于判断确定CT阴性而腰穿阳性患者的出血部位。MRA可用于对SAH恢复期后仍怀疑有颅内血管异常患者的筛查，但一旦发现，还需行DSA确诊。随着DSA的逐渐广泛应用，临床考虑SAH患者基本不采用MRI和MRA检查。

## 五、治疗

防治继续出血、迟发性脑血管痉挛，去除病因和防止复发。

## 六、观察要点

1. 头痛的观察　严密观察病情变化，关注头痛的程度、性质。

2. 意识障碍的观察　密切观察患者生命体征、意识、瞳孔、头痛、呕吐等变化并记录，10～30min记录1次。若患者出现剧烈头痛、频繁呕吐呈喷射状、血压升高、脉搏变慢、呼吸慢且不规则、瞳孔不等大、极度烦躁、意识障碍加重等，提示有脑疝形成的可能，及时通知医师，准备好急救药品和器材，随时做好抢救准备。

## 七、护理要点

1. 常规护理

（1）一般护理　头部稍抬高（15°～30°），以减轻脑水肿；尽量少搬动患者，避免振动其头部；即使患者神志清楚，无肢体活动障碍，也必须绝对卧床休息4～6周，在此期间，禁止患者洗头、如厕、淋浴等一切下床活动；避免用力排便、咳嗽、喷嚏，情绪激动，过度劳累等诱发再出血的因素。

（2）饮食护理　给予清淡易消化、含丰富维生素和蛋白质的饮食，多食蔬菜水果。避免辛辣等刺激性强的食物，戒烟酒。

（3）心理护理　关心患者，耐心告知病情、特别是绝对卧床与预后的关系，详细介绍DSA检查的目的、程序与注意事项，鼓励患者消除不安、焦虑、恐惧等不良情绪，保持情绪稳定，安静休养。

2. 专科护理

（1）安全护理　对有精神症状的患者，应注意保持周围环境的安全，对烦躁不安等不合作的患者，床应加护栏，防止跌床，必要时遵医嘱予以镇静。有记忆力、定向力障碍的老年患者，外出时应有人陪护，注意防止患者走失或其他意外发生。

（2）头痛护理　注意保持病室安静舒适，避免声、光刺激，减少探视，指导患者采用放松术减轻疼痛，如缓慢深呼吸、听轻音乐、全身肌肉放松等。必要时可遵医嘱给予镇痛药。

（3）运动和感觉障碍的护理　应注意保持良好的肢体功能位，防止足下垂、爪形手、髋外翻等后遗症，恢复期指导患者积极进行肢体功能锻炼，用温水擦洗患肢，改善血液循环，促进肢体知觉的恢复。

（4）用药护理　告知药物的作用与用法，注意观察药物的疗效与不良反应，发现异常情况，及时报告医师处理。

① 使用20%甘露醇脱水治疗时，应快速静脉滴注，并确保针头在血管内。

② 尼莫地平静脉滴注时常刺激血管引起皮肤发红和剧烈疼痛，应通过三通阀与5%葡萄糖注射液或生理盐水溶液同时缓慢滴注，5～10ml/h，并密切观察血压变化，如果出现不良反应或收缩压＜90mmHg，应报告医师适当减量、减速或停药处理；如果无三通阀联合输液，一般将50ml尼莫地平针剂加入5%葡萄糖

注射液500ml中静脉滴注、速度为15～20滴/分,6～8小时输完。

③ 使用6-氨基己酸止血时应特别注意有无双下肢肿胀疼痛等临床表现,谨防深静脉血栓形成,有肾功能障碍者应慎用。

3．健康指导

（1）预防再出血　告知患者情绪稳定对疾病恢复和减少复发的意义,使患者了解,并能遵医嘱绝对卧床并积极配合治疗和护理。指导家属关心、体贴患者,在精神和物质上对患者给予支持,减轻患者的焦虑、恐惧等不良心理反应。告知患者和家属再出血的表现,发现异常,及时就诊。女性患者1～2年内避免妊娠和分娩。

（2）疾病知识指导　向患者和家属介绍疾病的病因、诱因、临床表现、应进行的相关检查、病程和预后、防治原则和自我护理的方法。SAH患者一般在首次出血后3天内或3～4周后进行DSA检查,以避开脑血管痉挛和再出血的高峰期。应告知数字减影血管造影的相关知识,使患者和家属了解进行DSA检查以明确和去除病因的重要性,积极配合。

# 第七节　脑动静脉畸形

## 一、定义

脑动静脉畸形是胎儿期脑血管形成异常的先天性疾病,家族性动静脉畸形极少见,颅内动静脉畸形与颅内动脉瘤的发病率约为1:1。脑动静脉畸形是由一团动脉、静脉及动脉化的静脉样血管组成,动脉直接与静脉交通,其间无毛细血管。动静脉畸形的出血与其体积的大小及引流静脉的数目、状态有关。中型、小型（4cm）的容易出血,引流静脉少、狭窄或缺乏正常静脉引流者容易发生出血。

## 二、病因及发病机制

一般认为脑动静脉畸形是胚胎期血管生成的调控机制发生障

碍所致。链球菌感染后动静脉畸形、动静脉畸形切除后新发的动静脉畸形、颅内外同时发生的动静脉畸形，以及星形细胞瘤、少突胶质细胞瘤、胶质母细胞瘤、血供丰富的恶性脑膜瘤和转移癌伴发动静脉畸形等报道提示，除先天性因素外，后天性的特殊情况如能引发病理性脑血管生成机制，也有可能成为脑动静脉畸形的病因。

动静脉畸形由一团畸形血管（血管巢）组成，内含直接相通的动脉和静脉，二者之间无毛细血管；多见于皮质和白质交界处，呈锥形，基底部面向脑皮质，尖端指向白质深部或直达侧脑室壁；有一支或多支增粗的供血动脉，引流静脉多扩张、扭曲、含鲜红的动脉血；畸形血管团之间杂有变性的脑组织（病理特征），邻近脑实质常有脑萎缩甚至缺血性坏死。

## 三、临床表现

动静脉畸形常无症状，除非突然出现癫痫、出血或顽固性头痛时才被发现。

1. 出血　可发生在孕、产期妇女，也可发生在正常活动时，出血常为脑实质、脑室内和蛛网膜下隙出血，出血前常可出现头痛、癫痫和某些局灶体征。

2. 癫痫　一般为癫痫大发作和局灶性癫痫。

3. 头痛　常为持续性、反复发作性头痛。

4. 局灶症状

（1）额叶　常出现癫痫大发作，智力、情感障碍，偏瘫。

（2）颞叶　癫痫、幻视、幻嗅、命名性失语、听觉性失语。

（3）顶叶　局灶性癫痫、感觉障碍、失读、失用、计算力障碍、偏盲、幻视、空间定向障碍。

（4）基底节　震颤、不自主运动、肢体笨拙、运动增多综合征等，出血后也可出现偏瘫等症状。

（5）脑桥及延髓动静脉畸形　颈痛、恶心、呕吐、锥体束征、共济失调、脑神经麻痹。

（6）其他症状　精神症状、眼球突出、血管杂音。

## 四、辅助检查

1．脑血管造影　显示异常血管团、血管浓染、迂曲及缠结、管径大致相似，有动静脉短路，供血的动脉明显增粗及迂曲，引流静脉的增粗、迂曲更显著。

2．MRI　显示蜂窝状或葡萄状血管流呈低信号影。

3．CT　显示多数有脑内及脑室内出血，或蛛网膜下隙出血，无血肿者平扫可以看出团状聚集或弥散分布蜿蜒状及点状密度增高影。

4．经颅多普勒超声　供血动脉的血流速度加快。

## 五、治疗

1．手术：供血动脉结扎术；动静脉畸形摘除术。

2．栓塞术。

3．立体定位像、放射治疗。

## 六、观察要点

1．常规观察生命体征、意识状态、瞳孔、肢体活动状况等。

2．观察头痛的性质、部位，给予对症处理。

3．有癫痫发作的患者，注意观察癫痫发作的先兆、持续时间、类型，发作时应保护患者，防止意外发生，遵医嘱按时服用癫痫药。

## 七、护理要点

1．术前护理

（1）给予适当的心理支持，使患者及其家属能面对现实，接受疾病的挑战，根据患者及其家属的具体情况提供正确的指导，告知疾病类型、可能采用的治疗计划及如何配合，帮助家属学会对患者的特殊照顾的方法和技巧。

（2）加强生活护理，防止意外发生；指导患者训练床上大小便。

（3）术前准备。完成一切术前检查，术前1d护士抽血配血，交叉备血，行抗生素皮试，备好术中、术后用药；剃去头发，洗澡、剪指甲、更衣，术前晚12点以后禁食水；注意观察患者晚间睡眠情况，睡眠不良的患者遵医嘱给予镇静药。术日晨再次剃头并洗净，留置尿管，监测手术患者的生命体征，对女患者要询问有无月经来潮，若有发热、月经来潮应及时通知医师；如行介入栓塞术则行下腹部及会阴部备皮，术前6～8h禁食水，保持大便通畅，避免术后便秘。

2. 术后护理

（1）体位　全身麻醉未醒的患者，取平卧位，头偏向一侧；意识清醒、血压平稳后，宜抬高床头15°～30°；栓塞术后平卧，穿刺侧下肢制动24h，严密观察足背动脉搏动情况及下肢温度、颜色和末梢血供情况，观察穿刺局部有无渗血及血肿、瘀斑形成。

（2）营养和补液　术后1d可进流质饮食，第2、3日给半流饮食，以后逐渐过渡到普通饮食。术后患者有恶心、呕吐或消化功能紊乱时，可禁食1～2d，给予静脉补液，待病情平稳后逐渐恢复饮食。长期昏迷的患者，经鼻饲提供营养。

（3）呼吸道护理　及时清除呼吸道分泌物并保持通畅。定时协助患者翻身、叩背，必要时雾化吸入。呕吐时头偏向一侧以免误吸，防治肺部感染。

（4）镇痛及镇静　术后3～5d为水肿高峰期，常出现搏动性头痛，严重时伴呕吐，合理使用脱水药和激素；为防止颅内压增高及颅内再出血，必须保持术后患者安静，若发现躁动不安，可遵医嘱使用镇静药。

（5）术后并发症的预防及护理

① 出血　多发生在术后12～24h，术后应严密观察，避免增高颅内压的因素；一旦发现有颅内出血征象，立即通知医师并做好再次手术的准备，若出血量少，行腰椎穿刺置换脑脊液常可达到满意效果；密切观察血压变化并对血压进行有

效控制。

② 脑血管痉挛 术后持续予尼莫地平微量泵入，严格控制速度，应用尼莫地平后会出现面色潮红、心率加快、血压下降、胃肠疼痛、恶心等症状，用药过程中一定要严格掌握用量及速度，观察患者的临床表现，注意用药中血压与基础血压的比较；术后观察是否有进行性的头痛加重、脑膜刺激征，观察意识状态及瞳孔变化，如果出现意识障碍或程度加重，出现肢体瘫痪、失语等，及时通知医师处理。

③ 感染 常规使用抗生素，严格无菌操作，加强营养及基础护理。

④ 应激性胃溃疡 可给予雷尼替丁、法莫替丁等药物预防，一旦发现胃溃疡出血，应立即放置胃管，抽净胃内容物后用小量冰水洗胃、经胃管应用止血药，必要时输血。

⑤ 癫痫发作 多发生在术后3～5d脑水肿高峰期。发作时，应立即给予抗癫痫药物，卧床休息，吸氧，保护患者避免意外受伤。

3. 健康指导

(1) 加强功能锻炼，教会患者及家属自我护理方法。

(2) 劝告先天性畸形患儿的家长，在关心和疼爱患儿的同时也适当管束和教育，鼓励患儿像正常儿童一样游戏和学习。

(3) 指导患者学会辨别分流术后分流功能异常或发生感染的征象。

(4) 脑血管病变，告知患者避免导致再出血的诱发因素，高血压患者规律服药，一旦出现异常及时就诊，控制不良情绪，保持心态平稳，避免情绪波动。

(5) 术后患者有肢体活动障碍，给予功能锻炼。

(6) 患者行动不便时要及时满足其生活需要，并且保护患者，防止意外发生。

# 第十二章　中枢神经系统感染性疾病

## 第一节　单纯疱疹病毒性脑炎

### 一、定义

单纯疱疹病毒性脑炎（HSE）是由单纯疱疹病毒（HSV）引起的一种急性中枢神经系统感染。是非流行性脑炎中最常见的类型，国外HSE发病率为（4～8）/10万，患病率为10/10万；病死率为40%～70%，由于近年来抗疱疹病毒药物的问世，病死率已降至19%～28%。国内尚缺乏准确的流行病学资料。HSV最常累及大脑颞叶、额叶及边缘系统，引起脑组织出血性坏死和（或）变态反应性脑损害，受累的神经细胞核内可见嗜酸性包涵体，故HSE又称为急性坏死性脑炎或出血性脑炎，或包涵体脑炎。

### 二、病因及发病机制

HSV是一种嗜神经DNA病毒，分为两型（Ⅰ型和Ⅱ型）：①单纯疱疹病毒-Ⅰ型，引起唇疱疹（非生殖器部位疱疹感染）是较大患儿及成人单纯疱疹和脑炎的病原体；②单纯疱疹病毒-Ⅱ（生殖器部位疱疹感染）是新生儿全身疱疹感染包括致命性脑炎的病因。近90%的人类HSE是由Ⅰ型引起，6%～15%系由Ⅱ型所致。单纯病毒Ⅰ型通过呼吸、唾液和性接触传播。Ⅱ型主要通过性接触传播，新生儿主要可通过胎盘或经产道感染，单纯疱疹病毒主要通过病毒先引起2～3周的口腔和呼吸道原发感染，通过血行播散及通过嗅神经和三叉神经进入脑内而致脑炎。

HSV-Ⅱ存在女性的阴道内，引起生殖器的感染，胎儿宫内感染罕见，若宫内感染则致胎儿畸形；绝大多数新生儿的HSE系HSV-Ⅱ引起，母亲分娩时，生殖道分泌物与胎儿接触是导致新生儿感染的主要原因。产妇生殖道HSV-Ⅱ原发感染引发疾病的危险性（30%～60%）远高于成人HSE-Ⅰ复发性疱疹感染（≤3%），儿童期发病的HSE多为病毒新近感染；HSV-Ⅱ还可通过性接触传播，HSV-Ⅱ原发感染常发生在青年人，HSV-Ⅱ也可引起成年人的无菌性脑膜炎。

### 三、临床表现

1. 一般特征　单纯疱疹病毒脑炎发病呈非季节性，四季均可发病。任何年龄均可患病，50%以上病例发生于20岁以上的成人；原发感染的潜伏期为2～21日，平均6日；前驱期多有上呼吸道发炎症状，可有发热、全身不适、头痛、肌痛、嗜睡、腹痛和腹泻等症状。

2. 脑实质受损表现　多急性起病，约1/4患者可有口唇疱疹史；发病后患者体温可高达38.4～40.0℃，并有头痛、轻微的意识和人格改变，有时以全身性或部分性运动性发作为首发症状。头痛、头昏和恶心呕吐发生率占50%；精神异常发生率占75%；意识障碍发生率占83.3%；随后病情缓慢进展，精神症状表现突出，如注意力涣散、反应迟钝、言语减少、情感淡漠和表情呆滞，患者呆坐或卧床，行动懒散，甚至生活不能自理，或表现木僵、缄默，或有动作增多、行为奇特及冲动行为，智力障碍也较明显，部分患者可因精神行为异常为首发或唯一症状而就诊于精神科。急进型单纯疱疹病毒性脑炎，早期可出现严重意识障碍，短期死于脑水肿所致的脑疝。

3. 神经局灶症状　发生率占85%，可表现偏盲、偏瘫、失语、眼肌麻痹、共济失调、多动（震颤、舞蹈样动作、肌阵挛）、脑膜刺激征等弥散性及局灶性脑损害表现。多数患者有意识障碍，表现意识模糊或谵妄，随病情加重可出现嗜睡、昏睡、昏迷或去皮质状态，部分患者在疾病早期迅即出现明显意识障碍。

4. 癫痫发作 约1/3患者可出现全身性或部分性癫痫发作，典型复杂部分性发作提示颞叶及额叶受损，单纯部分性发作继发全身性发作亦较常见。重症患者因广泛脑实质坏死和脑水肿，引起颅内压增高，出现癫痫大发作，甚至脑疝形成而死亡。病程为数日至1～2个月。预后较差，死亡率高，现因特异性抗HSV药物的早期应用，死亡率有所下降。

5. 皮肤黏膜单纯疱疹 本病20%患者可出现皮肤黏膜单纯疱疹。部分患者发病初可仅有三叉神经分布区的疼痛。病程呈波动性进展，并可与结核性脑膜炎或隐球菌性脑膜炎合并存在。

### 四、辅助检查

1. 脑脊液（CSF）检查 常规检查脑脊液压力正常或轻度偏高，急性期脑脊液压力可明显增高，90%以上病例白细胞数在$500×10^6/L$以内。脑脊液细胞学检查白细胞分类以单核或淋巴细胞为主，同时可见各种免疫活性细胞，如转化性淋巴细胞、浆细胞等。发病早期脑脊液细胞学一个重要的特点是脑脊液内可出现大量红细胞，晚期可有黄变。排除腰椎穿刺损伤则提示出血性坏死性脑炎；蛋白质呈轻、中度增高，糖与氯化物正常。

2. 脑电图 单纯疱疹病毒脑炎脑电图异常率为81%，多在中枢神经受累后1周出现。常出现弥漫性高波幅慢波，以单侧或双侧颞、额区异常更明显，甚至可出现颞区的尖波与棘波。

3. 头颅CT检查 CT阳性率为50%～59%，多在5～10日可见一侧或双侧颞叶、海马及边缘系统局灶性低密度区；若低密度病灶中出现点状高密度影提示颞叶有出血性坏死，更支持HSE的诊断。亦有占位效应，出现于中枢神经症状发生后1～3日，CT检查最早所见，单独存在，也可与低密度改变相伴出现。主要表现为中线结构移位，脑室受压等。

4. MRI检查 头颅MRI有助于发现脑实质内长T1长T2信号的病灶。

5. 脑脊液病原学检查 脑脊液病毒分离虽然特异性强，但阳性率仅 4%；脑组织病毒分离，是目前最可靠诊断手段。检测 HSV 抗原：用 ELISA 法，P/N ≥ 2 : 1 者为阳性，早期检测 CSF 中 HSV 抗原阴性可作为排除本病的依据之一。

6. 免疫学检查 检测 HSV 特异性 IgM、IgG 采用 Western 印迹法、间接免疫荧光测定及 ELISA 法，病程中 2 次及 2 次以上抗体滴度呈 4 倍以上增加，即具有确定诊断的价值。

7. 检测 CSF 中 HSV-DNA 用 PCR 可早期快速诊断，但需要用 Southern 印迹法帮助诊断结果。标本最好在发病后 2 周内送检。CSF 中病毒数量与病情轻重、头颅影像学检查异常程度及临床预后无关。

8. 光镜、电镜检查 光镜下显示的脑组织病理学重要特征为出血性坏死；电镜下为核内 Cowdry A 型包涵体，可见于坏死区或其附近的少突胶质细胞及神经细胞核内，一个细胞核内可有多个包涵体。

## 五、治疗

及早、足量、足程应用抗病毒治疗，抑制炎症、降颅压、积极对症和全身支持治疗、防止并发症等。

## 六、观察要点

用药过程中应密切观察药物的作用及可能出现的不良反应，发现问题及时与医师联系，采取相应措施。

## 七、护理要点

1. 常规护理

（1）一般护理 急性期患者应卧床休息，可适当抬高床头 30°～45°，即半卧位，膝关节下垫一软枕使腿屈曲或两腿原样伸直，该种卧位对循环、呼吸的影响介于立位和卧位之间，患者感觉最舒适；在就餐前和餐后 1 小时内抬高床头；昏迷患者应予半俯卧位，即面向的一侧身体稍向上，上肢屈曲，下肢髋、膝关节稍屈曲，对侧上肢在旁侧伸展，下肢伸向前，这种体位可以防止昏迷患者呕吐物导致误吸、窒息，对循环系统的影响最小；有明显颅内高压的患者，应抬高床头$10°\sim15°$，以减轻脑水肿、改善头部血液供应；瘫痪患者每种体位不能超过2小时，应及时更换体位。伴有偏瘫的患者应将瘫痪肢体保持良好姿位，指导患者做各种关节的主动和被动活动，以防止关节挛缩，一般活动$2\sim3$次/日，$15\sim20$分钟/次，在活动时手法要轻柔、活动不能快、不能粗暴、不能引起疼痛，否则拉伤肌肉、韧带和关节。有精神症状的患者起居活动时应随时有人在旁看护，协助完成日常生活的照顾。

（2）饮食护理　给予易消化、高蛋白、富含维生素的饮食。蛋白质分配在3餐中的比例符合要求。若有精神症状的患者，可提供适当安全的进餐用具，协助进餐；若有意识障碍的患者，患者的病情多处于重危状态，此时的静态能量消耗（REE）一般占能量消耗（TEE）的$75\%\sim100\%$，应在住院期间提供肠内营养支持（EN）。EN可以改善患者的代谢反应、提高免疫力、减少炎性反应、保证热量的摄入、缩短住院时间。首先与医师及营养师共同建立摄入目标，教育患者的家属EN的重要性，选择适合患者的营养供给途径，如胃管鼻饲。营养液应结合患者的病情、营养状况及对营养液的耐受情况选择，多用匀浆、要素饮食；要素饮食从低浓度小剂量开始，若无胃肠反应，每间隔$1\sim2$天调整1次。

（3）心理护理　护士应主动向患者家属介绍疾病的有关知识，特别是对有精神症状的患者家属，以获得更多的社会支持；定时探视患者，态度和蔼，语言亲切；对木僵患者多给予鼓励，避免言语的不良刺激加重木僵状态；不在患者面前谈论病情及其他不利于患者的事情。

（4）高热的护理　患者发病后体温可高达$39\sim41℃$，护士应清楚体温过高的危险因素，知道防止体温过高的方法并维持正常体温。采取的措施有监测体温，1次/4小时，必要时监测白细胞计数；摄取足量的液体（至少2000 ml/d）；体温超过39℃时给予温水擦浴或冰袋物理降温；遵医嘱药物降温，观察降温效果并记录；做好口腔护理，每天2次以上；严格遵医嘱给予抗病毒的药物，保证药物浓度。

2. 专科护理

（1）颅内高压的护理 护理人员应清楚颅内压增高可能出现的后果，能准确判断并能采取相应的急救措施；密切观察有无颅内压增高的表现及脑疝形成的征象；遵医嘱用药；教会患者调整钠的摄入量，如低盐饮食；通过护理使患者脑组织灌注量保持最佳状态，不发生脑疝。

（2）精神异常的护理 护理人员应清楚精神症状的出现与额叶、颞叶等部位脑组织的损害有关，教育患者家属及其看护者，使他们知道患者的行为是一种病理状态，以获得更多的社会支持；如出现颞叶癫痫发作，应保证抗癫痫药物的正确使用，保证用药浓度，控制发作以减少患者的冲动行为，同时应加强对患者的防护；密切观察患者的语言和各种行为表现，如有无自伤或伤人行为，及时发现异常行为先兆，进行有效的护理干预；如对患者的行为适当给予限制，必要时专人看护，采取隔离或约束性保护；转移环境中的危险物品，减少环境中的各种刺激因素等；帮助患者保持个人卫生、做好饮食等生活护理；加强护患之间的交流，达到有效的沟通。无论哪种病理性行为，护理人员都应给予高度重视，发现有加重情况，应及时与医师联系，必要时请精神科会诊处置。

（3）运动和感觉障碍的护理 要维持患者的皮肤完整性，不出现破损、烧伤或压疮，测定危险因素和皮肤完整性的变化，视患者的具体情况制订翻身计划并具体落实。

（4）失语、眼肌麻痹、共济失调的护理 向患者详细介绍住院的环境，解释呼叫系统并评估患者运用的能力；移去危险物品，将患者安置在可水平升降的床位，夜间保持床在最低水平并支起护栏防护；失语患者应评估患者的失语类型，建立交流方式达到有效沟通。

（5）抗病毒药的护理 护士应掌握常用抗病毒药物的作用及不良反应，以便针对性地进行健康教育指导。这类药物中应首选阿昔洛韦，本药为一种鸟嘌呤衍生物，分子量小，容易通过血-脑脊液屏障，对单纯疱疹病毒1型、2型有抑制作用，能抑制细胞内正在复制的DNA病毒的合成，达到抗HSV的作用。但因本药呈碱性，与其他药物混合容易引起pH改变，加药时应尽量避免其配伍禁忌，注意用前临时配药。不良反应有变态反应、恶心、呕吐、腹痛、下肢抽搐、舌及手足麻木感，血尿素氮、血清肌酐值升高、肝功能异常等；一般在减量或中止给药后缓解。

（6）免疫治疗药的护理 干扰素是细胞病毒感染诱生的一组活性糖蛋白，具有广谱抗病毒活性作用，而对宿主细胞损害小；转移因子可使正常淋巴细胞致敏而活化为免疫淋巴细胞；肾上腺糖皮质激素则是常在提示存在病毒引起的变态反应性脑损害时才进行的大剂量冲击疗法。

3. 健康指导

（1）活动指导 如在住院期间出现的症状已基本恢复，在医嘱休息结束后，患者要合理安排好作息时间，生活有规律，保持良好的心理状态。如患者出院时仍有不同程度的活动障碍，教会患者如何更换体位，保持床铺平整、清洁、干燥，在康复师的指导下进行肢体功能锻炼，配合针灸、理疗；有精神症状者，外出活动必须有家人陪同，并佩戴注明姓名、疾病名称、家庭住址及电话号码的卡片。

（2）个人卫生 养成良好的个人卫生习惯，无沐浴的禁忌，教会患者如何保持个人卫生。

（3）语言训练 在康复师指导下进行阅读、认物体名称等训练，从单音节开始，逐渐增加词汇。

（4）用药和就诊 遵医嘱服药，定期随诊以指导维持用药量的调整和观察用药反应。

## 第二节　新型隐球菌脑膜炎

### 一、定义

新型隐球菌脑膜炎是由新型隐球菌感染脑膜和脑实质所致的中枢神经系统的亚急性或慢性炎性疾病，是深部真菌病中较常见的一种类型，该病可见于任何年龄，但以30～60岁成人发病率最高。隐球菌脑膜炎在我国各省、市、自治区均有散在发病，以往在脑膜和脑实质感染中所占的比例很小，但目前发病率有所增高。

### 二、病因及发病机制

新型隐球菌及其他真菌广泛分布于自然界，如水果、奶类、鸽粪和土壤等，均有隐球菌存在。目前有人认为鸽粪为人类和动物新型隐球菌感染的主要来源。新型隐球菌CNS感染可单独发生，更常见于患有恶性、慢性全身消耗性疾病或全身性免疫缺陷疾病，当机体免疫力低下时致病，最初常感染皮肤和黏膜，经呼吸道侵入机体内。

### 三、临床表现

1. 本病起病隐袭，进展缓慢，病初症状不明显，或早期常有不规则低热或间歇性头痛，后变为持续性并进行性加重；在免疫功能低下患者可急骤起病，发热、头痛、呕吐常为首发症状，伴有乏力、精神萎靡、纳差等。也可无发热。

2. 大部分患者神经系统检查可见明显的颈强直和Kernig征，少数出现精神症状如烦躁谵妄、人格改变、昏睡或昏迷、癫痫发作等，大脑、小脑或脑干较大的肉芽肿可引起局灶性脑神经体征，如偏瘫、失语、共济失调等。大多数患者出现颅内压增高体征，如视盘水肿，脑室系统梗阻出现脑积水。脑底部蛛网膜下隙渗出等导致蛛网膜粘连，引起多数脑神经受损，如视力丧失、睑下垂、动眼神经麻痹等；如脊髓受压可出现双下肢麻木，行走无力，或双下肢和躯干感觉缺失等。

#### 四、辅助检查

1. 脑脊液检查 脑脊液外观澄清、透明，有大量隐球菌时黏稠，70％病例CSF压力增高。白细胞数轻度或中度增高，以淋巴细胞增高为主，（50～500）×10⁶/L，常达1000×10⁶/L。蛋白含量增高通常不超过2g/L，含量更高提示蛛网膜下隙梗阻，糖和氯化物降低，CSF离心沉淀后涂片墨汁染色发现带有荚膜的圆形隐球菌可诊断。但有些病例常需多次反复CSF检查才能发现。有学者认为隐球菌抗原检查较墨汁染色敏感，用免疫学技术在脑脊液中查出隐球菌抗原即可诊断。

2. CT和MRI检查 可发现脑室内或椎管内的囊肿或肉芽肿。邻近眶周或鼻旁窦的感染源和脑积水等。

3. 肺部X线检查 多数患者可有肺部隐球菌病变：肺门淋巴结病、斑片样或粟粒样浸润、空洞或胸膜渗出等，类似结核病灶、肺炎样改变或肺占位病变。

#### 五、治疗

1. 两性霉素B的抗真菌药物治疗 两性霉素B是目前药效最强的抗真菌药物，但因其不良反应多且严重，主张与5-氟胞嘧啶联合治疗，以减少其用量；成人首次用两性霉素B 1～2mg/d，加入5％葡萄糖液500ml内静脉滴注，6小时滴完；以后每日增加剂量2～5mg，直至1mg/（kg·d），通常维持12周；也可经小脑延髓池、侧脑室或椎管内给药，以增加脑的局部或脑脊液中药物浓度。该药不良反应较大，可引起高热、寒战、血栓性静脉炎、头痛、恶心、呕吐、血压降低、低钾血症、氮质血症等，偶可出现心律失常、癫痫发作、白细胞或血小板减少等。

2. 氟康唑的抗真菌药物治疗 氟康唑为广谱抗真菌药，耐受性好，口服吸收良好，血及脑脊液中药物浓度高，对新型隐球菌脑膜炎有特效，每日200～400mg，每日1次口服，5～10天血药浓度可达稳态，疗程一般6～12个月。不良反应为恶心、腹痛、腹泻、胃肠胀气及皮疹等。

3. 5-氟胞嘧啶（5-FC）的抗真菌药物治疗　5-FC可干扰真菌细胞中嘧啶生物合成。单用疗效差，且易产生耐受性，与两性霉素B合用可增强疗效，剂量50～150mg/（kg·d），分3～4次，一疗程为数周至数月。不良反应有恶心、厌食、白细胞及血小板减少、皮疹与肝肾功能损害。

4. 对症及全身支持治疗　颅内压增高者可用脱水剂，并注意防治脑疝；有脑积水者可行侧脑室分流减压术，并注意水电解质平衡。因本病病程较长，病情重，机体慢性消耗很大，应注意患者的全身营养、全面护理、防治肺部感染及泌尿系统感染。

## 六、观察要点

1. 熟悉头痛与颅内高压的关系，密切观察有无颅内压增高的表现和脑疝形成的先兆征象；注意头痛的性质、部位、持续时间以及是否伴有颅内高压的其他症状。

2. 严格观察生命体征及有无寒战、发热、头痛、恶心、呕吐等症状。定期检查各重要脏器的功能。

## 七、护理要点

1. 常规护理

（1）一般护理　急性期患者应卧床休息，有明显颅内高压时，应抬高床头10°～15°，以减轻脑水肿、改善头部血液供应；瘫痪患者保持一种体位不能超过2小时，应及时翻身、并辅以软枕支持，保持舒适体位。同时应告知患者休息的重要性，尤其是颅内高压的患者应限制活动，所有活动应在医务人员的指导下进行，并随时有人在旁看护。

（2）饮食护理　给予易消化、高蛋白、含丰富维生素的饮食，蛋白质分配在3餐中的比例符合要求。有意识障碍的患者，应提供胃肠内营养支持，以改善患者的代谢反应，保证热能的供给，提高治疗效果。

（3）心理护理　护士应主动向患者家属介绍疾病的有关知识，特别是有精神症状的患者，使其获得更多的社会支持；定时探视患者，态度和蔼，语言亲切。

2. 专科护理

（1）运动和感觉障碍的护理　要防止皮肤破损、烧伤或压疮形成，测定危险因素和皮肤完整性的变化，视患者的具体情况制订翻身计划并具体落实。

（2）视力和听力障碍的护理　应引导患者熟悉住院环境，解释呼叫系统，并评估患者运用的能力；移去危险物品，将患者安置在可水平升降的床位并保持床在最低水平。

（3）颅内高压、头痛的护理　护理人员应清楚颅内压增高可能出现的后果，能准确判断并能采取相应的急救措施；遵医嘱使用脱水和镇痛药；教会患者调整钠的摄入量；使患者脑组织灌注量保持最佳状态，头痛逐渐减轻，不发生脑疝。

（4）两性霉素B抗真菌药物治疗的护理　两性霉素B的药效最强，但不良反应多且严重，主张与氟康唑或5-氟胞嘧啶联合使用以减少剂量、减少不良反应；两性霉素B的不良反应有高热、寒战、血栓性静脉炎、头痛、恶心、呕吐、血压下降、低钾血症、氮质血症、白细胞或血小板减少等。在用药过程中应选用深静脉给药，并严格根据医嘱由小剂量递增给药，给药时控制输液速度，

（5）氟康唑治疗的护理　氟康唑为新型三唑类抗真菌药，能强力而特异地抑制真菌的甾醇合成，口服氟康唑后吸收良好，血药浓度和CSF中的药浓度均很高；其不良反应有恶心、腹痛、腹泻、胃肠胀气及皮疹；护士应告诉患者口服吸收不受同时摄入食物的影响，且服药后不影响患者驾驶或操作机械的能力，但合并糖尿病的患者，同时口服氟康唑与磺脲类药物时，可能出现低血糖反应，应注意预防。

3. 健康指导

（1）合理安排好作息时间，适当运动，生活有规律，保持情绪稳定和良好的心态。

（2）养成良好的个人卫生习惯，无沐浴的禁忌，教会患者如

何保持个人皮肤卫生。

（3）遵医嘱服药，定期专科门诊随诊，指导维持用药量的调整并注意观察用药反应。

## 第三节 化脓性脑膜炎

### 一、定义

化脓性脑膜炎（简称化脑）是由各种化脓菌感染引起的脑膜炎症。小儿，尤其是婴幼儿常见，是小儿严重感染性疾病之一。其中脑膜炎双球菌引起者最多见，可以发生流行，临床特点有其特殊性，称流行性脑脊髓膜炎。

### 二、病因及发病机制

化脓性脑膜炎最常见的致病菌主要有脑膜炎双球菌、肺炎双球菌和流感嗜血杆菌，其次为金黄色葡萄球菌、链球菌、大肠埃希菌、变形杆菌、厌氧菌、沙门菌、铜绿假单胞菌、产气杆菌等。病原菌的种类与患者的发病年龄、机体的抵抗力有关。2个月以下幼婴和新生儿易发生肠道革兰阴性杆菌和金黄色葡萄球菌脑膜炎。3个月到3岁小儿一年四季均有发病，肺炎链球菌冬春季多见，而脑膜炎球菌和流感杆菌分别以春秋季发病。成人常为肺炎双球菌，患有肝肾等原发病者病原菌多为大肠埃希菌和肺炎杆菌。近年来由于抗生素、免疫抑制剂和抗代谢药物的广泛应用，一些罕见的细菌或过去认为不致病的细菌也可引起化脓性脑膜炎。

致病菌可通过多种途径侵入脑膜，最常见为通过血流，即菌血症或败血症经血循环而到达脑膜；小儿机体免疫功能降低，细菌穿过血脑屏障到达脑膜、多数致病菌由上呼吸道、皮肤、胃肠道黏膜而入血；感染病灶扩散，如鼻窦炎、中耳炎、乳突炎的扩散、脑血管血栓性静脉炎扩散；直接侵入，如颅脑损伤、开放性颅骨骨折、麻醉及腰穿等。

### 三、临床表现

1. **儿童时期化脑** 发病急，有高热、头痛、呕吐、食欲不振及精神萎靡等症状。起病时神志一般清醒，病情进展可发生嗜睡、谵妄、惊厥和昏迷。严重者在 24 小时内即出现惊厥、昏迷，患儿意识障碍、谵妄或昏迷、颈强直、克氏征与布氏征阳性。如未及时治疗，颈强直加重头后仰、背肌僵硬甚至角弓反张。当有呼吸节律不整及异常呼吸等中枢性呼吸衰竭症状，并伴瞳孔改变时，提示脑水肿严重已引起脑疝。疱疹多见于流脑后期，但肺炎链球菌、流感杆菌脑膜炎亦偶可发生。

2. **婴幼儿期化脑** 起病急缓不一。由于前囟尚未闭合，骨缝可以裂开，而使颅内压增高及脑膜刺激症状出现较晚，临床特点不典型。常先以易激惹、烦躁不安、面色苍白、食欲减低开始，然后出现发热及呼吸系统或消化系统症状，如呕吐、腹泻、轻微咳嗽。继之嗜睡、头向后仰、感觉过敏、哭声尖锐、眼神发呆、双目凝视，有时用手打头、摇头。往往在发生惊厥后才引起家长注意和就诊。前囟饱满、布氏征阳性是重要体征，有时皮肤划痕试验阳性。

3. **新生儿特别是未成熟儿化脑** 起病隐匿，常缺乏典型症状和体征。较少见的宫内感染可表现为出生时即呈不可逆性休克或呼吸暂停，很快死亡。较常见的情况是出生时婴儿正常，数日后出现肌张力低下、少动、哭声微弱、吸吮力差、拒食、呕吐、黄疸、发绀、呼吸不规则等非特异性症状。发热或有或无，甚至体温不升。查体仅见前囟张力增高，而少有其他脑膜刺激征。前囟隆起亦出现较晚，极易误诊。只有腰穿检查脑脊液才能确诊。

### 四、辅助检查

1. **实验室检查** 血常规示白细胞明显增多，中性粒细胞明显增高。脑脊液常规可见白细胞明显增多，可达 $1.0 \times 10^9/L$，以中性粒细胞为主。脑脊液蛋白增高，可超过 $1.0g/L$，糖含量降低。脑脊液涂片或培养可找到细菌。脑脊液免疫学检查有细菌抗原，或分子生物学检查发现细菌核酸。

2. 特殊检查　对有异常定位体征、治疗中持续发热、头围增大、颅内压显著增高而疑有并发症者，可进行颅脑CT检查。

## 五、治疗

1. 一般治疗常规　卧床休息，加强营养，保证热量的供应，维持水、电解质平衡。密切监测呼吸、心率、意识、瞳孔等各生命体征的变化。

2. 用药常规

（1）抗生素治疗　①尽早采用抗生素静脉注射治疗；②选用可穿透血 - 脑屏障、脑脊液中浓度高的抗生素；③脑脊液细菌培养阳性时，根据药敏试验选用抗生素；④分次用药，以维持有效的药物浓度；⑤足量、足疗程。

病原菌不明时的治疗：包括初次诊断病原不明的患儿，或院外治疗不规则者。应选用对肺炎链球菌、脑膜炎球菌和流感嗜血杆菌3种常见病原体有效的广谱抗生素。

病原菌明确后抗生素治疗：病原菌明确后应根据药物敏感试验结果选用有效的抗生素治疗。

抗生素用药疗程：流感嗜血杆菌脑膜炎、肺炎链球菌脑膜炎静脉用药疗程为10～14d；脑膜炎球菌者为7d，金黄色葡萄球菌、肠道革兰阴性杆菌及耐药的肺炎链球菌脑膜炎疗程宜在21d以上。若有并发症，疗程适当延长。

停药指征：用足疗程后症状消失热退1周以上，脑脊液细胞数<20×10$^6$/L，且细胞分类正常，蛋白及糖量恢复正常。一般达到以上标准，少则8～10d，多则1个月以上，平均2～3周。

（2）糖皮质激素治疗　抗生素开始治疗的同时应用糖皮质激素可抑制炎性因子，减轻脑水肿和降颅压。常用地塞米松0.4～0.6mg/（kg·d），连用3～5d。

3. 其他治疗

（1）对症治疗

① 控制惊厥  频繁惊厥须控制，以免发生脑缺氧及呼吸衰竭。除用脱水药降低颅压，常规补钙外，对症治疗常采用地西泮、水合氯醛、副醛、苯巴比妥等药物。考虑有脑实质受损而致癫痫发作者，应按癫痫治疗。同时可给予维生素C、维生素$B_1$、维生素$B_6$、谷氨酸钠、γ-氨酪酸等药物保护脑细胞促进其功能恢复。

② 减低颅内压  早期应用脱水剂，20％甘露醇首剂0.5～1.0g/kg，以后每次0.25～0.5g/kg，每6～8小时1次，具体根据颅内压增高程度而定，但每次剂量不应增加，疗程5～7d。

③ 抢救休克及DIC。

（2）并发症治疗

① 硬脑膜下积液  少量积液无须处理，大量积液并有相应症状时应穿刺放液，放液量每次每侧不应超过15ml。个别迁延不愈者需外科手术引流。

② 脑室管膜炎  行侧脑室穿刺引流，以缓解症状。同时选用有效安全的抗生素给予侧脑室内注入。

③ 脑积水  常见阻塞性或混合性脑积水，鞘内注射抗生素或糖皮质激素可能有效，严重时可行正中孔粘连松解、导水管扩张和脑脊液分流等手术。

④ 脑性低钠血症  确诊后可用3％盐水6ml/kg缓慢滴注，可提高血钠5mmol/L，若仍不能纠正，可再给予3～6ml/kg。同时应限制入量，800～900ml/（m²·d），给液成分与一般维持液相同。由于大量应用钠盐，必然增加钾和钙离子的丢失，需注意补充。

## 六、观察要点

1. 严密监测生命体征  若患儿出现意识障碍、囟门、瞳孔改变、躁动不安、频繁呕吐、四肢肌张力增高等惊厥先兆，提示有脑水肿、颅内压升高的可能。若呼吸节律不规则、瞳孔忽大忽小或两侧不等大、对光反应迟钝、血压升高，应注意脑疝及呼吸衰竭的存在。应经常巡视、密切观察、详细记录，以便及早发现，给予急救处理。

2. 做好并发症的观察 如患儿在治疗中出现发热不退或退而复升，前囟饱满、颅缝裂开、呕吐不止、频繁惊厥，应考虑有并发症存在。可做颅骨透照法、头颅CT扫描检查等，以期早确诊，及时处理。

## 七、护理要点

1. 常规护理

（1）高热的护理 保持病室安静、空气新鲜。应绝对卧床休息。每4小时测体温1次，并观察热型及伴随症状。鼓励患儿多饮水。必要时静脉补液。出汗后应及时更衣，注意保暖。体温超过38.5℃时，及时给予物理降温或药物降温，以减少大脑氧的消耗，防止高热惊厥，并记录降温效果。

（2）饮食护理 保证足够热量摄入，按患儿热量需要制定饮食计划，给予高热量、高蛋白、高维生素、清淡、易消化的流质或半流质饮食。不能进食者给予鼻饲，少量多餐，以减轻胃的饱胀感，防止呕吐发生。注意食物的调配，可增加患儿食欲。频繁呕吐不能进食者，应注意观察呕吐情况并静脉输液，维持水电解质平衡。监测患儿每日热卡摄入量，及时给予适当调整。

（3）日常生活护理 协助患儿洗漱、进食、大小便及个人卫生等生活护理。做好口腔护理，呕吐后帮助患儿漱口，保持口腔清洁，及时清除呕吐物，减少不良刺激。做好皮肤护理，及时清除大小便，保持臀部干燥，必要时使用气垫等抗压力器材，预防压疮的发生。注意患儿安全，患儿躁动不安或惊厥时防止其坠床及舌咬伤。

（4）心理护理 对患儿及家长给予安慰、关心和爱护，使其接受疾病的事实，鼓励战胜疾病的信心。介绍病情、治疗护理的目的与方法，使其主动配合。及时解除患儿不适，取得患儿及家长的信任。

2. 专科护理

（1）做好抢救药品及器械的准备　做好氧气、吸引器、人工呼吸机、呼吸兴奋剂、脱水剂、硬脑膜下穿刺包及侧脑室引流包的准备。

（2）药物治疗的护理　了解各种用药的使用要求及不良反应，如静脉用药的配伍禁忌；青霉素稀释后应在1小时内输完，防止破坏，影响疗效；高浓度的青霉素需避免渗出血管外，防止组织坏死；注意观察氯霉素的骨髓抑制作用，定期做血象检查；静脉输液速度不宜太快，以免加重脑水肿；注意保护好血管，保证静脉输液通畅；记录24小时的出入量。

（3）康复护理　对恢复期患儿应进行功能训练，指导家长根据不同情况给予相应护理，以减少后遗症的发生。

3. 健康指导　主动向患儿家长介绍病情、用药原则及护理方法，使其主动配合治疗。为恢复期患儿制订相应的功能训练计划，指导家长具体康复措施，减少后遗症的发生。

# 第四节　结核性脑膜炎

## 一、定义

结核性脑膜炎是小儿结核病中最严重的一型，多见于3岁以内婴幼儿，且多在结核原发感染后1年内发病。如诊断不及时或治疗不当，该病的病死率及后遗症发生率较高，故早期诊断和合理治疗是改善本病预后的关键。

## 二、病因及发病机制

结核性脑膜炎（TBM）是由结核分枝杆菌感染所致，大多由原发结核病灶经淋巴、血行播散而来。TBM发病通常由两个过程，首先是细菌经血播散后在脑膜和软脑膜下种植，形成结核结节；其后结节破溃后大量结核菌进入蛛网膜下腔，引起TBM

发病。主要病理改变为脑膜广泛性慢性炎性反应，脑膜和脑表面可见结核结节，在软脑膜、蛛网膜及室管膜有大量炎症和纤维蛋白渗出，因脑膜的增厚、粘连，压迫颅底神经及阻塞脑脊液循环通路，导致脑积水。脑膜动脉炎及血栓形成引起脑梗死及软化。

## 三、临床表现

根据其临床特点，病程大致可分三期：

1. 早期（前驱期） 1～2周，主要症状为小儿性格改变，如少言、喜哭、易怒、易倦等，还可有发热、食欲不佳、轻度头痛（如蹙眉皱额、嗜睡等），呕吐等症状。

2. 中期（脑膜刺激期） 1～2周，患儿可出现脑膜刺激征，如颈项强直、克氏征、布氏征阳性，婴幼儿可出现前囟膨隆。并可出现脑神经障碍（如面神经瘫痪等）、视神经炎、肢体瘫痪等症状。

3. 晚期（昏迷期） 1～3周，以上症状逐渐加重，由意识朦胧、半昏迷而进入昏迷，频繁惊厥，常伴水电解质代谢紊乱。

小儿结核性脑膜炎也有不典型症状者，如急性发病（病程短，2～5日），婴儿以惊厥为首发症状，可无前驱期症状，脑膜刺激征不明显，以舞蹈样多动症起病，以突然偏瘫起病等。

## 四、辅助检查

1. 实验室检查 脑脊液检查压力增高，外观透明、微混或呈毛玻璃样，白细胞多为（50～500）×$10^6$/L，分类以淋巴细胞为主，蛋白含量增高，糖与氯化物降低。蛛网膜下腔阻塞时，脑脊液中可呈黄色，静置12～24小时后有蛛网状薄膜形成。取脑脊液、脑脊液薄膜或脑脊液离心沉淀物涂片做抗酸染色有抗酸杆菌。免疫学方法检测脑脊液结核菌抗原可阳性。脑脊液PPD-IgM或PPD-IgG可升高。脑脊液结核菌培养可阳性。分子生物学方法可检出脑脊液中结核菌DNA。脑脊液腺苷脱氨酶（ADA）升高＞9U/L。

2. 特殊检查 结核菌素试验阳性。X线胸片检查可有结核病灶。脑CT或磁共振（MRI）检查在早期可正常，中晚期可见结核瘤，基底节阴影增强，脑池密度增高、模糊、钙化，脑室扩大，脑水肿。急性期脑电图检查异常。

## 五、治疗

给予规范抗结核治疗，降颅压、防粘连等对症治疗，维持机体内环境平衡，防治并发症。

## 六、观察要点

1. 密切观察患儿生命体征、神志、前囟、肌张力、瞳孔大小及对光反射等病情变化，发现异常及时告知医师。

2. 如患儿在治疗中发热不退或退而复升，前囟饱满、颅缝裂开、呕吐不止、频繁惊厥等，注意发生并发症，做好氧气、吸引器、人工呼吸机、脱水机、呼吸兴奋剂、硬脑膜下穿刺包及侧脑室引流包的准备，给予急救。

## 七、护理要点

1. 常规护理

（1）休息 卧床休息，抬高床头，半卧位，保持头部居中，避免一切不必要的刺激，医、护、技操作集中进行，限制陪伴及探视。

（2）改善患儿营养状况 维持营养，保持水、电解质平衡，为患儿提供足够的热量、蛋白质及维生素食物，以增强机体的抵抗力。清醒的患儿采取舒适的卧位协助进食，宜少量多餐，耐心喂养。进食速度避免过快，防止呕吐，进餐前后1小时抬高床头，昏迷患儿采取鼻饲喂养和静脉高营养支持治疗。

（3）心理护理 患儿体温上升超过38.5℃时应积极降温以减少大脑氧耗，防止发生高热惊厥。惊厥发作时将患儿头偏向一侧，给予口腔保护以免舌咬伤，拉好床档，避免躁动及惊厥时受伤或坠床。

2. 专科护理

（1）保持呼吸道通畅　防止呕吐物误吸，必要时吸痰或给氧，惊厥发作时即时放置牙垫防止牙咬伤，并积极控制惊厥。

（2）治疗护理　①做好腰穿前后心理护理，腰穿后去枕平卧4～6小时。②控制输液速度，遵医嘱给予脱水剂及水、电解质等，合理使用抗结核药物，并注意药物不良反应。

（3）加强基础护理　①眼睑不能闭合者，涂以红霉素眼膏并用纱布覆盖。②每日口腔护理2～3次，呕吐后及时清除颈部、耳部残留物。③大小便后及时更换尿布，清洗臀部、会阴部，保持清洁、干燥。

3. 健康指导

（1）建立合理有序的生活制度，注意营养和休息。

（2）要做好长期治疗的思想准备，坚持早期、联合、适量、规律、全程治疗原则，避免与开放性结核病患者接触，定期门诊复诊，防止复发。

（3）注意药物不良反应。口服 PAS 对胃黏膜有刺激作用，宜饭后服；服用皮质激素时注意补充钙、磷；肌内注射链霉素可出现耳鸣甚至耳聋等不良反应，应及时观察并调整用药方法。

（4）有后遗症的患儿应加强功能锻炼。

# 第五节　脑囊虫病

## 一、定义

脑囊虫病是因食入带有猪绦虫卵的食物而感染，由猪绦虫蚴虫（囊尾蚴）寄生脑组织形成包囊而发病。脑内囊虫的数量由单个至数百个。青壮年占多数，50%～70%囊虫病者可有中枢神经系统（CNS）寄生虫感染，也是我国北方症状性癫痫常见的病因之一。囊尾蚴还寄生于肌肉、皮下组织及眼等部位。

## 二、病因及发病机制

若人食入被虫卵污染的食物，或是因不良卫生习惯虫卵被摄入人体内致病；少见原因为肛门-口腔转移而形成的自身感染或者是绦虫的节片逆行入胃，虫卵进入十二指肠内孵化逸出六钩蚴，蚴虫经血液循环分布全身并发成囊尾蚴，有不少囊尾蚴寄生在脑内。使用受感染的猪肉不能感染囊尾蚴，仅引起绦虫感染。

## 三、临床表现

根据包囊存在的位置不同，临床表现可分为四种基本类型：脑实质型、蛛网膜型（或脑膜性）、脑室型和脊髓型。最常见的临床表现是癫痫发作、高颅内压所致头痛和视盘水肿，以及脑膜炎症状和体征。

1. 脑实质型 临床发作症状与包囊所寄生的位置有关。位于皮质的包囊引起全身性和部分性发作，30%～40%的患者癫痫发作是唯一症状，也可出现偏瘫、感觉缺失、偏盲和失语；位于额叶或颞叶等部位可发生痴呆、精神症状。小脑的包囊引起共济失调，血管受损后可引发卒中。

2. 蛛网膜型 脑膜的包囊破裂或死亡可引起头痛、交通性脑积水和虚性脑膜炎等表现；包囊在基底池内可引起阻塞性脑积水；脊髓蛛网膜受累可出现蛛网膜炎和蛛网膜下隙完全阻塞。上述均可出现颅内压增高的临床表现，头痛、呕吐、脑膜刺激征阳性。

3. 脑室型 包囊寄生在脑室，在第三和第四脑室内可阻断脑脊液循环，导致阻塞性脑积水。包囊可在脑室腔内移动，至第四脑室正中孔突然阻塞，导致脑压突然增高，引起眩晕、呕吐意识障碍及跌倒发作，或少数患者可在没有任何前驱症状的情况下突然死亡。该型患者常发生蛛网膜下隙粘连。

4. 脊髓型 少见，可在颈胸段出现硬膜外的损害。

## 四、辅助检查

1. 血常规 多数患者白细胞总数正常，少数可达 $10 \times 10^9$/L，嗜酸粒细胞可高达15%～50%，大便检查发现绦虫卵可作为间接证据。

2．脑脊液 压力正常或升高，脑膜炎型白细胞增高可达$10×10^6$/L，以淋巴细胞为主，嗜酸粒细胞增高，蛋白定量正常或轻度增高，糖、氯化物正常。

3．免疫学检查 用囊尾蚴抗原检测脑脊液中的特异性抗体，对本病的诊断有定性意义。

4．脑电图 对癫痫患者有诊断价值，可见弥漫和局灶性异常波形，表现为高幅/低幅慢波、尖慢波或棘-慢复合波。

5．头部CT 脑囊虫头部CT所见主要为集中或散在的直径0.5～1.0cm的圆形或卵圆形阴影，有高密度、低密度、高低混杂密度病灶，增强扫描头节可强化。

6．头部MRI检查 对脑囊虫更有诊断价值，阳性发现和可靠性更优于CT，根据囊虫感染的先后时间不同，可分为4期。根据各期的变化不同，可分辨出囊虫的存活和死亡。

① 活动期 T1加权像囊虫呈圆形低信号，头节呈点状或逗点状高信号；T2加权像囊虫呈圆形高信号，头节呈点状低信号。

② 退变死亡期 T1加权像水肿区低信号内有高信号环或环节，或仅有低信号区；T2加权像水肿区高信号，内有低信号环或结节。

③ 非活动期 T1、T2加权像上多呈圆形低信号。

④ 混杂期：T1、T2加权像上均呈混杂密度病灶。

7．脑组织活检 手术或CT立体定向取病灶脑组织活检可发现囊虫。

## 五、治疗

1．治囊虫

（1）阿苯达唑（丙硫咪唑） 15～20mg/（kg·d），连用10日。

（2）吡喹酮 1个疗程总量300mg/kg，从小剂量开始渐增加剂量，每日不超过1g。

可选择这两种药之一种，每日剂量分2～3次服用，间隔1～3个月再行第2个疗程，一般3～4个疗程即可，病灶多者需6～8个疗程。

2. 驱绦虫　疑有绦虫存在，选择下列一种驱虫方法。

（1）槟榔和南瓜子　炒熟120g南瓜子，带皮晨起空腹食入，2小时后服入120g槟榔的生药水煎剂，2.5小时后再服50%硫酸镁50ml。

（2）氯硝柳胺（灭绦灵）　晨起空腹嚼碎口服1g，1小时后再如法服1g。

3. 对症治疗　根据病情选用抗癫痫药，如卡马西平0.1g，每日3次或丙戊酸钠0.2g，每日3次及肾上腺糖皮质激素（地塞米松或泼尼松）。若颅压高，加用甘露醇、甘油果糖、呋塞米等脱水剂。

4. 手术　脑室囊虫可手术摘除，脑积水者宜行脑脊液分流术。

## 六、观察要点

1. 密切观察有无颅内压增高的表现及脑疝形成的征象。

2. 密切观察患者的语言和各种行为表现，如有无自伤或伤人行为，及时发现异常行为先兆，进行有效的护理干预；如对患者的行为适当给予限制，必要时专人看护，采取隔离或约束性保护；转移环境中的危险物品，减少环境中的各种刺激因素等。

## 七、护理要点

1. 常规护理

（1）一般护理　急性期患者应卧床休息，可适当抬高床头30°～45°，即半卧位，膝关节下垫一软枕使腿屈曲或两腿原样伸直，该种卧位对循环、呼吸的影响介于立位和卧位之间，患者感觉最舒适；在就餐前和餐后1小时内抬头；昏迷患者应予半俯卧位，即面向的一侧身体稍向上，上肢屈曲，下肢髋、膝关节稍屈曲，对侧上肢在旁侧伸展，下肢伸向前，这种体位可以防止昏迷患者呕吐物导致误吸、窒息，对循环系统的影响最小；有明显颅内高压的患者，应抬高床头$10°\sim15°$，以减轻脑水肿、改善头部血液供应；瘫痪患者每种体位不能超过2小时，应及时更换体位。伴有偏瘫的患者应将瘫痪肢体保持良好姿位，指导患者做各种关节的主动和被动活动，以防止关节挛缩，一般活动$2\sim3$次/日，$15\sim20$分钟/次，在活动时手法要轻柔、活动不能快、不能粗暴、不能引起疼痛，否则拉伤肌肉、韧带和关节。有精神症状的患者起居活动时应随时有人在旁看护，协助完成日常生活的照顾。

（2）饮食护理　给予易消化、高蛋白、含丰富维生素的饮食。蛋白质分配在3餐中比例符合要求。若有精神症状的患者，可提供适当安全的进餐用具，协助进餐；若有意识障碍的患者，患者的病情多处于重危状态，此时的静态能量消耗（REE）一般占能量消耗（TEE）的75%～100%，应在住院期间提供胃肠内营养支持（EN）。EN可以改善患者的代谢反应、提高免疫力、减少炎性反应、保证热量的摄入、缩短住院时间。首先与医师及营养师共同建立摄入目标，教育患者的家属EN的重要性，选择适合患者的营养供给途径，如胃管鼻饲。营养液应结合患者的病情、营养状况及对营养液的耐受情况选择，多用匀浆、要素饮食；要素饮食从低浓度小剂量开始，若无胃肠反应，每间隔$1\sim2$天调整1次。

（3）高热的护理　患者发病后体温可高达$39\sim41℃$，护士应清楚体温过高的危险因素，指导患者防止体温过高的方法并维持正常体温。采取的措施有监测体温，1次/4小时，必要时监测白细胞计数；摄取足量的液体（至少2000ml/d）；体温超过39℃时给予温水擦浴或冰袋物理降温；遵医嘱药物降温，观察降温效果并记录；做好口腔护理，每天2次以上；严格遵医嘱给予抗病毒药物，保证药物浓度。

（4）心理护理　护士应主动向患者及家属介绍疾病及其康复

的相关知识，态度和蔼，语言亲切；鼓励家人定时探视患者，营造良好的感情氛围，以增强患者康复的信心。

2．专科护理

（1）颅内高压的护理　护理人员应清楚颅内压增高可能出现的后果，能准确判断并能采取相应的急救措施；遵医嘱用药；教会患者调整钠的摄入量，如低盐饮食；通过护理使患者脑组织灌注量保持最佳状态，不发生脑疝。

（2）运动和感觉障碍的护理　要维持患者的皮肤完整性，不出现破损、烧伤或压疮，测定危险因素和皮肤完整性的变化，视患者的具体情况制订翻身计划并具体落实。

（3）失语、眼肌麻痹、共济失调的护理　向患者详细介绍住院的环境，解释呼叫系统并评估患者运用的能力；移去危险物品，将患者安置在可水平升降的床位，夜间保持床在最低水平并支起护栏防护；失语患者应评估患者的失语类型，建立交流方式达到有效沟通。

（4）精神异常的护理　护理人员应清楚精神症状的出现与额叶、颞叶等部位脑组织的损害有关，教育患者家属及其看护者，使他们知道患者的行为是一种病理状态，以获得更多的社会支持；如出现颞叶癫痫发作，应保证抗癫痫药物的正确使用，保证用药浓度，控制发作以减少患者的冲动行为，同时应加强对患者的防护；帮助患者保持个人卫生、做好饮食等生活护理；加强护患之间的交流，达到有效的沟通。无论哪种病理性行为，护理人员都应给予高度重视，发现有加重情况，应及时与医师联系，必要时请精神科会诊处置。

（5）抗寄生虫药的药物护理　常用广谱抗寄生虫药有吡喹酮和阿苯达唑。根据患者囊尾蚴的部位及数量情况，决定用药的剂量与速度，应先从小剂量开始，且在第一个疗程中的用药反应观察最重要，因为用药后囊尾蚴死亡，可释放出大量异蛋白抗原而引起急性炎性反应和脑水肿，并出现全身多系统的伴发症状，导致颅内压急剧增高或脑疝形成，用药过程中必须严密监测。

（6）糖皮质激素与脱水剂的药物护理　使用脱水剂治疗时应快速脱水，并注意同时补充液体和电解质，以加速代谢产物及药物的排出，防止水、电解质平衡紊乱；使用糖皮质激素治疗时应注意补钾、补钙，护胃以防止消化道出血。

3. 健康指导

（1）卫生指导　养成良好的卫生习惯，不吃生食和不洁食品，教会患者如何保持个人皮肤卫生，养成洗手的习惯，如饭前便后要洗手。

（2）活动指导　要合理安排好作息时间，劳逸结合，保持良好的心态；有继发性癫痫发作的患者要随身携带个人卡片，禁止从事高空、机械操作等危险作业，防止受伤和意外发生。

（3）用药和就诊　遵医嘱正确服药，定期到感染专科或寄生虫病门诊随诊，以指导维持用药量的调整，并注意观察用药反应；如出现抽搐应到神经内科就诊。

# 第六节　艾滋病的神经系统损害

## 一、定义

艾滋病又称获得性免疫缺陷综合征（AIDS），是感染人类免疫缺陷病毒（HIV）所致。艾滋病自1981年被首次报道以来，现已在200多个国家和地区发现此病，而且患者数正在不断增多，特别是在非洲、亚洲发展中国家，HIV感染者和AIDS患病率呈不断上升趋势。据国际艾滋病学会第一届大会（2001）资料，迄今全世界约有5800万艾滋病患者，2200万人死于该病。故AIDS的神经系统损害日益受到关注。

## 二、病因及发病机制

艾滋病的病因为感染HIV，HIV是一种C型RNA病毒-反转录病毒，直径100～120nm，球形颗粒状，病毒外层为脂蛋白包膜。病毒内部为二十面体对称的核衣壳，核心含病毒RNA、反转录酶和核衣壳蛋白。HIV感染后细胞免疫系统缺陷和中枢神经系统的直接感染是艾滋病神经系统损害的病因。

该病毒由皮肤破口或黏膜进入人体血液，可选择性的感染并破坏宿主的T辅助淋巴细胞（T4）、单核细胞和巨噬细胞，引起严重的细胞免疫缺陷，这一后果一方面导致机体对许多机会性致病菌（如卡氏肺囊虫肺炎、弓形体病、病毒、真菌及分枝杆菌感染等）和某些肿瘤（如Kaposi肉瘤、淋巴瘤等）的易感性增高，使AIDS患者继发出现脑弓形体病、新型隐球菌脑膜脑炎、系统性淋巴瘤等神经系统疾病。另一方面，受感染的淋巴细胞也可以通过血-脑屏障直接进入中枢神经系统，并与神经细胞表面的半乳糖神经酰胺分子结合，引起直接感染，导致神经系统的功能障碍。

## 三、临床表现

因为艾滋病是一种严重的全身性疾病，其临床症状多种多样，使得艾滋病神经系统损害的临床表现也呈现多种变化，但大体可概括为艾滋病相关复合征、神经系统原发感染、神经系统继发性感染和神经系统肿瘤四部分。

1. 艾滋病相关复合征 多为艾滋病前期非特异性症状，如发热、体重下降、盗汗、食欲不振、嗜睡、咽痛、咳嗽、腹泻、消化不良、皮肤病变及眼部不适、慢性全身淋巴及肝脾肿大等。

2. 神经系统原发感染

（1）亚急性、慢性HIV脑病或AIDS-痴呆复合征 是成人HIV感染引起慢性神经功能障碍最常见病因，临床表现痴呆是首发或主要症状，为隐袭进展皮质下痴呆，见于约20% AIDS患者。早期症状：淡漠、回避社交、性欲降低、思维减慢、注意力不集中和健忘，精神症状表现抑郁或躁狂，以及运动迟缓、下肢无力、共济失调、头痛、震颤、癫痫发作、Parkinson综合征等。病情进行性加重，晚期出现严重痴呆、无动性缄默、运动不能、截瘫和尿失禁等。

（2）急性脑膜脑炎　HIV进入人体后6周左右发病，表现为急性精神症状、意识障碍和癫痫发作（全身性强直-阵挛发作）。脑脊液呈非特异性炎性改变，脑电图示弥漫性异常，脑CT扫描正常。急性期症状可在几周内消失，但脑部HIV感染仍继续存在，以后可发展成为亚急性或慢性脑炎。

（3）慢性脑膜炎　表现为慢性头痛和脑膜刺激征阳性，并伴第Ⅴ、Ⅶ、Ⅷ脑神经受损症状，脑脊液HIV阳性。

（4）空泡样脊髓病　表现为感觉性共济失调和痉挛性截瘫，常伴痴呆，部分患者合并亚急性或慢性脑病。病理尸检病变主要侵犯脊髓侧索及后索，胸段最明显。

（5）周围神经病　约15%的AIDS患者合并周围神经损害，AIDS早期可见近端不对称性多发性神经根炎或多发性神经病，CSF呈炎症改变；后期出现远端对称性感觉运动性神经病。部分病例可伴有亚急性或慢性脑病。

（6）肌病　炎性肌病最为常见，为亚急性起病的近端肢体肌无力，CPK（肌酸磷酸激酶）或LDH增高。

3. 神经系统继发感染

（1）脑弓形体病　AIDS常见的并发症，占13.3%～32.6%。病理变化为多发性脓肿或肉芽肿，坏死灶周围炎性细胞浸润，其中可见弓形体包囊和自由滋养体。临床表现因病灶的多发性而复杂多样：①亚急性起病；②大脑半球、脑干或小脑的局灶损害体征，偏瘫、失语、视野缺损、癫痫等；③意识障碍及精神症状等弥漫性脑损害表现；④持久发热和不同程度的意识障碍。脑脊液单核细胞数轻度增高，蛋白质增高和糖降低。脑CT扫描可见多发性块状病灶，位于灰、白质之间；75%有环状或均质性增强；周围出现水肿带及占位效应。MRI示T1加权像为边界不清的低信号区。T2加权像等信号或高信号区。脑组织活检可迅速确诊。

（2）真菌感染　以新型隐球菌脑膜脑炎和隐球菌瘤最常见，约占10%。有时亦可见到中枢神经系统的念珠菌或曲霉菌感染。头痛、发热、意识障碍和痫性发作等进行性加重，颈强不明显；

CSF墨汁染色和细胞学检查发现隐球菌或荚膜抗原阳性可确诊，常无典型脑膜脑炎症状，CSF细胞数可不增多，蛋白和糖含量很少异常；CT可无异常，增强偶尔可发现颅底肉芽肿。

（3）病毒感染　病毒性脑炎较常见，呈反复发作的慢性感染状态。巨细胞病毒脑炎：可引起严重脑炎伴意识障碍、癫痫发作、腰神经根炎和视网膜导致失明，但诊断困难，PCR检查可有帮助；单纯疱疹病毒及带状疱疹病毒脑炎：较少见，可累及多个脑白质区，类似进展性多灶性白质脑病，表现为头痛、发热、软偏瘫、失语、痫性发作和人格改变等；进行性多灶性白质脑病（PML）：由乳头多瘤空泡病毒引起，弥漫性非对称脑白质受累，表现为进行性精神衰退、认知障碍、偏瘫、偏身感觉障碍、偏盲、失语、共济失调、构音障碍和面瘫等，CSF通常正常，少数病例细胞和蛋白轻度增高；EEG可见局灶性低波幅弥漫性慢波，无特异性；CT可见晚期病例白质多灶性低密度区，无增强效应。确诊需脑活检，病变为多灶性白质脱髓鞘区，轴索保存，病灶区周围少突胶质细胞增生，可见核内嗜酸性包涵体，无炎性反应，周围见巨大、异形及呈丝状分裂性的星形细胞。

（4）细菌性感染　以分枝杆菌感染多见，如结核性脑膜炎或脑膜脑炎。其他还可见奴卡菌、沙门菌、李司忒菌等感染。患儿可见发育迟滞、发热、进行性精神衰退、脑膜炎、脑脓肿、视神经炎和多发性神经病等。

（5）寄生虫感染　一般很少见，但近来有脑卡氏肺囊虫感染的个案报道。

4. 神经系统继发肿瘤　细胞免疫功能缺陷使恶性肿瘤发病率增高，常合并环状红斑狼疮、血小板减少性紫癜等自身免疫病。

（1）淋巴瘤　约5%的AIDS患者发生原发性CNS淋巴瘤，临床和影像学上与弓形虫病很难区分，也可以继发于系统性淋巴瘤，瘤细胞浸润脑实质血管周围间隙或软脑膜。表现偏瘫、失语、视力障碍、全面或局灶性癫痫发作、头痛、呕吐和视神经乳头水肿等颅高压症状，脑膜转移常见动眼、外展和面神经及多发性神经根损害。CSF淋巴细胞、蛋白含量正常或轻度增高，糖含量降低，确诊需脑活检。预后差，仅存活数月。

（2）Kaposi肉瘤　是AIDS常合并的恶性肿瘤，CNS很少受累，CNS受累常伴其他脏器受累和肺部广泛转移，易合并CNS感染如脑弓形虫病和隐球菌脑膜炎等。

5. 继发性脑血管病　肉芽肿性脑血管炎和炎性栓子可引起广泛性脑梗死，出现精神异常、意识不清、高热，无神经系统定位体征，脑脊液细胞和蛋白增高，糖和氯化物不低；非细菌性血栓心内膜炎继发脑栓塞；血小板减少导致脑出血或蛛网膜下腔出血。

## 四、辅助检查

1. 血象检查　外周血常轻度贫血，红细胞、血红蛋白和白细胞降低，中性粒细胞增加，核左移。少数AIDS患者可见粒细胞减少，出现浆细胞样淋巴细胞和含空泡单核细胞；血小板无变化，个别病例合并血小板减少。

2. 实验室血清学检查　HIV抗体可用ELISA检测，阳性需重复检测或用免疫印迹法和固相免疫沉淀试验（SRIP）复检确认，以防假阳性。

3. 免疫学检查　淋巴细胞通常是对艾滋病神经系统损害有重要的诊断价值的必行检查项目。①外周血淋巴细胞计数下降至$1.0 \times 10^9$/L，辅助性淋巴细胞$CD_4^+ < 0.4 \times 10^9$/L，伴严重机会性感染时$CD_4^+ < 0.05 \times 10^9$/L，$CD_8^+$正常或略增高，$CD_4^+/CD_8^+$比值$<1.0$；②皮肤植物血凝素（PHA）及某些抗原反应消失，迟发性变态反应下降，NK细胞活性下降，单核-巨噬细胞数量和趋向性下降；③免疫球蛋白增高（B细胞多克隆活化所致），血清α-干扰素、β-微球蛋白、α-胸腺素和免疫复合物等含量增高。

4. 脑脊液检查、影像学检查　对于原发性或继发性以及继发后致病原有参考价值。在艾滋病继发性神经系统损害中，因致病原的差异脑脊液检查、影像学呈现不同变化。通过ELISA、PCR等试验方法进行的病原学检测分析，对艾滋病继发性神经系统损害有重要的参考意义。在病情复杂或诊断不明的情况下，也可酌情使用定向脑活检。

## 五、治疗

1．抗HIV治疗 目前临床常用的抗HIV药物包括：①核苷反转录酶抑制剂：齐多夫定、拉米夫定等。②非核苷反转录酶抑制剂：奈韦拉平等。③蛋白酶抑制剂：茚地那韦等。主张用高效抗反转录病毒疗法治疗，在患者CD$_4$细胞计数≤350×10$^6$/L时开始治疗，采用"鸡尾酒疗法"，各类药物通过不同的组合以增强疗效。由于抗HIV药物的抗病毒能力、依从性、耐药性和毒性，加之药物还不能将病毒完全从体内清除，最近有学者主张采用间断疗法。

2．增加免疫功能 可应用异丙肌苷、甘草酸、香菇多糖、白介素-2、胸腺刺激素等或进行骨髓移植、胸腺移植、淋巴细胞输注等免疫重建。

3．治疗机会性感染 针对脑弓形虫病用乙胺嘧啶和磺胺嘧啶，单纯疱疹病毒感染用阿昔洛韦，真菌感染用两性霉素B。巨细胞病毒所致的神经根病的进行性疼痛可用更昔洛韦及三环类抗抑郁药如阿米替林等治疗。

4．外科治疗 颅脑手术对于AIDS的中枢神经系统损害并非是主要的治疗手段。对于单发的无颅外转移的淋巴瘤、Kaposi肉瘤及AIDS相关病原体感染造成的肉芽肿或脓肿可行开颅手术切除。感染造成的脑积水也可考虑做脑室腹腔分流术。应用立体定向活检对于明确诊断有重要的意义。

5．放射治疗 与AIDS相关的颅内肿瘤对放射线相当敏感，因此放射治疗是重要而有效的手段。

## 六、护理要点

1. 常规护理

（1）营养支持护理　应给予高热量、高蛋白、高维生素、易消化饮食，以保证营养供给，增强机体抗病能力。同时应根据患者的饮食习惯，注意食物的色香味，少量多餐，设法促进患者食欲。若有呕吐，在饭前30分钟给镇吐药。若有腹泻，应鼓励患者多饮水或给肉汁、果汁等。不能进食、吞咽困难者予鼻饲。必要时静脉补充所需营养和水。监测患者体重、血红蛋白的变化等。

（2）心理支持　多与患者沟通，了解患者的心理状态。由于艾滋病缺乏特效治疗，预后不良，加之疾病的折磨，患者易有焦虑、抑郁、恐惧等心理障碍，部分患者可出现报复、自杀等行为。护士要真正关心体谅患者，发扬人道主义精神，在严格执行血液和体液隔离的前提下，多巡视患者，了解患者的需要、困难，满足合理要求，解除患者孤独、恐惧感。目前许多疗法及药物正在积极研制中，应使患者及家属树立战胜疾病的信心，同时动员其亲属朋友给患者以关怀、同情、支持。

2. 专科护理

（1）预防与消毒隔离　预防原则主要是加强对艾滋病的宣传教育工作，普及艾滋病传播及防治知识，使医务人员和群众对艾滋病有正确的认识。控制传染源，患者及HIV携带者血、排泄物和分泌物应进行消毒，艾滋病进展期患者应注意隔离。

（2）切断传播途径

① 杜绝不洁注射，严禁吸毒，特别是静脉毒瘾，不共用针头、注射器，使用一次性注射器，如被患者用过的针头或器械刺伤应在2小时内服用齐多夫定，时间不少于1周。

② 加强血制品管理，严格禁止血液抗HIV阳性者献血及捐献器官、组织和精液。加强血站、血库的建设和管理。

③ 开展艾滋病的防治教育，开展正确的性道德教育，加强与HIV及AIDS有关的性知识、性行为的健康教育，洁身自好，

防止与HIV感染者发生性接触。

④ 切断母婴传播，女性HIV感染者特别是HIV-1感染者应尽量避免妊娠，以防止母婴传播，HIV感染哺乳期女性应人工喂养婴儿。

⑤ 消毒隔离，工作实验台面可用75%乙醇消毒，血液或体液污染的物品或器械用1∶10～1∶100浓度的次氯酸钠或1∶10稀释的漂白粉液擦拭或浸泡，高温消毒也是杀灭HIV的有效办法。接触患者的血液或体液时，应戴手套、穿隔离衣，不共用牙刷、刮脸刀片等。

（3）保护易感人群　在进行手术及有创性检查（如胃镜、肠镜、血液透析等）前，应检测HIV抗体。对吸毒、卖淫、嫖娼等人群要定期监测，加强对高危人群的HIV感染监测。

（4）用药护理　使用齐多夫定治疗者，注意其严重的骨髓抑制作用，早期可表现为巨细胞性贫血，晚期可有中性粒细胞和血小板减少，亦可出现恶心、头痛和肌炎等症状。应查血型，做好输血准备，并定期检查血象。中性粒细胞≤$0.5×10^9$/L时，应报告医师。

3．健康指导

（1）广泛开展宣传教育和综合治理，使群众了解艾滋病的病因和感染途径，采取自我防护措施进行预防，尤其应加强性道德的教育，严禁卖淫、嫖娼、吸毒。

（2）严格血源管理，合理、安全应用血液制品，控制HIV的血源传播。注射、手术、拔牙等应严格无菌操作，实行"一人一针一管"注射，严格筛查精液及组织器官供者，防止医源性感染。

（3）建立艾滋病监测网络，加强对高危人群的监测及国境检疫。

（4）对HIV感染者实施管理，包括：①定期或不定期的访视及医学观察。②适当限制其活动范围，但要保证其工作、生活的权利，不被社会歧视。③严禁献血、献器官、献精液；性生活应使用避孕套。④出现症状、感染或恶性肿瘤者，应住院治疗。⑤已感染HIV的育龄妇女应避免妊娠，已受孕者应中止妊娠。

（5）由于免疫功能低下，患者常死于机会性感染，应向患者及家属介绍预防和减少感染的措施、感染时的症状及体征、常见的危急症状，以及必要时采取的紧急措施和护理。

# 第十三章　运动障碍疾病

## 第一节　帕金森病

### 一、定义

特发性帕金森病（PD）或震颤麻痹是中老年常见的神经系统变性疾病，以静止性震颤、肌强直及运动障碍为主要临床表现。多缓慢起病，逐渐加重。病变主要在黑质和纹状体。其他疾病累及锥体外系统也可引起同样的临床表现者，则称之为震颤麻痹综合征或帕金森综合征。由James Parkinson（1817）首先描述。65岁以上人群患病率为1000/10万，随年龄增高，男性稍多于女性。

### 二、病因及发病机制

特发性帕金森病的病因和发病机制十分复杂，仍未彻底明了，可能与下列因素有关：

1. 遗传　绝大多数PD患者为散发性，约10％的患者有家族史，呈不完全外显的常染色体显性遗传或隐性遗传。在某些年轻患者（＜40岁）中遗传因素可能起重要作用。目前分子遗传学研究证明导致帕金森病重要致病基因有：①a-突触核蛋白（a-synuclein）为PARK1基因，位于4号染色体长臂4q21-23；

②Parkin基因，又称PARK2基因，定位于6号染色体长臂6q25.2-27；③泛素蛋白C末端水化酶-Ll为PARK5基因突变，位于4号染色体短臂4p14-15；④Dj-1基因，为PARK7基因，定位于1号染色体1p36。PINK1基因，亦被认为是家族性帕金森病的可能致病基因。

2．环境因素　环境中的工业或农业毒素可能是PD发病的危险因素。嗜神经毒1-甲基-4-苯基-1，2，3，6-四氢吡啶（MPTP）可选择性引起黑质线粒体呼吸链NADH-CoQ还原酶（复合物1）活性，使ATP生成减少，自由基生成增加，导致DA能神经元变性死亡。

3．年龄老化　PD常见于50岁以上中老年人，40岁以前很少发病，提示年龄增长与发病有关。研究发现自30岁以后，黑质DA能神经元、酪氨酸羟化酶（TH）和多巴脱羧酶（DDC）活力、纹状体DA递质水平随年龄增长逐渐减少。实际上，只有当黑质多巴胺能神经元数目减少50％以上，纹状体多巴胺递质含量减少80％以上，才会出现帕金森病的运动障碍。正常神经系统老化并不会达到这一水平，故年龄老化只是PD发病的促发因素。

### 三、临床表现

PD多于50岁以后发病，偶有20岁以上发病。起病隐匿，缓慢进展。临床主要表现为震颤、肌强直、运动迟缓及姿势障碍等，发展的顺序各患者之间不尽相同，大多数患者已有震颤或运动障碍数月甚至几年后才引起重视。

1．震颤　震颤是帕金森病常见的首发症状，约75％患者首先出现该症状。震颤是由于肢体的协调肌与拮抗肌连续发生节律性的收缩与松弛所致。帕金森病典型的震颤为静止性震颤，即患者在安静状态或全身肌肉放松时出现，甚至表现更明显。震颤频率为4～6Hz，常最先出现于一侧上肢远端，拇指与屈曲的食指间呈"搓丸样"震颤，随着病情的发展，震颤渐波及整个肢体，甚至影响到躯干，并从一侧上肢扩展至同侧下肢及对侧上下肢，下颌、口唇、舌及头部一般最后受累。上、下肢均受累；上肢震颤幅度大于下肢。只有极少数患者震颤仅出现于下肢。

静止性震颤是一种复合震颤，常伴随着交替的旋前-旋后和屈曲-伸展运动，而且不会单纯以一种形式出现，通常是可变的。发病早期，静止性震颤具有波动性；至后期震颤在随意运动时仍持续存在，情绪激动、焦虑或疲劳时震颤加重，但在睡眠或麻醉时消失。目前，肌电图、三维加速测量计等技术可用于观察震颤的节律与频率，但尚无一项技术可作为客观评估震颤的标准。少数患者，尤其是70岁以上发病可不出现震颤。部分患者可合并姿势性震颤。

2. 强直 强直是指锥体外系病变而导致的协同肌和拮抗肌的肌张力同时增高。患者感觉关节僵硬以及肌肉发紧。检查时因震颤的存在与否可出现不同的结果。当关节做被动运动时，各方向增高的肌张力始终保持一致，使检查者感到有均匀的阻力，类似弯曲软铅管时的感觉，故称"铅管样强直"；如患者合并有震颤，在被动运动肢体时感到有均匀的顿挫感，如齿轮在转动一样，称为"齿轮样强直"。僵直不同于锥体束损害时出现的肌张力增高（强直），不伴腱反射亢进，病理反射阴性，关节被动活动时亦无折刀样感觉。

强直可累及四肢、躯干、颈部和头面部肌肉，而呈现特殊的姿势。僵直常首先出现在颈后肌和肩部，当患者仰卧在床上时，头部能保持向前屈曲数分钟，在头与垫之间留有一空间，即"心理枕"。躯干僵直时，如果从后推动患者肩部，患者僵直的上肢不会被动地摆动，即Wilson征。多数患者上肢比下肢的僵直程度重得多，让患者双肘搁在桌上，使前臂与桌面成垂直位置，两臂及腕部肌肉尽量放松，正常人腕关节下垂与前臂约成90°角，而帕金森病患者则由于腕关节伸肌僵直，腕关节仍保持伸直位置，好像铁路上竖立的路标，故称为"路标现象"，这一现象对早期病例有诊断价值。面肌僵直可出现与运动减少一样的"面具脸"。四肢、躯干、颈肌同时受累时，患者出现"猿猴姿势"：头部前倾，躯干俯屈，肘关节屈曲，腕关节伸直，前臂内收，双上肢紧靠躯干，双手置于前方，下肢髋关节及膝关节略为弯曲，指间关节伸直，掌指关节屈曲，手指内收，拇指对掌，手在腕部向尺侧偏斜。任何稳定期的患者僵直的程度不是固定不变的，一侧肢体的运动、应激、焦虑均可使对侧肢体僵直增强，增强效应还受到患者的姿势（站立比坐位明显）的影响。

3. **运动迟缓**　由于肌肉的僵直和姿势反射障碍，引起一系列的运动障碍，主要包括动作缓慢和动作不能，前者指不正常的运动缓慢；后者指运动的缺乏及随意运动的启动障碍。这是帕金森病最具致残性的症状之一。在病变早期，由于前臂和手指的僵直可造成上肢的精细动作变慢，运动范围变窄，突出表现在写字歪歪扭扭，越写越小，尤其在行末时写的特别小，称为"写字过小征"。随着病情逐渐发展，出现动作笨拙、不协调，日常生活不能自理，各项动作完成缓慢，如患者在进行一些连续性动作时存在困难，中途要停顿片刻后才能重新开始；不能同时做两种动作，如患者不能一边回答问题一边扣衣服；不能完成连贯有序的动作，精细动作受影响，如洗脸、刷牙、剃须、穿脱衣服和鞋袜、系鞋带和纽扣，以及站立、行走、床上翻身等均有困难；面肌运动减少，表现为面部缺乏表情，瞬目少，双目凝视，形成"面具脸"，面部表情反应非常迟钝，且过分延长，有的患者是一侧肢体受累，则其面部表情障碍也只局限于同侧或该侧特别严重；口、舌、腭咽部等肌肉运动障碍致患者不能正常地咽下唾液，大量流涎，严重时可出现吞咽困难；下颌、口唇、舌头、软腭及喉部肌群受累，出现构音障碍，表现为语音变低、咬字不准、声嘶等。不少患者的眼球运动也存在障碍，临床多见的是垂直上视和会聚功能的轻度受损。视觉引导的随机和非随机快速眼动反应时间延长。

4. **姿势步态异常**　由于四肢、躯干和颈部肌强直使患者站立时呈特殊屈曲体姿，头前倾，躯干俯屈，肘关节屈曲，腕关节伸直，前臂内收，髋和膝关节略弯曲。患者的联合运动功能受损，行走时双上肢的前后摆动减少或完全消失，这往往是本病早期的特征性体征；步态障碍较为突出，发病早期，行走时下肢拖曳，往往从一侧下肢开始，渐累及对侧下肢，随着病情发展，步伐逐渐变小、变慢，起步困难，不能迈步，双足像黏在地面上，一旦迈步，即以极小的步伐向前冲去，越走越快，不能及时停步或转弯困难，称为"慌张步态"；因平衡障碍，被绊后容易跌倒，遇到极小的障碍物，也往往停步不前；因躯干僵硬，运动平衡障碍明显，转弯时特别是向后转时，必须采取连续小步，使躯干和头部一起转动。

5. 其他表现　由于迷走神经背核受损，患者常有自主神经功能障碍症状，也可能因应用各种改善运动功能药物而引起自主神经功能紊乱。临床症状可表现在多方面。

64%的PD患者有排汗障碍，主要以头颈部出汗增多为主。研究发现PD患者皮下组织中交感神经介导的血管收缩反应减低，造成皮肤血管被动扩张，排汗增多；PD患者由于胃肠道蠕动及胃排空减慢，胃窦横截面积增大，结肠通过时间延长，造成食物排空减慢；咽喉、会厌部肌肉张力增高、不自主收缩导致患者吞咽困难；肛门直肠盆底骨骼肌受累致使盆底肌、内外括约肌张力增高，在直肠括约肌反射中，肛门外括约肌呈高收缩性及胃肠蠕动减慢，都是造成顽固性便秘的原因，由于在PD患者支配心脏的交感神经和副交感神经丛中发现了Lewy小体、神经细胞的脱失、胶质细胞增生等PD特征性的病理变化，因此许多PD患者常有心血管方面的功能障碍。如血压脉搏间的关联性消失，心电图可见心率矫正的QT间期延长，静息状态下心率变异数显著减少，深呼吸或体位变化及Valsalva动作（闭合声门，用力呼气）时心率变异数无相应变化，夜间心率调节能力减低等。PD患者体位变动时血压的反射性调节差，晚期PD患者较早期患者体位性血压下降更加明显，除与服用左旋多巴有关外，还与直立位时血浆去甲肾上腺素浓度增幅小有关。

面部皮脂分泌增多甚至出现脂溢性皮炎在本病也多见，特别是脑炎后患者尤为显著。

尿急、尿频和排尿不畅是常见的症状，其中尿失禁出现于5％～10％男性患者中，尿动力学试验提示患者有残余尿量增多，膀胱逼尿肌反应增高，极少数患者可有膀胱逼尿肌与括约肌功能失调。超过一半的患者存在性功能障碍。

大多数PD患者的夜间安静睡眠时间缩短，觉醒次数增加，这些都容易造成患者夜间入睡困难以及醒后难以再次入睡。其他引起PD患者睡眠障碍的原因还包括易做噩梦、情绪抑郁、夜间增多、尿频以及由于5-羟色胺、去甲肾上腺素等中枢神经递质平衡紊乱所致的睡眠节律失调等。

另外，帕金森病患者还可以出现精神方面的症状，表现为抑郁和（或）痴呆的症状。部分患者表情淡漠，情绪低落，反应迟钝，自制力差，无自信心，悲观厌世；有的则表现为情绪焦虑、多疑猜忌、固执、恐惧、恼怒等。14％～18％患者逐渐发生痴呆，表现为注意力不集中、记忆减退、思维迟钝、视觉空间觉障碍、智力下降等方面，可能与基底节与前额叶皮质功能联系障碍有关。

反复叩击眉弓上缘产生持续眨眼反应（Myerson征），正常人反应不持续；可有眼睑阵挛（闭合的眼睑轻度颤动）或眼睑痉挛（眼睑不自主闭合）。

## 四、辅助检查

本病的辅助检查无特异性。

1. 生化检测　采用高效液相色谱（HPLC）可检出脑脊液高香草酸（HVA）含量减少。

2. 基因检测　采用DNA印迹技术、PCR、DNA序列分析等可能发现基因突变。

3. 功能影像学检测　采用PET或SPECT用特定的放射性核素检测，疾病早期可显示脑内DAT功能显著降低，D2型DA受体（D2R）活性在早期超敏，后期低敏，DA递质合成减少；对PD早期诊断、鉴别诊断及监测病情进展有一定价值。

4. 脑电图　部分患者脑电图有异常，多呈弥漫性波活动的广泛性轻至中度异常。

5. 脑CT　颅脑CT除脑沟增宽、脑室扩大外，无其他特征性改变。

6. 脑脊液检查　在少数患者中可有轻微蛋白升高。

## 五、治疗

疾病早期无需特殊治疗，应鼓励患者进行适度的活动和体育锻炼，尽量采取理疗、体疗等方法治疗为宜。现多主张当患者的症状已显著影响日常生活工作表示脑内多巴胺活力已处于失代偿期时，才开始药物治疗。对PD治疗的方法有降低脑内多巴胺水平；控制其他可能与多巴胺系统有关的神经传导系统；预防PD患者脑内的多巴胺神经及其他神经群的退化；保护与PD相关的神经系统。现在研究的重点在于从根本上防止帕金森病的发生，阻止病情的发展，预防或逆转运动并发症的发生。

1. 药物治疗的一般原则

（1）长期服药、控制症状　虽然目前尚无根治帕金森病的有效药物，但复方左旋多巴仍是治疗帕金森病的"金标准"。几乎所有病例均须终身服药以控制症状。

（2）对症用药、酌情加减　药物治疗方案应个体化，即根据患者的年龄、症状类型和严重程度、功能受损的状态、所给药物的预期效果和不良反应等选择药物；同时也要考虑相关疾病进展的情况及药物的价格和供应保证等来制订治疗方案，以便对症用药、辨证加减。

（3）最小剂量、控制为主　几乎所有的抗帕金森病药物均须从小量开始，缓慢增量，达到用最小有效剂量维持最佳效果。

（4）权衡利弊、联合用药　帕金森病的药物治疗是个复杂问题，左旋多巴制剂是最主要的抗帕金森病的药物。近年来不断推出的很多辅助治疗药物，如多巴胺受体激动剂、单胺氧化酶抑制剂等。各有利弊，与左旋多巴并用有增加疗效、减轻运动波动、降低左旋多巴剂量等作用。因此治疗时，需权衡利弊，选用适当药物，联合用药。

2. 外科治疗　神经外科立体定向手术治疗帕金森病包括苍白球毁损术、丘脑毁损术、深部脑刺激术和细胞移植术。其原理是纠正基底节过高的抑制输出以改善症状。长期疗效如何，还有待于进一步的临床论证。手术前需要严格选择手术适应证和全面考虑手术的禁忌证。

3. 细胞移植及基因治疗　近年来，通过移植神经干细胞治疗帕金森病已经成为当前研究的热点。

4. 康复治疗　康复治疗可减少继发性损伤、延缓病情发展、维持或改善肢体功能、增强独立生活能力。

## 六、护理要点

1. 常规护理

（1）一般护理　鼓励患者采取主动舒适卧位；疾病早期和缓解期应鼓励患者维持和培养自己的业余爱好，积极进行体育锻炼，做力所能及的家务劳动；即使病情进一步发展，也应鼓励患者进行床边、房间内及户外的活动；对于完全卧床者，应适当抬高床头（一般15°～30°），进食时尽可能取坐位；同时还应指导家属协助肢体的被动活动与按摩，条件允许时每日应协助患者站立或端坐1～2次，每次30～60分钟，以减少并发症的发生，延缓病情恶化。

（2）心理护理　针对患者及家属的不同心理反应予以心理疏导和心理支持，鼓励患者及家属正确面对PD的病情变化与形象改变，解释相关的知识，清除其心理障碍，多与他人交往，融入社会；对猜疑心重的患者，应多做解释工作，对患者的用药、治疗应向患者详细解释、说明，以取得其合作；与患者和家属共同探讨合理的用药和护理措施，以争取最佳疗效；对精神症状明显者，应做好安全防护工作，并取得家属的合作，关心患者，鼓励其树立信心，积极配合治疗。

（3）饮食护理

① 增加饮食中的热量、蛋白质的含量及容易咀嚼的食物；少量多餐，定时监测体重变化；在饮食中增加纤维素与液体的摄取，以预防便秘。

② 给予低盐、低脂、低胆固醇、适量优质蛋白的清淡饮食，多食蔬菜、水果和粗纤维食物，避免刺激性食物，戒烟、酒、槟榔等。

③ 进食时，安排愉快的气氛，因患者吞咽困难及无法控制唾液，所以有的患者喜欢单独进食；应将食物事先切成小块或研磨，给予粗大把手的叉子或汤匙，使患者易于进食；并给予患者充分的时间进食，若进食中食物冷却了，应予以温热再继续进食。

④ 吞咽障碍严重者，吞咽可能极为困难，在进食或饮水时有呛咳的危险，而造成吸入性肺炎，不要勉强进食，可改为鼻饲喂养。

（4）安全护理

① 由于患者行动不便，在病房楼梯两旁、楼道、门把手附近的墙上，增设多发或木制的扶手，以增加患者开、关门的安全性；配置牢固且高度适中的座厕、沙发或椅，以便患者容易坐下或站起，并在厕所、浴室增设可供扶持之物，使患者排尿便及穿脱衣服方便；给患者配置助行器辅助设备；呼叫器置于患者床旁，日常生活用品放在患者伸手可及处。

② 定时巡视，主动了解患者的需要，既要指导和鼓励患者增强自我照顾能力，做力所能及的事情，又要适当协助患者洗漱、进食、沐浴、如厕等。

③ 防止患者自伤。患者动作笨拙，常有失误，应谨防其进食时烫伤。端碗持筷困难者尽量选择不易打碎的不锈钢餐具，避免玻璃和陶瓷制品。

2. 常规护理

(1) 症状护理

① 对生活不能自理的患者应满足舒适和基本生活需要，保持衣着干净，无污物、汗渍，出汗多或流涎时应及时给予抹洗，并更换衣物被服。

② 对有语言不清、构音障碍的患者，应仔细倾听患者的主诉，了解患者的需要，并尽量满足患者的需求；不可嘲笑患者，学患者说话，也不可随意中断和患者的谈话；教会患者用手势、字、画等与人交流，以表达自己的需求。

③ 鼓励患者进行面肌锻炼，如鼓腮、噘嘴、龇牙、伸舌、吹吸等训练，以改善面部表情和吞咽困难现象，协调发音，保持呼吸平稳、顺畅。

④ 对顽固性便秘者，应指导患者多进食粗纤维食物和新鲜水果；顺时针双手按摩腹部2次/日，15分钟/次；服食蜂蜜或麻油10～20ml/d，以助软化食物残渣；每日晨起时进温开水200ml，以促进肠蠕动，必要时遵医嘱给予液状石蜡30ml口服，3次/日，或给予果导、番泻叶、蓖麻油等缓泻剂，开塞露塞肛等以助排便，还可给予灌肠、人工协助排便等。便后应注意保持肛周清洁，做好皮肤护理。

⑤ 对排尿困难者应及时了解患者情况与原因，可热敷、按摩膀胱区或用温水冲洗外阴，让患者听流水声，以刺激排尿，必要时可进行导尿和留置导尿管，并做好留置导尿管的护理，防止泌尿系感染。

⑥ 对有幻视、幻听、幻嗅等精神症状者，应及时报告医师处理，并做好安全防护措施，防止自伤、坠床、坠楼、伤人、走失等意外，对猜疑心重的患者，应做好解释工作。

(2) 预防护理　对卧床不起者应做好基础护理，每日被动活动肢体数次，防止压疮、坠积性肺炎、关节固定等。

(3) 用药护理　PD药物治疗均存在长期服药后疗效减退、不良反应明显的特点，故应指导患者及家属认真记录用药情况

（药名、剂量、用药时间），症状缓解时间、方式，不良反应时间、类型、次数，有无精神症状及其表现和缓解情况，以便医师合理地调整用药方案。做好患者的个体化用药指导，避免患者及家属盲目用药。

① 使用抗胆碱能药物，如苯海索或丙环定（开马君）等，可致患者口干、视物模糊、便秘、排尿困难、幻觉、妄想等，并可影响记忆，故用药中应详细记录患者的用药量、用药时间、药效、不良反应类型、持续时间等，并及时报告医师，做好相应处理，该药禁用于青光眼和前列腺肥大者。

② 应用DA替代治疗药物左旋多巴和复方左旋多巴制剂，如美多巴、帕金宁、美多巴缓释剂、帕金宁控释片等，因这些药物能透过血-脑脊液屏障，在黑质细胞内脱羟形成DA而起作用，故应空腹用药，如餐前1小时或餐后2小时服药；在服用左旋多巴期间应禁用维生素$B_6$（复方制剂不禁），因其为多巴脱羧酶的辅酶，用后可加强外周多巴脱羧酶的活性，降低药物疗效而增加其外周不良反应；镇静剂中的氯氮䓬、地西泮、酚噻嗪类化合物、氟哌啶醇及降压剂中的利舍平均可对抗左旋多巴的作用而降低疗效，均应禁用。该类药物用量的个体差异大，故应遵从个体用药方案，从小剂量开始，根据病情需要逐渐加量，以最低有效量作为维持量，并详细了解、记录患者用药的药名、剂型、用量、药效时间、有无明显不良反应或过敏现象等。

③ 应用DA能受体激动剂，如溴隐亭、泰舒达缓释片时，多与复方左旋多巴合用，应注意观察其体位变化时的血压变化及有无明显的精神症状，发生直立性低血压时应嘱患者卧床休息，体位变动时应缓慢移动，精神症状明显时可予氯氮平对抗，并酌情调整药物。

④ 金刚烷胺可促进DA在神经末梢的释放，该药不宜盲目加量，有肝、肾功能不全、癫痫、严重胃溃疡者慎用，孕妇与哺乳妇女禁用，服药期间应检查患者双下肢有无网状青斑、水肿，了解患者食欲、睡眠、神志等情况，及时发现神经精神症状等不良

反应并报告医师。

（4）认知训练

① 记忆训练　根据患者的病情和文化程度，可教他们记一些数字，由简单到复杂反复进行训练；亦可把一些事情编成顺口溜，让他们记忆背诵；亦可利用玩扑克牌、玩智力拼图、练书法等，以帮助患者扩大思维和增强记忆。讲述有趣的往事或小故事，以强化其回忆和记忆。具体方法包括顺叙数字、倒叙数字、图形记忆、词组记忆、数字运算等。顺叙数字和倒叙数字要求被试者记住一组阿拉伯数字，然后顺向或反向说出它们，数字的个数逐渐递增。图形记忆、词组记忆是要将看过的图片、单词复述出来。

② 现实定向训练　训练包括时间定向、人物定向及地点定向等方面，在患者的病房内设置易懂、醒目的标志，设置患者熟悉的物品，反复训练，使其认识病房、厕所的位置；与患者接触时反复宣讲一些生活的基本知识及护士的姓名，并要求患者能够记忆；利用小黑板和日常生活护理时反复向患者讲述日期、时间、上下午、地点、天气等，使患者逐渐形成时间概念。指导患者将每日要做的事情及活动写出来，提醒其去执行。

③ 回忆及生活回顾训练　由于痴呆患者远期记忆在疾病的大部分时间内仍保存着，因此有着许多回忆和整合过去的能力，表现为主动的回忆和重整过去的方式。回忆内容可能很难记清，但他保持着情感方面的记忆。促进回顾生活的方法是：用小道具（相片、书籍或旧的物品）、激发物等，让患者通过剪贴簿、相册、收集旧信等，建立个人的大事记。具体活动包括：朋友旅行、聚会，口头或书面的生活工作总结等。这些活动通常可在训练小组内进行。音乐熏陶也是一种手段，包括在家弹钢琴、唱歌等。痴呆患者的回忆训练，不是个人内在的功能，主要是在社会的大环境中，激发患者回忆经历中各个方面的积极内容，如特殊人物、事件或时代，识别并强化成就感。

④ 认知矫正治疗　一种多维认知技巧强化训练方法，能特

异性地针对各种认知功能缺陷进行治疗。在治疗师一对一帮助下，利用纸和笔等工具。包括3个主要模块：认知灵活性、记忆、计划。主要目的是改善患者的注意力、记忆力和执行功能等认知功能。

⑤ 计算机化的认知矫正治疗 包括四个模块：认知转换、记忆、计划和社会认知，每个模块都特意针对不同的认知缺陷领域。重点教会患者运用各种信息加工策略，提高注意力、记忆力，执行功能和社会认知。每个模块都包含了一系列的练习，每项练习有多个难度，每个难度有多个任务，在多节练习中反复出现。通过这种方法，任务和技巧就会得到集中强化。

3. 健康指导

（1）保证正常心态和有规律的生活，克服不良生活习惯和嗜好，均衡饮食，积极预防便秘。

（2）保持有益的娱乐爱好，积极开展康复锻炼，以提高生活质量。

（3）积极预防感冒、受凉、跌倒、坠床等并发症的诱因。

（4）注意定期门诊复查，了解血压、肝肾功能、心脏功能、智力等变化，并在医师指导下合理用药，做好病情记录。

（5）如患者出现发热、骨折、疗效减退或出现运动障碍时，应及时就诊，切忌自行盲目用药。

# 第二节　小舞蹈病

## 一、定义

小舞蹈病又称风湿性舞蹈病或称Sydenham舞蹈病，是风湿热在神经系统的常见表现，其临床特征为不自主的舞蹈样动作、肌张力低、肌力弱、自主运动障碍和情绪改变等。主要发生于儿童和青少年。由Sydenham（1684）首先描述。本病可自愈，但复发者并不少见。成功的治疗可缩短病程。

## 二、病因及发病机制

本病与 A 型溶血性链球菌感染有关，约 1/4 的病例在病前已发生风湿病的表现如关节痛、红斑、紫癜、咽痛、风湿性心脏病等。约 1/2 患者在病中或以后出现风湿热现象。部分患者咽拭子培养 A 型溶血性链球菌阳性；血清可检出与尾状核、丘脑底核等部位神经元抗原起反应的抗体，抗体滴度与本病的转归有关，提示可能与自身免疫反应有关。本病好发于围青春期，女性多于男性（2：1 或 3：1），怀孕期或口服避孕药患者可复发，提示与内分泌改变有关。精神刺激可能作为激发因素。妊娠也是一种诱因。种族和遗传对本病的发生无影响，但家族中有其他神经病或精神病者并不少见。另外少数患者可由脑炎、猩红热、白喉、甲状腺功能减退症、低血钙、红斑狼疮和一氧化碳中毒引起。

## 三、临床表现

1. 一般情况  好发于 5 ～ 15 岁儿童，女性多于男性。病前常有上呼吸道炎、咽喉炎等 A 组溶血性链球菌感染史。全身症状可轻微或完全缺如。刚起病时可无发热，但至后期则可出现发热、皮肤苍白及低血色素性贫血等症状。可合并风湿热的症状，如发热、扁桃体炎、关节炎和（或）风湿性心脏病的表现。

2. 舞蹈样运动  舞蹈样动作可发生于身体任何部位，常起于一肢逐渐发展至一侧，再蔓延至对侧及全身，出现耸肩转颈、挺胸扭腰、翻掌甩臂、踢腿屈膝等，与患者握手时可发现其握力不均匀，时大时小，变动不已，称为"挤奶女工握力征"。下肢的不自主运动表现为步态颠簸，常跌倒，严重时无法行立、进食和交谈。面部的舞蹈样动作表现为皱额、努嘴、眨眼、吐舌变换不已，舌肌、咀嚼肌、口唇、软腭及其他咽肌的不自主运动可引起舌头咬破、构音困难以及咀嚼和吞咽障碍。呼吸可因躯干肌和腹肌的不自主运动而变为不规则。舞蹈样运动在情绪紧张、技巧动作与讲话时明显，睡眠时消失。

3. 肌张力及肌力减退  肢体软弱无力，与舞蹈样动作、共济失调一起构成小舞蹈病的三联征。由于肌张力和肌力减退导致特征性的旋前肌征，即当患者举臂过头时，手掌旋前；当手臂前伸时，因张力过低而呈腕屈、掌指关节过伸，称舞蹈病手姿，可伴手指弹钢琴样小幅舞动。若令患者紧握检查者第二、三手指时，检查者能感到患者的手时紧时松，是为挤奶妇手法，或称盈亏征。膝反射常减弱或消失。该病变异型可表现为偏侧小舞蹈病症或局限性小舞蹈病症外，极少数患者可因锥体束损害发生瘫痪，称麻痹性舞蹈病。

4. 共济失调 指鼻试验、跟膝胫试验、快速轮替动作、直线行走不能精确完成。

5. 精神症状 精神改变轻重不等。多数患者有情绪不稳定，易兴奋而致失眠，有的则躁动不安或出现狂躁、忧郁和精神分裂症样的症状，亦可出现妄想、幻觉或冲动行动。周围的嘈杂声音或强光刺激均可使患者的躁动及舞蹈样动作明显加重。有些患者的精神症状可与躯体症状同样显著，以至呈现舞蹈性精神病。随着舞蹈样运动消除，精神症状很快缓解。

6. 其他 曾有报道儿童舞蹈病患者合并有中央视网膜动脉梗死。多数学者认为此系患者合并有隐性心脏瓣膜病而引起视网膜动脉的栓塞所致。另一可能为局部的血管炎而引起血栓形成。

## 四、辅助检查

1. 血清学 白细胞增加，血沉增快，C反应蛋白效价、黏蛋白、抗链球菌溶血素"O"滴度、抗链球菌DNA酶B滴度升高。由于小舞蹈病多发生在链球菌感染后2～3个月甚至6～8个月时，故不少患者发生舞蹈样运动时链球菌血清学检查常为阴性。

2. 咽拭子培养 可查见A组溶血型链球菌。

3. 血清抗神经元抗体滴度升高，抗体滴度的高低与小舞蹈病症状的轻重直接关联。

4. CT 显示尾状核区低密度灶及水肿，MRI示尾状核头部与底节其他部位，尤其是壳核，在T2加权条件下，信号增强，临床好转时消退。

5. SPECT　可示尾状核头部与底节其他部位，尤其是壳核处灌注减退。

6. PET检查　显示纹状体代谢过盛，随症状缓解，恢复正常。

7. 脑电图检查　有55%～75%舞蹈症患者在病程高峰时可有轻微脑电图异常，表现为顶枕区高幅弥漫性慢波，α节律减少，局限性痫样发放及偶然出现的14Hz或6Hz正相棘波的发放。

8. 脑脊液检查　通常正常，少数患者有白细胞增多。

## 五、治疗

1. 一般处理　轻症患者卧床休息即可，保持环境安静，降低室内亮度，避免刺激，防止外伤，适当配用镇静剂。注意保证营养，并给予维生素$B_6$、维生素C等。

2. 病因治疗　确诊本病后，无论病症轻重，均应使用青霉素或其他有效抗生素治疗，10～14日为1个疗程。同时给予水杨酸钠或泼尼松，症状消失后再逐渐减量至停药，防止或减少复发，并控制发生心肌炎和心瓣膜病。为了预防链球菌感染，建议连续预防性每日口服青霉素，直至约20岁。

3. 对症治疗　舞蹈症状可用地西泮2.5～5mg，或硝西泮5.0～7.5mg，或丁苯那嗪25mg，每日2～3次；硫必利50～100mg或氯丙嗪12.5～25mg，每日2～3次；亦可用氟哌啶醇，也用4～5周。作用机制不详。通常能在5～10日内控制不自主运动，症状好转后，仍需续用几周，再缓慢停药。症状复发，重新启用。

## 六、观察要点

1. 用药过程中应注意观察药物疗效和患者有无皮疹、腰痛、血尿等迟发超敏反应，并及时给医师反馈信息。

2. 应用水杨酸钠类药物治疗时可有头痛、胃肠道反应、肝肾功能损害、高血压等不良反应，应注意观察。

## 七、护理要点

1. 常规护理

（1）日常护理

① 轻症患者多卧床休息，适当参加户外活动，如散步；重症者宜完全卧床休息，加强肢体的主动和被动运动；病情稳定后，鼓励患者进行床上、床旁、室内、室外的主动活动。

② 保持病房内光线柔和，温度适宜，通风良好，避免在阴冷、潮湿地方生活，宜睡硬板床，铺盖柔软、保暖；保持环境清洁安静，不受噪声干扰。

③ 体温过高时应遵医嘱给予物理降温或药物降温。

④ 疾病活动期患者关节疼痛明显者，可给予冰敷、热敷、液状石蜡浴或高级电脑中频等理疗手段，必要时给予镇痛剂；教会患者和家属活动关节的方法，鼓励患者正确活动肢体，防止关节变形。

（2）饮食护理 患者有构音不清、吞咽困难时不可强行喂食，必要时可行鼻饲，给予高纤维、优质蛋白和高热量的饮食，禁饮咖啡，戒烟酒；规律进食，忌暴饮暴食，应少食多餐。对吞咽障碍、鼻饲者应给予相应的护理。

（3）皮肤护理 保持皮肤清洁干燥，防止皮肤破损。

（4）心理护理 告知患者及家属本病为自限性疾病，患者预后大多较好。应树立信心，正确对待疾病；争取患儿所在学校师生的理解与支持，避免嘲笑、讽刺或指责，给患者营造一个良好的康复环境；因病需要暂时停止学业的患儿，可在其情绪稳定时，指导或帮助家属共同辅导学习功课，以防学业荒废而使其产生悲观失望等消极的情绪反应。

（5）安全护理

① 肢体动作活动度大者要做好防护，但不可使用约束带强制捆绑患者，以防骨折；下肢步态不稳者注意防止跌倒，

室内无锐利器物或装饰，家具的锐角部分最好包裹好，以防外伤。

② 对幻觉、妄想等精神症状明显的患者应做好安全防护工作，防止发生坠楼、坠床、走失等意外。

2．用药护理　告知药物作用与用法，注意药物的疗效与不良反应，及时报告医师处理。

（1）应用青霉素等抗生素防治风湿热时，应了解患者的过敏史、用药史，并做皮试，皮试阴性后方可应用。一般10～14天为1个疗程。

（2）应用水杨酸钠类药物治疗时，治疗时间为6～12周，遵医嘱及时指导患者按时、按量餐后服药。

（3）风湿症状明显，加用泼尼松等激素类药物治疗时，应注意加用钙剂和维生素D等防止骨质疏松等不良反应，定期测量血压、体重，检查血常规、尿常规、心电图（ECG）和血电解质，注意患者精神和情绪的改变，预防应激性溃疡。

（4）应用氟哌啶醇及氯丙嗪等控制舞蹈样动作时，可诱发肌张力障碍，应注意观察用药后的疗效、作用时间及有无锥体外系的不良反应，报告医师处理。

3．健康指导

（1）鼓励患者坚持学习与工作，保持正常的心态和有规律的生活，不可自暴自弃。患儿外出时应有人陪同。

（2）改善不良的居住环境，做好保暖、防寒、防湿工作，适当锻炼，防止感冒、受凉等不良诱因和失用性肌萎缩。

（3）克服不良饮食习惯，合理营养，增强体质。

（4）指导育龄妇女正确选择受孕条件和使用避孕药，以减少病情复发的机会。

（5）遵医嘱合理用药，并定时门诊复查血、尿常规，肝、肾功能等。

（6）有感染、剧烈头痛、腹痛等表现时请及时就医。

# 第三节　肝豆状核变性

## 一、定义

肝豆状核变性（HLD）是一种遗传代谢性疾病，呈常染色体隐性遗传，多在儿童和青年期发病。主要因为铜代谢障碍所导致脑基底节变性和肝功能损害疾病。临床上表现为进行性加重的肢体震颤、肌强直、构音困难障碍、精神异常、肝损害以及角膜色素环。本病患病率为（0.5～3）/10万，在我国较多见。

## 二、病因及发病机制

肝是进行铜代谢的主要器官。铜离子经肠黏膜吸收后进入肝合成铜蓝蛋白，人体内铜的稳定是由肠道吸收和胆汁排出两者之间的动态平衡维持的。正常时铜自肠道吸收入血，先与白蛋白疏松结合，在肝细胞中铜与 $\alpha_2$ 球蛋白牢固结合成具有氧化酶活性的铜蓝蛋白（CP），并分泌入胆汁。疾病状态时，铜代谢障碍主要导致基底节变性和肝功能损伤。

本病为常染色体隐性遗传的铜代谢障碍，人群中杂合子频率为1/100～1/200，阳性家族史达25%～50%。WD 基因定位在染色体13ql4-21区，所编码的蛋白属于P型 ATP 酶阳离子转运蛋白，被认为参与铜离子的转运，此 ATP 酶含金属离子结合区、ATP 酶功能区和跨膜区等3个功能区。WD基因有多种突变型，目前发现的基因突变位点都位于 ATP 酶功能区。因WD基因的突变导致铜在组织内进行性积聚，引起相应器官的损害。尽管 Wilson 病生化异常确切性质不清，但发病机制似乎涉及铜与前铜蓝蛋白结合形成转运蛋白，铜蓝蛋白减少，大量未结合的铜进入血液循环，在脑、肝、肾和角膜等组织沉积。线粒体铜沉积导致自由基和氧化损伤在本病发病机制中起重要作用。一般认为，神经系统的受损继发于肝铜的溢出，肝移植后的WD患者神经症状也得到一定的改善。

### 三、临床表现

1. **肝症状** 以肝病作为首发症状者占40%～50%，儿童患者约80%发生肝症状。肝受累程度和临床表现存在较大差异，部分患者表现为肝炎症状，如倦怠、乏力、食欲不振，或无症状的转氨酶持续增高；大多数患者表现为进行性肝肿大，继而进展为肝硬化、脾肿大、脾功能亢进，出现黄疸、腹水、食管静脉曲张及上消化道出血等；一些患儿表现为暴发性肝衰竭伴有肝铜释放入血而继发的Coomb阴性溶血性贫血。也有不少患者并无肝肿大，甚至肝缩小。

2. **神经系统症状** 以神经系统症状为首发的患者占40%～59%，其平均发病年龄比以肝病首发者晚10年左右。铜在脑内的沉积部位主要是基底节区，故神经系统症状突出表现为锥体外系症状。最常见的症状是以单侧肢体为主的震颤，逐渐进展至四肢，震颤可为意向性、姿位性或几种形式的混合，振幅可细小或较粗大，也有不少患者出现扑翼样震颤。肌张力障碍常见，累及咽喉部肌肉可导致言语不清、语音低沉、吞咽困难和流涎；累及面部、颈、背部和四肢肌肉引起动作缓慢僵硬、起步困难、肢体强直，甚至引起肢体和（或）躯干变形。部分患者出现舞蹈样动作或指划动作。WD患者的少见症状是周围神经损害、括约肌功能障碍、感觉症状。

3. **精神症状** 精神症状的发生率为10%～51%。最常见为注意力分散，导致学习成绩下降、失学。其余还有：情感障碍，如暴躁、欣快、兴奋、淡漠、抑郁等；行为异常，如生活懒散、动作幼稚、偏执等，少数患者甚至自杀；还有幻觉、妄想等。极易被误诊为精神分裂症、躁狂抑郁症等精神疾病。

4. **眼部症状** 具有诊断价值的是铜沉积于角膜后弹力层而形成的Kayser-Fleischer（K-F）环，呈黄棕色或黄绿色，以角膜上、下缘最为明显，宽约1.3cm，严重时呈完整的环形。应行裂隙灯检查予以肯定和早期发现。7岁以下患儿此环少见。

5. **肾症状** 肾功能损害主要表现为肾小管重吸收障碍，出现血尿（或镜下血尿）、蛋白尿、肾性糖尿、氨基酸尿、磷酸盐尿、尿酸尿、高钙尿。部分患者还会发生肾钙质沉积症和肾小管性酸中毒。持续性氨基酸尿可见于无症状患者。

6. **血液系统症状** 主要表现为急性溶血性贫血，推测可能与肝细胞破坏致铜离子大量释放入血，引起红细胞破裂有关；还有继发于脾功能亢进所致的血小板、粒细胞、红细胞减少，以鼻、齿龈出血，皮下出血为临床表现。

7. **骨骼肌肉症状** 2/3 的患者出现骨质疏松，还有较常见的是骨及软骨变性、关节畸形、"X"形腿或"O"形腿、病理性骨折、肾性佝偻病等。少数患者发生肌肉症状，主要表现为肌无力、肌痛、肌萎缩。

8. **其他** 其他病变包括：皮肤色素沉着、皮肤黝黑，以面部和四肢伸侧较为明显；鱼鳞癣、指甲变形。内分泌紊乱如葡萄糖耐量异常、甲状腺功能低下、月经异常、流产等。少数患者可发生急性心律失常。

## 四、辅助检查

1. **血清铜测定** ＜12.56μmoL/L，24小时尿铜排泄增加，24小时＞200μg（正常24小时＜50μg）。

2. **铜蓝蛋白（CP）** 血清CP＜0.2g/L（正常值0.26～0.36g/L），CP氧化酶活力＜0.2g光密度（正常值0.2～0.532光密度）。

3. **肝肾功能** 可有不同程度的肝功能异常甚至肝硬化，以及肾小管损伤所致的氨基酸尿、蛋白尿等。肝活检显示大量铜过剩。以锥体外系症状为主的患者，早期可无肝功能异常。

4. **影像学检查** CT显示双侧豆状核区低密度，侧脑室扩大及大脑皮质、小脑和脑干萎缩；MRI可见豆状核、尾状核及丘脑、齿状核等出现异常信号，其与临床症状的相关性较CT扫描更为确切。约96%患者骨关节X线平片可见关节面不规则、不光滑，糙如木板刷状，长骨处形成囊状病损等。

5. **基因诊断** 可用限制性片段长度多态性分析、微卫星标记分析、半巢式 PCR-酶切分析、荧光 PCR 法等，用于症状前诊断及检出杂合子。

## 五、治疗

1. 治疗目的

（1）排除积聚在体内组织过多的铜。

（2）减少铜的吸收，防止铜在体内再次积聚。

（3）对症治疗，减轻症状，减少畸形的发生。

2. 治疗原则

（1）早期和症状前治疗 越早治疗越能减轻或延缓病情发展，尤其是症状前患者。同时应强调本病是唯一有效治疗的疾病，但应坚持终身治疗。

（2）药物治疗

① 螯合剂 右旋青霉胺是首选的排铜药物，尤其是以肝症状为主者。以神经症状为主的患者服用青霉胺后 1 ～ 3 个月内症状可能恶化，而且有 37% ～ 50% 的患者症状会加重，且其中又有 50% 不能逆转。使用前需行青霉素皮试，阴性者方可使用。青霉胺用作开始治疗时剂量为 15 ～ 25mg/kg，宜从小剂量开始，逐渐加量至治疗剂量。然后根据临床表现和实验室检查指标决定逐渐减量至理想的长期维持剂量。本药应在进餐前 2 小时服用。青霉胺促进尿排铜效果肯定，10% ～ 30% 的患者发生不良反应。青霉胺的不良反应较多，如发热、皮疹、胃肠道症状、多发性肌炎、肾病、粒细胞减少、血小板降低、维生素 $B_6$ 缺乏、自身免疫疾病（类风湿性关节炎和重症肌无力等）。补充维生素 $B_6$ 对预防一些不良反应有益。

② 阻止肠道对铜吸收和促进排铜的药物 a.锌制剂：锌制剂的排铜效果低于和慢于青霉胺，但不良反应低，适用于本病维持治疗和症状前患者治疗的首选药物；也可作为其他排铜药物的辅助治疗。常用的锌剂有硫酸锌、醋酸锌、甘草锌、葡萄糖酸锌

等。锌剂应饭后服药，不良反应有胃肠道刺激、口唇及四肢麻木、烧灼感。锌剂（以醋酸锌为代表）的致畸作用被 FDA 定为 A 级，即无风险。b.四硫钼酸胺（TTM）：该药能在肠道内与蛋白和铜形成复合体排出体外，可替代青霉胺用作开始驱铜治疗，但国内无药。

③ 对症治疗 非常重要，应积极进行。神经系统症状，特别是锥体外系症状、精神症状、肝病、肾病、血液和其他器官的病损，应给予相应的对症治疗。脾肿大合并脾功能亢进者，应行脾切除手术；对晚期肝衰竭患者肝移植是唯一有效的治疗手段。

（3）低铜饮食治疗 避免摄入高铜食物，如贝类、虾蟹、动物内脏和血、豆类、坚果类、巧克力、咖啡等，勿用铜制炊具；可给予高氨基酸或高蛋白饮食。

（4）手术治疗 严重脾功能亢进可导致长期白细胞和血小板显著减少，常易出血和感染，青霉胺也可使白细胞和血小板降低，这类患者可行脾切除术，治疗无效的严重病例也可考虑肝移植。

（5）症状前患者的治疗 是一种可有效治疗的神经遗传病，若能在症状出现前明确诊断并进行驱铜治疗，常能使患者长期保持无症状，获得与正常人接近的生活质量和寿命。

## 六、观察要点

1. 观察肝功能损害的表现有无加重，如黄疸是否加深，有无肝区痛、肝大、脾大、腹水、水肿；有无皮下出血、牙龈出血、鼻出血或消化道出血；有无血清电解质与尿铜的变化；防止急性肝衰竭或肝性脑病发生。

2. 观察患者精神心理状态是否缓解，运动障碍程度是否控制，吞咽功能是否恢复。

## 七、护理要点

1. 常规护理

（1）一般护理 早期为主动舒适体位，鼓励患者加强主动运动、做力所能及的工作和家务；急性期或肝、肾功能损害严重，引起骨质疏松、腹水等症状时，要求患者卧床休息，保持室内环境安全、安静，光线柔和，以利患者休息，保证患者睡眠质量；有食管静脉曲张破裂出血或肝性脑病征象者，应予侧卧位或平卧头侧位，床头抬高15°～30°，以防呕吐物窒息；缓解期鼓励患者适当进行床旁、室内、户外或公共场所活动，避免从事精神紧张和高度刺激性的工作或游戏，避免观看紧张、恐怖的影视作品，以免加重病情；晚期患者绝对卧床休息，适当给予肢体被动运动与按摩。

（2）安全护理

① 对有意识障碍和精神症状的患者，应装床栏、护窗，以防坠床等意外，对伴有明显舞蹈样动作等锥体外系病征者，尽量不用约束带，以免发生骨折、脱位等并发症。

② 对有精神智力障碍者应备写有患者姓名、年龄、所患疾病、住址、联系电话、目前用药名称的卡片，放入患者贴身口袋或做成手镯系于患者手腕，以防患者外出活动中走失或发生意外。

（3）饮食护理

① 适宜摄取含铜量较低的食物，如精白米面、牛奶、萝卜、藕、荠蓝、小白菜、瘦猪肉、鸡肉、鸭肉（去皮去油）、土豆、橘子、苹果、桃子、砂糖等，其中牛奶不仅含铜量低，长期多量食用还有排铜功效。

② 避免摄入高铜食物，如贝类、虾蟹、动物内脏和血、豆类、坚果类、巧克力、咖啡等，勿用铜制炊具；可给予高氨基酸或高蛋白饮食。

③ 有食管静脉曲张者应给予相应的少渣软食，进食时注意细嚼慢咽，不宜食用多纤维、油炸、油腻食物。

④ 有吞咽困难的患者不可强行喂食，部分患者可待症状缓解后缓慢喂以软食或半流质、流质饮食；有反呛的患者应给予鼻饲流质，并给予相应的鼻饲护理。

（4）心理护理 首先应帮助患者及家属正确了解疾病的相关知识，消除顾虑，增强信心，准备接受长期治疗。少年型患者应保持与学校、父母和医师间的联系，让学校、老师、同学了解其病情，帮助其克服心理上的障碍和学习上的困难，增强自我保护意识，避免某些危险的活动、游戏和区域。晚发型应帮助其树立正确的人生观和婚恋观念，正确评价自己，选择适合的工作，体验人生价值感，克服不良心理状态，抑郁、多虑者可给予心理疏导。

2. 专科护理 指导患者及家属遵医嘱服药，并告知药物不良反应与服药注意事项。服用D-青霉胺治疗前要做青霉素皮试，皮肤阴性者方可使用。当出现发热、皮疹、血白细胞减少等过敏反应时，告诉医师暂时停药；少数患者服药早期可出现症状加重，尤其是神经系统症状，继续服药可逐渐改善。D-青霉胺常见的不良反应为：胃肠道反应，如恶心、呕吐、上腹不适，皮肤变脆易损伤；长期服用可出现自身免疫性疾病，如肾病、溶血性贫血、再生障碍性贫血等；宜同时补充维生素$B_6$，避免并发视神经炎。使用二巯丙醇治疗时，易导致局部疼痛、硬结或脓肿，应注意深部肌内注射。

3. 健康指导

（1）建议患者安排好自己的学习，选择适当的工作，鼓励患者融入社会，发展自己的兴趣爱好。

（2）指导患者树立正确的婚恋观和生育观，杂合子携带者禁忌与杂合子携带者结婚，以免其子代发生纯合子；长期服药育龄妇女应做好避孕工作，未育妇女在病情稳定、全身情况允许条件下，可在妇产科、内科医师共同监测下选择生育子代。

（3）同胞兄妹中有肝豆状核变性的家庭近亲成员应做好血清CP、血清铜、尿铜等的监测，以便及早发现症状前纯合子或杂合子，及早治疗。

（4）坚持长期用药，并定期门诊复查血清CP、血清铜、尿铜及肝肾功能变化，根据医师建议合理用药。

（5）精神、神经症状明显时不宜单独外出，最好有专人陪同，并备疾病资料小卡片或小手镯，以防万一。

（6）指导患者及家属保持良好的心态，避免负性情绪刺激而使病情反复。

（7）对有动作怪异、荒诞等症状者予以修饰指导。

## 第四节 多系统萎缩

### 一、定义

多系统萎缩（MSA）是一类原因未明，临床表现为锥体外系、锥体系、小脑和自主神经等多系统损害的中枢神经系统变性疾病，包括橄榄-桥脑-小脑萎缩（OPCA）、Shy-Drager综合征（SDS）和纹状体黑质变性（SND）3个亚型，是一类少见的疾病。由 Graham 和 Oppenheimer 于 1969 年首先提出。基本病理表现为神经元缺失、胶质细胞增生，其病理诊断的特异性标志是少突胶质细胞包涵体（OCIs）。

### 二、病因及发病机制

病因不清。目前认为 MSA 的发病机制可能有两条途径：一是原发性少突胶质细胞病变假说，即先出现以 α-突触核蛋白阳性包涵体为特征的少突胶质细胞变性，导致神经元髓鞘变性脱失，激活小胶质细胞，诱发氧化应激，进而导致神经元变性死亡；二是神经元本身 α-突触核蛋白异常聚集，造成神经元变性死亡。α-突触共核蛋白异常聚集的原因尚未明确，可能与遗传易感性和环境因素有关。MSA 患者很少有家族史。环境因素的作用尚不十分明确，有研究提示职业、生活习惯（如有机溶剂、塑料单体和添加剂暴露、重金属接触、从事农业工作）可能增加 MSA 发病风险，但这些危险因素尚未完全证实。

### 三、临床表现

1. **早期症状** 男性患者最早出现的症状通常是勃起功能障碍，男性和女性患者早期都会有膀胱功能障碍，如尿频、尿急、排尿不尽，甚至不能排尿。其他早期症状还包括肢体僵硬、动作缓慢、行走困难、站立时头晕、眩晕、卧位时难以翻身及书写能力的改变。有些患者会变得反应迟钝或步态不稳。

2. **自主神经功能不全** 是Shy-Drager综合征（SDS）首发和突出症状，也是其他亚型最常见的症状之一。常见的临床表现有：直立性低血压、无汗和对热不能耐受、便秘、偶可腹泻、吞咽困难、夜尿增多、尿频、尿急、尿失禁和尿潴留、阳痿和射精不能、瞳孔大小不等和Horner综合征、哮喘、呼吸暂停和呼吸困难，严重时需气管切开。斑纹和手凉是自主神经功能障碍所致，有特征性。男性患者最早出现的症状是阳痿，女性患者为尿失禁。

3. **运动功能障碍** 可表现帕金森样症状，也可表现小脑症状。在多系统萎缩的晚期帕金森样症状和小脑症状可以同时出现，但如帕金森样症状显著时有时在检查中难以发现小脑症状。

（1）以帕金森样症状为主要表现的多系统萎缩 主要表现为肌强直和运动缓慢，而震颤罕见，双侧同时受累，但可轻重不同。姿势异常较常见。以帕金森样症状为主的患者其特点是对左旋多巴的反应差。只有一小部分患者对左旋多巴反应好，而且经常演变为左旋多巴诱导性的运动障碍。

（2）以小脑症状为主要表现的多系统萎缩 主要表现为指鼻试验、跟膝胫试验阳性，意向性震颤、宽基底步态等。大约5%的患者以小脑症状为首发症状。

4. **锥体束征** 表现为肌张力增高、腱反射亢进、病理反射等。

5. **其他**

（1）20％的患者出现轻度认知功能损害。

（2）常见吞咽困难、发音障碍等症状。

（3）睡眠障碍，包括睡眠呼吸暂停、睡眠结构异常和REM睡眠行为异常等。

（4）其他锥体外系症状：腭阵挛和肌阵挛皆可见，手和面部刺激敏感的肌阵挛是MSA的特征性表现。抗胆碱能药海索治疗对肌阵挛有效，说明是胆碱能障碍的疾病。肌张力障碍在MSA中的出现率为12％～46％。

（5）部分患者出现肌肉萎缩，后期出现肌张力增高、腱反射亢进和巴宾斯基征、视神经萎缩。少数有眼肌麻痹、眼球向上或向下凝视麻痹。

## 四、辅助检查

1. 影像学检查　多系统萎缩有相对特征的MRI表现，尤其是高场强MRI对该病有较大的诊断价值，包括T1像可见壳核、小脑、脑干萎缩，呈稍短T1信号；T2像见双侧壳核后外侧有裂隙状的短T2信号，红核与黑质间正常的长T2信号区变窄，经尸检证实这种裂隙状的短T2信号改变与显著的小胶质细胞、星型胶质细胞增生以及病理性的铁质沉积有关。至少20％的多系统萎缩患者可以有上述MRI表现。PET也可发现额叶、颞叶、顶叶、纹状体、小脑、脑干等处出现代谢降低区。

2. 神经电生理方面　Place等对126例MSA患者行肛门和尿道括约肌肌电图（EMG）检查，82％出现异常；Wenning等作了同样的研究，异常率为93％。脑干听觉诱发电位（BAEP）检查发现潜伏期及V/I波幅比例异常。Stocchi等的研究显示MSA患者早期即出现尿动力学异常。这些发现使MSA的早期诊断成为可能。

3. 自主神经功能、神经内分泌试验、卧立位血压检测　卧位血压正常，站立时血压下降20～40mmHg或以上，而心率无明显变化者为阳性。

## 五、治疗

目前无特殊治疗方法，主要是对症治疗，晚期主要是护理和预防并发症。

## 六、护理要点

1. 预防窒息

（1）由于患者喉环状勺肌的萎缩致声带外展不能和声带狭窄，常有异常鼾声、喘鸣和睡眠呼吸暂停，严重时窒息死亡。

（2）夜间查房时应近距离观察患者面色、呼吸次数，观察患者是否出现睡眠呼吸暂停、鼾声增强、喘鸣发作，发现异常者应及时叫醒，并行睡眠呼吸监测。

（3）对有严重声带外展麻痹引起气道梗阻症状明显者，应及时给予气管插管或切开。慎用或不用镇静药物，以免引起或加重呼吸障碍。

2. 直立性低血压的护理

（1）卧位指导　指导患者于睡眠和平卧位时将头和躯干抬高，可使用摇床或将床头垫高，保持头高于下肢15°～20°的卧位。采取头高足低位时，最好用血压监测仪动态监测血压变化，若发生低血压时，立即将头、躯干和下肢保持水平卧位。

（2）倾斜台面练习　训练患者体位变换时对血压波动的适应能力。训练中注意台面倾斜的速度不宜过快，观察患者有无面色苍白、恶心、低血压等症状，出现该症状立即停止或休息片刻，待症状缓解后再进行训练，以防加重直立性低血压。

（3）穿抗压服（如紧身裤）、弹力袜及使用腹带　向患者讲解使用该装备的目的是减少直立时下肢静脉淤积，增加回心血量，减少或减轻低血压发作次数和程度。特别在夏季使用该装备会出现出汗、身体不适，鼓励患者克服困难，配合治疗。

（4）饮食护理　为增加循环血量，鼓励患者摄入高盐饮食（以高钠饮食为主）。指导患者进食咸肉、咸菜、咸鸭蛋等高钠食品及香蕉、榨菜等高钾饮食，摄入高盐饮食治疗过程中要密切观察卧、立位血压，鼓励患者多饮水，饮水量2.0～2.5L/d，以使血压处于相对稳定状态，并记录出入量，避免水潴留。有明显钠潴留、水肿时，应酌情调整水、钠入量。

3. 安全防护

（1）体位性症状的防护　患者在体位变化和活动中易反复发生头晕、晕厥、摔倒、视物模糊，这种体位性症状在清晨、进食后、排尿时、活动时、发热、服退热药、感染后更易发生，应特别注意这些时间段的症状观察，加强保护措施，防止跌倒致头部和四肢发生外伤、骨折损伤。

（2）预防跌倒　针对本病四肢强直、行动迟缓、行走不稳等帕金森样症候，具有站立或行走中身体突然向后倾斜跌倒的特点，应特别注意患者身后的保护。

（3）防皮肤烫伤　由于MSA患者的痛温觉减退，身体损伤时不易感知，易加重受损程度。因此要注意防止皮肤烫伤，洗手、洗足、使用热水袋前，先由他人试测温度，适宜后再予以使用，冬季注意患者睡眠时勿紧贴暖气，或在暖气上覆盖被褥、棉大衣等，防止皮肤烫伤。输入高渗液体时密切观察有无液体外渗，避免由于痛觉下降，加重输液部位组织损伤。

4. 预防误吸　饮水呛咳、吞咽困难系本病累及双侧皮质脑干束出现假性延髓性麻痹的表现，应积极预防饮水呛咳和吞咽困难导致的误吸，并进行功能锻炼指导。进食水前将床头抬高至少30°，指导患者饮水前吸足气、吞咽时憋住气，用勺慢将水少量分次喂入，先以3～4ml开始喂入，酌情增加至1勺匙，将饮食调成糊状，送至舌根部后，再嘱患者做吞咽动作，缓慢进食，逐渐增加喂入量；吞咽困难严重时给予鼻饲饮食，用针灸方法刺激局部瘫痪的吞咽肌，恢复吞咽功能。

5. 排泄异常护理

（1）留置尿管的患者，给予定期膀胱冲洗，训练定期排尿功能。

（2）尿失禁患者，可使用接尿器或纸尿裤，勤换洗，保持会阴部清洁、干燥。

（3）腹泻患者遵医嘱给予止泻收敛药物，并做好肛周皮肤护理；便秘患者指导其多进含纤维素高的食物，保证足够饮水量，每日定时坐于马桶上，养成定期排便的习惯。

6. 预防并发症　大多数患者晚期全身症状严重、长期卧床，尿便行为异常，生活质量低，常因气道梗阻、吸入性肺炎、感染性休克等并发症致死。因此，病情晚期要加强基础护理，预防长期卧床患者的呼吸道感染、泌尿系统感染、压疮三大并发症。定时翻身、叩背，每2小时1次，及时清除呼吸道分泌物，保持气道通畅，防止发生吸入性肺炎；使用气垫床，骨突出部位垫软垫，预防压疮。

7. 心理疏导　由于MSA患者常有情绪低落、淡漠或发展为抑郁，患者较少与他人交流，特别是性功能障碍等症状更不愿意诉说，往往给正确的诊治带来困难。应鼓励患者消除顾虑，取得其信任与配合，为正确的医疗诊断、避免误治提供可靠依据。

8. 病情观察　密切观察、调节血压变化，注意测量立、卧位血压，观察其差值，最好用血压监护仪了解血压的动态变化。应特别注意夜间血压波动，严密监测用药期间的血压变化，防止血压过高。

9. 健康指导

（1）预防晕厥的发生，告知患者及家属直立性低血压的诱发因素，低血压在高温、紧张、快速进餐、饱餐、饮酒、过度换气、排尿过度充盈、久卧后直立时加重，平卧位消失。指导患者避免长时间处于温度过高的环境，洗澡水温不宜过热（可洗温水浴），避免饱餐、饮酒、紧张刺激，保持平和的心态。对排尿、排便感觉异常的患者，指导其养成定时排尿、排便的习惯。

（2）指导患者变换体位时动作缓慢，勿动作过猛，循序渐进地完成坐起、离床、站立、行走过程，加强保护措施，防止头部和四肢发生外伤、骨折。变换体位后应先适应片刻，如起床时先在床上活动肢体后再坐起，站立前先坐一会儿，再慢慢站立、行走，以免直立性低血压的发生。

（3）教会患者因低血压引发不适的防护动作，立即平卧，避免快速体位变动和久站不动，不做导致呼吸困难的运动。在血压控制后，逐渐增加直立时间，做轻微的活动和行走，病情稳定后，可选择适宜锻炼项目，如游泳。

（4）告知患者无症状的直立性低血压无须治疗，经过脑血管有效的自身调节可保证脑的供血。

# 第十四章　神经系统变性疾病

## 第一节　阿尔茨海默病

### 一、定义

阿尔茨海默病（AD），是发生于老年和老年前期、以进行性认知功能障碍和行为损害为特征的中枢神经系统退行性病变，是老年期痴呆的最常见类型，约占老年期痴呆的50％。临床上表现为记忆障碍、失语、失用、失认、视空间能力损害、抽象思维和计算力损害、人格和行为的改变等。一般症状持续进展，病程通常为5～10年。据统计，65岁以上的老年人约有5％患有AD。随着年龄的增长，患病率逐渐上升，至85岁，每3～4位老年人中就有1例罹患AD。

### 二、病因及发病机制

AD是一种以痴呆为主要临床表现的脑神经变性疾病，主要发生于老年及老年前期，原因尚不明确，一般认为可能与遗传和环境因素有关。目前比较肯定的病因是遗传学因素，特别是在家族性阿尔茨海默病中更明显。

遗传因素：10％的AD患者有家族史，尤其65岁以前发病的。与AD发病有关的基因包括21号、14号、1号和19号染色体。

可能的非遗传因素与以下几方面有关：炎症作用；氧化应激作用；金属及其他因素作用；神经递质改变；雌激素水平降低；年龄因素；酒精、吸烟；胆固醇、α抗糜蛋白酶、阿尔茨海默病相关神经丝蛋白（AD7c-NTP）等。

### 三、临床表现

AD通常是隐匿起病，很难确切了解具体的起病时间，病程为持续进行性，无缓解、停止进展的平稳期，即使有也极罕见。AD的临床症状可分为两方面，即认知功能减退及其伴随的生活能力减退症状和非认知性神经精神症状。其病程演变大致可以分为轻、中、重三个阶段：

1. 轻度 此期的主要表现是记忆障碍。首先出现的是近事记忆减退，常将日常所做的事和常用的一些物品遗忘。随着病情的发展，可出现远期记忆减退，即对发生已久的事情和人物的遗忘，面对生疏和复杂的事物容易出现疲乏、焦虑和消极情绪，还会表现出人格方面的障碍，如不爱清洁、不修边幅、暴躁、易怒、自私多疑。需要指出的是，在该期发生的记忆减退常可因患者本人及其家属误为老年人常见的退行性改变而被忽视，直至出现了定向力障碍（对时间和空间的定向力紊乱）才会引起重视。此期患者易与良性记忆障碍或称年龄相关记忆障碍相混淆。

2. 中度 除记忆障碍继续加重外，患者可出现思维和判断力障碍、性格改变和情感障碍，患者的工作、学习新知识和社会接触能力减退，特别是原已掌握的知识和技巧出现明显的衰退。出现逻辑思维、综合分析能力减退，言语重复、计算力下降，还可出现局灶性脑部症状如失语、失用、失认或肢体活动不灵等。有些患者还可出现癫痫、强直-少动综合征。此时患者常有较多的行为和精神活动障碍，有的因外出后找不到回家的路而走失，有的原来性格内向的患者现在变得易激惹、兴奋欣快、言语增多，而原来性格外向的患者则可变得沉默寡言，对任何事情（原来熟悉的事物、工作和个人爱好）提不起兴趣。甚至出现人格改变，如不注意卫生、仪表，甚至做出一些丧失廉耻（如随地大小便等）的行为。

3. **重度** 此期的患者除上述各项症状逐渐加重外，还有情感淡漠、哭笑无常、言语能力丧失，以致不能完成日常简单的生活事项如穿衣、进食。终日无语而卧床，与外界（包括亲友）逐渐丧失接触能力。四肢出现强直或屈曲瘫痪，括约肌功能障碍。此外，此期患者常可并发全身系统疾病的症状，如肺部及尿路感染、压疮，以及全身性衰竭症状等，最终因并发症而死亡。

轻中度 AD 患者常没有明显的神经系统体征，少数患者有锥体外系体征。重度晚期患者出现神经系统原始反射如强握反射、吸吮反射等。晚期患者常有肌张力增高，四肢呈持久的屈曲姿态。阿尔茨海默病的典型临床特征是失忆型记忆功能障碍、语言功能恶化和视觉空间缺陷。除非到了疾病的晚期，运动和感觉功能异常、步态异常和抽搐并不常见。

## 四、辅助检查

1. **实验室检查** 作为痴呆症评估内容的一部分，是确定痴呆症病因和老年人中常见并存疾病所不可或缺的检查项目。甲状腺功能检查和血清维生素 $B_{12}$ 水平测定是确定痴呆症其他特殊原因的必查项目。还应进行下列检查：全血细胞计数；血尿素氮、血清电解质和血糖水平测定；肝功能检查。当病史特征或临床情况提示痴呆症的原因可能为感染、炎性疾病或暴露于毒性物质时，则还应进行下列特殊实验室检查：如梅毒血清学检查、血沉、人类免疫缺陷病毒抗体检查或重金属筛查。

2. **神经系统影像学检查** 可见脑萎缩征象，如侧脑室、第Ⅲ脑室增大，且可不成比例的增大；脑沟增宽、加深，后期患者额、颞叶萎缩尤为明显，MRI 上还可表现为皮、髓质分界消失、颞叶内侧高信号和海马萎缩伴海马裂扩大，海马萎缩具有诊断价值，在头颅MRI冠状位片易于发现；PET、SPECT、功能MRI可见颞、顶叶低代谢区，但上述影像学表现缺乏特异性。

当前人们建议，患者在痴呆症的病程中，至少需要接受1次采用计算机化体层摄影（CT）或磁共振成像检查进行的大脑结构影像学检查。采用正电子发射体层摄影或单光子发射CT进行功能成像检查，可能有助于对与痴呆症相关的疾病进行鉴别诊断。家庭成员和医师对痴呆症的发现率很低，这种情况成为影响许多痴呆症患者合适治疗的主要障碍。对于表现复杂或治疗困难的患者，应转到有丰富痴呆症诊治经验的专家处就诊。

3. 神经心理学检查　在对AD进行诊断的过程中，神经心理学测验是必不可少的内容。一般而言对AD的认知评估领域应包括定向力、记忆功能、言语功能、应用能力、注意力、知觉（视、听、感知）和执行功能七个领域。临床上常用的工具可分为：①大体评定量表：如简易精神状况检查量表（MMSE）、阿尔茨海默病认知功能评价量表（ADAS-cog）、长谷川痴呆量表（HDS）、Mattis痴呆量表、认知能力筛查量表（CASI）等；②分级量表：如临床痴呆评定量表（CDR）和总体衰退量表（GDS）；③精神行为评定量表：如痴呆行为障碍量表（DBD）、汉密尔顿抑郁量表（HAMD）、神经精神问卷（NPI）；④用于鉴别的量表：Hachinski缺血量表。还应指出的是，选用何种量表，如何评价测验结果，必须结合临床表现和其他辅助检查结果综合判断。

4. 脑脊液检查　无明确异常，ELISA检测偶有tau蛋白、β-淀粉样蛋白增高。

5. 脑电图检查　早期α节律丧失及电位降低，常见弥漫性慢波，且脑电图减慢的程度和痴呆的严重程度具有相关性。

6. 基因检查　有明确家族史的患者可进行APP、PS1、PS2基因检测，突变的发现有助于确诊。

## 五、治疗

目前无特效治疗方法，主要是支持、对症治疗。

1. 生活护理　包括使用某些特定的器械等。有效的护理能延长患者的生命及改善患者的生活质量，并能防止摔伤、外出不归等意外的发生。

2. 非药物治疗　包括职业训练、音乐治疗和群体治疗等。

3. 药物治疗

（1）改善认知功能　轻至中度AD可选用胆碱酯酶抑制剂，如盐酸多奈哌齐、重酒石酸卡巴拉汀、加兰他敏等；中重度患者可选用谷氨酸盐受体拮抗剂，如盐酸美金刚。临床上有时还使用脑代谢复活剂如吡拉西坦、茴拉西坦和奥拉西坦；微循环改善药物如麦角生物碱类制剂，钙离子拮抗剂如尼莫地平等。

（2）控制精神症状　很多患者在疾病的某一阶段出现精神症状，如幻觉、妄想、抑郁、焦虑、激越、睡眠紊乱等，可给予抗抑郁药物和抗精神病药物，前者常用选择性5-HT再摄取抑制剂，如氟西汀、帕罗西汀、西酞普兰、舍曲林等，后者常用不典型抗精神病药，如利培酮、奥氮平、思瑞康等。这些药物的使用原则是：①低剂量始起；②缓慢增量；③增量间隔时间稍长；④尽量使用最小有效剂量；⑤治疗个体化；⑥注意药物间的相互作用。

4. 支持治疗　重度患者自身生活能力严重减退，常导致营养不良、肺部感染、泌尿系感染、压疮等并发症，应加强支持治疗和对症治疗。

## 六、观察要点

他克林能抑制老年斑形成，改善患者认知功能，一般服药半年左右才有效，且有恶心、呕吐、消化不良等胃肠道反应以及严重的肝不良反应，应注意观察有无上述不适，并每2周检测肝功能1次，以观察有无肝功能受损。

## 七、护理要点

1. 常规护理

(1) 一般护理 鼓励和引导患者参加诸如朋友聚会等社交活动，适当进行散步等体育锻炼，有意识地进行下棋、游戏等文娱活动以及尽可能的日常生活活动；晚期精神智力障碍明显时，应专人看护，照顾其生活起居，尽量避免单独外出。

(2) 饮食护理 给予易消化、营养丰富且患者喜欢的食品。进食时尽量保持环境安静，以免患者分心造成呛咳、窒息；患者不能自行进食时，注意喂饭速度不宜过快，应给予患者足够的咀嚼时间；若患者拒绝进食不要勉强或强行喂食，可设法转移其注意力，使其平静后再缓慢进食；必要时可酌情鼻饲流质，并按鼻饲患者护理。

(3) 心理护理 爱护关心患者，使患者避免焦虑、抑郁、绝望等不良心理，保持平和安静心态，减少情绪变化，树立信心，积极配合治疗，争取达到最佳康复水平。

2. 专科护理

(1) 症状护理

① 有记忆障碍的患者，日常生活自理能力下降，不要说有损患者自尊的话，避免大声训斥患者，耐心倾听和解释患者的疑问，细心协助患者完成洗脸、个人修饰、洗澡、如厕等生活护理。

② 对有语言障碍的患者，应同情和理解患者的痛苦，增加他们的信心，注意交谈内容要正面、直接、简单，说话声音温和，语速缓慢，一次只说一件事，必要时可借用手势或图片、文字等其他方式进行有效沟通。

③ 对有精神、智力障碍的患者，应注意患者安全，防止自伤和伤人。当患者有被害妄想时，千万不要与患者争论，可先转移其注意力，安慰患者使其保持情绪稳定，然后再进行解释。认知障碍的患者生活自理能力差，注意尽量按患者过去的生活习惯安排生活，尽可能多做些力所能及的家务劳动（如叠被、洗碗、

扫地等）和日常生活自理能力的训练（如自行穿衣、洗漱、修饰、如厕、淋浴等），并注意防止患者因倒开水烫伤、走路跌倒等意外发生。

④ 对有情感障碍的患者，应安慰同情患者，避免因伤害患者自尊的言行激怒患者。取得患者信任，建立良好的护患关系。可以开展一些适宜的有趣的游艺活动，如阅读图书报刊、下棋、玩牌，以转移其注意力，消除抑郁、焦虑情绪和孤独感。

（2）用药护理　告知药物作用、用法与用药注意事项，注意观察药物不良反应。盐酸多奈哌齐可选择性与乙酰胆碱酯酶（AChE）结合抑制其活性，一般服药3个月以后起效，对肝不良反应较小，应督促患者坚持每日服药。

3．健康指导

（1）给予高蛋白、高维生素、易消化的食物，多吃新鲜水果蔬菜和补脑益智的食物，保持均衡营养。

（2）多参加适宜的社交活动，引导或协助其保持生活自理，维持现有功能，延缓功能衰退。

（3）按医嘱正确服药。

（4）定期门诊复查血压、血糖、血脂及检测肝、肾功能等。

（5）可充分利用社区服务机构、临时托老站、老人福利院等社会支持系统更好地照顾患者，提高患者的生活质量。

（6）平时随身携带患者卡片或系病情手圈（有患者姓名、住址、联系电话等），外出时有人陪伴，防止意外。

# 第二节　运动神经元疾病

## 一、定义

运动神经元疾病（MND）是一组病因未明，选择性侵犯脊髓前角细胞、脑干运动神经元、皮质锥体细胞和锥体束的慢性进行性变性疾病。临床上兼有上和（或）下运动神经元受损的体征，表现为肌无力、肌萎缩和锥体束征的不同组合，感觉和括约肌功能一般不受影响。根据病变部位及症状，分为肌萎缩性侧索硬化（ALS）、原发性侧索硬化（PLS）、进行性脊肌萎缩症（PSMA）和进行性延髓麻痹（PBP）等类型。各类型是同一疾病的不同表现还是独立的疾病，目前尚无定论。

## 二、病因及发病机制

1. **遗传学说**  多个不同的异常基因产物能使运动神经元发生变性。20％家族性运动神经元病和2％所有运动神经元病病例中21号染色体上编码Cu/Zn超氧化物歧化酶（SODI）的基因突变。

2. **氧化应激**  在非复制细胞如神经元中，氧化应激的作用可能是累积性的，由自由基所引起的损伤是一种与增龄相关的神经元功能衰退的几种神经变性疾病的主要潜在原因。如果Cu/Zn超氧化物歧化酶的基因突变是一些家族性运动神经元病的病因，那么氧化应激就在运动神经元病中具有特殊意义。

3. **中毒因素**  兴奋毒性神经递质如谷氨酸盐可能在ALS发病中参与神经元死亡，可能由于星形胶质细胞谷氨酸盐转运体运输的谷氨酸盐摄取减少所致。

4. **免疫因素**  尽管MND患者血清曾检出多种抗体和免疫复合物，如抗甲状腺原抗体、GM1抗体和L-型钙蛋白抗体等。目前认为，MND不属于神经系统自身免疫病。

5. **病毒感染**  由于MND和急性脊髓灰质炎均侵犯脊髓前角运动神经元，且少数脊髓灰质炎患者后来发生MND，故有人推测MND与脊髓灰质炎或脊髓灰质炎样病毒慢性感染有关。但ALS患者CSF、血清及神经组织均未发现病毒或相关抗原及抗体。

6. **运动神经元对神经变性的易受损性**  运动神经元是神经系统中最大的细胞之一，那些支配下肢远端肌肉的运动神经元必须支持长达1m以上的轴突。运动神经元可能具有某些细胞特点，使得其在细胞表面谷氨酸受体激活后易受钙介导的毒性过程的损害。运动神经元也有兴奋性氨基酸转运蛋白2的高水平的胞体周围表达和Cu/Zn超氧化物歧化酶细胞内非常高水平的表达。

## 三、临床表现

本病通常分为以下四型：

1. 肌萎缩性侧索硬化（ALS） 脊髓前角细胞、脑干运动神经核及锥体束受累，无论最初累及上或下运动神经元，最后均表现为上、下运动神经元损害并存。①多在40岁以后发病，男性多于女性，首发症状常为手指运动不灵活和力弱，随之手部小肌肉如大、小鱼际肌和蚓状肌萎缩，渐向前臂、上臂、肩胛带肌群发展，萎缩肌群出现粗大的肌束颤动；颈膨大前角细胞严重受损时，上肢腱反射减低或消失，与此同时或以后出现下肢痉挛性瘫痪、剪刀样步态、肌张力增高、腱反射亢进和Babinski征等；少数病例从下肢起病，渐延及双上肢。②延髓麻痹通常晚期出现，但也可于手部肌肉萎缩不久后出现。③可有主观感觉异常如麻木感、痛感等，无客观感觉异常。部分患者的感觉异常可能与周围神经卡压有关。④病程持续进展，最终因呼吸肌麻痹或并发呼吸道感染死亡；本病生存期短者数月，长者10余年，平均3～5年。

2. 进行性脊肌萎缩症（PSMA） 大多为遗传性。根据其起病年龄、肌无力类型、进展速度及遗传方式不同而被分为不同类型。常见首发症状为双上肢远端肌肉萎缩、无力，也可单侧起病，累及双侧，逐渐波及前臂、上臂和肩部肌群。少数病例肌萎缩从下肢开始。受累肌肉萎缩明显，肌张力降低，可见肌束颤动，腱反射减弱，病理反射阴性。感觉和括约肌功能一般无障碍。除婴儿型进行性脊肌萎缩外，本病进展较慢，病程可达10年以上，晚期发展至全身肌肉萎缩、无力，生活不能自理，最后因呼吸肌麻痹或肺部感染而死亡。少数早期波及延髓肌者，1～2年内可并发肺部感染而死亡。

（1）婴儿型进行性脊肌萎缩 为常染色体隐性遗传病，父母常有近亲血缘关系。其异常基因位于第5对常染色体的长臂上。至少有1/3的患者在出生前即起病,胎动减少,其余病例在出生后3个月内或更长时间发病。表现为下运动神经元性瘫痪,多从近端开始,患儿髋关节外展,足外翻,头控制差,抬头困难,对疼痛刺激有反应但无回避动作;深、浅反射均消失;胸廓肌萎缩无力,横膈收缩相对有力,因而吸气时胸廓塌陷;可出现球麻痹而致吸吮无力,吞咽困难,舌肌可见束颤。约95%死于18个月内。

(2)少年型进行性脊肌萎缩

① 近端型 多数为常染色体隐性遗传,少数为常染色体显性遗传,症状相对较轻。起病年龄从出生到8岁间任何时候,常在1岁以前。无力和肌萎缩也从近端开始,仰卧时不易爬起,站立时腹部前凸,行走似鸭步,腱反射降低或消失,肌束颤动不明显,酷似肢带型肌营养不良症。患儿常有脊柱侧弯、肢体畸形和呼吸功能不全,可死于肺部感染,也有在儿童期停止恶化的。

② 远端型 也有常染色体显性和隐性两种遗传形式,约占所有进行性脊肌萎缩患者的10%。通常在儿童早期起病,从下肢远端无力、肌萎缩开始,慢性进展。1/4患者有弓形足。临床上常难与腓骨肌萎缩症鉴别,本病患者无感觉障碍,肌电图示感觉和运动神经传导速度正常可资鉴别。

③ 肩腓型 为一种罕见的常染色体隐性遗传形式,特点是下肢远端无力、翼状肩胛及婴儿期起病。也可伴有轻度球部症状。

④ 延髓型:为散发或常染色体隐性遗传,罕见,主要症状为球麻痹,常因此致死,有时眼肌和颌肌也呈进行性麻痹。

3. 进行性延髓麻痹(PBP) 病变侵及脑桥和延髓运动神经核:①多中年以后起病,主要表现构音不清、饮水呛咳、吞咽困难和咀嚼无力,舌肌萎缩明显,伴肌束震颤,咽反射消失;有时同时损害双侧皮质脑干束,出现强哭强笑、下颌反射亢进,从而真性和假性延髓麻痹共存。②进展较快,预后不良,多在1~3

年死于呼吸肌麻痹和肺感染。

4. 原发性侧索硬化（PLS） 极少见，选择性的损害锥体束：①中年或更晚起病；首发症状为双下肢对称性强直性无力，痉挛步态，进展缓慢，渐及双上肢，四肢肌张力增高、腱反射亢进、病理征阳性，一般无肌萎缩和肌束颤动，感觉无障碍，括约肌功能不受累。②如双侧皮质脑干束受损，可出现假性延髓麻痹表现，伴情绪不稳、强哭、强笑。③多为缓慢进行性病程，偶有长期生存报道。

## 四、辅助检查

1. 神经电生理 肌电图主要表现为病变处肌肉插入电位延长，纤颤电位，动作电位时限增宽、波幅增高，波型以混合相或单纯相多见，可见巨大电位。运动神经传导速度可能下降或正常，而感觉神经传导速度正常。ALS 患者往往在延髓、颈、胸与腰骶不同节段神经支配的 2 块或 3 块以上的肌肉出现失神经支配现象。

2. 肌肉活检 有助诊断，但无特异性，早期为神经源性肌萎缩，晚期在光镜下与肌源性萎缩不易鉴别。

3. 其他 腰穿压力正常或偏低，脑脊液检查正常或蛋白有轻度增高，免疫球蛋白可能增高。血常规检查正常。血清肌酸磷酸激酶活性正常或者轻度增高而其同工酶不高。脑电图、CT 检查多无异常，MRI 显示部分病例受累，脊髓和脑干萎缩变小。

## 五、治疗

本病治疗包括病因治疗、对症治疗和各种非药物治疗。当前病因治疗的发展方向包括抗兴奋性氨基酸毒性、神经营养因子、抗氧化和自由基清除、新一代钙离子通道阻断剂、抗凋亡、基因治疗及神经干细胞移植，但目前本病尚无有效治疗方法。

## 六、观察要点

应观察药物的疗效和不良反应。如地西泮可有嗜睡、头晕、乏力等不良反应,静脉注射地西泮可引起呼吸抑制,应缓慢注射,并观察呼吸情况,而大剂量长期服用地西泮可产生耐受性、依赖性和成瘾性。

## 七、护理要点

1. 常规护理

(1)一般护理 早期或轻症者适当运动或锻炼,鼓励患者做力所能及的工作,注意劳逸结合;重症患者应卧床休息,并根据病情采取适当的卧位,如有呼吸困难时应抬高床头,有肢体瘫痪对应保持体于功能位置;同时还应密切观察病情的进展,重症患者仔细观察呼吸、血压,比较肌无力有无加重,如患者出现构音不清、饮水呛咳、吞咽困难、咀嚼无力等,应立即报告医师,并备好抢救器械及药物,如抽吸器、开口器、气管切开包、呼吸机、心电监护仪等,随时做好抢救准备。

(2)饮食护理 予以高营养易消化的食物,保证机体足够的营养,多食瘦肉、豆制品、鱼虾、新鲜蔬菜和水果。

(3)心理护理 由于本病缺乏有效的治疗和病程进行性恶化,患者常有恐死、绝望感,对疾病的恢复表现出失望等情绪,护士应根据患者不同的心理,给予心理疏导,体贴关心患者,取得患者的信任,帮助患者积极配合治疗和功能锻炼,鼓励患者做力所能及的事情,获得与疾病抗争的信心。

2. 专科护理

(1)对手指活动不灵活的患者,应协助做好生活护理,对双上肢活动困难的患者应喂食,帮助患者进行主动和被动的肢体功能训练,手的精细动作训练如对指、小指对掌、拇指对掌等,加强各指关节活动,辅以肌肉按摩,每日数次,防止关节僵硬和肢体挛缩。

(2)对有吞咽困难的患者,应予以鼻饲,并按鼻饲要求予以护理。

3. 健康指导

(1)保持乐观的生活态度,心情愉快,积极参与力所能及的公益活动。

（2）合理饮食，保证营养，多食瘦肉、豆制品、鱼虾、新鲜蔬菜、水果；对留置胃管出院的患者，护士应向患者及家属讲授有关鼻饲的知识和注意事项。

（3）加强肢体功能锻炼，注意循序渐进，不能操之过急。

（4）告知家属，患者做锻炼时应有人陪伴，辅以拐杖等以防跌伤，地面防滑、防湿，穿防滑鞋以免发生意外。

（5）按时服药，并在医嘱下减量或停药，注意药物不良反应。

# 第十五章　脑部发作性疾病

## 第一节　癫　痫

### 一、定义

癫痫是由多种原因引起的慢性脑功能障碍综合征，它是脑内神经元反复超同步异常放电而导致的发作性、突然性、短暂的脑功能紊乱。癫痫具备发作性、复发性、自然缓解的特点。由于异常放电神经元的部位和扩散范围的不同，可出现短暂的运动、感觉、行为、意识、自主神经系统的不同障碍，或兼而有之。癫痫发作为临床表现，即脑内神经元阵发性异常放电，引起临床上患者和观察者都能察觉到的各种表现。

癫痫是一种世界常见病、多发病。癫痫发作可始于任何年龄，但最常见于20岁之前，任何人在给予适宜的诱发环境时（如电惊厥治疗）均可以有癫痫发作。

### 二、病因及发病机制

引起癫痫的原因繁多，可分为四类：

1. **特发性癫痫及癫痫综合征** 其真正的原因不明，在其脑部找不到器质性病变或全身代谢障碍，可能和遗传因素关系密切。具有特征性临床及脑电图表现，诊断标准明确。

2. **症状性癫痫及癫痫综合征** 指能找到病因的癫痫。常见的病因有：

（1）先天性疾病和围生期疾病：染色体异常、Sturge-Weber综合征、脑穿通畸形、小头畸形、先天性脑积水等。

（2）高热惊厥：其可导致神经元缺失和胶质细胞增生的脑损害，病变主要在颞叶内侧面，尤其在海马体。

（3）脑外伤：产伤、挫裂伤及各种颅脑复合伤等。

（4）感染：各种脑炎、脑膜炎、脑脓肿的急性期，充血、水肿、毒素、渗出物都可引起发作。脑寄生虫病、神经梅毒、脑艾滋病等均可致其发作。

（5）颅内肿瘤：原发性或转移性肿瘤。

（6）脑血管病：脑出血、脑蛛网膜下腔出血，脑梗死、脑血管畸形等。

（7）变性疾病：结节性硬化、皮克（Pick）病等。

（8）代谢性及中毒性疾病：低血糖、低血钙、儿童佝偻病、尿毒症、碱中毒、水潴留、有机磷及某些重金属中毒等。

3. **隐原性癫痫** 临床表现提示为症状性癫痫，但未找到明确病因，也可能在特殊年龄段起病，但无特定的临床和脑电图特征，临床上这类患者占相当大比例。

4. **状态关联性癫痫发作** 这类患者发作与特殊状态有关，如高热、缺氧、内分泌改变、电解质失调、药物过量、长期饮酒戒断、睡眠剥夺、过度饮水等，在正常人也可导致发作。这类发作性质虽为痫性发作，但一旦去除有关状态即不再发作，故一般不诊断为癫痫。

## 三、临床表现

癫痫发作的临床表现多种多样，患者常经历一种或多种类型的癫痫发作，根据临床表现和间歇期脑电图改变、解剖及病因等，临床有多种多样的分类，以下为我国癫痫发作分类法（草案）：

（一）部分性发作（局限性、局灶性）

1. 单纯部分性发作，无意识障碍。

（1）运动性（局限性、局灶性）。

（2）感觉性（躯体性、特殊感觉性）。

（3）自主神经性。

（4）精神性（复杂部分性发作）。

2. 复杂部分性发作（精神运动性发作或颞叶癫痫），伴有意识障碍。

（1）仅有意识障碍。

（2）精神症状（感知、情感、记忆、错觉、幻觉等）。

（3）自动性。

（二）全身性发作（普遍性，非局限开始）

1. 全身强直-阵挛发作（大发作）。

2. 失神发作（小发作）典型或不典型。

3. 其他肌阵挛发作、阵挛发作、强直发作、失张力发作。

## 四、辅助检查

1. 辅助检查

（1）血常规　部分患者血白细胞升高，可提示并发感染。

（2）血液检查　如为癫痫持续状态，可有血糖下降、尿素氮升高，可见有高血钾。

（3）脑脊液检查　检查压力、常规和生化。一般发作缓解期进行，有助于症状性癫痫的诊断及确定病因。

2. 特殊检查

（1）脑电图（EEG）　是诊断癫痫最常用的辅助检查方法，45%～50%癫痫患者发作间歇期的首次EEG检查可见尖波、棘波、尖-慢波或棘-慢波等痫样放电。局限性的痫样放电提示局限性癫痫，普遍性的痫样放电提示全身性癫痫。重复检查和应用过度换气、闪光刺激、剥夺睡眠等激活方法可提高痫样放电发生率，但是不能仅依据有无间歇期脑电异常来确定或否定癫痫的诊断。对诊断困难的病例应用电视录像-脑电同步监控系统和动态脑电图检测，有助于鉴别癫痫与非痫性发作。

（2）MRI、CT　MRI波谱分析对海马硬化所致的颞叶癫痫有帮助。MRI比CT更敏感。成年起病的癫痫、儿童期起病的局限性癫痫、有神经系统异常体征或EEG显示局灶异常慢波者，影像学检查可以提高癫痫病因的检出率。

（3）SPECT和PET　对诊断颞叶癫痫敏感性较高。

## 五、治疗

癫痫治疗是长期的，不仅要完全控制发作，还要使患者获得较高的生活质量或回归社会。包括病因治疗、药物治疗、手术治疗。目前，癫痫治疗仍以药物治疗为主。

1. 病因治疗　有明确病因者应首先进行病因治疗，如颅内肿瘤，需要手术切除肿物；寄生虫感染，需要抗寄生虫治疗。

2. 药物治疗　无明确病因，或虽有明确病因但不能根除者，需药物治疗。

3. 手术治疗　有些患者经2年以上正规的抗癫痫治疗，尽管试用所有主要的抗癫痫药物单独或联合应用，且已达到患者所能耐受的最大剂量，但每月仍有4次以上发作称为难治性癫痫。其中包括20%～30%的复杂部分性发作患者用各种AEDs治疗难以控制发作。可考虑手术治疗。半球切除术、软脑膜下横断术、病灶切除术、胼胝体切开术都是目前常用方法，可酌情选用。

## 六、护理要点

1. 环境护理

（1）室外环境保持安静，门窗隔音；病房应远离嘈杂的街道、闹市、噪声轰鸣的工厂和车间。探视时应限制家属人数。

（2）室内光线柔和、无刺激；地方宽敞、无障碍，墙角设计为弧形，墙壁有软壁布包装，地面铺软胶地毯；床间距应在6m以上，床两侧有套包裹的护栏，有轮床应四轮内固定。危险物品远离患者，如床旁桌上不能放置暖瓶、热水杯等。

2．癫痫发作时及发作后的安全护理

（1）癫痫发作时的安全护理　当患者癫痫突然大发作时切记不要离开患者，应边采取保护措施边大声呼叫他人赶来共同急救。步骤为：①正确判断：若患者出现异样或突然意识丧失，首先要迅速判断是否是癫痫发作，这段时间应在一瞬间，与此同时给予急救。②保持呼吸道通畅：解开患者的衣扣、领带、裤带，使其头偏向一侧且下颌稍向前，有分泌物者清理呼吸道分泌物；有活动性义齿取下。③安全保护：立即给患者垫牙垫，或将筷子、纱布、手绢等随时拿到的用品置于患者口腔一侧上、下臼齿之间；如患者是在动态时发作，陪伴者应抱住患者缓慢就地放倒；适度扶住患者手、脚以防自伤及碰伤；切忌紧握患者肢体及按压胸部，防止给其造成人为外伤和骨折。④遵医嘱给药对症护理。

（2）癫痫大发作后缓解期的安全护理　密切观察患者的意识状态、瞳孔恢复情况，有无头痛、疲乏或自动症；保持呼吸道通畅；给予吸氧，纠正缺氧状态；协助患者取舒适体位于床上，并加用护栏，防止坠床；室内、外保持安静，减少护理治疗操作对患者的打扰，保证患者充足的睡眠、休息；保证患者床单位清洁、干燥。

3．预防性安全护理

（1）定时正确评估　预见性观察与判断是防止患者发生意外的关键。

入院时一定按评估内容仔细询问知情人（患儿父母、成人配偶等）患者癫痫发作史，根据患者癫痫病史掌握患者的临床表现，分析发作规律，预测容易发作的时间。

入院后注意观察患者的异常行为，有些精神障碍发生在痉挛发作前数小时至数天，主要表现为情感和认知改变，如焦虑、紧张、易激惹、极度抑郁、激越、淡漠、思维紊乱、语言不连贯或一段时间的愚笨等；有些精神障碍既可是癫痫发作的先兆也可单独发生，如幻觉、看见闪光、听见嗡嗡声；记忆障碍、似曾相识；思维障碍表现为思维中断、强制性思维；神经性内脏障碍、自主神经障碍等。护理人员通过和患者沟通交流，耐心倾听患者的表达，仔细观察其行为，预见性判断患者有无危险，并采取安全保护措施。

（2）使用防止意外发生的警示牌　通过评估，对有癫痫发作史、外伤史的患者，在室内床头显著位置示"谨防摔倒、小心舌咬伤、小心跌伤"等警示牌警示，随时提醒患者本人、家属、医务人员患者有癫痫发作的可能，时刻做好防止发生意外的准备。

（3）使用防护用具　患者到病室外活动或到相关科室做检查时要佩戴安全帽、随身携带安全卡（注明患者姓名、年龄、所住病区、诊断）；患者床旁应配有振动感应碰铃，供患者独自就寝癫痫突然发作时呼救别人之用；床旁桌抽屉中备有特制牙垫，为防止癫痫发作时舌咬伤之用。

4. 对攻击性行为的护理　易激惹、易冲动及性格改变是癫痫伴发精神障碍患者最突出的特点，而且此类患者的攻击行为往往出现突然，且无目的、攻击工具常随手而得，因而造成防范的困难。护理手段：①对新入院的患者询问病史、病情、既往有无攻击行为，对在病区内出现的攻击行为应认真记录，尤其对有严重攻击行为的患者应作为护理的重点并设专人看管。②严重的攻击行为可能仅仅起因于小小的争吵，及时处理是预防攻击行为的重要环节；发现患者间有矛盾时，为了避免冲突升级，在劝架时应表面上"偏向"容易出现攻击行为的一方，待双方情绪稳定下来之后再从心理上解决患者之间的问题；切忌当着两个患者的面讲谁是谁非。③对爱管事的病友，应教育他们讲话和气，不用暴力或不文明的方式管制病友。④发现有不满情绪时，鼓励患者讲出自己的不满而使其情绪得到宣泄，以免引发冲动行为。⑤在与患者接触交谈时，要讲究语言艺术，要设法满足其合理要求，与其建立良好的护患关系。⑥对有妄想幻觉的患者，可采取转移其注意力暂时中断妄想思维的方法，帮助患者回到现实中来，并根据妄想幻觉的内容，预防各种意外。

5. 用药护理　向患者和家属强调遵医嘱长期甚至终身用药的重要性，告知患者和家属少服或漏服药物可能导致癫痫发作、成为难治性癫痫或发生癫痫持续状态的危险性。向患者和家属介绍用药的原则、所用药物的常见不良反应和应注意问题，在医护人员指导下增减剂量和停药。于餐后服用，以减少胃肠道反应。用药前进行血、尿常规和肝、肾功能检查，用药期间监测血药浓度并定期复查相关项目，以及时发现肝损伤、神经系统损害、智力和行为改变等严重不良反应。向患者和家属说明能否停药及何时停药取决于所患疾病的类型、发作已控制时间及减量后反应等。勿自行减量、停药和更换药物。

6. 手术前治疗的护理

（1）手术前定位　精确地寻找出致痫区，明确其部位和范围；手术时尽可能做到全部切除致痫区，又不至于产生严重的神经功能障碍，才能达到癫痫手术的预期效果。

（2）术前教育　简单讲解术式和术中术后的配合。

（3）术前准备　术前一天头颅特殊备皮，依照患者血型配血，对术中、术后应用的抗生素遵医嘱做好皮试；嘱患者术前晚9点开始禁食、水、药；嘱患者注意搞好个人卫生，并在术前晨起为患者换好干净衣服。

（4）患者离开病房后为其备好麻醉床、无菌小巾、一次性吸氧管、心电监护仪、多导生理仪。

7. 手术后治疗的护理

（1）交接患者　术中是否顺利、有无特殊情况发生、术后意识状态、伤口情况、头部硬膜外及硬膜下引流情况等。

（2）安置患者于麻醉床上，使其头偏向一侧，保持呼吸道通畅，必要时吸痰，且禁食、禁水、禁药。

（3）多导生理仪、颅脑生命体征监测24小时，每2小时记录

1次；并给患者持续低流量吸氧，保证脑氧供应。

（4）给予留置导尿，并记录出入量。

（5）术后观察并发症，患者可能合并严重脑水肿、颅内血肿、感染等，引起的一系列神经系统症状。因此，术后要密切观察头颅埋电极点有无渗出液；有无头痛、高热、恶心呕吐、高颅压症状；有无癫痫性发作及发作次数；有无语言障碍、偏瘫；有无精神障碍等病情变化。

（6）术后观察头部硬膜外及硬膜下引流液的量、颜色、性质并定时做详细记录。

（7）术后遵医嘱给予补液、抗炎、止血、脱水、健脑、处理并发症等治疗。

8. 心理护理　癫痫需要坚持数年不间断的正确服药，部分患者需终身服药，一次少服或漏服可能导致癫痫发作，甚至成为难治性癫痫和发生癫痫持续状态。抗癫痫药物均有不同程度的不良反应，长期用药加之疾病的反复发作，为患者带来沉重的精神负担，易产生紧张、焦虑、抑郁、淡漠、易激惹等不良心理问题。护士应仔细观察患者的心理反应，关心、理解、尊重患者，鼓励患者表达自己的心理感受，指导患者面对现实，采取积极的应对方式，配合长期药物治疗。

9. 健康指导

（1）疾病知识指导　向患者和家属介绍疾病及其治疗的相关知识和自我护理的方法。患者应充分休息，环境安静适宜，养成良好的生活习惯，注意劳逸结合。给予清淡饮食，少量多餐，避免辛辣刺激性食物，戒烟酒。告知患者避免劳累、睡眠不足、饥饿、饮酒、便秘、情绪激动、妊娠与分娩、强烈的声光刺激、惊吓、心算、阅读、书写、下棋、外耳道刺激、长时间看电视、洗浴等诱发因素。

（2）用药指导与病情监测　告知患者遵医嘱坚持长期、规律用药，切忌突然停药、减药、漏服药及自行换药，尤其应防止在服药控制发作后不久自行停药。如药物减量后病情有反复或加重的迹象，应尽快就诊。告知患者坚持定期复查，首次服药后5～7天查抗癫痫药物的血药浓度，每3个月至半年复查1次；每月检查血常规和每季检查肝、肾功能，以动态观察抗癫痫药物的血药浓度和药物不良反应。当患者癫痫发作频繁或症状控制不理想，或出现发热、皮疹时应及时就诊。

（3）安全与婚育　告知患者外出时随身携带写有姓名、年龄、所患疾病、住址、家人联系方式的信息卡。在病情未得到良好控制时，室外活动或外出就诊时应有家属陪伴，佩戴安全帽。患者不应从事攀高、游泳、驾驶等在发作时有可能危及自身和他人生命的工作。特发性癫痫且有家族史的女性患者，婚后不宜生育，双方均有癫痫，或一方有癫痫，另一方有家族史者不宜结婚。

## 第二节　癫痫持续状态

### 一、定义

癫痫持续状态或称癫痫状态，是癫痫连续发作之间意识尚未完全恢复又频繁发作，或癫痫发作持续30分钟以上不自行停止。癫痫状态是内科常见的急症，若不及时治疗可因高热、循环衰竭或神经元兴奋毒性损伤导致永久性脑损害，致残率和死亡率很高。任何类型的癫痫均可出现癫痫状态，通常是指全面性强直-阵挛发作持续状态。

癫痫状态多发生于癫痫患者，最常见的原因是不适当地停用抗癫痫药物，或因急性脑病、脑卒中、脑炎、外伤、肿瘤和药物中毒等引起，个别患者原因不明；不规范抗癫痫药物治疗、感染、精神因素、过度疲劳、孕产和饮酒等均可诱发。

### 二、病因及发病机制

热性惊厥占小儿癫痫持续状态的20%～30%。主要发生于癫痫患儿突然撤停抗癫痫药物、不规律服药、睡眠严重缺失或间发感染时。急性疾病中惊厥发作的各种病因均可引起症状性癫痫持续状态。

## 三、临床表现

1. 全面性发作持续状态

（1）全面性强直-阵挛发作持续状态　是临床最常见、最危险的癫痫状态，表现强直-阵挛发作反复发生，意识障碍（昏迷）伴高热、代谢性酸中毒、低血糖、休克、电解质紊乱（低血钾、低血钙等）和肌红蛋白尿等，可发生脑、心、肝、肺等多脏器功能衰竭，自主神经和生命体征改变。脑炎、脑卒中等引起者是继发性强直-阵挛发作持续状态，先出现部分性发作，然后继发泛化为全面性强直-阵挛发作。

（2）强直性发作持续状态　多见于Lennox-Gastaut综合征患儿，表现不同程度意识障碍（昏迷较少），间有强直性发作或其他类型发作，如非典型失神、失张力发作等，EEG出现持续性较慢的棘-慢或尖-慢波放电。

（3）阵挛性发作持续状态　阵挛性发作持续时间较长时可出现意识模糊甚至昏迷。

（4）肌阵挛发作持续状态　（良性）特发性肌阵挛发作患者很少出现癫痫状态，严重器质性脑病晚期如亚急性硬化性全脑炎、家族性进行性肌阵挛癫痫等较常见。肌阵挛多为局灶或多灶性，EEG表现泛化性放电。

（5）失神发作持续状态　主要表现意识水平降低，甚至只表现反应性下降、学习成绩下降，EEG可见持续性棘-慢波放电，频率较慢（<3Hz）。多由治疗不当或停药等诱发，临床要注意识别。

2. 部分性发作持续状态

（1）单纯部分性运动发作持续状态（Kojevnikovv癫痫）　病情演变取决于病变性质，部分隐原性患者治愈后可能不再发；某些非进行性器质性病变后期可伴同侧肌阵挛，但EEG背景正常。

Rasmussen（部分性连续性癫痫）早期出现肌阵挛及其他形式发作，伴进行性弥漫性神经系统损害表现。

（2）边缘叶性癫痫持续状态　常表现意识障碍（模糊）和精神症状，又称精神运动性癫痫状态，常见于颞叶癫痫，须注意与其他原因导致的精神异常鉴别。

（3）偏侧抽搐状态伴偏侧轻瘫　多发生于幼儿，表现一侧抽搐，伴发作后一过性或永久性同侧肢体瘫痪。

## 四、辅助检查

1. 实验室检查

（1）血常规　部分患者血白细胞升高，可提示并发感染。

（2）血液检查　如为癫痫持续状态，可有血糖下降、尿素氮升高，可见有高血钾。

（3）脑脊液检查　检查压力、常规和生化。一般发作缓解期进行，有助于症状性癫痫的诊断及确定病因。

2. 特殊检查

（1）脑电图（EEG）　是诊断癫痫最常用的辅助检查方法，45%～50%癫痫患者发作间歇期的首次EEG检查可见尖波、棘波、尖-慢波或棘-慢波等痫样放电。局限性的痫样放电提示局限性癫痫，普遍性的痫样放电提示全身性癫痫。重复检查和应用过度换气、闪光刺激、剥夺睡眠等激活方法可提高痫样放电发生率，但是不能仅依据有无间歇期脑电异常来确定或否定癫痫的诊断。对诊断困难的病例应用电视录像-脑电同步监控系统（video-EEG）和动态脑电图检测，有助于鉴别癫痫与非痫性发作。

（2）MRI、CT　MRI波谱分析对海马硬化所致的颞叶癫痫有帮助。MRI比CT更敏感。成年起病的癫痫、儿童期起病的局限性癫痫、有神经系统异常体征或EEG显示局灶异常慢波者，影像学检查可以提高癫痫病因的检出率。

（3）SPECT和PET　对诊断颞叶癫痫敏感性较高。

## 五、治疗

原则为保持生命体征稳定，进行心肺功能支持；中止持续状态，减少发作对脑部神经元的损害；消除病因及诱因；处理并发症。防治脑水肿可用20%甘露醇250ml快速静脉滴注，或地塞米松10～20mg静脉滴注；高热可物理降温。

## 六、观察要点

观察药物不良反应，辨别病情变化的原因，积极遵医嘱采取相应有效的急救措施。

1. 用药抑制癫痫持续状态发作后再次发作的观察　地西泮（安定）的脂溶性很强，可很快进入脑内，但正因为其脂溶性强，也会很快分布到身体其他部位的脂肪组织，在静脉输注20分钟后，血药浓度即降至最大血浓度（Cmax）的20%，常常导致静推地西泮20分钟后癫痫再次发作。而劳拉西泮的脂溶性较小，未结合劳拉西泮的分布容积也比地西泮小得多。因此，静脉内给药20分钟后，血药浓度仍可保持Cmax的50%。所以，尽管劳拉西泮的半衰期是地西泮的1/2，但其抗癫痫持续状态的有效作用时间却更长。

2. 意识状态观察　用药前、后给予患者格拉斯哥昏迷评分（GCS）评估患者的意识状态，判断患者意识障碍加深是否和用药有关，以及时报告医师改药或停药。

3. 呼吸状态的观察　苯巴比妥可以20mg/min静脉内给药，但若以前已用过苯二氮䓬类药物，发生呼吸抑制的危险性就大大增加；地西泮用药1～5分钟后即出现呼吸抑制。因此，用上述药前、后要注意密切观察患者的呼吸频率、深浅、方式，监测血氧饱和度及血气分析，用药前应做好保持呼吸通畅的仪器和急救物品的准备。如发现患者呼吸困难加重，应立即遵医嘱停药及急救处理。

4. 生命体征的观察　给予心电监护、定时监测血压变化；苯妥英钠用于治疗癫痫持续状态的最大缺点是给药速度不能超过

50mg/min，否则会引起低血压，尤其对有心血管疾患的老年患者更应谨慎。因苯妥英钠可导致低血压和心律不齐等不良反应，用药时应监测血压和心电图变化，发生低血压时应减慢滴药速度，发生 QT 间期延长和心律不齐时应停药。苯巴比妥也可致低血压、镇静时间延长等不良反应。

## 七、护理要点

1. 常规护理

（1）维护呼吸功能，保持呼吸道通畅，及时吸痰，必要时气管切开。

（2）维持氧代谢，持续鼻导管或面罩吸氧。

（3）颅脑生命体征监测，定时进行血气、血氧浓度、血电解质监测。

（4）高热者给降温护理。

（5）对症护理，肠内、外营养支持，做好皮肤护理。

2. 用药护理　癫痫持续状态的治疗原则为快速控制发作，并对症治疗。

（1）治疗癫痫持续状态药物的给药途径　一般应静脉给药，但对难以静脉给药者，如新生儿和儿童，可以用地西泮（安定）直肠内给药。处理癫痫持续状态时不应胃肠内给药，因为吸收不稳定，血药浓度可能波动较大。药物的选择应基于特定的癫痫持续状态类型以及它们的药代动力学特点。目前无标准可比较各药物治疗癫痫持续状态时的效力。

（2）治疗癫痫持续状态药物种类　苯妥英钠、地西泮、氯硝西泮、劳拉西泮、巴比妥类药物、硫喷妥钠、丙戊酸钠、利多卡因、水合氯醛、副醛等。

（3）用药前评估　以往用药史、癫痫持续状态发作的持续时间和类型。

（4）严格控制用药的速度　掌握用药后癫痫持续状态的停止时间，以便观察用药效果，给予医师正确提示，以利于医师对治疗的进一步评价；明确抗癫痫持续状态药物的有效时间、半衰期及血药浓度，预测患者有可能再次发作的时间，提前给予安全保护，以防意外伤害的发生。

3. 健康指导

（1）疾病知识指导　向患者和家属介绍疾病及其治疗的相关知识和自我护理的方法。患者应充分休息，环境安静适宜，养成良好的生活习惯，注意劳逸结合。给予清淡饮食，少量多餐，避免辛辣刺激性食物，戒烟酒。告知患者避免劳累、睡眠不足、饥饿、饮酒、便秘、情绪激动、妊娠与分娩、强烈的声光刺激、惊吓、心算、阅读、书写、下棋、外耳道刺激、长时间看电视、洗浴等诱发因素。

（2）用药指导与病情监测　告知患者遵医嘱坚持长期、规律用药，切忌突然停药、减药、漏服药及自行换药，尤其应防止在服药控制发作后不久自行停药。如药物减量后病情有反复或加重的迹象，应尽快就诊。告知患者坚持定期复查，首次服药后5～7天查抗癫痫药物的血药浓度，每3个月至半年复查1次；每月检查血常规和每季检查肝、肾功能，以动态观察抗癫痫药物的血药浓度和药物不良反应。当患者癫痫发作频繁或症状控制不理想，或出现发热、皮疹时应及时就诊。

（3）安全与婚育　告知患者外出时随身携带写有姓名、年龄、所患疾病、住址、家人联系方式的信息卡。在病情未得到良好控制时，室外活动或外出就诊时应有家属陪伴，佩戴安全帽。患者不应从事攀高、游泳、驾驶等在发作时有可能危及自身和他人生命的工作。特发性癫痫且有家族史的女性患者，婚后不宜生育，双方均有癫痫，或一方有癫痫，另一方有家族史者不宜结婚。

# 第三节　偏　头　痛

## 一、定义

偏头痛来源于古代埃及对一组头痛综合征的描述，是最常见的原发性头痛之一，常见反复或周期发作的一侧或两侧搏动性头痛，伴恶心、呕吐，发作前可有先兆，最常见于青年或中年女性。

## 二、病因及发病机制

### （一）病因

1. 遗传　约60%的偏头痛患者有家族史，其亲属出现偏头痛的危险是一般人群的3～6倍，家族性偏头痛患者尚未发现一致的孟德尔遗传与环境因素的相互作用。家庭性偏瘫型偏头痛是明确的有高度遗传外显率的常染色体显性遗传，已定位19p13（与脑部表达的电压门控P/Q钙通道基因错义突变有关）、1q21和1q31等三个疾病基因位点。

2. 内分泌与代谢因素　女性较男性易患偏头痛，偏头痛常始于青春期，月经期发作加频，妊娠期或绝经后发作减少或停止。此外，5-羟色胺（5-HT）、去甲肾上腺素、P物质和花生四烯酸等代谢异常也可影响偏头痛发生。

3. 饮食与精神因素　偏头痛发作可由某些食物诱发，如含酪胺的奶酪，含亚硝酸盐防腐剂的肉类如热狗或熏肉，含苯乙胺的巧克力，食品添加剂如谷氨酸钠（味精），红酒及葡萄酒等。禁食、紧张、情绪、月经、强光和药物（如口服避孕药、血管扩张剂如硝酸甘油）等也可诱发。

### （二）发病机制

引起偏头痛发作的因素主要是紧张，其机制主要有下列几种学说：

1. 传统血管学说　认为偏头痛先兆症状与颅内血管收缩有关，随后颅内、颅外血管扩张导致头痛。血管收缩药麦角生物碱（麦角胺）可中断偏头痛急性发作，血管扩张药如亚硝酸异戊酯可消除偏头痛先兆支持这一理论。

2. 神经血管假说　认为头痛期部分皮质（扣带回、听觉和视觉相关区）与对侧脑干（5-羟色胺能中缝背核及肾上腺素能蓝斑）血流增加，有效的药物（舒马曲坦、麦角胺）治疗可减少大脑皮质但不能改变脑干血流变化，提示血液变化及偏头痛发生可能继发于原发生脑干神经元功能紊乱。在人类刺激脑干水管周围灰质和中缝背核可产生偏头痛样头痛，中缝背核是5-HT受体高聚集区，可能是偏头痛的发生器。

3. 5-羟色胺能神经元异常学说 5-HT能神经元家族广泛地分布于脑中，许多有效抗偏头痛药可作为中枢性5-HT受体拮抗剂或部分激动剂起作用。偏头痛急性发作期血小板中5-HT减少而尿中5-HT增多，利血平耗竭5-HT能神经传递障碍，三叉神经神经元起始的疼痛可能通过一强力血管扩张剂降钙素基因相关肽（CGRP）导致血管扩张。偏头痛和丛集性头痛时静脉血中CGRP浓度增高，服用5-HT受体激动剂舒马曲坦后水平降低。实际上，5-羟色胺能神经元异常是对神经血管假说的补充。

4. 皮质扩散抑制学说 皮质扩散抑制（CSD）指持续时间较短暂的去极化波以3～5mm/min速度沿脑表面从大脑皮质后端（枕区）向前端扩散。该学说认为CSD以一个短暂的兴奋波开始，神经元代谢障碍和局部脑血流量减少继之出现较长时间神经元抑制，偏头痛先兆可能由于扩散抑制沿大脑皮质传播时抑制了神经元活性所致。然而，偏头痛许多症状无法用CSD学说解释，如患者视觉先兆有些表现为闪光，有些却表现为连续视觉障碍，也不能很好地解释视网膜型偏头痛患者视觉症状局限在单眼，但是CSD学说关注的焦点在神经而不是血管，可能更加接近发病机制。

5. 联合假说 试图综合各种学说解释偏头痛发作，认为偏头痛各种诱因，包括应激、光刺激、噪音、颈内或颈外动脉扩张等均可刺激脑干相应特异性中枢引起偏头痛发作。如蓝斑受刺激导致肾上腺素水平改变，中缝背核被激活引起脑内5-HT水平改变，各种神经递质引起脑血管收缩，局部脑血流量减少，进而诱发CSD，反过来再刺激三叉神经血管纤维，最终引起神经源性炎症和偏头痛发作。

### 三、临床表现

本病多数起病于青春期，女性多于男性，女性患者为男性患者的 2～3 倍，部分患者有家族史。根据临床表现可分为以下类型：

1. **有先兆的偏头痛** 约占 10%，多有家族史，头痛前有先兆症状，多为暗点、闪光和黑矇，部分有短暂的单眼盲或双眼的同向偏盲，并可有嗜睡、烦躁和偏侧肢体感觉或运动障碍。持续 10～20 分钟，症状消失后突然出现搏动性头痛（多为一侧性也可双侧或交替性）。头痛部位为眶上、眶后、额颞部或顶部。性质多为钝痛，有搏动感，常伴有面色苍白、恶心、呕吐、畏光、怕声等症状。头痛持续数小时或 1～2 日后症状消失。症状持续数日不缓解者称偏头痛持续状态。每周、每月或数月发作 1 次，偶有 1 日数发者。间歇期多无症状。

2. **无先兆的偏头痛** 是最常见的偏头痛类型，约占 80%。常有家族史，头痛的性质与典型偏头痛相似，但没有明确的先兆症状。持续时间往往较典型偏头痛为长，可以持续数日，而且头痛以双侧性更为多见。

3. **眼肌麻痹型偏头痛** 本病少见，偏头痛症状反复发作，以眼眶和球后的疼痛为主，头痛后数分钟或几小时后，发生该侧眼肌瘫痪。以动眼神经支配的眼肌为主。瘫痪持续数日或数周后恢复，极少数不能恢复。此型应与颅内动脉瘤、糖尿病性眼肌麻痹和动眼神经麻痹相鉴别。同侧出现眼肌瘫痪症状，在偏瘫型则出现头痛对侧肢体的不同程度瘫痪。

4. **偏瘫型偏头痛** 罕见，通常发生在青壮年。临床特点：头痛发作的同时或过后，出现同侧或对侧肢体的不同程度的瘫痪，持续一段时间症状消失。

5. **基底动脉型偏头痛** 罕见，主要发生在少年或青年女性，与月经期常有显著的联系，是发生在基底动脉系统的一种血管性头痛，先兆症状为短暂性遗忘和双眼失明、言语不清、眩晕、耳鸣、步态不稳、双侧手足或口周麻木等。在 10～15 分钟后，出现搏动性头痛,持续数分钟到1小时继而出现双枕区头痛,伴有恶心与呕吐,近25%的患者在头痛高峰期有意识不清。发作后恢复是完全的。间歇期做临床检查也都正常。

6. 偏头痛等位发作 临床少见,表现为周期性上腹部疼痛,伴有呕吐,但很少或甚至没有头痛。可以伴发自主神经障碍包括寒战、苍白与疲乏。可被误诊为阑尾炎、胰腺炎或胃肠炎。

## 四、辅助检查

1. 脑电图 少数患者在发作中的头痛侧有局灶性慢波或棘波。

2. 经颅多普勒超声检查 头痛时可发现患者颅内动脉扩张。

3. 单光子断层扫描 头痛时病侧可以有局限性脑血流量下降。

## 五、治疗

1. 发作期治疗 根据病情轻重程度,治疗原则如下:

(1) 轻至中度头痛单用非特异性镇痛药,如非甾体抗炎药和阿片类药物。

(2) 中至重度头痛选用特异性药物,如麦角类制剂和曲普坦类药物。

(3) 伴随症状,如恶心、呕吐应合用镇吐药。

2. 预防性治疗 主要措施如下:①避免诱因。②β-受体阻滞剂,如普萘洛尔10~20mg,2~3次/日。③抗抑郁药,如阿米替林。④抗癫痫药物,如丙戊酸钠。⑤钙通道阻滞剂,如氟桂利嗪5mg,每晚1次。

## 六、观察要点

观察患者头痛是否减轻,是否伴有情绪烦躁、焦虑等心理反应。

## 七、护理要点

1. 常规护理

(1) 一般护理 发作时卧床休息,保持环境安静,避免强光、强烈气味等刺激，平时防止过度疲劳、精神紧张，保证充足睡眠。

（2）饮食护理　给予清淡饮食，多食蔬菜水果；禁食一些诱发头痛的食物与饮品，如高脂肪食物、红酒、巧克力、奶酪、熏鱼等。

（3）心理护理

① 帮助患者解决问题，鼓励患者将焦虑告诉医护人员，协助患者认识其焦虑以便进行行为调整，以消除精神紧张，减轻心理压力，保持心情舒畅。

② 指导患者身心放松，分散对疼痛的注意力。

③ 使患者明白焦虑会使病情加重，应该积极地加以控制。必要时遵医嘱使用抗焦虑药。

2. 专科护理

（1）症状护理　对于疼痛剧烈的患者应改善环境，减少声、光刺激；同时还应采取缓解头痛的措施，如头部冷敷、按压镇痛以及指导各种放松技术等。

（2）用药护理　告知药物的作用、用法和注意事项，观察药物的不良反应。

① 避免镇痛药的长期使用。作用强的药物大部分有不良反应，慢性头痛长期给药易引起药物依赖，应耐心解释，严密观察。

② 阿司匹林、布洛芬等最常见的不良反应为胃肠道反应，因口服可直接刺激胃黏膜，引起上腹不适、恶心、呕吐，严重时可发生胃溃疡和胃出血。为减少对胃的刺激，该药宜饭后服用。

3. 健康指导

（1）指导患者尽量保持情绪稳定、心情舒畅。

（2）注意劳逸结合，有先兆症状时，应卧床休息，保持环境安静；注意气候变化，保证充足睡眠。

（3）注意劳逸结合，避免过重的体力劳动。

（4）饮食要有节制，不宜过饱或过饥，戒烟酒。

（5）青春期和月经期前后消除各种紧张因素，注意先兆症状。

（6）合并高血压和其他疾病者应按医嘱正确服药，并定期去医院复诊。告知患者药物的作用、不良反应，指导患者遵医嘱用药，避免形成药物依赖。

# 第十六章　肌肉疾病

## 第一节　重症肌无力

### 一、定义

重症肌无力（MG）是乙酰胆碱受体抗体（AchR-Ab）介导的、细胞免疫依赖及补体参与的神经-肌肉接头（NMJ）处传递障碍的自身免疫性疾病。病变主要累及 NMJ 突触后膜上乙酰胆碱受体（AChR）。临床特征为部分或全身骨骼肌易疲劳，通常在活动后加重、休息后减轻，具有晨轻暮重等特点。MG 在一般人群中发病率为（8～20）/10万，患病率约为50/10万。

### 二、病因及发病机制

MG 的病因多数认为与胸腺的慢性病毒感染有关，遗传为内因，感染可能为主要的外因。

MG 的发病机制可能为：患者体内产生的乙酰胆碱受体抗体，在补体参与下与乙酰胆碱受体发生应答，使80%的肌肉乙酰胆碱受体达到饱和，经由补体介导的细胞膜溶解作用使乙酰胆碱受体大量破坏，导致突触后膜传导障碍而产生肌无力。在80%～90%重症肌无力患者外周血中可检测到乙酰胆碱受体特异性抗体，而在其他肌无力中一般不易检出，因此对诊断本病有特征性意义。

## 三、临床表现

1. 症状

（1）眼外肌受累时表现为一侧或双侧上睑下垂、复视，重者眼球活动明显障碍甚至固定。

（2）面部表情肌受累时表现为面部表情困难，闭目示齿无力。

（3）咀嚼和吞咽肌受累时表现为咀嚼和进食费力、讲话带鼻音、吞咽缓慢，甚至完全不能进食。

（4）颈肌受累时表现为抬头和竖颈困难。

（5）四肢肌群受累以近端肌无力为主，表现为抬臂或抬腿困难。

（6）呼吸肌受累（肋间肌及膈肌）时表现为咳嗽无力、呼吸困难。

（7）心肌偶可受累，可引起猝死。

2. 体征 依照受累肌肉有上述相应体征，偶有肌肉萎缩。

3. MG危象 急骤发生呼吸肌无力以致不能维持换气功能，称为MG危象，如不及时抢救，可危及患者生命。重症肌无力危象临床表现为：

（1）肌无力危象 重症肌无力患者由于胆碱酯酶抑制剂用量不足或突然停药，发生呼吸肌无力以致不能维持换气功能，需要辅助呼吸。在全身感染、孕妇分娩、手术创伤和应用神经肌肉阻滞剂后，更易发生危象。如注射依酚氯铵或新斯的明后症状减轻则可诊断。

（2）胆碱能危象 非常少见，由于抗胆碱酯酶药物过量引起，患者肌无力加重，并且出现明显胆碱酯酶抑制剂的不良反应如肌束颤动及毒蕈碱样反应。可静脉注射依酚氯铵2mg，如症状加重则应立即停用抗胆碱酯酶药物，待药物排出后可重新调整剂量。

（3）反拗性危象 对抗胆碱酯酶药物不敏感而出现严重的呼吸困难，依酚氯铵试验无反应，此时应停止抗胆碱酯酶药，对气管插管或切开的患者可采用大剂量类固醇激素治疗，待运动终板功能恢复后再重新调整抗胆碱酯酶药物剂量。

## 四、辅助检查

### 1. 电生理检查

（1）低频重复电刺激（RNS） 一般认为低频重复电刺激（小于5Hz），其波幅或面积衰减超过15%为阳性。服用胆碱酯酶抑制剂者，最好于停药3～5小时后行此项检查，其阳性率可能较高。

（2）单纤维肌电图（SFEMG） 是用特殊的单纤维针电极通过测定"颤抖"（Jitter）记录研究神经-肌肉接头功能。正常值：颤抖是15～20μs。若超过55μs为颤抖增宽，若一块肌肉记录的20个颤抖中有2个＞55μs或平均每对＞41μs为异常。MG患者颤抖明显增宽，严重时出现阻滞，正常人不会出现阻滞。SFEMG是当前诊断MG，尤其是眼型或全身型轻型MG患者最为敏感的电生理手段。服用胆碱酯酶抑制剂者检查前无需停药，不仅可用作MG的诊断也有助于疗效判断。

### 2. 药理学试验

（1）腾喜龙试验 适应于MG的诊断及各类肌无力危象的鉴别诊断。①试验方法：腾喜龙（每安瓿含10mg），先静脉注射2mg，若无不良反应，则于30秒内把其余8mg注入静脉；②结果判断：肌无力危象：呼吸肌无力于0.5～1分钟内好转，4～5分钟后又复无力。胆碱能危象：会有暂时性加重伴肌束震颤。反拗性危象：无反应。

（2）甲基硫酸新斯的明试验 适用于MG的诊断：①试验方法：肌内注射1.0～1.5mg，为消除其M胆碱系不良反应，可同时注射阿托品0.5～1.0mg；②结果判断：按MG临床评分法做多项观察，注射前记录1次，注射后每10分钟记录1次，共计60

分钟为6次。一般结果为：注射后10～20分钟起效，30～40分钟疗效最好，50～60分钟后失效。

（3）药理学试验的注意事项 ①餐后2小时后行此试验；②有支气管哮喘和心律失常者慎用；③服用胆碱酯酶抑制剂者，应在前次服药疗效基本消失后行此试验（一般是6～8小时）；④晚期、严重病例，可因神经-肌肉接头处突触后膜上乙酰胆碱受体破坏过重而致试验结果阴性；⑤有时，此试验能使胆碱能危象加重到危及生命的程度，故此试验应在有相应急救设施的条件下进行。

3．免疫学检查 乙酰胆碱受体抗体滴度增高。

4．免疫病理学检查 神经-肌肉接头处活检，可见突触后膜皱褶减少、变平坦和其上乙酰胆碱受体数目减少。

5．其他检查

（1）甲状腺功能亢进 5%的MG患者可发现甲状腺功能亢进的临床和实验室证据。

（2）胸腺瘤 15%MG患者胸部X线片可发现胸腺瘤，特别是40岁以后的患者。纵隔CT发现率更高，85%的MG患者可以发现胸腺增生。

（3）血清免疫学异常 MG常可伴有其他自身免疫性疾病，如甲状腺炎、胰岛素依赖型糖尿病、干燥综合征等，故应做相应免疫学指标检查。另外，部分患者的抗核抗体、类风湿因子也可阳性。

6．其他应进行的常规辅助检查 ①血、尿、便常规；②凝血象、感染三项、血型、血生化、免疫全套、甲状腺功能全套；③糖皮质类固醇受体；④淋巴细胞分类；⑤细胞因子：血清IL-4、INF-β及IL-4、INF-β分泌细胞，可溶性白细胞介素-2受体；⑥血沉、类风湿因子、抗链"O"和C反应蛋白；⑦抗核抗体（ANA）、血清可提取核抗原抗体；⑧心电图、腹部B超。

## 五、治疗

### (一) 药物治疗

1. 胆碱酯酶抑制剂　几乎所有的重症肌无力患者都使用胆碱酯酶抑制剂。常用药物有：①新斯的明：片剂15mg/片，常用剂量为15～30mg，每日2～4次。针剂为0.5mg/支，每次0.5～1.0mg，每日注射数次，或遵医嘱。该药作用时间快，肌内注射后30分钟即见作用，1小时左右最好。半衰期为1～2小时，适用于临床症状较轻或疾病早期。②溴化吡啶斯的明：最常用。片剂60mg/片，每次60～120mg，每日3～6次。该药具有作用时间长，不良反应轻的特点，适用于治疗眼肌型、延髓肌和全身肌无力型患者。该药口服1小时后血浓度升高，1.5～2小时后达到高峰，半衰期为4.25小时，服药后5小时仍有效。严重或伴发感染患者对药物吸收和敏感性降低。③酶抑宁：亦称美斯的明。片剂5mg/片、10mg/片。抗胆碱酯酶作用强，为新斯的明2～4倍，持续时间长，可维持6～8小时，但不良反应大，安全系数较小。常用剂量为每次5～10mg，每日2～4次。所有抗胆碱酯酶药物的应用均应按个体差异决定。从最小剂量开始，保持最佳效果和维持进食能力等标准为度。所有抗胆碱酯酶药物的不良反应包括腹痛、腹泻、出汗、肌肉跳动、瞳孔缩小等。抗胆碱酯酶药物中毒时，除上述症状外，还可伴发谵妄、兴奋等弥漫性大脑皮质损害的症状。虽然增加乙酰胆碱酯酶抑制剂剂量，肌无力症状仍进行性加重，当出现呼吸肌麻痹时，表明出现了肌无力或胆碱能危象，可危及生命，应行气管插管或气管切开。

2. 免疫抑制剂　常用的有肾上腺皮质激素、环磷酰胺、硫唑嘌呤、环丝蛋白A等，其中以肾上腺皮质固醇类激素应用最广泛。

(1) 肾上腺皮质固醇类激素：指征为：①成年人，特别是40岁后起病的全身肌无力，延髓肌无力而病程在1年之内，抗胆碱酯酶药物不满意者；②胸腺肿瘤或胸腺增生已做胸腺切除而临床症状不能改善者；③胸腺手术无指征，做胸腺放射治疗前，机体免疫功能活跃者；④儿童重症肌无力，病程在2年以上且无任何恢复征象，或儿童肌无力累及全身骨骼肌且对抗胆碱酯酶药物无效时。给药方法为：①递减法：系指一开始即用大剂量泼尼松，每日50～100mg或隔日口服，或地塞米松10～20mg静脉滴注，每日1次，至症状改善后改为口服。症状改善后仍需维持大剂量皮质固醇类激素8～12周，此后较快减量至隔日60mg，并逐步减量至隔日15～30mg口服，并继续维持数年。个别患者需要长达5年以上。此种给药的缺点是反应较大，用药初期常有症状加重期。因此，这种给药方法仅适用于已做气管切开，或已有人工辅助呼吸或虽有条件而没有做好人工辅助呼吸准备的情况下应用。②渐增法：即从小剂量开始，口服泼尼松每日10mg、20mg，隔日30～40mg，逐步增加至隔日80～100mg，直至肌无力症状改善后，稳定剂量8～12周，然后再逐步、缓慢减量至隔日30mg，维持数年。这种治疗方法不良反应少，治疗中加重期少见，适用于门诊治疗。皮质固醇类激素的疗效，为73%～100%，缓解期数周～1年，平均3～6个月，部分患者亦可从此逐步稳定。激素治疗的好坏与患者血清中抗ACh受体抗体水平不相平衡。

（2）环磷酰胺：因高血压、糖尿病、溃疡等不能耐受糖皮质激素的重症肌无力患者可考虑应用，每次100mg，每日3次口服，或每次1000mg静脉滴注，每5日1次，或每次200mg，静脉注射，每周2～3次，直至总量达到10g。长期应用将引起白细胞数减少，但能较快地使血清抗体水平降低，应定期查血常规，注意白细胞和血小板及胃肠道不良反应。

（3）硫唑嘌呤：是有效的辅助类固醇治疗重症肌无力的药物，临床常单独用于不能耐受糖皮质激素或者糖皮质激素治疗半年症状无改善者。每日50～200mg，分次口服。连续使用将抑制T淋巴细胞功能，继之使血清抗体水平降低。常与泼尼松或其他免疫抑制剂联合使用。

3．辅助药物治疗　口服氯化钾每日1～2g，有增强抗胆碱酯酶药物敏感性的作用。螺内酯（安体舒通）20～40mg，每日3次口服，通过抑制排钾贮钠的作用，增高血清钾浓度和膜细胞兴奋性而改善肌无力。长期服用螺内酯的不良反应可有乳房发育、男性女性化等。

4. 禁用和慎用药物　奎宁、氯仿、吗啡及链霉素、卡那霉素、新霉素、黏菌素，多黏菌素A、多黏菌素B，紫霉素，巴龙霉素等均有严重加重神经-肌肉接头传递或抑制呼吸肌的作用，应当禁用。地西泮（安定）、苯巴比妥等镇静剂，对部分精神紧张、情绪不稳定的病例常可改善症状，但呼吸衰竭、严重缺氧者必须慎用。

### （二）胸腺治疗

1. 胸腺摘除　胸腺是免疫中枢器官，T细胞的成熟中枢和肌样上皮细胞所在处，因此胸腺摘除是重症肌无力的根本性治疗。一般认为，在胸腺增生和乙酰胆碱受体抗体滴度高的青年女性患者，胸腺摘除效果最佳；胸腺瘤则是手术摘除的绝对指征，因为该瘤经常侵犯纵隔或其他部位。虽然，目前尚无按年龄、性别、抗体滴度及病情严重程度对胸腺摘除术在重症肌无力病情改善程度方面严格的对比研究，但普遍认为胸腺摘除术能使多数患者的病情缓解、好转，部分患者可痊愈。因此，应提倡早期行胸腺摘除术，特别是胸腺增生和胸腺瘤的患者。

2. 胸腺放射治疗　原理与胸腺切除相同。方法为深度X线或钴60（$^{60}$Co）直线加速器等。常用剂量为40～50Gy，疗效大致与胸腺摘除相近，但多数患者在一次放疗半年后症状逐步缓解，而数年后可能再发，或需加用泼尼松治疗方能缓解。

### （三）血浆置换

对严重病例或肌无力危象的重症肌无力患者特别适用，可在短时间内迅速、有效地改善患者症状，降低患者血浆中乙酰胆碱受体抗体水平。另外，胸腺手术之前准备，胸腺手术后及应用免疫抑制剂起始阶段辅助治疗，可减轻应用大剂量糖皮质激素诱发的肌无力症状加重。并适用于严重的重症肌无力患者，胆碱酯酶抑制剂、糖皮质激素及胸腺摘除疗效均不理想的患者。血浆置换起效快，作用维持时间短，2～8周后肌无力症状又可复发。按体重的5%计算血容量，每次交换量一般是1～2L，连续5～6次为1个疗程。血浆置换可与免疫抑制剂联合应用，肌无力症状可得到长期缓解，但因其费用昂贵等原因，临床使用受到一定限制。血浆置换联合泼尼松及硫唑嘌呤治疗可延长缓解期。

（四）免疫吸附疗法

免疫吸附疗法是继血浆置换疗法后建立的一种新的疗法。其原理是当重症肌无力患者血通过经特殊处理的膜时，血中的致病因子乙酰胆碱受体抗体被选择性地吸附到膜上，以此达到去除血中抗体的目的，而已经"净化了的血"输回患者体内，改善症状。此疗法特别适用于危重患者，尤其是有呼吸肌麻痹的患者，比较安全、有效。

（五）大剂量丙种球蛋白冲击

危重患者或出现肌无力危象，或长期使用抗胆碱酯酶药物、糖皮质激素及免疫抑制剂治疗无效者，可考虑使用大剂量丙种球蛋白。用量400mg/kg，或成人每次15～20g，静脉滴注。危重患者按上述剂量每日1次，连续用5～6日。

（六）中医中药

重症肌无力的中医表现可有脾湿、脾胃气虚或肝肾阴虚、气血两虚等。脾湿多见于急性起病。慢性患者多为虚证，儿童常有盗汗、易惊等，因此服用太子参、黄芪、红枣、炙甘草等可以逐步好转。成年患者治疗方案因人而异，但单纯中医治疗常难缓解症状或阻止疾病发展。

（七）危象的处理

一旦发生危象，出现呼吸肌麻痹，应立即行气管切开，用人工呼吸器辅助呼吸。在危象的处理过程中保证气管切开护理的无菌操作、雾化吸入、及时吸痰，保持呼吸道通畅，防止肺不张、肺部感染等并发症是抢救成功的关键。

1. 肌无力危象　最常见，约1%的MG患者出现，常因抗胆碱酯酶药量不足引起，注射依酚氯铵后症状减轻可证实。①保持呼吸道通畅：当自主呼吸不能维持正常通气量时就尽早气管切开和人工辅助呼吸，无呼吸道并发症者不需要用辅助呼吸。一旦已采用了气管插管和开始正压呼吸，应停止胆碱能药物治疗，避免刺激呼吸道分泌物增加。②积极控制感染：选用有效而足量的抗生素，可用林可霉素、哌拉西林、红霉素、氨苄西林、头孢菌素、氯霉素等静脉滴注。感染控制的好坏与预后直接相关。神经功能是否恢复又是影响感染能否积极控制的重要条件。③皮质固醇类激素（地塞米松、泼尼松或甲泼尼龙）：大剂量开始［地塞米松 $10 \sim 20mg/d$，或甲泼尼龙 $10 \sim 20mg/（kg \cdot d）$］逐步递减法，可以大大降低病死率、缩短危象期。在足量的抗生素应用条件下，即使合并肺部感染，仍应给予激素治疗。④少用或不用抗胆碱酯酶药物：胸腺切除后出现的危象患者可以短期应用新斯的明 $1mg$ 加于 $5\%$ 葡萄糖盐水中静脉滴注，控制滴速在 $10$ 滴 $/min$ 左右，切忌加大剂量或加快速度，以防心跳骤停。

2. 胆碱能危象 抗胆碱酯酶药应用过量所致。静脉注射依酚氯铵 $2mg$，如症状加重则立即停用抗胆碱酯酶药物，待药物排出后应重新调整剂量，或改用其他疗法。

3. 反拗危象 应停用抗胆碱酯酶药物而用输液维持；可改用其他疗法。

## 六、观察要点

1. 告知药物的作用、用法与注意事项，观察药物的疗效与不良反应，发现异常情况，及时报告医师处理。

2. 对长期用药患者，应注意观察有无消化道出血、骨质疏松、股骨头坏死等并发症。

3. 用药过程中会出现消化道出血或溃疡、食管炎、胰腺炎，如自感腹部疼痛、胀满及黑便等不适，及时通知医护人员。

4. 用药过程中会出现食欲增加，但每次食量过多、食用辛辣刺激食物有可能导致胃溃疡或胃黏膜糜烂出血，因此适当控制饮食并禁食辛辣食品。

## 七、护理要点

1. 常规护理

（1）一般护理 早期或缓解期让患者取主动舒适体位，可进行适当运动或体育锻炼，注意劳逸结合；若病情进行性加重，需卧床休息；出现呼吸困难时，需卧床休息，可适当抬高床头以利于呼吸道通畅。

（2）饮食护理 予以高维生素、高蛋白、高热量、低盐的饮食，必要时遵医嘱给予静脉补充足够的营养。经常评估患者的饮食及营养状况，包括每日的进食量，以保证正氮平衡；对于进食呛咳、饮食从鼻孔流出，吞咽动作消失的患者，应予鼻饲流质，并做好口腔护理，预防口腔感染。

（3）心理护理 做好患者的心理护理是保证治疗的重要环节。重症肌无力患者因病程长、病情重、常有反复、影响面部表情和吞咽困难等而产生自卑情绪，常为病情变化担忧、焦虑。因此，护士在护理工作中应经常巡视，做到对病情心中有数；并耐心仔细地向患者讲解疾病知识及病情加重的诱因，告知过分抑郁及情绪波动，都可能造成中枢神经功能紊乱、免疫功能减退，不利于肌无力的恢复；同时了解患者的心理状况，帮助患者保持情绪稳定和最佳心理状态，树立战胜疾病信心，以便主动积极与医护人员配合治疗，从而达到整体的最佳治疗效果。

2. 专科护理

（1）症状护理

① 呼吸困难的护理 呼吸肌无力、有呼吸频率和节律改变的患者，可因肺换气明显减少而出现发绀；喉头分泌物增多、咳嗽、咳痰无力，可引起缺氧、窒息、死亡。一旦出现上述情况，应立即通知医师，及时进行人工呼吸、吸痰、吸氧，保持呼吸道通畅，协助行气管切开并做好呼吸机。

② 吞咽困难的护理 安排患者在用药后15～30分钟药效

较强时进食；药物和食物宜压碎，以利吞咽；如吞咽动作消失、进食呛咳或气管插管、气管切开患者应予胃管鼻饲并给予相应护理。

（2）用药护理

① 抗胆碱酯酶药物与阿托品　严格遵医嘱给予抗胆碱酯酶药物，宜自小剂量开始，以防发生胆碱能危象，若患者出现呕吐、腹泻、腹痛、出汗等不良反应时，可用阿托品拮抗，或遵医嘱对症处理；对咀嚼和吞咽无力者，应在餐前30分钟给药，做好用药记录。

② 糖皮质激素　使用大剂量激素治疗期间，应密切观察病情，尤其是呼吸变化，警惕呼吸肌麻痹，常规做好气管切开及上呼吸机的准备；同时应遵医嘱补钙、补钾。

3. 健康指导

（1）注意休息，预防感冒、感染，注意保暖。用药期间可能会引起水钠潴留，低钾血症，饮食中应注意限制钠盐，给予补钾，可食用含钾高的食物，如香蕉、橘子等。

（2）避免过度劳累、外伤、精神创伤，保持情绪稳定。

（3）在医师指导下合理使用抗胆碱酯酶药物，掌握注射抗胆碱酯酶药物后15分钟再进食或口服者在饭前30分钟服药的原则。禁用影响神经-肌肉接头的药物如卡那霉素、庆大霉素、链霉素等及氯丙嗪等肌松剂。

# 第二节　进行性肌营养不良症

## 一、定义

进行性肌营养不良症（PMD）是一组由遗传异常引起的肌肉变性肌病。临床表现为缓慢进行性加重的对称性肌无力和肌萎缩，无感觉障碍。

## 二、病因及发病机制

进行性肌营养不良症的基本病因为基因的异常。因其各种类型的基因位置、突变类型和遗传方式均不同，其发病机制也不同。实际上各种类型均是一种独立的遗传病。已经确认 Duchenne 肌营养不良致病基因是位于 X 染色体短臂上 XP21 序列的基因缺陷。面肩肱型肌营养不良基因，面肩肱型肌营养不良遗传缺陷是定位于 4q35 染色体上同源框基因（指一类长约 180 个碱基对的 DNA 序列）的重组。

## 三、临床表现

1. 假肥大型 根据抗肌萎缩蛋白疏水肽段是否存在，以及蛋白空间结构变化和功能丧失程度的不同，本型可分为两种类型：

（1）Duchenne 型肌营养不良症（DMD）：DMD 是我国最常见的 X 连锁隐性遗传的肌病，发病率约为 3/10 万活男婴，女性为致病基因携带者，所生男孩 50% 发病，无明显地理或种族差异。

通常在 3～5 岁隐袭起病，突出症状为骨盆带肌无力，表现为行走缓慢、脚尖着地、易跌倒，跌倒后不易爬起。由于髂腰肌和股四头肌无力而上楼和站立困难。臀中肌受累而致骨盆左右上下摇动；跟腱挛缩而足跟不能着地；腰大肌受累而腹部前凸，脑后仰，呈典型"鸭步"。由于腹肌和髂腰肌无力，患儿自仰卧位起立时必须先翻身转为俯卧位；次屈膝关节和髋关节，并用手支撑躯干成俯跪位；然后以两手与双腿共同支撑躯干；再用手按压膝部以辅助股四头肌的肌力，身体呈深鞠躬位；最后双手攀附下肢缓慢地站立，上述动作称为 Gowers 征，为 DMD 的特征性表现。继骨盆带肌肉受累之后，逐步出现肩胛带肌肉萎缩、无力，两臂举高不能。菱形肌、前锯肌、肩胛肌、冈上肌、冈下肌萎缩而使肩胛游离、肩胛骨呈翼状耸起，称"翼状肩"。随症状加重出现跟腱挛缩、双足下垂、平地步行困难。

90% 的患儿有肌肉假性肥大，触之坚韧，为首发症状之一，以腓肠肌最明显，三角肌、臀肌、股四头肌、冈下肌和肱三头肌等也可发生。因萎缩肌纤维周围被脂肪和结缔组织替代，故而体积增大而肌力减弱。

病程逐步发展，某些儿童可能由于本身生长发育的影响，出现病程的相对稳定或好转。患儿12岁丧失行走能力，依靠轮椅或坐卧不起，出现脊柱和肢体畸形，是鉴别DMD和BMD的主要依据。晚期，四肢挛缩，活动完全不能。常因伴发肺部感染、褥疮等，于20～30岁死亡。智商（IQ）常有不同程度减退。半数以上可伴心肌损害、心电图异常。早期呈现心肌肥大，除心悸外一般无症状。右胸导联可见R波异常增高，肢体导联和左胸导联可见Q波加深。

（2）Becker型肌营养不良症（BMD）：Becker（1967年）首先报道该病，呈X连锁隐性遗传，与Duchenne肌营养不良症是等位基因病，发病率为DMD的1/10。多在5～15岁起病，临床表现与DMD类似，首先累及骨盆带肌和下肢近端肌肉，有腓肠肌假性肥大，逐渐波及肩胛带肌，但进展缓慢，病情较轻，12岁尚能行走，心脏很少受累，智力正常，存活期长，接近正常生命年限。DMD与BMD均有血清酶CK和LDH显著增高。肌电图为肌源性损害，尿中肌酸增加，肌酐减少。肌肉MRI检查显示变性肌肉呈"虫蚀现象"。抗肌萎缩蛋白基因诊断（PCR法、印迹杂交法和DNA测序法等）可发现基因缺陷。抗肌萎缩蛋白免疫学检查的确诊率为100%。

2. 面肩肱型肌营养不良症（FSHD） 呈常染色体显性遗传，性别无差异。多在青少年期起病，但也可见儿童及中年发病者。病情严重程度不一，轻者可无任何主诉，在偶然机会或医师进行家谱分析时发现。面肌受累较早，表现为面部表情少，眼睑闭合无力，吹口哨、鼓腮困难，逐步出现颈肌、肩胛带肌、肱肌的萎缩、无力。肩胛带肌和肱肌萎缩，两侧肩峰隆突明显。整个肩胛部酷似"衣架"。前臂肌肉正常。因口轮匝肌假性肥大、嘴唇增厚而微翘，称为"肌病面容"，可见三角肌假性肥大。病程进展缓慢，躯干和骨盆带肌很晚累及。肢体远端肌肉极少萎缩，可有腓肠肌假性肥大、视网膜病变和听力障碍。大约20%的患者需坐轮椅，生命年限接近正常。

肌电图为肌源性损害，血清酶正常或轻度增高。印迹杂交DNA分析可测定4号染色体长臂末端3.3kb/KpnI重复片断的多少来确诊。

3. 肢带型肌营养不良症　常染色体隐性或显性遗传，散发病例也较多。10～20岁起病，个别更晚。以骨盆带肌的无力、萎缩为首发症状，可出现腰椎前凸、鸭步，下肢近端无力出现上楼困难，可有腓肠肌假性肥大。进展缓慢，逐步累及肩胛带而出现两臂上举和梳头困难、翼状肩等典型症状，面肌一般不受累。晚期患者亦可出现肌肉挛缩、行动不能，无智能障碍。病情严重程度和进展速度差异很大，平均起病20年左右丧失劳动能力，一般不影响寿命。

血清酶明显升高、肌电图肌源性损害、心电图正常。

4. 眼咽型肌营养不良症　常染色体显性遗传，也有散发病例。40岁左右起病，首发症状为对称性上睑下垂和眼球运动障碍。逐步出现轻度面肌、眼肌无力和萎缩、吞咽困难、构音不清。血清CK正常。

5. Emery-Dreifuss型肌营养不良症（EDMD）　X连锁隐性遗传，5～15岁缓慢起病。临床特征为疾病早期出现肘部屈曲挛缩和跟腱缩短，颈部前屈受限，脊柱强直而弯腰转身困难。受累肌群主要为肱二头肌、肱三头肌、腓骨肌和胫前肌，继之骨盆带肌和下肢近端肌肉无力和萎缩，腓肠肌无假性肥大，智力正常。病情进展缓慢，症状轻重不等，重者不能行走，轻者无明显症状。心脏传导功能障碍，表现为心动过缓、晕厥、心房纤颤等，心肌损害明显，血清CK轻度增高。

6. 其他类型

（1）眼肌型　又称Kiloh-Nevin型，较为罕见。部分病例呈常染色体显性遗传。突变基因位于第14对染色体上，基因性质尚未清楚。20～30岁缓慢起病，表现眼睑下垂和进行性眼外肌麻痹。部分病例出现头面部、咽喉部、颈部和（或）肢体肌肉无力和萎缩。少数患者可伴脊髓、小脑和视网膜受损，智能低下和脑脊液蛋白质异常增高。

（2）远端型　较少见，多呈常染色体显性遗传。10～50岁起病，根据发病年龄自幼至中年后期不等亦可分为数种亚型，如芬兰型、Welander型、Nonaka型、Miyoshi型、边缘空泡型等，表现为进行性远端小肌肉萎缩，伸肌受累明显，逐步向近端发展，无感觉和自主神经损害。进展极慢，一般不影响寿命。

（3）先天性肌营养不良症　在出生时或婴儿期起病，表现为全身严重肌无力、肌张力低和骨关节挛缩。面肌可轻度受累、咽喉肌力弱、哭声小、吸吮力弱，可有眼外肌麻痹、腱反射减弱或消失。常见的亚型有Fukuyama型、Merosin型、肌肉-眼-脑异常型等。

## 四、辅助检查

1. 一般检查　红细胞形态大小不一，蝶形凹陷明显。24小时尿酸排泄量增加。

2. 血清酶学改变　肌酸磷酸激酶增高，尤其是假肥大型肌营养不良症患者，可显著增高达100U至数百单位。醛缩酶、乳酸脱氢酶、谷草转氨酶、葡萄糖转换酶等活性均升高。

3. 肌电图　显示肌原性肌萎缩。

4. 肌活检　各型肌营养不良症可有其各自的组织形态改变。

## 五、治疗

1. 进行性肌营养不良　迄今无特异性治疗，以支持疗法为主，如增加营养，应鼓励患者尽可能从事日常活动，避免长期卧床，若不活动可导致病情加重和残疾；避免过劳和防止感染。物理疗法和矫形治疗可预防或改善畸形和挛缩，对维持活动功能是重要的。药物治疗可选用三磷酸腺苷、肌苷、肌生注射液、甘氨酸、核苷酸、苯丙酸诺龙及中药等。基因疗法及干细胞移植有望成为有效的治疗方法。

2. 对PMD采取预防措施很重要　主要包括检出携带者和产

前诊断。应用基因诊断检出DMD病变基因携带者，如发现胎儿为DMD或BMD，应行人工流产防止患儿出生。

## 六、观察要点

1. 密切观察有无出血、皮下气肿、气胸、感染等并发症的发生。

2. 吸痰前中后观察患者神志、面色、生命体征的改变，密切注意$SPO_2$的变化。

## 七、护理要点

1. 常规护理

（1）一般护理　长期不活动可导致体内各种生理功能减弱，加重肌肉萎缩，故应鼓励患者尽可能从事日常生活活动，但避免过度劳累，活动时宜从小量开始，逐渐增加活动量，长期坚持锻炼。假肥大型患者晚期应注意观察其心率、心律及血压变化。如有心脏受累，出现心律失常或心力衰竭时，应绝对卧床休息。

（2）饮食护理　给予高蛋白饮食，多食水果蔬菜，进食含动物蛋白和高糖类食物；限制脂肪的摄入，控制体重。

（3）症状护理

① 对于病情严重、不能独立行走而被迫卧床的患者，应加强皮肤护理，防止压疮发生。

② 对于有肢体瘫痪的患者应使肢体处于功能位置，协助进行被动运动，防止关节挛缩变形，并予以按摩、针灸、理疗等措施，防止肌肉萎缩。

③ 眼睑闭合无力时，可引起角膜干燥，异物易进入眼内并刺激发生角膜炎及结膜炎，故应戴防护镜，白天用抗生素眼药水滴眼，晚睡前涂抗生素眼药膏。

④ 吞咽困难者，应注意防止呛咳和误吸，并观察有无继发感染征象，积极预防坠积性肺炎和泌尿系感染。

（4）心理护理　本病为遗传性疾病，患者多为儿童和青少年，且无特效治疗，患者易产生痛苦、无助、绝望的心理，往往对疾病丧失信心。护士应主动与患者沟通，了解其需要，给予精神安慰，帮助患者消除消极情绪，积极配合治疗；同时做好家属的思想工作，使患者能得到家庭和社会的关心与支持。

2. 健康指导

（1）生活有规律，合理饮食，预防感染，坚持锻炼。

（2）加强疾病健康宣教。

（3）从医学遗传学角度出发，对假肥大型患者家庭中的病变基因携带者应尽早检查。

（4）对已妊娠的基因携带者可用DNA探针进行产前检查，发现胎儿为假肥大型，则应早期进行人工流产，防止病儿的出生。

## 第三节　多发性肌炎和皮肌炎

### 一、定义

多发性肌炎（PM）是一组以骨骼肌的间质性炎症改变和肌纤维变性为特点的综合征。如病变局限于肌肉称为多发性肌炎，如病变同时累及皮肤称皮肌炎（DM）。

### 二、病因及发病机制

多发性肌炎和皮肌炎的病因不明，一般认为遗传因素是内因，病毒感染和自身免疫功能异常是外因。多发性肌炎发病机制与免疫失调有关，包括细胞免疫和体液免疫。研究表明，PM肌纤维内炎性渗出液含大量活化T细胞（主要是CD8）和NK细胞显著增多，小血管壁有IgG、IgM、补体$C_3$和免疫复合物沉积，提示免疫反应主要累及肌肉小血管，PM无此反应。PM损害主要由毒性T细胞介导。

### 三、临床表现

1. 急性或亚急性起病，多发性肌炎可发生于任何年龄，女性较多。病情逐渐加重，数周或数月达高峰。病前可有低热或上感史。

2. 首发症状为四肢近端无力，常从骨盆带肌开始逐渐累及肩胛带肌，表现为上楼、起蹲困难、双臂上举或梳头困难等。颈肌无力表现为抬头困难，部分患者咽喉肌无力，出现吞咽困难和构音障碍，呼吸肌受累可有胸闷及呼吸困难，少数患者心肌受累，眼外肌一般不受累。

3. 少数患者合并皮疹、肌痛或关节痛等自身免疫性疾病。

4. DM发病率儿童与成人相仿，成年女性多见。肌无力表现与PM相似，皮炎在肌炎之前或与肌炎同时出现。与肌炎相比，皮炎病变较重，眼睑、眼周淡紫色皮疹以及关节伸面红色皮疹是PM的临床特征。典型改变是双侧颊部和鼻梁呈蝶形分布的淡紫色皮疹，上睑部和眼周最常见，早期为紫红色充血性皮疹，以后逐渐转为棕褐色，后期出现脱屑、色素沉着和硬结。

5. 约1/3的PM或DM患者并发SLE、RA、干燥综合征、风湿热、硬皮病和混合性结缔组织病者称多发性肌炎重叠综合征。10%～15%的患者患肿瘤等恶性肿瘤。对40岁以上发生肌炎，尤其皮肌炎应高度警惕潜在的恶性肿瘤可能性，应定期随访，以便及早发现肿瘤原发灶。

### 四、辅助检查

1. 实验室检查 急性期周围血白细胞数可增高，血沉增快；血清CK、LDH、AST和ALT等肌酶活性显著增高，增高程度与病变严重程度相关，但水平正常不能排除诊断，免疫球蛋白及抗肌球蛋白的抗体增高。

2. 24小时尿肌酸 增加，这是肌炎活动的一个指标。部分患者出现肌红蛋白尿，提示肌肉急性坏死。

3. 肌电图 可见自发性纤颤电位和正相锐波，大量短时的低波幅多相运动单位电位，表现肌原性损害为主。神经传导速度正常。

4. 肌肉活检 可见肌纤维变性、坏死，细胞核内移，空泡形成，肌纤维大小不等，炎性细胞浸润，血管内皮细胞增生。PM病损呈斑块分布，一次肌肉活检有时不能发现异常。

## 五、治疗

1. 皮质类固醇激素　是PM和DM患者的首选药物。常用泼尼松起始剂量每日60mg，隔日顿服，必要时可补钾和给予制酸剂。随病情好转药物剂量可逐渐减少至维持量，通常为每日10～20mg，但患者可能需要维持用药达2～3年，减量过快可导致复发。急性或重症患者首选甲泼尼龙500～1000mg冲击疗法，2小时内静脉滴注，每日1次，连用3～5日，然后减量或改为口服维持。需注意用药必须足量，初始剂量要大，减量不宜过快。

2. 免疫抑制剂　激素治疗无效可使用其他免疫抑制剂，如硫唑嘌呤1.5～2mg/（kg·d）口服，单独或与泼尼松每日15～25mg合用。皮质类胆固醇抵抗患者用甲氨蝶呤可能有效，每周7.5mg，分3次服用。用药期间应注意白细胞减少。

3. 免疫球蛋白　可试用大剂量免疫球蛋白静脉滴注，0.4mg/（kg·d），连用5日，每月1次。

4. 中药治疗　雷公藤糖浆或昆明海棠片，每日3～4次。服药期间应注意肝肾功能损害。

5. 血浆交换治疗　对激素和免疫抑制剂无效者可用此疗法。

6. 放疗或淋巴结照射　难治性PM可试用放疗或淋巴结照射，抑制T细胞免疫活性。

7. 支持疗法　包括适当休息。高蛋白及高维生素饮食。适当活动和理疗等。重症卧床患者可给予肢体被动活动，以防关节挛缩及失用性肌萎缩。恢复期患者尤应加强康复治疗和对症治疗。

## 六、护理要点

1. 严密观察病情，做好抢救准备

（1）巡视患者，密切观察患者的呼吸，呼吸型态发生改变时及时通知医师。

（2）遵医嘱给予氧气吸入。

（3）遵医嘱给予呼吸兴奋药。

（4）必要时给予吸痰，做好口腔护理。

（5）做好插管急救的准备工作，早期做好切开准备，预防猝死。

2．预防误吸的护理

（1）患者进餐时给予合适体位，如坐于椅子或床上。

（2）进餐时注意力集中。

（3）避免冲撞患者。

（4）每次给患者进餐时量要少，分次进行吞咽。

（5）进餐时患者要抬头并稍向前倾。

（6）用完餐后让患者保持坐位30～60分钟。

（7）床边备好吸引器，必要时给予吸痰。

3．保持呼吸道通畅，促进患者有效咳痰

（1）保持室内空气新鲜，每日通风。

（2）协助患者舒适体位如半卧位。

（3）协助患者有效的咳嗽，给予叩背。

（4）必要时给予吸痰，及时清理呼吸道。

（5）鼓励患者多饮水。

（6）做好口腔护理。

4．协助满足生活需求，提高患者自我照顾能力

（1）评估患者的生活自理能力。尽量由患者进行自我照顾，但要保证安全，对不能自理的患者要满足其生活需要。

（2）指导患者进餐前充分休息，避免疲劳。协助患者采取舒适的进餐体位，将饭菜放在患者易取到的地方。

（3）饭前后协助漱口。

（4）协助患者如厕防止外伤。

（5）协助患者洗漱，保持个人清洁卫生，增加舒适。

（6）关节疼痛时，遵医嘱适当使用镇痛剂。

5．有效的安全保障

（1）创造一个安全的环境如地面清洁无水、无障碍物。

（2）经常使用的物品放在患者身边，便于患者拿取。

（3）嘱患者穿大小合适的鞋，保证行走平稳，无摔伤。

（4）患者活动时借助辅助工具或有人陪伴。

6．健康指导

（1）评估患者心理状态及患者对疾病的相关知识了解情况。

（2）帮助患者了解药物的作用和不良反应，嘱患者在服用激素治疗时，应遵医嘱，不能减量过快，或自行停药。服用免疫抑制剂时需监测血常规。必要时使用免疫球蛋白或血浆置换时应考虑患者的经济承受能力，做好解释工作，避免给患者造成过重的心理压力。

（3）注重支持疗法和对症治疗，指导患者多休息，卧床期间给予肢体被动活动，防止关节挛缩及肌肉萎缩。疾病恢复期应进行康复锻炼。饮食应高蛋白、高维生素，以增加营养，提高抗病能力。

## 第四节　周期性瘫痪

### 一、定义

周期性瘫痪是以反复发作、突发的骨骼肌弛缓性瘫痪为特征的一组疾病，发病时大多伴有血清钾含量的改变。临床上按血清钾的水平可将本病分为3种类型：低钾型、高钾型和正常血钾型周期性瘫痪，其中以低钾型最为常见。

低钾型周期性瘫痪为常染色体显性遗传或散发的疾病，我国以散发多见。临床表现为发作性肌无力、血清钾减少、补钾后能迅速缓解。任何年龄均可发病，但以20～40岁的青壮年多见，通常为20岁左右发病，40岁后趋向发作减少而逐渐终止发作。男性多于女性。普遍认为发病与钾离子浓度在细胞内、外的波动有关。

## 二、病因及发病机制

按病因可分为原发性和继发性两类。原发性是指发病机制尚不明了和具有遗传性者；继发性则是继发于其他疾病引起的血钾改变而致病者，见于甲状腺功能亢进、原发性醛固酮增多症、17-α-羟化酶缺乏和钡剂中毒等。

## 三、临床表现

1. 低钾型周期性瘫痪在任何年龄均可发病，以 20～40 岁男性多见，随年龄增长发作次数减少。

2. 发病前可有肢体疼痛、感觉异常、口渴、多汗、少尿、潮红、嗜睡、恶心等表现。

3. 常于饱餐后夜间睡眠或清晨起床时发现肢体肌肉对称性不同程度的无力或完全瘫痪，下肢重于上肢、近端重于远端；也可从下肢逐渐累及上肢。

4. 瘫痪肢体肌张力低，腱反射减弱或消失。

5. 可伴有肢体酸胀、针刺感。脑神经支配肌肉，一般不受累，膀胱直肠括约肌功能也很少受累、少数严重病例可发生呼吸肌麻痹、尿便潴留、心动过速或过缓、心律失常、血压下降等情况甚至危及生命。

6. 本病的发作持续时间自数小时至数日不等，最先受累的肌肉最先恢复，发作频率也不尽相同，一般数周或数月 1 次，个别病例每天均有发作，也有数年 1 次甚至终身仅发作 1 次者。

7. 发作间期一切正常。伴发甲状腺功能亢进者发作频率较高，每次持续时间短，常在数小时至 1 天之内。甲亢控制后，发作频率减少。

## 四、辅助检查

1. **一般检查** 低钾型周期性瘫痪患者在发作开始阶段血清钾低于 3.5mmol/L，间歇期正常。肌酸激酶一般正常或轻度升高。个别散发性低钾型周期性瘫痪患者可以存在甲状腺功能亢进症、醛固酮增多症、肾小管性酸中毒和严重消耗性疾病。

2. 肌电图检查　发作间期正常，在完全瘫痪期间肌肉无动作电位反应。少数患者出现肌源性损害。有诊断价值的肌电图检查是运动诱发试验，阳性率超过80%。

3. 心电图检查　低钾型周期性瘫痪出现U波、T波低平或倒置、P-R间期和P-T间期延长、ST段下降和QRS波增宽。

4. 基因检查　1型最常见，在低钾型周期性瘫痪应当先检查L-型钙通道蛋白α1亚单位基因，其次是其他类型的基因。

## 五、治疗

1. 发作时给予10%氯化钾或10%枸橼酸钾40～50ml顿服，24小时内再分次口服，一日总量为10g。

2. 也可静脉滴注氯化钾溶液以纠正低血钾状态。

3. 对发作频繁者，发作间期可口服钾盐1g，3次/日；螺内酯200mg，2次/日以预防发作。

4. 同时避免各种发病诱因如避免过度劳累、受冻及精神刺激、低钠饮食，忌摄入过多碳水化合物等。

5. 严重患者出现呼吸肌麻痹时应予辅助呼吸，严重心律失常者应积极纠正。

## 六、观察要点

1. 根据患者对药物的反应，护理人员应密切观察，及时监测血钾、尿钾，并认真做好记录；随时调整滴注速度，滴速不宜过快，并注意心、肾功能情况，记录24小时出入量。

2. 应观察患者有无恶心、呕吐、腹泻等药物反应，并及时通知医师根据病情调整用药。

## 七、护理要点

1. 常规护理

（1）饮食护理　给予低钠高钾饮食，少食多餐，多吃蔬菜、水果，避免高糖饮食。

（2）安全护理

① 创造一个设施简单，地面平整的环境。

② 患者活动时，要有人陪护在身边，随时做好防受伤的准备。

③ 急性发作期暂卧床休息，取患者舒适体位，瘫痪症状较重时协助患者翻身和保持肢体功能位置。如有明显的心功能损害应限制活动，以防心肌受损。肌力恢复后初期活动时避免过急、过猛，防止跌伤。

④ 认真观察用药后的效果及反应，定时监测血钾浓度，低时及时补充。严密观察肢体瘫痪和呼吸情况，血钾在2mmol/L以下时，应警惕发生呼吸肌麻痹。

（3）生活护理

① 提供进餐环境，协助患者餐前洗手，将饭放于合适的位置。

② 保持口腔清洁，餐前餐后协助患者漱口。

③ 卧床患者排尿便时给予提供隐蔽环境，注意遮挡患者，时间充裕，便秘者给予缓泻剂。

④ 鼓励患者摄取足够的水分和均衡膳食。

⑤ 协助患者洗漱、泡脚，增进舒适感。

（4）心理护理

① 此病好发于青壮年，特别是初次发病的患者即表现为肢体无力甚至瘫痪，患者对疾病不认识、不了解治疗效果容易产生恐惧感。及时向患者介绍治疗方法及效果，减轻思想负担，去除紧张情绪。

② 护士要表现出自信、耐心，并表示理解患者，表现出对患者的关心和注意。

③ 鼓励患者表达自己的感受及顾虑，倾听患者的述说，给患者表达受挫折感的机会。

④ 提供相关的疾病知识、药物作用、检查过程等。

2. 专科护理

（1）常用10％氯化钾或10％枸橼酸钾30～40ml顿服，3～

4次/日，总量为10g。

（2）对于不能口服或病情较重者，可予10%的氯化钾注射液10～15ml加入500ml输液中静脉滴注，3～6g/d。

（3）对于伴有严重心律失常或呼吸困难者，应在严密心电监护下补钾。除针对心律失常进行监护外，必要时给予吸氧及辅助呼吸。在治疗前后均应监测血钾及心电图，以便为治疗提供依据。

3．健康指导

（1）指导患者正确服药，低钾型周期性瘫痪在急性发作时可服10%氯化钾或10%枸橼酸钾20～50ml，24小时内再分次口服。通常避免静脉补钾，防止诱发高钾血症。也可服用保钾药物进行预防治疗。

（2）向患者详细介绍此病的诱发因素，使其主动改变不良的生活习惯，避免过饱、受寒、酗酒、过劳等。饮食应适当控制摄入碳水化合物类食物，减少钠盐的摄入，少食多餐。如因甲亢等疾病引起，应积极治疗原发病。

# 第十七章　颅脑损伤

## 第一节　头 皮 血 肿

### 一、定义

头皮血肿多有钝器伤所致，按血肿出现于头皮的不同层次分为皮下血肿、帽状腱膜下血肿和骨膜下血肿。

### 二、病因及发病机制

皮下血肿常见于产伤或撞击伤；帽状腱膜下血肿是由于头部

受到斜向暴力，头发发生剧烈滑动，撕裂该层间的血管所致；骨膜下血肿常由于颅骨骨折或产伤所致。

### 三、临床表现

1. 皮下血肿　血肿体积小、张力高、压痛明显，周边较中心区硬，易误认为颅骨凹陷性骨折。

2. 帽状腱膜下血肿　因该处组织疏松，出血较易扩散，严重者血肿可蔓延至全头部，有明显波动。小儿及体弱者，可致贫血甚至休克。

3. 骨膜下血肿　血肿多局限于某一颅骨范围内，以骨缝为界，张力较高，可有波动。

### 四、辅助检查

头颅X线摄片可了解有无合并颅骨骨折。

### 五、治疗

较小的头皮血肿一般在1～2周内可自行吸收，无需特殊处理；若血肿较大，则应在严格皮肤准备和消毒下，分次穿刺抽吸后加压包扎。已有感染的血肿，切开引流。

### 六、护理要点

1. 减轻疼痛　早期冷敷以减少出血和疼痛，24～48小时后改用热敷，以促进血肿吸收。

2. 预防并发症　血肿加压包扎，嘱患者勿用力揉搓，以免增加出血。注意观察患者意识状况、生命体征和瞳孔等，警惕是否合并颅骨骨折及脑损伤。

3. 健康指导　注意休息，避免过度劳累。限制烟酒及辛辣刺激性食物。遵医嘱继续服用抗生素、止血药、止痛药物。如原有症状加重、头痛剧烈、频繁呕吐，及时就诊。

## 第二节　颅骨骨折

### 一、定义

颅骨是类似球形的骨壳，容纳和保护颅腔内容物。颅骨骨折是指受暴力作用所致颅骨结构改变，在闭合性颅脑损伤中，颅骨骨折占30%～40%。

颅骨骨折的重要性不在于骨折本身，而在于颅腔内容的并发损伤。骨折所造成的继发性损伤比骨折本身严重得多，由于骨折常同时并发脑、脑膜、颅内血管及脑神经的损伤，并可能导致脑脊液漏，因此必须予以及时处理。

## 二、病因及发病机制

颅骨骨折的发生机制主要有以下两种形式：

1. 局部弯曲变形引起骨折　当外力打击颅骨时，先是着力点局部内陷，而作用力停止时颅骨又迅速弹回而复位，当外力较大使颅骨变形超过其弹性限度，则首先在作用点的中央发生内板断裂继而周边外板折断，最后中央部的外板及周边部的内板亦发生断裂。

2. 普遍弯曲变形引起的骨折　头颅的骨质结构及形状近似一个具有弹性的球体，颅骨被挤压在两个以上的力量之间，可引起头颅的整个变形。当颅骨的变形超过其弹性限度则发生骨折。当暴力为左右方向时，骨折线往往垂直于矢状线，常通过颞部及颅底。当暴力是前后方向时，骨折线是纵行，与矢状线平行，并往往伸延到枕骨鳞部。当暴力为上下方向时，可由脊柱之对抗力而造成颅底的环形骨折。

## 三、临床表现

1. 颅盖骨折

（1）线性骨折几乎均为颅骨全层骨折，骨折线多为单一，也可为多发。形状呈线条状，也有的呈放射状，触诊有时可发现颅骨骨折线。

（2）凹陷骨折绝大多数为颅骨全层凹陷骨折，个别情况下亦有内板单独向颅内凹陷入者。头部触诊可触及局部凹陷，多伴有头皮损伤。

（3）粉碎性骨折者头颅X线片显示受伤处颅骨有多条骨折

线，可纵横交错状，并分裂为数块，同时合并头皮裂伤及局部脑挫裂伤。

2. 颅底骨折

（1）颅前窝：骨折后可见球结合膜下出血及迟发性眼睑皮下淤血，呈紫蓝色，俗称"熊猫眼"。常伴有嗅神经损伤，少数可发生视神经在视神经管部损伤。累及筛窦或筛板时，可致脑脊液鼻漏，早期多呈血性。

（2）颅中窝：骨折可见耳后迟发生瘀斑，常伴听力障碍和面神经周围性瘫痪，以及脑脊液耳漏。

（3）颅内窝：骨折可见乳突和枕下部皮下淤血，前者又称Battle征，有时可见咽喉壁黏膜下淤血，偶见舌咽神经、迷走神经、副神经和舌下神经损伤以及延髓损伤的表现。

## 四、辅助检查

（1）X线平片　颅骨X线检查可以确定有无骨折和其类型，亦可根据骨折线的走行判断颅内结构的损伤情况，以及合并颅内血肿的可能性，便于进一步检查和治疗。

（2）颅脑CT扫描　CT扫描采用观察软组织和骨质的两种窗位，有利于发现颅骨平片所不能发现的骨折，尤其是颅底骨折。CT扫描可显示骨折缝隙的大小、走行方向，同时显示与骨折有关的血肿，受累肿胀的肌肉。粉碎性骨折进入脑内的骨片也可通过CT扫描三维定位而利于手术治疗。CT扫描还是目前唯一能显示出脑脊液漏出部位的方法。

## 五、治疗

1. 颅盖部线形骨折　闭合性颅盖部单纯线形骨折，如无颅内血肿等情况，不需手术治疗，但应注意观察颅内迟发性血肿的发生。开放性线形骨折，如骨折线宽且有异物者可钻孔清除污物，咬除污染的颅骨以防术后感染，如有颅内血肿按血肿处理。

2. 凹陷骨折　凹陷骨折的手术指征：①骨折片下陷压迫脑中央区附近或其他重要功能区，或有相应的神经功能障碍者；

②骨折片下陷超过 1cm（小儿0.5cm）或因大块骨片下陷引起颅内压增高者；③骨折片尖锐刺入脑内或有颅内血肿者；④开放性凹陷粉碎骨折，不论是否伴有硬脑膜与脑的损伤均应早期手术。位于静脉窦区凹陷骨折应视为手术禁忌证，以防复位手术引起大量出血。

3. 颅底骨折　原则上采用非手术对症治疗，颅骨骨折本身无特殊处理，为防治感染，需应用抗生素。

## 六、观察要点

主要是并发症的观察与处理。

1. 脑脊液漏：患者鼻腔、耳道流出淡红色液体，可疑为脑脊液漏。但需要鉴别血性脑脊液与血性渗液。可将血性液滴于白色滤纸上，若血迹外周有月晕样淡红色浸渍圈，则为脑脊液漏；或行红细胞计数并与周围血的红细胞比较，以明确诊断。另外，还应区别血性脑脊液与鼻腔分泌物。根据脑脊液中含糖而鼻腔分泌物中不含糖的原理，用尿糖试纸测定或葡萄糖定量检测以鉴别是否存在脑脊液漏。在鼻前庭或外耳道口松松地放置干棉球，随湿随换，记录24小时浸湿的棉球数，以估计脑脊液外漏量。有时颅底骨折虽伤及颞骨岩部，且骨膜及脑膜均已破裂但鼓膜尚完整时，脑脊液可经耳咽管流至咽部进而被患者咽下，故应观察并询问患者是否经常有腥味液体流至咽部。

2. 颅内继发性损伤：颅骨骨折患者可合并脑挫伤、颅内出血，因继发性脑水肿导致颅内压增高。脑脊液外漏可推迟颅内压增高症状的出现，一旦出现颅内压增高的症状，救治更为困难。因此，应严密观察患者的意识、生命体征、瞳孔及肢体活动等情况，以及时发现颅内压增高及脑疝的早期迹象。

3. 颅内低压综合征：若脑脊液外漏多，可使颅内压过低而导致颅内血管扩张，出现剧烈头痛、眩晕、呕吐、厌食、反应迟钝、脉搏细弱、血压偏低。头痛在立位时加重，卧位时缓解。若患者出现颅压过低表现，可遵医嘱补充大量水分以缓解症状。

## 七、护理要点

1. 常规护理

（1）体位：患者取半坐卧位，头偏向患侧，借重力作用使脑组织移至颅底，促使脑膜形成粘连而封闭漏口，待脑脊液漏停止3～5日后可改平卧位。如果脑脊液外漏多，应取平卧位，头稍抬高，以防颅内压过低。

（2）保持局部清洁：每日2次清洁、消毒外耳道、鼻腔或口腔，注意消毒棉球不可过湿，以免液体反流入颅。劝告患者勿挖鼻、抠耳。

2. 专科护理

（1）预防颅内逆行感染：脑脊液漏者，禁忌堵塞、冲洗鼻腔、耳道和经鼻腔、耳道滴药，禁忌做腰椎穿刺。脑脊液鼻漏者，严禁从鼻腔吸痰或放置鼻胃管。注意有无颅内感染迹象，如头痛、发热等。遵医嘱应用抗生素和破伤风抗毒素。

（2）避免颅内压骤升：嘱患者勿用力屏气排便、咳嗽、擤鼻涕或打喷嚏等，以免颅内压骤然升降导致气颅或脑脊液反流。

3. 健康指导　颅骨缺损者应避免局部碰撞，以免损伤脑组织，嘱咐患者在伤后半年左右做颅骨成形术。

# 第三节　脑挫裂伤

## 一、定义

脑挫裂伤是常见的原发性脑损伤，既可发生于着力部位，也可在对冲部位。脑挫裂伤包括脑挫伤及脑裂伤，前者指脑组织遭受破坏较轻，软脑膜完整；后者指软脑膜、血管和脑组织同时有破裂，伴有外伤性蛛网膜下腔出血。由于两者常同时存在，合称为脑挫裂伤。

## 二、病因及发病机制

暴力作用于头部，在冲击点和对冲部位均可引起脑挫裂伤。

脑挫裂伤多发生在脑表面的皮质，呈点片状出血，如脑皮质和软脑膜仍保持完整，即为脑挫伤，如脑实质破损、断裂，软脑膜亦撕裂，即为脑挫裂伤。严重时合并脑深部结构的损伤。

脑挫裂伤灶周围常伴局限性脑水肿，包括细胞毒性水肿和血管源性水肿，前者神经元胞体增大，主要发生在灰质，伤后多立即出现；后者为血-脑屏障的破坏，血管通透性增加，细胞外液增加，主要发生在白质，伤后2～3日最明显。

在重型脑损伤，尤其合并硬脑膜下血肿时，常发生弥漫性脑肿胀，以小儿和青年创伤多见。一般多在伤后24小时内发生，短者伤后20～30分钟即出现。

## 三、临床表现

因损伤部位和程度不同，临床表现差异很大。轻者仅有轻微症状，重者昏迷，甚至迅速死亡。

## 四、辅助检查

1. 影像学检查　CT检查是首选项目，可了解脑挫裂伤的部位、范围及周围脑水肿的程度，还可了解脑室受压及中线结构移位等。MRI检查有助于明确诊断。

2. 腰椎穿刺检查　腰椎穿刺脑脊液中含大量红细胞，同时可测量颅内压或引流血性脑脊液，以减轻症状。但颅内压明显增高者禁忌腰穿。

## 五、治疗

以非手术治疗为主，防治脑水肿，减轻脑损伤后的病理生理反应，预防并发症。

经非手术治疗无效或颅内压增高明显，甚至出现脑疝迹象时，应及时手术去除颅内压增高的病因，以解除脑受压。手术方法包括脑挫裂伤灶清除、额极或颞极切除、去骨瓣减压术或颞肌下减压术。

## 六、观察要点

1. 意识　意识障碍是脑损伤患者最常见的变化之一。观察患者意识状态，不仅应了解有无意识障碍，还应注意意识障碍程度及变化。意识障碍的程度可辨别脑损伤的轻重。意识障碍出现的迟早和有无继续加重可作为区别原发性和继发性脑损伤的重要依据。

2. **生命体征** 为避免患者躁动影响结果的准确性，应先测呼吸，再测脉搏，最后测血压。①体温：伤后早期，由于组织创伤反应，可出现中等程度发热；若损伤累及间脑或脑干，可导致体温调节紊乱，出现体温不升或中枢性高热；伤后即发生高热，多系视丘下部或脑干损伤；伤后数日体温升高，常提示有感染性并发症。②脉搏、呼吸、血压：注意呼吸节律和深度、脉搏快慢和强弱以及血压和脉压变化。若伤后血压上升、脉搏缓慢有力、呼吸深慢，提示颅内压升高，警惕颅内血肿或脑疝发生；枕骨大孔疝患者可突然发生呼吸心跳停止；闭合性脑损伤呈现休克征象时，应检查有无内脏出血，如迟发性脾破裂、应激性溃疡出血等。

3. **瞳孔变化** 可因动眼神经、视神经及脑干部位的损伤引起。观察两侧睑裂大小是否相等，有无上睑下垂，注意对比两侧瞳孔的形状、大小及对光反应。伤后一侧瞳孔进行性散大、对侧肢体瘫痪、意识障碍，提示脑受压或脑疝；双侧瞳孔散大、对光反应消失、眼球固定伴深昏迷或去皮质强直，多为原发性脑干损伤或临终表现；双侧瞳孔大小形状多变、对光反应消失，伴眼球分离或异位，常是中脑损伤的表现；眼球不能外展且有复视者，多为展神经受损；眼球震颤常见于小脑或脑干损伤。有无间接对光反应可以鉴别视神经损伤与动眼神经损伤。观察瞳孔时应注意某些药物、剧痛、惊骇等也会影响瞳孔变化，如吗啡、氯丙嗪可使瞳孔缩小，阿托品、麻黄碱可使瞳孔散大。

4. **神经系统体征** 原发性脑损伤引起的偏瘫等局灶症状，在受伤当时已出现，且不再继续加重；伤后一段时间才出现一侧肢体运动障碍且进行性加重，同时伴有意识障碍和瞳孔变化，多为小脑幕切迹疝压迫中脑的大脑脚，损害其中的锥体束纤维所致。

5. 其他 观察有无脑脊液漏，有无剧烈头痛、呕吐、烦躁不安等颅内压增高表现或脑疝先兆。注意 CT 和 MRI 扫描结果及颅内压监测情况。

## 七、护理要点

1. 保持呼吸道通畅

（1）体位 意识清醒者取斜坡卧位，以利于颅内静脉回流。昏迷或吞咽功能障碍者取侧卧位或侧俯卧位，以免呕吐物、分泌物误吸。

（2）及时清除呼吸道分泌物 颅脑损伤患者常有不同程度的意识障碍，丧失正常的咳嗽反射和吞咽功能，不能有效排除呼吸道分泌物、血液、脑脊液及呕吐物。因此，应及时清除口腔和咽部血块或呕吐物，定时吸痰。呕吐时将头转向一侧以免误吸。

（3）开放气道 深昏迷者，抬起下颌或放置口咽通气道，以免舌根后坠阻碍呼吸。短期不能清醒者，必要时行气管插管或气管切开。呼吸减弱并潮气量不足不能维持正常血氧者，及早使用呼吸机辅助呼吸。

（4）加强气管插管、气管切开患者的护理 保持室内适宜的温度和湿度，湿化气道，避免呼吸道分泌物黏稠，利于排痰。

（5）预防感染 使用抗生素防治呼吸道感染。

2. 加强营养 创伤后的应激反应可产生严重分解代谢，使血糖增高、乳酸堆积，后者可加重脑水肿。因此，必须及时、有效地补充能量和蛋白质以减轻机体损耗。早期可采用肠外营养，待肠蠕动恢复后，无消化道出血者尽早行肠内营养支持，以利于胃肠功能恢复和营养吸收。昏迷患者通过鼻胃管或鼻肠管给予每日所需营养，成人每日补充总热量约 8400kJ 和 10g 氮。当患者肌张力增高或癫痫发作时，应预防肠内营养反流导致误吸。

3. 并发症的观察与护理

（1）压疮 保持皮肤清洁干燥，定时翻身，尤应注意骶尾部、足跟、耳郭等骨隆突部位，不可忽视敷料覆盖部位。消瘦者伤后初期及高热者常需每小时翻身1次，长期昏迷、一般情况较好者可每3～4小时翻身1次。

（2）呼吸道感染 加强呼吸道护理，定期翻身叩背，保持呼吸道通畅，防止呕吐物误吸引起窒息和呼吸道感染。

（3）失用综合征 脑损伤患者因意识或肢体功能障碍，可发生关节挛缩和肌萎缩。保持患者肢体于功能位，防止足下垂。每日四肢关节被动活动及肌按摩2～3次，防止肢体挛缩和畸形。

（4）泌尿系感染 昏迷患者常有排尿功能紊乱，短暂尿潴留后继以尿失禁。长期留置导尿管是引起泌尿系感染的主要原因。必须导尿时，严格执行无菌操作；留置尿管过程中，加强会阴部护理，夹闭导尿管并定时放尿以训练膀胱贮尿功能；尿管留置时间不宜超过3～5日；需长期导尿者，宜行耻骨上膀胱造瘘术，以减少泌尿系感染。

（5）暴露性角膜炎 眼睑闭合不全者，角膜涂眼药膏保护；无需随时观察瞳孔者，可用纱布遮盖上眼睑，甚至行眼睑缝合术。

（6）蛛网膜下腔出血 因脑裂伤所致，患者可有头痛、发热、颈项强直表现。可遵医嘱给予解热镇痛药物对症处理。病情稳定，排除颅内血肿及颅内压增高、脑疝后，为解除头痛可以协助医师行腰椎穿刺，放出血性脑脊液。

（7）消化道出血 多因下丘脑或脑干损伤引起的应激性溃疡所致，大量使用皮质激素也可诱发。除遵医嘱补充血容量、停用激素外，还应使用止血药和抑制胃酸分泌的药物，如奥美拉唑、雷尼替丁等。及时清理呕吐物，避免消化道出血发生误吸。

（8）外伤性癫痫 任何部位的脑损伤均可能导致癫痫，尤其是大脑皮质运动区受损。早期癫痫发作的原因是颅内血肿、脑挫裂伤、蛛网膜下腔出血等；晚期癫痫发作主要是脑的瘢痕、脑萎缩、感染、异物等引起。可采用苯妥英钠预防发作。癫痫发作时使用地西泮10～30mg静脉缓慢注射，直至控制抽搐为止。

4．健康指导

（1）心理指导　对恢复过程中出现头痛、耳鸣、记忆力减退的患者，给予适当解释和宽慰，使其树立信心，帮助患者尽早自理生活。

（2）控制外伤性癫痫　坚持服用抗癫痫药物至症状完全控制后1～2年，逐步减量后才能停药，不可突然中断服药。癫痫患者不能单独外出、登高、游泳等，以防意外。

（3）康复训练　脑损伤后遗留语言、运动或智力障碍，在伤后1～2年内有部分恢复的可能。提高患者自信心，协助患者制订康复计划，进行语言、运动、记忆力等方面的训练，以提高生活自理能力及社会适应能力。

# 第四节　颅内血肿

## 一、定义

颅内血肿是颅脑损伤中最多见、最危险，却又是可逆的继发性病变。由于血肿直接压迫脑组织，常引起局部功能障碍的占位性病变和体征以及颅内压增高的病理生理改变，若未及时处理，可导致脑疝危及生命，早期发现和及时处理可很大程度上改善预后。根据血肿的来源和部位分为：硬膜外血肿、硬膜下血肿和脑内血肿。根据血肿引起颅内压增高及早期脑疝症状所需时间分为：①急性型：3天内出现症状；②亚急性型：3天至3周出现症状；③慢性型：3周以上才出现症状。

## 二、病因及发病机制

正常时，颅腔的容积是脑的体积、外颅内血容量和颅内脑脊液量三者之和。创伤后颅内形成血肿，为维持正常颅内压，血肿形成早期，机体借颅内血管的反射性收缩使血容量减少，并将一部分脑脊液挤压到椎管内，以及脑脊液分泌减少，吸收速度增加代偿。但这种代偿有一定限度。脑脊液可代偿的容量约占颅腔总量的 5%，即相当于 70ml，血容量可供代偿容量约 25ml。但颅内血肿大多都伴有脑挫裂伤及脑水肿，因此，血肿即便小于 70ml，也可产生急性脑受压及失代偿的表现。一般认为，幕上急性血肿超过 20～30ml，幕下急性血肿超过 10ml，即可产生症状而需手术处理。机体失代偿后可经以下环节形成恶性循环。

1. 脑血液循环障碍　颅内压增高，脑静脉回流受阻，脑血流淤滞，引起脑缺氧和毛细血管通透性增强，产生脑水肿和颅内压增高。

2. 脑脊液循环障碍　脑血循环的淤滞，导致脑脊液分泌量增加和吸收量减少，脑水肿加重，闭塞了脑池和蛛网膜下腔特别是环池和枕大池。以及当脑疝形成时，中脑导水管受压，脑脊液循环障碍，致使颅内压更加增高。

3. 脑疝形成　当血肿体积不断增大，压迫同侧大脑半球，导致颞叶钩回疝，压迫中脑致使导水管处脑脊液循环障碍。幕上颅内压急剧增高，压力向下传达到颅后窝，促使小脑扁桃体经枕骨大孔下疝，延髓受压，生命中枢衰竭，导致患者死亡。

### 三、临床表现

1. 意识障碍　血肿本身引起的意识障碍为脑疝所致，通常在伤后数小时至 1～2 天内发生。由于还受到原发性脑损伤的影响，因此，意识障碍的类型可有三种：①当原发性脑损伤很轻（脑震荡或轻度脑挫裂伤），最初的昏迷时间很短，而血肿的形成又不是太迅速时，则在最初的昏迷与脑疝的昏迷之间有一段意识清醒的时间，大多为数小时或稍长，超过 24 小时者甚少，称为"中间清醒期"。②如果原发性脑损伤较重或血肿形成较迅速，则见不到中间清醒期，可有"意识好转期"，未及清醒却又加重，也可表现为持续进行性加重的意识障碍。③少数血肿是在无原发性脑损伤或脑挫裂伤甚为局限的情况下发生，早期无意识障碍，只在血肿引起脑疝时才出现意识障碍。大多数患者在进入脑疝昏迷之前，已先有头痛、呕吐、烦躁不安或淡漠、嗜睡、定向不准、尿失禁等表现，此时已足以提示脑疝发生。

2. 瞳孔改变　小脑幕切迹疝早期，患侧动眼神经因牵扯受到刺激，患侧瞳孔可先缩小，对光反应迟钝；随着动眼神经和中脑受压，该侧瞳孔旋即表现进行性扩大、对光反应消失、睑下垂以及对侧瞳孔亦随之扩大。应区别于单纯前颅窝骨折所致的原发性动眼神经损伤，其瞳孔散大在受伤当时已出现，无进行性恶化表现。视神经受损的瞳孔散大，有间接对光反应存在。

3. 锥体束征　早期出现的一侧肢体肌力减退，如无进行性加重表现，可能是脑挫裂伤的局灶体征；如果是稍晚出现或早期出现而有进行性加重，则应考虑为血肿引起脑疝或血肿压迫运动区所致。去大脑强直是脑疝的晚期表现。

4. 生命体征　常为进行性的血压升高、心率减慢和体温升高。由于颞区的血肿大都先经历小脑幕切迹疝，然后合并枕骨大孔疝，故严重的呼吸循环障碍常在经过一段时间的意识障碍和瞳孔改变后才发生；额区或枕区的血肿则可不经历小脑幕切迹疝而直接发生枕骨大孔疝，可表现为一旦有了意识障碍，瞳孔变化和呼吸骤停几乎是同时发生。

## 四、辅助检查

1. 硬脑膜外血肿　CT检查，若发现颅骨内板与脑表面之间有双凸镜形或弓形密度增高影，可有助于确诊。CT检查还可明确定位、计算出血量、了解脑室受压及中线结构移位以及脑挫裂伤、脑水肿、多个或多种血肿并存等情况。

2. 硬脑膜下血肿　急性硬脑膜下血肿CT检查颅骨内板与脑表面之间出现高密度、等密度或混合密度的新月形或半月形影，可有助于确诊。慢性硬膜下血肿CT检查如发现颅骨内板下低密度的新月形、半月形或双凸镜形影像，可有助于确诊；少数也可呈现高密度、等密度或混杂密度，与血肿腔内的凝血机制和病程有关，还可见到脑萎缩以及包膜的增厚与钙化等。

3. 脑内血肿　CT检查，在脑挫裂伤灶附近或脑深部白质内见到圆形或不规则高密度血肿影,有助于确诊,同时亦可见血肿周围的低密度水肿区。

4. 脑室内出血与血肿　CT检查,如发现脑室扩大,脑室内有高密度凝血块影或血液与脑脊液混合的中等密度影,有助于确诊。

5. 迟发性颅内血肿　指颅脑损伤后首次CT检查时无血肿,而在以后的CT检查中发现了血肿,或在原无血肿的部位发现了新的血肿,此种现象可见于各种外伤性颅内血肿。确诊须依靠多次CT检查的对比。

## 五、治疗

重点是处理继发性脑损伤,着重于脑疝的预防和早期发现,特别是颅内血肿的早期发现和处理,以争取最好的疗效。对原发性脑损伤的处理除了病情观察以外,主要是对已产生的昏迷、高热等病症进行护理和对症治疗,预防并发症,以避免对脑组织和机体的进一步危害。

## 六、观察要点

密切观察病情,如患者出现意识障碍、呼吸困难、头痛呕吐加重,可能有颅内高压、脑危象等情况发生,应立即报告医师处理。

## 七、护理要点

1. 现场急救

(1)保持呼吸道通畅,尽快清除口咽部血块或呕吐物,协助患者取平卧位,头偏向一侧,必要时置口咽通气道、行气管插管或气管切开,间断吸氧6～8L/min;禁用吗啡止痛,以防呼吸抑制。

(2)若伤情许可将头部抬高,避免颅内压升高引起出血。尽早进行全身抗感染治疗及注射破伤风抗毒素血清。

(3)防治休克,一旦出现休克征象,协助医师查明有无身体其他部位损伤，如多发肋骨骨折、内脏破裂等，协助患者取中凹卧位，注意保暖，迅速建立静脉通路，补充血容量。

（4）做好护理记录，准确记录受伤经过、初期检查结果、急救过程及生命体征、意识、瞳孔、肢体活动等病情变化，为进一步治疗提供参考。

2．术前护理

（1）饮食　伤后清醒无手术指征者，应进食高热量、高蛋白、高维生素、易消化食物，以保证充足的营养物质供给，促进脑损伤修复；持续昏迷者，伤后72小时内应插鼻胃管，给鼻饲流质，同时做好鼻饲护理；有消化道出血时，应暂禁食，经止血后方可进食，并避免辛辣刺激，以免加重消化道出血；需手术清除血肿或骨折复位时，术前应禁食禁饮。

（2）体位　卧床休息，抬高床头15°～30°，以利颅内静脉回流。

（3）注意安全　有精神症状或躁动的患者，意识、思维失去大脑的控制，应加护栏或约束，防止坠床。对颅内压增高患者，不盲目使用镇静剂或强制性约束。

（4）心理状态　消除患者恐惧、紧张心理。意外的伤害、疼痛的刺激及伤后可能导致伤残，甚至死亡的威胁，使患者产生紧张、恐惧的心理，应予以心理安慰和鼓励，以保证充足的睡眠，提高机体的抵抗力。

（5）并发症的护理　患者出现脑脊液鼻漏和耳漏时应注意避免用力咳嗽，不可局部冲洗、堵塞滴药。抬高头部，随时以无菌棉球吸干外耳道、鼻腔脑脊液，保持口、鼻、耳清洁，需要鼻饲流食时，推迟到伤后4～5天，以防止逆行感染。

3．术后护理

（1）术后一般护理　麻醉清醒后6小时，吞咽无困难者可进少量流食，以后逐渐改为软食；术后24小时持续昏迷，吞咽障碍的患者，应鼻饲流食。术后清醒血压平稳者可床头抬高15°～30°，取健侧卧位，保持伤口引流通畅。

（2）肺部并发症的预防　鼓励患者咳嗽排痰，保持呼吸道通畅；对于伴有颌面部损伤，气道分泌物难以排除，或伤后昏迷估计短期内难以清醒者，以及接受亚低温治疗者，常需做气管切开以维持正常呼吸功能，气管切开后做好气管切开护理。

4. 健康指导

（1）防止气颅。劝告颅底骨折患者勿挖耳、挖鼻，也勿用力屏气排便、咳嗽或打喷嚏，以免鼻窦或乳突气房内的空气被吸入或压入颅内，导致气颅和感染。

（2）指导患者正确对待病情，鼓励轻型患者尽早自理生活，防止过分依赖医务人员；重型患者在意识恢复，体力逐渐好转时常因头痛、眩晕、耳鸣、复视、记忆力减退等而烦恼，其中有些是器质性，有些是功能性的，必要时给予恰当的解释和宽慰。如再颅骨缺损，可在伤后3～6个月作缺损处的颅骨修补成形术；对后遗偏瘫、失语、遗尿的患者应耐心护理，通过暗示、例证、权威性疏导，增强患者的信心。

# 第五节　脑　脓　肿

## 一、定义

脑脓肿是指化脓性细菌感染引起的化脓性脑炎、慢性肉芽肿及脑脓肿包膜形成，少部分也可是真菌及原虫侵入脑组织而致。脑脓肿在任何年龄均可发病，以青壮年最为常见。发病率占神经外科住院患者2%左右，男女比例约2.5：1。

## 二、病因及发病机制

根据细菌感染的来源途径常分为四类：

1. 邻近感染灶的扩散所致的脑脓肿　最多见，如中耳炎、乳突炎、鼻窦炎、颅骨骨髓炎及颅内静脉窦炎等化脓性感染病灶可直接向脑内蔓延，形成脑脓肿。

2. 血源性脑脓肿　约占全部脑脓肿的25%。致病菌以溶血性金黄色葡萄球菌为主，其他多为混合菌。

3. 创伤性脑脓肿　脓肿多位于外伤部位或其邻近部位，病原菌多为金黄色葡萄球菌或混合菌。

4. 隐源性脑脓肿　占脑脓肿的10%～15%，指病因不明，临床上无法确定其感染源，可能原发感染灶和脑内继发病灶均较轻微而机体抵抗力强，炎症得到控制，未被发现，但细菌仍潜伏于脑内，一旦机体抵抗力下降，即可发病。因此，这类脑脓肿实质上为血源性脑脓肿。

## 三、临床表现

多数患者有原发化脓性感染病史，如慢性中耳炎或鼻窦炎的急性发作、肺或胸腔的化脓性感染等。

1. 病程早期　出现全身和颅内急性化脓性感染症状，如高热、头痛、呕吐、乏力及颈项强直。

2. 脓肿形成后　急性脑膜炎症状逐渐消退，随着脑脓肿包膜形成和脓肿增大，可出现局部脑受压和颅内压增高或加剧症状，严重者可致脑疝。若脓肿接近脑表面且脓腔壁较薄，可突然溃破，造成急性化脓性脑膜炎或脑室炎，患者突发高热、昏迷、全身抽搐、角弓反张，甚至死亡。

## 四、辅助检查

1. 实验室检查　血常规检查示白细胞计数及中性粒细胞比例增高。疾病早期，脑脊液检查示白细胞数明显增多，糖及氯化物含量可在正常范围或降低；脓肿形成后，脑脊液压力显著增高，白细胞数可正常或略增高，糖及氯化物含量正常，蛋白含量增高；若脓肿溃破，脑脊液白细胞数增多，甚至呈脓性。

2. CT　可确定脓肿的位置、大小、数目及形态，是诊断脑脓肿的首选方法。

## 五、治疗

急性期脓肿尚未完全局限时，在严密观察下使用高效广谱抗生素控制感染，同时进行降颅压治疗；脓肿局限、包膜形成后可行脓肿穿刺术或切除术。对位于脑深部或功能区的脓肿并已出现脑疝或全身衰竭者，紧急行颅骨钻孔穿刺抽脓，待病情稳定后，再行脓肿切除。若在初次抽脓时，脓腔内留置导管，术后可定时抽脓、冲洗和注入抗生素。

## 六、观察要点

根据患者病情轻重分级护理，注意观察患者意识、瞳孔、生命体征变化，若有意识障碍加深、瞳孔异常及时通知医师。随着脑脓肿形成，颅内压增高进展迅速，头痛加剧，呕吐频繁，反应迟钝，意识加深，应警惕脑疝形成。

## 七、护理要点

1. 常规护理　脑脓肿常有全身感染症状，患者多体质弱，营养状况差，必须给予含有丰富蛋白质及维生素的流质饮食或半流质饮食；必要时给予静脉输入高营养液，改善患者的全身营养状况，以增强机体免疫力。

2. 专科护理

（1）控制感染　遵医嘱给予抗生素控制感染。若出现高热，及时给予药物或物理降温。

（2）脓腔引流护理　患者取利于引流的体位；引流瓶（袋）至少低于脓腔30cm，引流管的开口在脓腔的中心，故需根据X线检查结果加以调整。须待术后24小时才能囊内冲洗，此时创口周围已初步形成粘连，可避免颅内感染扩散。冲洗时先用生理盐水缓慢注入腔内，再轻轻抽出，注意不可过分加压。冲洗后注入抗生素，然后夹闭引流管2～4小时。待脓腔闭合后拔管。

（3）降低颅内压　遵医嘱采取降低颅内压的措施。

3. 健康指导　指导患者进食高蛋白、高营养、易消化的食物（谷类、鱼、瘦肉、蛋类、牛乳、豆制品、蔬菜、水果等），以提高机体抵抗力，改善全身状况。及时治疗身体其他部位感染，防止病变再次发生。注意劳逸结合，加强锻炼。因故不能住院治疗者，应给予抗生素治疗，注意病情变化，发现异常，及时就诊。行手术治疗的患者，术后 3 ～ 6 个月门诊复查CT或MRI。

## 第六节　脑　积　水

### 一、定义

单纯脑积水概念是指脑脊液在颅内过多蓄积。其常发生在脑室内，也可累及蛛网膜下隙。脑脊液动力学障碍性脑积水是指脑脊液的产生或吸收过程中任何原因的失调所产生的脑脊液蓄积。如脑积水是由于脑脊液循环通道阻塞，引起其吸收障碍，脑室系统不能充分地与蛛网膜下隙相通称梗阻性脑积水。如阻塞部位在脑室系统以外，蛛网膜下隙为脑脊液吸收的终点，称为交通性脑积水。

### 二、病因及发病机制

（一）高压力性脑积水

1. 脑脊液循环通路的发育异常　以中脑导水管先天性狭窄、闭锁、分叉及导水管周围的神经胶质细胞增生为多见。

2. 炎症性粘连　脑脊液循环通路的炎症性粘连是引起脑积水的常见原因之一。部位多见于导水管、枕大池、脑底部及环池，也可发生于大脑半球凸面，部分患者可伴有局部的囊肿，引起相应的压迫症状。

3. 颅内占位性病变　凡是位于脑脊液循环通路及其邻近部位的肿瘤皆可引起脑积水。

4. 脑脊液产生过多　如脑室内的脉络丛乳头状瘤或增生，可分泌过多的脑脊液而其吸收功能并未增加而发生交通性脑积水。此外，维生素A缺乏，胎生期毒素作用亦可导致脑脊液的分泌与吸收失去平衡而引起脑积水。

5. 脑脊液吸收障碍　如静脉窦血栓形成。

6. 其他　发育异常如无脑回畸形、扁平颅底、软骨发育不全均可引起脑积水。

以上各种原因中，以脑脊液在其循环通路中各部位的阻塞最常见，而脑脊液的产生过多或吸收障碍则少见。

（二）正常压力脑积水

在病因、症状等方面与高压力性脑积水有明显的区别。最常见的原因为颅内动脉瘤破裂所致的蛛网膜下腔出血，由于出血多聚积于脑底，阻塞蛛网膜颗粒而影响脑脊液的吸收，此外脑外伤、脑膜炎或颅脑术后由于出血或炎症在脑底机化及纤维化粘连，影响脑脊液循环而导致脑积水。

其发生机制一般认为是脑积水形成的早期，由于颅内压力的增高，致使脑室扩大。当压力升高脑室扩大到一定程度，压力逐渐下降，扩大的脑室与颅内压力之间重新建立新的平衡而出现代偿状态，当颅内压力降至正常范围而脑室仍维持扩大状态从而形成正常压力脑积水。如不能代偿或代偿不充分，即发展为高压力脑积水。根据密闭容器原理，当脑室扩大而脑室壁面积增加时，脑脊液压力虽降至正常而施加于脑室壁的力仍与早期引起脑室扩大的力相等。如脑室缩小则压力又将增高，因而正常范围的压力仍能使脑室维持扩大时的状态不缩小，因此，症状不会减退。

## 三、临床表现

1. 高颅压性脑积水 是由于脑脊液循环通路上的脑室系统和蛛网膜下腔阻塞，引起脑室内平均压力或搏动性压力增高产生脑室扩大，以至不能代偿。主要表现为：

（1）头痛：以双额部疼痛最常见，在卧位及晨起较重。

（2）恶心、呕吐：常伴有头痛。

（3）共济失调：多属躯干性，表现站立不稳、宽足距、大步幅。

（4）视物障碍：视物不清、视力丧失、因外展神经麻痹产生复视。

2. 正常颅压脑积水 指脑室内压力正常，有脑室扩大。临床表现为步态不稳、反应迟钝和尿失禁。

## 四、辅助检查

X线颅骨摄片示颅腔扩大、颅骨变薄囟门增大和骨缝分离；CT所示脑室扩大程度和脑皮质厚度，有助推断梗阻的部位；MRI能准确显示脑室和蛛网膜下腔各部的形态、大小和存在的狭窄，有助于判断脑积水的原因。

## 五、治疗

对颅压高性脑积水引起视力急剧减退或丧失者，应按急症处理，行脑脊液分流术或行暂时的急症脑室穿刺持续外引流。对于梗阻性脑积水还可以选择第三脑室造瘘术。

## 六、观察要点

1. 严密观察生命体征及颅压高症状，发现异常及时报告医师，给予处理。

2. 观察手术伤口有无渗血、渗液，发现异常及时报告医师给予处理。

3. 观察患者有无过度引流症状（颅内低压）：姿势性头痛，平卧可缓解，恶心、呕吐、嗜睡，经补液、降低头部高度可以缓解。

## 七、护理要点

1. 手术前

（1）共济失调及视力障碍患者，加强病房设施的检查，保持地面的清洁、干燥，物品放置有序，并做好安全保护，防止外伤。

（2）做好基础护理，满足患者的基本生活需要。

（3）备好抢救设备、物品及药品。

（4）心理护理，加强与患者的沟通，了解其心理需求，耐心解答患者提出的问题并向其讲解所患疾病相关知识，向患者提供本病成功病例的相关信息，以减轻患者紧张、恐惧心理，增强手术治疗疾病的信心。

（5）认真倾听患者主诉，对于患者出现不适症状时，及时报告医师，给予相应的治疗和护理措施，以减轻症状及不适。

（6）加强营养，告诉患者尽量不偏食，多食用水果蔬菜，增加肉、蛋、奶的食用，并保证充足的水分（1500～2000ml/d），以保证大便通畅及增加机体的抵抗力，适应手术。

（7）做好基础护理工作，防止合并症的发生。

（8）做好手术前准备工作，根据手术要求做好皮肤及用物准备；指导患者练习床上大小便和床上肢体活动、轴位翻身的方法；遵医嘱完成抗生素皮肤试验及手术前备血工作。

（9）患者于手术前一天晚10点禁食，12点禁水，防止麻醉插管时呕吐、窒息。

（10）术前晚沐浴后及早睡觉，如有入睡困难，可以口服镇静药，以保证较好的身体状况。

（11）手术晨，洗漱完毕，排空大小便，摘下首饰、手表、义齿等，更换清洁病服。

（12）按要求做护理记录。

2. 手术后护理

（1）麻醉清醒前应去枕平卧，头偏向一侧，防止分泌物、呕吐物误吸而引起窒息。麻醉清醒后可取平卧或侧卧位，床头抬高15°～20°，有利于颅内静脉回流，减轻术后脑水肿。

（2）按全身麻醉手术准备吸引器、吸痰用物、吸氧装置及监护仪器等。

（3）与手术室护士和麻醉师认真交接患者手术中的情况；出室生命体征指标；手术切口敷料包扎及有无渗血、渗液；各种管道是否通畅及皮肤受压情况。

（4）遵医嘱观察患者神志、瞳孔、体温、脉搏、呼吸、血压情况，尤其要密切观察有无颅内压增高的症状。

（5）遵医嘱正确给予抗癫痫药物。

（6）做好基础护理，防止并发症的发生。

（7）按要求进行护理记录。

3．健康指导

（1）保持伤口清洁干燥，如果伤口有红、肿、热、痛或渗液，说明有感染迹象应及时到医院处理。

（2）如果发现头痛伴恶心、呕吐、视物模糊，说明有颅内压增高症状，首先要进行颈部引流泵的按压，如未好转必须到医院来检查、治疗，以免延误病情。

（3）严格遵医嘱服药，不可随意减量、增量、停服。

（4）遵医嘱定期复查（3个月）。复查时带好检查结果及其他客观资料。

（5）加强营养，多食用新鲜水果、蔬菜，增加肉、蛋、奶的食用，做到饮食均衡。

# 第十八章　颅内占位性病变

## 第一节　脑　膜　瘤

### 一、定义

脑膜瘤是起源于脑膜及脑膜间隙的衍生物。来自硬脑膜成纤维细胞和软脑膜细胞，但大部分来自蛛网膜细胞，也可以发生在任何含有蛛网膜成分的地方。

### 二、病因及发病机制

脑膜瘤的发生可能与颅脑创伤、病毒感染等因素有关，也可能与体内特别是脑内环境的改变和基因变异有关。这些因素的共同特点是使染色体突变，或使细胞加速分裂，致使通常认为细胞分裂速度很慢的蛛网膜细胞加快了细胞分裂速度。这可能是使细胞变性的早期阶段。

近年来研究证实，脑膜瘤的染色体异常最常见是第22对染色体缺乏一个基因片段。基因片段的缺失，影响细胞的增殖、分化和成熟，从而导致肿瘤的发生。

### 三、临床表现

1．肿瘤生长缓慢，病程长：据文献报告脑膜瘤出现早期症状平均为2.5年，少数患者可长达6年之久。

2．局灶性症状：因肿瘤呈膨胀性生长，患者往往以头痛、癫痫为首发症状。根据肿瘤部位的不同，还可以出现视力、视野、嗅觉和听觉及肢体运动障碍。而老年人尤以癫痫作为首发症状多见。

3．颅内压增高症状：此症状多不明显，尤其是高龄老人。

4．颅骨的改变：临近颅骨的脑膜瘤常可造成骨质变化，表现为骨板受压变薄或骨板被破坏，甚至穿破骨板侵蚀至帽状腱膜下。

### 四、辅助检查

1．头颅平片　表现为局限性骨质改变，颅板的血管压迹增多。

2．CT　呈现孤立的等密度或高密度占位病变，边缘清晰，颅内可见钙化。

3．MRI　呈稍长或等T1信号，增强明显强化。

4．脑血管造影　可显示肿瘤染色。

### 五、治疗

1．手术治疗　手术切除脑膜瘤是最有效、最基本的治疗方法。应在最大限度保护神经功能的基础上，尽量争取"全切"，以达到治愈的目的。

2．放射治疗　用于手术残余的脑膜瘤和恶性脑膜瘤术后的辅助治疗，但也有学者反对脑膜瘤术后放疗，因为脑膜瘤对放疗不敏感。

## 六、观察要点

1. 观察患者颅内压增高症状：头痛的性质、部位、持续时间，呕吐的性质、量。

2. 观察患者神志、瞳孔、生命体征变化，早期发现颅内血肿。

3. 有无癫痫发作史，癫痫发作的先兆症状，持续时间、次数。

## 七、护理要点

1. 常规护理

（1）一般护理

① 遵医嘱按时给予脱水药。

② 肿瘤位于矢状窦旁、中部、额顶部者，应注意患者肢体活动情况。

③ 有癫痫病史者应注意观察癫痫发作的先兆症状、持续时间、性质、次数，按时服抗癫痫药，并设专人陪伴。

④ 大脑凸面脑膜瘤受压明显时可有精神症状，在护理时应注意保护患者，加强巡视，给予专人陪伴。

⑤ 位于左侧半球的凸面脑膜瘤患者应观察各种失语的发生及种类、程度。采取有效沟通方式，加强语言训练。

⑥ 对于巨大肿瘤患者出现颅内压增高者，注意观察头痛的程度，神志、瞳孔、生命体征的变化，防止脑疝的发生。

（2）心理护理

① 评估患者的心理状态及心理需求，消除患者紧张情绪。耐心听取患者的需要和要求，放松心情，鼓励患者表达自己的需求。

② 在患者面前树立医师的威信，增加患者的安全感。鼓励患者正视现实，稳定情绪，配合医疗护理工作。

③ 教会患者各种放松疗法，如听音乐、睡前泡脚。

④ 医护人员在护理操作时应沉着、冷静，给患者带来信任感。

⑤ 术后及时告知患者手术效果，打消顾虑。

⑥ 帮助患者缓解疼痛，如分散注意力、减少噪声、减少强光刺激。

⑦ 经常更换体位，放松肌肉，消除紧张情绪。

2．专科护理

（1）治疗配合　告知患者治疗以手术为主，全切可治愈此病；告知患者围术期检查、化验目的及意义，取得家属及患者的配合。

（2）用药护理

① 术前：了解患者所用药物治疗目的、方法、剂量。

② 术后：了解术中情况、术后治疗用药，掌握药物的药理作用，观察药物作用、疗效及不良反应。

③ 遵医嘱及时准确用药。

④ 认真倾听患者主诉，及时配合医师调整用药。

3．健康指导

（1）入院宣教　介绍病房主任、护士长、主管医师、护士姓名、病房环境、相关疾病知识、检查、治疗的目的、意义、方法及配合注意事项。住院须知，探视制度，陪住制度、安全介绍。

（2）术前宣教　术前需要的准备用物、禁食水时间、交叉配血、药物过敏试验、术野准备，锻炼床上使用便器，保护性约束的意义，监护时间，饮食种类及注意事项。

（3）术后宣教　伤口护理、用药知识宣教、康复锻炼、饮食护理、禁食的目的，各种管路的护理，减少家属探视防止交叉感染。讲解病理性质，消除紧张情绪。

（4）出院宣教

① 门诊复查时间，出院后3～6个月，复查时所需物品。

② 按时服药、抗癫痫药物遵医嘱服药不可自行停药及减量。

③ 适当休息注意劳逸结合保持情绪稳定。

④ 饮食高营养易消化。

⑤ 伤口愈合1个月可以洗头，注意伤口有红、肿、热、痛时应及时就诊。

⑥ 加强肢体协调锻炼。

⑦ 提高自身免疫力，防治感冒。

⑧ 发现高热等异常情况及时就诊。

# 第二节　星形细胞瘤

## 一、定义

星形细胞瘤是常见的神经上皮性肿瘤，据文献报道占颅内肿瘤的13%～26%，占胶质瘤的21.2%～51.6%，其中男性多于女性，男：女约为2：1，多见于青壮年。肿瘤可发生在中枢神经系统的任何部位，一般成人多见于大脑。儿童多见于幕下。星形细胞瘤相对生长缓慢，病程较长，自出现症状至就诊平均2年，有时可达10年，临床症状包括一般症状和局部症状，前者主要取决于颅内压增高，后者则取决于病变部位和肿瘤的病理类型及生物学特征。

## 二、临床表现

1. 一般症状　肿瘤的不断生长占据颅内空间，逐渐阻塞脑脊液循环通路，造成脑积水、脑水肿、脑脊液回流吸收障碍等，可致颅内压增高。大脑半球的星形细胞瘤发病缓慢，病程较长，多数首发症状为肿瘤直接破坏所造成的定位体征和症状，随后出现颅内压增高的症状，如头痛、呕吐、视盘水肿、视力视野改变、癫痫、复视、头颅扩大和生命体征的变化等。

2. 局部症状

(1) 脑瘤位于大脑半球者约有60%发生癫痫。约有1/3的患者以癫痫为首发症状或主要症状，包括全身性及局限性发作，在若干年后出现颅内压增高及局灶症状。

（2）肿瘤广泛侵及额叶，尤其在侵犯胼胝体至对侧半球的肿瘤，患者可有明显的精神障碍，包括反应迟钝、生活懒散、近记忆力减退、判断能力差、定向力及计算力下降等。

（3）肿瘤位于颞枕叶，可累及视觉传导通路或视觉中枢，患者可出现幻视、视野缺损等临床症状。

（4）肿瘤位于额叶中央前回附近的患者，常出现不同程度的对侧偏瘫。

（5）肿瘤位于顶叶下部角回和缘上回的患者，可有失算、失读、失用及命名障碍。

（6）肿瘤累及优势半球的运动或感觉性语言中枢的，可相应出现运动或感觉性失语。

### 三、辅助检查

1. 腰椎穿刺 腰椎穿刺对已有明显颅内压增高患者应视为禁忌。脑脊液检查白细胞多数正常而蛋白含量增高，这在肿瘤接近脑室或蛛网膜下腔时尤为显著。但脑脊液蛋白含量正常也不能排除肿瘤的存在。

2. 神经电生理学检查 以癫痫为首发症状者脑电图检查主要表现为局灶性低幅慢波，部分表现广泛的中度或重度异常，视觉诱发电位（VEP）检查对视神经胶质瘤、颞枕叶肿瘤有帮助，脑干听觉诱发电位（BAEP）则有助于脑干、小脑等部位肿瘤的诊断。

3. X线检查 多数患者头颅X线平片表现为颅内压增高。部分可见到点状或圆弧状钙化。视神经肿瘤可见视神经孔扩大并可致前床突及鞍结节变形而形成"梨形蝶鞍"。脑血管造影表现为血管受压移位，少见肿瘤染色和病理血管。脑室造影幕上可见脑室移位或充盈缺损；小脑肿瘤表现为第三脑室以上对称扩大，导水管下段前屈，第四脑室受压及向对侧移位；脑干肿瘤表现中脑导水管及第四脑室上部向背侧移位，变狭窄和拉长。

4. CT扫描 纤维型和原浆型星形细胞瘤，CT扫描多呈低密度影，CT值介于14～25HU，多数病灶周围无水肿带。一般注射造影剂不增强或稍有增强。

5. MRI检查　良性星形细胞瘤由于肿瘤的生长，使细胞内外水分增多，造成T1和T2延长，表现为T1加权像呈低信号，T2加权像呈高信号，信号强度均匀，瘤周水肿轻微，注射马球根磁显葡胺（Gd-DTPA）增强不明显。随着肿瘤的生长，瘤内发生囊变使得MRI不均匀，瘤体与周围水肿在T1加权像不如T2加权像容易区分开来，肿瘤可有轻度增强。

## 四、治疗

星形细胞瘤的治疗以手术切除为主。大脑半球肿瘤一般可手术切除，如位于非功能区可连同脑叶一并切除，肿瘤位于深部可做部分切除加外减压术。一般实质性星形细胞瘤难以做到根治性切除，术后应给予放疗、化疗等综合治疗，可延长生存时间。

## 五、观察要点

1. 注意观察患者颅内压增高症状，如头痛的性质和部位、持续时间，呕吐的性质、量。

2. 观察癫痫发作的先兆及发作类型，及时采取措施，控制癫痫发作，防止患者意外伤害。

## 六、护理要点

1. 常规护理

（1）一般护理

① 患者出现精神障碍时，要有专人看护，遵医嘱给予镇静剂，防止意外事件发生。坚持服药到口。

② 遵医嘱按时服用抗癫痫药以保证有效血药浓度。

③ 患者有视力障碍时加强防护，确保患者安全。

④ 对出现失语的患者采取有效沟通方式及语言锻炼。

（2）心理护理　术前了解患者的心理状态及心理需求，耐心听取患者的需要和要求，鼓励患者表达自己的需求，消除患者紧张情绪。在患者面前树立医师的威信，增加患者的安全感。鼓励患者正视现实，稳定情绪，顺应医护计划。术后及时告知患者手术效果，消除顾虑。对于预后不良的患者不宜直接将真实情况告之，以免给患者心理带来巨大的压力。

2. 专科护理

（1）治疗配合

① 告知患者，治疗以手术切除肿瘤为主。

② 术前护士应协助患者完成术前检查及准备，讲解手术前后注意事项，告知各项检查及化验的目的、意义，术前一日剃头，配血，做药物过敏试验，术前8小时禁食水。

③ 全麻术后应注意电解质变化，遵医嘱及时留取化验，有异常及时通知医师。

④ 术后给予放射治疗、化学药物治疗等综合治疗，可延长生存时间。放化疗期间应注意观察病情变化，有无恶心、呕吐等药物反应，及时通知医师，注射化疗药物时应避免药物外渗，以免引起局部组织坏死。

（2）用药护理

① 术前　了解患者所用药物治疗目的、方法、剂量。如抗癫痫药物常用卡马西平（100mg，口服，每日3次）、德巴金（500mg，口服，每日2次），应指导患者按时按量服药，以达到有效血药浓度。

② 术后　了解术中情况，术后治疗用药，掌握药物的药理作用，观察药物作用、疗效及相关药物的不良反应，如皮疹、肝功能损害、血细胞下降等。长期用药时定期复查相关指标。

③ 遵医嘱及时准确用药　术后及时准确应用脱水药、抗生素以达到脱水、减轻脑水肿及预防感染的作用。及时应用抗癫痫药物，对于术前无癫痫者术后视情况口服抗癫痫药物3～6个月，如术后出现癫痫者服药6～12个月，如手术前后均有发作者则服药1～2年。

④ 认真倾听患者主诉、及时配合医师调整用药。

3. 健康指导

（1）入院宣教　介绍主管医师、护士、病房环境、疾病知识、各项检查、治疗的目的、方法及配合注意事项。嘱癫痫患者不能独自外出、单独洗浴，以防意外事故。

（2）术前宣教　介绍手术方法及术前准备的目的、意义，如交叉配血、药物过敏试验、术野准备、术前8小时禁食水。

（3）术后宣教　伤口护理、用药知识宣教、康复锻炼、饮食指导。

（4）出院宣教　肿瘤一般不能全切，术后3～6个月门诊复查，以后应定期复查及时发现肿瘤复发。按时服药、抗癫痫药物遵医嘱服药不可自行停药。适当休息注意劳逸结合保持情绪稳定。饮食高营养易消化。伤口愈合1个月后可以洗头，注意伤口有红、肿、热、痛时应及时就诊。加强语言功能锻炼、肢体协调锻炼。术后1个月进行放疗或化疗。

## 第三节　胶质母细胞瘤

### 一、定义

胶质母细胞瘤是高度恶性胶质瘤，约占胶质瘤的22.3%，占颅内肿瘤的10.2%，仅次于星形细胞瘤居第二位，主要发生在成年人，尤以30～50岁多见，男性明显多于女性。肿瘤常位于皮质下，呈浸润性生长，常同时侵犯数个脑叶，且可累及脑深部结构。肿瘤可以发生在脑的任何部位，成人以额叶最多见，其次为颞叶、顶叶，少数见于枕叶、丘脑和基底节。

### 二、病因及发病机制

有研究发现原发性胶质母细胞瘤与继发性胶质母细胞瘤的分子发生机制不同。原发性胶质母细胞瘤的分子改变以表皮生长因子受体（EGFR）的扩增与过量表达为主，而继发性胶质母细胞瘤则以 p53 的突变为主。

## 三、临床表现

肿瘤高度恶性，生长快、病程短，自出现症状到就诊多数在 3 个月以内。主要有以下表现。

1. 颅内压增高症状　由于肿瘤迅速生长，脑水肿广泛，颅内压增高症状明显，几乎全部患者均有头痛、呕吐、视盘水肿等。

2. 癫痫　约有 33% 的患者可以出现。

3. 精神症状　约有 20% 的患者可表现为淡漠、痴呆、智力减退等。

4. 局灶症状　肿瘤侵犯性破坏脑组织造成一系列的局灶症状，如偏瘫、偏盲、偏身感觉障碍、失语等。

## 四、辅助检查

1. CT　肿瘤呈边界不清的混合密度病灶，其中多有瘤内出血所致高密度表现，但钙化者甚少。

2. MRI　T1 加权图像上呈低信号，与邻近脑组织不容易区分，占位效应十分明显。

## 五、治疗

治疗以手术切除为主。手术的原则同星形细胞瘤，但胶质母细胞瘤不太可能真正完全切除，应尽量多切除肿瘤并同时行内外减压术。此肿瘤约有 1/3 边界比较清楚，手术可肉眼全切除；另 2/3 呈明显浸润性，与正常脑组织分不出明显界限，如果位于额叶前部、颞叶前部或枕叶者，可将肿瘤连同脑叶一并切除，使术后有一个比较大的空间，效果较好。如果肿瘤位于重要功能区，为了不加重脑功能的障碍，多数仅能做部分切除，对位于脑干、基底神经节及丘脑的肿瘤可在显微镜下严格切除肿瘤，手术结束时可做外减压术。

## 六、观察要点

1. 主要注意观察神志、瞳孔、生命体征的改变。

2. 观察头痛的性质、程度及持续时间。遵医嘱及时给予脱水药物，以防脑疝发生。

3. 有癫痫者注意观察患者癫痫发作的先兆，并按时服用抗癫痫药物。

## 七、护理要点

1. 常规护理

（1）一般护理

① 有精神症状者加强安全防护，有专人陪伴。

② 有偏瘫者注意患者皮肤护理，按时翻身，活动肢体，预防下肢深静脉血栓及肺栓塞的发生。

③ 有语言功能障碍者术后进行语言训练。

④ 加强与患者交流，减轻焦虑，做好术前、术后的心理护理，帮助患者树立信心。

⑤ 加强营养，增强体质，为患者术后放射及化学药物治疗做好准备。

⑥ 患者接受化学治疗时注意观察用药后的不良反应，加强保护性隔离。

（2）心理护理　针对胶质母细胞瘤恶性程度高、病程短、发展快、预后差等特点及时了解患者的心理状态及心理需求，消除患者的紧张情绪。在患者面前树立医师的威信，增加患者的安全感。鼓励患者正视现实，稳定情绪，顺应医护计划。对于不良预后不直接将真实情况告知患者本人，以免给患者心理带来巨大的创伤。做好家属的工作，使之与医护人员更好地配合给予患者心理支持。

2. 专科护理

（1）治疗配合

① 胶质母细胞瘤恶性程度高，术后生存期一般6个月至1年，只有在完全切除肿瘤可行的情况下或家属要求下才考虑手术治疗。护士应协助患者完成术前检查，术前一日剃头，配血，做

药物过敏试验，术前8小时禁食水。

② 全麻术后及时观察有无出血和脑水肿。遵医嘱观察电解质变化，有异常及时通知医师。

③ 术后应尽早给予化疗药物治疗（一般常用丙卡巴肼、卡莫司汀和顺铂）、放射治疗（常用剂量为50～60Gy）等综合治疗，可延长生存时间。化疗期间应注意观察病情变化，及药物反应，注射化疗药物时应避免药物外渗，以免引起局部组织坏死。

（2）用药护理

① 术前　了解患者所用药物治疗的目的、方法、剂量。如抗癫痫药物常用卡马西平（100mg，口服，每日3次）、德巴金（500mg，口服，每日2次），应指导患者按时按量服药，以达到有效血药浓度。

② 术后　了解术中情况，术后治疗用药，掌握化疗药物及抗癫痫药物的药理作用，观察疗效及相关药物的不良反应，如皮疹、肝功能损害、血细胞下降等。告知患者遵医嘱定期复查相关指标。

③ 遵医嘱及时准确用药，如脱水药、抗生素，预防术后感染。

④ 认真倾听患者主诉，及时配合医师调整用药。

⑤ 使用化疗药物时注意避免药物外渗，防止局部组织坏死。

3．健康指导

（1）护士要做好术前检查，及治疗护理的健康宣教，告知其检查及治疗的目的、方法及配合的注意事项，告知患者术后与医护配合的注意事项。

（2）指导患者家属术后按时探视，防止术后交叉感染，告知患者饮食方面的注意事项。根据患者术后恢复情况，逐渐进行功能锻炼，术后多鼓励患者，促进患者身心的早日康复。

（3）出院指导：术后及时进行放疗或化疗，按时服药、抗癫痫药物遵医嘱服药不可自行停药，适当休息，注意劳逸结合，保持情绪稳定，饮食高营养易消化，伤口愈合1个月可以洗头，注意伤口有红、肿、热、痛时应及时就诊，加强语言功能锻炼、肢体协调锻炼。术后3～6个月门诊复查。

## 第四节　少枝胶质细胞瘤

### 一、定义

少枝胶质细胞瘤是发生于神经外胚层的肿瘤。肿瘤起源于神经胶质细胞。少枝胶质细胞肿瘤占颅内肿瘤的1.3%～3.8%，男性多于女性，男女之比为2：1，常见于中年人，发病率高峰为30～40岁。肿瘤绝大多数位于幕上，额叶最多见，其次为顶叶和颞叶。

### 二、病理

肿瘤多位于皮质下，侵犯皮质和邻近的软脑膜；部位较深的可侵及脑室壁。亦可通过胼胝体侵至对侧。肿瘤多实质性，边界光整，可与正常脑组织分开，但无包膜，质地脆软，切面灰红色，常有钙化。有些肿瘤有黏液样变，质地如胶冻样。较大的肿瘤中心常有囊腔形成，也可有坏死，但多不显著。肿瘤钙化是少突胶质瘤的形态特点之一，钙盐多沉积在肿瘤的周边部分，比较均匀，不太致密。周围脑水肿较轻。

### 三、临床表现

少枝胶质细胞瘤大部分生长缓慢，病程较长，自出现症状到就诊时间平均为2～3年。病程为2.4～4.1年。癫痫为本病最常见的症状，占52%～79%，常为首发症状。精神症状常见于额叶少枝胶质细胞瘤患者，尤其是广泛浸润，沿胼胝体向对侧额叶扩展者，以情感和痴呆等为主。50%患者均出现颅内压增高症状，头痛、呕吐和视盘水肿，但出现较晚。肿瘤位于额后部侵犯运动、感觉区可相应的产生偏瘫、偏身感觉障碍及运动性感觉性失语等。肿瘤位于颞叶者可出现幻听、幻视症状。

## 四、辅助检查

1. 头颅X线平片　可见肿瘤钙化斑，多数呈条带状或点片状，占34%～70%，为神经上皮性肿瘤中钙化率最高者。

2. CT　平扫多呈低密度山形影像。2/3以上可见钙化，肿瘤周围水肿一般不广泛，注射造影剂增强扫描多有不规则的增强影像。

3. MRI　扫描肿瘤T1加权像呈低信号，T2加权像呈高信号，周围水肿易与肿瘤区分。

## 五、治疗

治疗以手术切除为主，手术原则为尽可能多切除肿瘤。肿瘤局限于一侧额叶、颞叶或枕叶者，手术切除是较理想的治疗方法。切除比较彻底者术后常可获得较好疗效。

## 六、观察要点

1. 有癫痫病史者，密切观察癫痫发作先兆，同时按时服用抗癫痫药。

2. 观察颅内压增高的症状，如神志、瞳孔、生命体征的变化及头痛的程度。

## 七、护理要点

1. 常规护理

（1）一般护理

① 有精神症状者加强安全防护，设专人陪护。

② 出现偏瘫的患者注意皮肤护理和肢体活动。

③ 有语言障碍患者加强有效沟通和语言训练。

④ 有幻听、幻视患者有专人看护，避免发生意外。

（2）心理护理　术前了解患者的心理状态及心理需求，鼓励患者表达自己的需求，放松心情，消除患者紧张情绪。建立良好的护患关系，增加患者的安全感。鼓励患者正视现实，稳定情绪，医护人员治疗护理操作时沉着冷静，给患者带来信任感。术后及时告知患者手术效果，打消顾虑。

2．专科护理

（1）治疗配合

① 治疗以手术为主。护士应协助患者完成术前检查及各项相关化验，术前一日剃头、配血，做药物过敏试验，术前8小时禁食水。

② 全麻术后应注意电解质变化，遵医嘱及时留取各项化验，有异常及时通知医师。

③ 术后应给予放射治疗、化学药物治疗等综合治疗，可延长生存时间。放化疗期间应注意观察病情变化及药物反应，注射化疗药物时应避免药物外渗，以免引起局部组织坏死。

（2）用药护理

① 术前了解患者所用药物治疗目的、方法、剂量。如抗癫痫药物常用卡马西平（100mg，口服，每日3次）、德巴金（500mg口服，每日2次），应指导患者按时按量服药，以达到有效血药浓度。精神异常须药物治疗者，服药到口，24小时专人陪伴。

② 术后了解术中情况，术后治疗用药，掌握药物的药理作用，观察药物作用、疗效及相关药物的不良反应，如皮疹、肝功能损害、血细胞下降等。长期用药时定期复查相关指标，血常规、肝功能等。

③ 遵医嘱及时准确用药，如脱水药、抗生素，预防术后并发症。按时服用抗癫痫药，对于术前无癫痫者术后视情况口服抗癫痫药物3～6个月，如术后出现癫痫者服药6～12个月，如手术前后均有发作者则服药1～2年。

④ 认真倾听患者主诉、及时配合医师调整用药。

⑤ 使用化疗药物时注意避免药物外渗，防止局部组织坏死。

3．健康指导

（1）护士要做好术前检查，及治疗护理的健康宣教，告知其检查及治疗的目的、方法及配合的注意事项。告知患者术后与医护配合的注意事项。

（2）指导患者家属术后按时探视，防止术后交叉感染，及患者饮食方面的注意事项。根据患者术后恢复情况，逐渐进行功能锻炼，术后多鼓励患者，促进患者身心的早日康复。

（3）出院指导：因肿瘤不能全切应定期复查，告知患者及家属术后3～6个月门诊复查MRI、CT。按时服药，如抗癫痫药物应遵医嘱服药不可自行停药、减药。适当休息注意劳逸结合，保持情绪稳定。饮食注意高营养易消化。伤口愈合1个月后可以洗头，注意伤口有红、肿、热、痛时应及时就诊。加强语言功能锻炼、肢体协调锻炼。遵医嘱进行放疗或化疗。

# 第五节　垂体腺瘤

## 一、定义

垂体腺瘤是指蝶鞍内脑垂体细胞的良性肿瘤。发病率为1/10万，占颅内肿瘤的10％～12％，仅次于脑膜瘤和胶质瘤。男女比例无明显差异，好发年龄多为青壮年。垂体位于蝶鞍内，呈卵圆形，1.2cm×1.0cm×0.5cm大小，约750mg。垂体通过垂体柄与第三脑室底和侧壁的下丘脑联系密切，垂体具有复杂而重要的内分泌功能，分为神经垂体和腺垂体。垂体腺瘤对于患者生长发育、劳动能力、生育功能及社会心理影响较大。

## 二、病因及发病机制

目前认为垂体腺瘤来源于腺垂体细胞，在同一种细胞内具有能与生长激素和泌乳素两种激素抗体结合的颗粒，说明两种激素可以同时在同一垂体细胞内产生。促卵泡素和黄体生成素可由同一种细胞分泌。垂体内一种细胞不是只能分泌一种相应的激素。这类多激素细胞腺瘤，称之为"异源性垂体腺瘤"。其发生机制一般认为与瘤细胞的基因表达有关。

## 三、临床表现

（1）头痛　早期约有2/3患者有头痛，主要位于眶后、前额、双颞，一般不重，主要是由于蝶鞍内压力增高所致。临床上常见的是在视力障碍出现以前明显。肢端肥大症的患者头痛较为剧烈。

（2）视觉损害　仔细地评价视力、视野和眼底是非常重要的。在鞍内垂体微腺瘤，多无视力、视野障碍，仅个别微腺瘤病例可出现视力减退、双颞侧视野缺损，这可为高灌流状态的微腺瘤通过它与视交叉的共同供应血管"窃取"或干扰了视交叉的正常血供，使视交叉中部发生供血障碍所致。

（3）内分泌紊乱　内分泌紊乱是由于垂体性甲状腺功能减退或过多地分泌垂体激素所致。在早期微腺瘤阶段即可出现内分泌功能亢进的症状。随着腺瘤的长大和发展，可压迫、侵蚀垂体组织，产生内分泌功能减退症。

## 四、辅助检查

1. 实验室检查　应用内分泌放射免疫超微测量对了解激素分泌情况是有帮助的。可以直接测定垂体和下丘脑多种内分泌激素，以及垂体功能试验，有助于了解垂体及靶腺功能亢进、正常或不足的情况，对垂体瘤的早期诊断、治疗前后变化的评估、疗效评价、随诊观察和预后判断均有重要的意义。垂体激素受机体内外环境的影响，因此单次基础值不可靠，应多次、多时间点做有关垂体功能试验，这样才较可靠。

2. 蝶鞍像为基本检查之一，可测量蝶鞍的大小。正常蝶鞍前后径为 $7 \sim 16mm$，体积为 $346 \sim 1337mm^3$。在微腺瘤，蝶鞍可正常大小；在大腺瘤，鞍窝大多呈球形扩大，鞍底下移，变薄。如肿瘤向一侧生长，鞍底倾斜呈双鞍底改变。晚期可有前床突上抬。

3. 蝶鞍多轨迹断层像　可以发现鞍底有局部骨质吸收、变薄，囊泡状膨出，鞍底倾斜，骨质破坏等，对早期诊断垂体微腺瘤更有诊断意义。另外，可以更清晰地了解蝶鞍的形态及中隔变异等情况，有助于手术入路的选择。

4. 气脑造影 通过了解视交叉池、脚间池充气情况及第三脑室、侧脑室前角的充盈缺损等形态改变，来判断肿瘤在鞍内、鞍上、鞍旁发展的情况，有无部分空泡蝶鞍等。但此检查法目前已被 CT、MRI 所取代，因为此检查法具有创伤性和一定的危险性，患者较痛苦。

5. 碘水脑池造影 经腰穿或小脑延髓池注入水溶性含碘造影剂，变动患者的体位使造影剂扩散至脑基底池，然后摄 X 线片，或行 CT、MRI 检查，可得知垂体瘤是否向鞍上、鞍旁发展。对于协助鉴别空泡蝶鞍、鞍区低密度囊性肿物及脑脊液鼻漏有特殊意义。但因有创伤性，不作为常规检查方法。

6. 蝶鞍区 CT 薄层扫描 采用高分辨率 CT 直接增强扫描薄层（1.5mm）断面，做蝶鞍区冠状位扫描和矢状位重建及轴位检查，可以提高垂体微腺瘤的发现率。

7. 磁共振影像（MRI） 提高了垂体微腺瘤的诊断率。

## 五、治疗

垂体瘤患者的治疗的原则是：①是否有内分泌紊乱，如停经、泌乳、不育症等；②是否有周围神经结构受压症状，如视力、视野的改变，其他脑神经和脑受压症状。治疗的方法有：①手术治疗（经蝶或经颅切除）；②放射治疗；③抗分泌药物治疗。

## 六、护理要点

1. 一般护理 要了解手术入路，其目的是做好术前准备及术后护理。

（1）护士为患者做好术前准备，经口鼻蝶入路的手术，要了解鼻腔情况，鼻腔有无感染、蝶窦炎、鼻中隔手术史等。

（2）术前 3 日应用抗生素液（0.25% 氯霉素）滴鼻，清洁口腔，用朵贝尔液漱口，术前一日剪鼻毛。

（3）术前护士要指导患者练习张口呼吸。

（4）要保证有视力障碍患者的安全，尤其是外出时要有专人陪伴，防止发生意外。

（5）如患者出现多饮、多尿，要准确记录出入量，早期发现尿崩症及电解质紊乱。

（6）术后患者按全麻患者护理常规护理。密切观察意识、瞳孔生命体征变化，保持呼吸道通畅。

（7）观察鼻腔渗血情况，发现渗血情况异常及时汇报给医师，及时采取措施。

（8）尿崩症：主要是下丘脑功能障碍，肿瘤压迫垂体柄和下丘脑所致。准确记录出入量，如患者连续2小时尿量＞300ml（儿童＞150ml/h）时，及时报告医师。注意观察患者意识、皮肤弹性、生命体征的变化。低钠血症应多进食含钠高的食物，如咸菜、盐水；高钠血症的患者应多饮白开水，以利于钠离子排出。严格按照医嘱补充液体，禁止摄入含糖液体，防止渗透性利尿，加重尿崩症状。

（9）中枢性高热：下丘脑损伤时，可引起中枢性体温调节异常，患者表现为高热，体温可超过40℃，高热可增加患者脑耗氧代谢，加重脑水肿，护士应及时采取物理或药物降温，如酒精擦浴、降温毯降温疗法等。严密进行体温监测，一般6小时测1次体温，必要时可持续监测体温并认真记录。

（10）脑脊液漏：经蝶手术或肿瘤侵犯硬脑膜易发生脑脊液漏。密切观察脑脊液鼻漏量、性质、颜色，及时报告医师处理；定期做脑脊液培养；监测体温，并及时记录；及时擦洗鼻腔血迹、污物，防止液体反流。枕下铺无菌小巾，定时更换；注意保暖、预防感冒，避免咳嗽、喷嚏等高压气流的冲击，以免加重漏口损伤；避免用力排便，以免颅内压升高，加重漏口损伤。不经鼻腔吸痰及插胃管，以免导致逆行感染；每日按时做口腔护理，防止经口腔逆行感染；如病情允许，可抬高床头30°～60°使脑组织移向颅底而封闭漏口；遵医嘱按时给予抗生素。

（11）保持病室空气新鲜，每日定时通风。

（12）限制探视人员，减少外源性感染因素。

2. 心理护理 多与患者沟通，了解患者心理需求，解答患者所提的问题，消除患者对手术的恐惧心理，提供给患者本病治愈病例的相关信息，以激发患者治愈疾病的信心。

3. 治疗及护理配合

(1) 术前：了解术前患者的血生化情况、视力视野状况，向患者告知降压药、降糖药、激素药物治疗的目的、方法、剂量及不良反应。

(2) 术后：了解手术中情况、术后的治疗措施，掌握胰岛素、激素药物的药理作用，用药后的不良反应，并告知患者低血糖的症状，有异常情况及时通知医护人员。遵医嘱按时给药，并观察疗效。

(3) 高血钠者：遵医嘱给口服或鼻饲白开水。注意防止血钠忽高忽低的状况发生，每天监测两次血生化指标。低血钠者，遵医嘱口服补钠或静脉补10%氯化钠，若疗效不佳，可静脉输氢化可的松，避免血钠过低，加重脑水肿，诱发患者出现癫痫，导致颅内出血。

(4) 高血糖者：遵医嘱给予胰岛素皮下注射或静脉注射，检测餐前及餐后2小时血糖的变化，及时通知医师调节用药。给予患者糖尿病饮食。

4. 健康指导

(1) 入院健康教育 责任护士首先自我介绍，介绍病房环境、作息时间、同室病友，使患者不感到陌生，减轻心理压力。护士要主动与患者沟通，了解患者对所患疾病的认识，给其讲解垂体瘤的一般知识，例如垂体瘤是良性肿瘤，位于蝶鞍区，同时给患者讲解患同种病友治愈的例子，以激发其配合治疗、护理及战胜疾病的信心。

(2) 术前健康教育 护士向患者讲解术前准备事项，告知患者如何配合、目的、意义；要特别注意患者预防感冒，注意口腔及鼻腔黏膜卫生。术前一日晚饭后嘱患者禁食、禁水以防手术麻醉后呕吐引起误吸。术前对患者进行心理疏导，以减轻患者术前的恐惧、紧张的心理。

（3）术后健康教育 护士要指导患者配合治疗、护理，应与家属沟通，为预防感染，限制探视患者的家属人数、遵守探视时间；护士指导患者进行功能锻炼，以促进康复。

（4）出院指导 嘱患者按时进行康复锻炼，以尽快恢复功能，提高生活质量。嘱患者按时服药，尤其是激素类药物严格遵照医嘱服药，不得擅自停药、减药，遵照医嘱调节药物剂量；嘱患者按时来院复查内分泌、血生化及CT、MRI，指导患者合理饮食。

# 第六节 鞍结节脑膜瘤

## 一、定义

鞍上脑膜瘤包括起源于鞍结节、前床突、鞍隔和蝶骨平台的脑膜瘤，因上述解剖结构范围不超过3cm，临床对上述区域脑膜瘤习惯统冠以鞍结节脑膜瘤的称号，发病率占颅内肿瘤的4%～10%。

## 二、病因及发病机制

鞍结节脑膜瘤的发生原因尚不清楚。有人认为与内环境改变和基因变异有关，但并非单一因素所致。颅脑外伤、放射性照射、病毒感染等使细胞染色体突变或细胞分裂速度增快可能与脑膜瘤的发生有关。分子生物学研究已经证实，脑膜瘤最常见为22对染色体上缺乏一个基因片段。鞍结节脑膜瘤多呈球形生长，与脑组织边界清楚。瘤体剖呈致密的灰色或暗红色组织，有时可含砂粒体，瘤内出血坏死可见于恶性脑膜瘤。鞍结节及其附近蝶骨平台骨质增生，有时鞍背骨质变薄或吸收。病理类型常见有内皮细胞型、血管型、成纤维型、砂粒型等，恶性脑膜瘤及脑膜肉瘤较少见。

## 三、临床表现

1. 80%以上的患者以视力障碍为首发症状，可为单侧或双侧。视野障碍可以表现为以双颞侧偏盲或单眼失明，另一眼颞侧偏盲多见，也可见单眼视力视野基本正常，另一眼颞侧偏盲。眼底视盘原发萎缩多见，还可以表现为双眼视盘萎缩。

2. 50%以上的患者有头痛病史，头痛部位多在额部，也可表现为眼眶及双颞部。

3. 少数病例出现精神障碍，可能与肿瘤压迫额叶底部有关。

4. 有的患者有类似垂体腺瘤的内分泌功能障碍。

5. 个别患者以嗅觉丧失、癫痫、动眼神经麻痹为主诉就诊。在神经系统检查时还可出现锥体束征和Foster-Kennedy综合征。

## 四、辅助检查

CT片上可见鞍上等密度或高密度区。MRI与CT一样，唯显示肿瘤与视神经、颈内动脉以及颅骨之间的关系更清晰。

## 五、治疗

手术治疗。

## 六、护理要点

1. 一般护理

（1）完善术前各项化验及视力视野等检查。

（2）术前一日剃头，术前8小时禁食、水。

（3）术后严密观察生命体征变化。

（4）视力视野有障碍者，外出时有专人陪伴。

（5）精神障碍者专人24小时陪伴，防止意外事件发生。

（6）严格记录24小时出入量，遵医嘱监测水、电解质情况，及时发现异常，及时采取措施。

2. 心理护理　加强与患者及家属的沟通，及时发现患者心理变化，缓解患者紧张、焦虑的情绪，精神异常者，防止激惹患者，必要时配合药物治疗。

3. 治疗及护理配合

（1）术前　告知患者术前的血生化、视力视野检查的必要性及药物治疗的目的、方法。精神异常须药物治疗者，服药到口，24小时专人陪伴。

（2）术中　了解手术中情况、术后的治疗措施，掌握抗生素，激素药物及抗癫痫药物的药理作用，用药后的不良反应，遵医嘱按时给药，并观察疗效。

（3）术后　高血钠，遵医嘱给患者口服或鼻饲白开水。低血钠遵医嘱给患者口服盐或静脉输入10% NaCl，及时观察血生化变化。

4. 健康指导

（1）护士要做好术前检查，及治疗护理的健康宣教，告知其检查及治疗的目的、方法及配合的注意事项。告知患者术后与医护配合的注意事项。

（2）指导患者家属术后按时探视，防止术后交叉感染。告知患者饮食方面的注意事项。根据患者术后恢复情况，逐渐进行功能锻炼，术后多鼓励患者，促进患者身心的早日康复。

（3）指导术后1～3个月每月检查血生化及内分泌，遵医嘱调整药物用量，遵医嘱给患者口服抗癫痫药物，逐渐停药，不得随意停药或漏服药，合理膳食，根据血钠情况调节饮食。3～6个月复查MRI与CT。

# 第七节　颅咽管瘤

## 一、定义

颅咽管瘤是一种良性的先天性颅内肿瘤，起源于原始口腔外胚层所形成的颅咽管残余上皮细胞。发病率占颅内肿瘤的1%～6.5%。本病是儿童最常见的先天性肿瘤，占鞍区肿瘤的第一位，可发生于任何年龄，但70%发生于15岁以下的儿童和少年。男性与女性之比约为2∶1。按照颅咽管瘤与鞍隔的关系可分为鞍内、鞍上和脑室内肿瘤。

## 二、病因及发病机制

有关颅咽管瘤的组织发生，目前有两种学说比较普遍被人们接受。

1. 先天性剩余学说  这是被人们广泛接受的组织发生学说。Erdheim最早观察到正常垂体的结节部有残存的鳞状上皮细胞，认为颅咽管瘤起源于这些残余的上皮细胞。在胚胎时期的第2周，原始的口腔顶向上突起形成一深的盲袋，称为Rathke袋，随着进一步发育，Rathke袋的下方变窄而呈细管状，即称之为颅咽管或垂体管。在正常情况下，胚胎7～8周颅咽管即逐渐消失，在发育过程中常有上皮细胞小巢遗留，即成为颅咽管瘤的组织来源。

2. 鳞状上皮化生学说  1955年Luse和Kernohan观察了1364例尸检的垂体腺，结果发现24%有鳞状上皮细胞巢，其出现率随年龄的增长而增高，20岁以下者鳞状上皮细胞巢出现率很低，因此，他们认为鳞状上皮细胞巢是垂体细胞化生的产物，而不是胚胎残留。另外，还有人观察到垂体腺细胞和鳞状上皮细胞的混合，并且见到二者之间有过渡，这一发现亦支持化生学说。

## 三、临床表现

根据肿瘤所在部位、生长快慢、发展方向及患者年龄的不同，其临床表现也不同。常见的可出现视力视野改变、颅内压增高、内分泌功能障碍和意识变化等。

1. 视力视野改变  以视力视野障碍为首发症状者并不少见，约占颅咽管瘤的18%。肿瘤位于鞍上常因直接压迫视神经、视交叉及视束，有70%～80%的患者出现视力、视野障碍。

2. 颅内压增高  在颅咽管瘤多见于儿童，也常为患者的就诊原因。其发生原因多为肿瘤体积较大，阻塞了脑脊液的循环通路所致。在临床上表现为头痛、恶心、呕吐、视神经盘水肿、复视和颈痛等。

3. **垂体功能障碍** 在颅咽管瘤患者中2/3出现内分泌紊乱症状。表现为性功能减退，第二性征发育迟缓，水、脂肪代谢障碍。

4. **下丘脑损害** 由于肿瘤向鞍上发展增大至第三脑室底部，下丘脑受压，其结果可出现体温调节障碍。高热或体温低于正常，嗜睡、尿崩症。当肿瘤侵犯灰结节及漏斗，表现为向心性肥胖，少数可极度消瘦。

5. **邻近症状** 颅咽管瘤可向四周生长，引起各种邻近症状。向鞍旁生长可产生海绵窦综合征，可引起Ⅲ、Ⅳ、Ⅵ脑神经障碍等。向颅前窝生长可产生精神症状，如记忆力减退、定向力差、大小便不能自理、癫痫等。向颅内窝生长可产生颞叶癫痫和幻嗅、幻味等精神症状。少数患者可向后生长产生脑干症状，甚至长到颅后窝引起小脑症状。

## 四、辅助检查

1. **颅骨X线平片** 表现为鞍区有钙化灶，钙化的形态多种多样，斑点状或团块状，有时沿肿瘤囊壁钙化呈蛋壳状，钙化是鞍内颅咽管瘤与垂体瘤的鉴别要点之一。平片还可见蝶鞍扩大、变形及前床突、鞍背骨质破坏等。

2. **头颅CT** CT扫描可以很好地反映骨质、肿瘤及其他组织的密度情况，显示碟鞍、颅底及蝶骨的骨性解剖，对手术入路的选择很有帮助。CT扫描有助于对实性肿瘤和囊性肿瘤进行分类，列颅咽管瘤的诊断十分重要。

3. **MRI** 可以很好地显示肿瘤与周围结果的关系。

4. **内分泌功能的测定** 颅咽管瘤的血清GH、LH、FSH、ACTH等可以减低，有时PRL增高。

## 五、治疗

1. **手术治疗** 首选治疗方法为全切除术。颅咽管瘤为良性肿瘤，手术切除后可望治愈。在肿瘤周围组织内肿瘤细胞依然有残留的可能，全切除数年又可能复发。手术效果与以下条件有关：①肿瘤的大小；②肿瘤的形状，囊性还是实性；③肿瘤与周围结构的关系，粘连程度；④患者一般情况；⑤手术医师的显微操作技术和手术经验。

2. 放射治疗　颅咽管瘤术后应进行立体放射治疗，包括术中肿瘤全切的患者。行肿瘤次全切除后如不辅以放射治疗，结果不甚乐观，5年复发率可到75%，10年生存率仅为25%，而佐以放射治疗后，肿瘤的复发率明显下降，10年生存率可到75%～80%。

3. 内放射治疗　颅咽管瘤的内放射治疗是一种行之有效的治疗方法。主要药物有金198、磷32和钇90等，产生组织穿透性较弱但具较强瘤壁杀伤作用的放射线，放射性损伤囊性颅咽管瘤的内壁。

4. 内化疗　采用博来霉素等药物行内化疗也是治疗颅咽管瘤的方法之一，主要针对囊性颅咽管瘤。

## 六、观察要点

1. 密切观察患者意识、生命体征、瞳孔的变化。

2. 保持伤口敷料清洁干燥，观察切口敷料是否妥善稳定，嘱患者及家属不要擅自揭开敷料，也不要自行往切口上涂抹药物。观察切口有无渗液渗血，切口周围皮肤有无红肿、热痛现象，记录并报告医师。

3. 密切观察意识、瞳孔、生命特征及头痛的性质、部位。

## 七、护理要点

1. 常规护理

（1）一般护理　护士了解病情及手术情况。

① 严格记录每小时尿量、性质、色泽。

② 遵医嘱及时监测血钾、钠、氯的变化及尿比重变化，及时遵医嘱给予对症处理。

③ 及时准确记录24小时出入量。

④ 保证静脉输液通畅。

⑤ 随时观察患者的皮肤弹性，及早发现脱水指征。

⑥ 低血钠者鼓励患者多饮水，特别是加盐开水，以补充丢失的水、钠。高血钠者多饮白水。

⑦ 不能饮水的患者应给予鼻饲。

⑧ 禁止摄入含糖高的食物，以免使血糖增高，产生渗透性利尿，使尿量增加。

⑨ 鼓励患者喝含钾高的饮料如橙汁、咸菜。

⑩ 遵医嘱按时按量补充各种电解质。

⑪ 并发尿崩症者必要时遵医嘱给予去氨加压素口服，并观察用药后的效果。

⑫ 脑室开放放置瘤腔引流袋，注意观察色、量、是否通畅，防止扭曲、脱出，每班认真记录交接。

（2）心理护理　缓解患者因病程长、发育障碍、视力障碍等原因引发的焦虑状态，加强沟通与交流，尊重患者，及时满足患者的基本生活需求。

2. 专科护理

（1）治疗及护理配合

① 术前　了解术前患者的血生化情况、视力、视野状况及药物治疗的目的、方法、剂量。

② 术后　了解手术中情况、术后的治疗措施，掌握胰岛素等术后用药的药理作用，用药后的不良反应。密切观察低血糖的症状并告知患者如何识别异常情况，及时通知医护人员。遵医嘱按时给予激素药物，并观察疗效。

③ 颅咽管瘤术后　高血钠可造成患者高渗昏迷，遵医嘱给患者口服或鼻饲白开水。注意防止血钠忽高忽低的状况发生，避免血钠过低加重脑水肿，诱发癫痫，导致颅内出血。每日监测血生化两次。

④ 高血糖　遵医嘱给予胰岛素皮下注射、静脉输液或微量泵泵入，监测餐前及餐后2小时血糖的变化，及时通知医师调节用药剂量。减少低血糖的危险发生，护理人员要识别输液泵的报

警原因及处理方法，防止针头阻塞等情况发生。密切观察有无渗液，防止皮下由于药物渗漏发生坏死，及时更换穿刺部位，防止感染发生。

（2）伤口的观察及护理

① 加强营养，促进切口的愈合。

② 遵循无菌原则更换伤口敷料。

（3）疼痛的护理

① 伤口疼痛 评估患者疼痛的情况，注意疼痛的性质，区分切口疼痛与颅内高压引起的疼痛。合理给予镇痛药物，如布桂嗪100mg肌内注射，观察药物效果。运用技巧分散患者的注意力，减轻疼痛，如放松疗法、音乐疗法、想象疗法等。

② 头痛 抬高床头15°～30°，以利于颅内静脉回流。慎用止痛药，根据个体情况给予20%甘露醇125ml或250ml快速静脉滴注；或利尿剂，如呋塞米20mg静脉缓推，观察用药后头痛的缓解情况。必要时行头颅CT检查。

3. 健康指导

（1）护士要做好术后检查，及治疗护理的健康宣教，告知其检查及治疗的目的、方法及配合的注意事项，指导患者家属术后按时探视，防止术后交叉感染，以及患者饮食方面的注意事项。根据患者术后恢复情况，进行功能锻炼，术后多鼓励患者，促进患者身心的早日康复。

（2）指导术后1～3个月抽血检查血生化、肝功能。遵医嘱调整降糖药物用量。抗癫痫药物，遵医嘱逐渐停药，不得随意停药或漏服药；采用合理膳食；根据血钠、血糖情况调节饮食。

# 第八节 听神经鞘瘤

## 一、定义

听神经鞘瘤起源于听神经鞘膜细胞，是典型的神经鞘瘤，此肿瘤为常见的颅内肿瘤之一。肿瘤多数发生于听神经前庭段，少数发生于该神经的耳蜗部，随着肿瘤生长变大，压迫桥脑外侧和小脑前缘，充满于小脑桥脑角凹内。听神经瘤好发于中年人，高峰在 30～50 岁，最年幼者为 8 岁，最高龄可在 70 岁以上。听神经瘤有完整包膜，表面大多光滑，有时可略呈结节状。

## 二、病因及发病机制

分子遗传学研究发现神经鞘瘤（单或双侧）的发生与 NF2 基因失活有关。NF2 基因是一种抑癌基因，定位于 22 号染色体长臂 1 区 2 带 2 亚带（22q12.2）。NF1 基因也是肿瘤抑制基因，定位 19q11.2。

## 三、临床表现

1. 耳蜗及前庭症状：表现为头晕、目眩、耳鸣、耳聋。
2. 头痛，伴有患侧枕骨大孔区的不适。
3. 小脑性共济失调，动作不协调。
4. 邻近脑神经受损症状：表现为病侧面部疼痛、面部抽搐、面部感觉减退，周围性面瘫等。
5. 颅内压增高症状：视盘水肿、头痛加剧、呕吐、复视等。

## 四、辅助检查

1. 神经性耳科检查。
2. 听力检查。
3. 前庭神经检查。
4. 脑干听觉诱发电位或脑干电反应听力测定。
5. 神经放射学诊断，即 CT 及 MRI 检查：对位于内听道的听神经鞘瘤或侵入小脑桥脑角直径小于 1cm 的小肿瘤难以发现。肿瘤较大，则表现为圆形或分叶状的低密度病灶，边界清楚；少数略呈高密度，内听道多呈锥形或漏斗形扩大，第四脑室受压，变形并向对侧移位或完全闭锁，其上方脑室有不同程度扩大，患侧小脑桥脑角池多闭塞，偶见残存部分扩大。

## 五、治疗

1. 大、中型肿瘤的枕下乳突后开颅手术肿瘤切除。

2. 小型肿瘤经迷路手术，经枕下入路手术肿瘤切除。

## 六、护理要点

1. 一般护理

（1）脑瘤位于后颅凹、桥脑小脑角，靠近脑干，解剖关系复杂而重要，手术难度大，时间长，因此严密观察患者神志、瞳孔生命体征的变化是关键。尤其是呼吸和神志的改变，最为重要。

（2）手术后伴有面神经、三叉神经损害，眼睑闭合不全，容易发生角膜溃疡，严重者有造成失明的危险。患者手术麻醉清醒后，观察有无眼睑闭合不全情况发生，立即通知医师采取预防性治疗措施，并认真做床头交接班；若发生眼睑闭合不全，应密切观察患者有无畏光、眼部干涩、疼痛、结膜发红、眼角膜小的点状浸润及角膜溃疡等情况发生，并遵医嘱给药。

（3）三叉神经损伤者面部感觉丧失，进食要防止烫伤。

（4）有后组脑神经损伤者常伴有声音嘶哑、呛咳，故手术后禁食，必要时给予鼻饲饮食，防止呛食引起误吸。

（5）吞咽反射减弱或消失，可发生吞咽困难、咳嗽无力，患者主动排痰困难需按时翻身、叩背，随时吸痰，定时做雾化吸入，防止呼吸道堵塞和肺炎的发生。

（6）气管切开术后做好护理。病情平稳后，尽早拔除气管套管。

（7）术后1周出现患侧面部带状疱疹时，遵医嘱涂抹药膏，防止继发感染。

2. 心理护理　由于脑神经损伤修复是一个复杂而长期的过程，可达数月，面瘫、眼睑闭合不全、耳漏、吞咽功能障碍、听力障碍，造成患者情绪低落、抑郁，做好患者的心理护理尤为重要，以便于更好地配合治疗及护理。

3. 治疗及护理配合

（1）术前：告知患者及家属手术入路；听力检查；前庭神经检查、脑干听觉诱发电位或脑干电反应听力测定；CT及MRI检查其目的及重要性，做好术前准备；告知术后可能发生的脑神经损伤情况、并发症及需要配合的事项。

（2）术后：了解手术中脑神经损伤情况、术后的治疗措施并告知患者及家属。掌握术后用药的药理作用，用药后的不良反应发生时的症状表现，并告知患者有异常情况及时与医护联系。遵医嘱按时给药，并观察疗效。眼药应存放在冰箱内，每位患者的药品要有标记，专人专用，注明有效期。用药时严格执行三查七对，防止差错事故发生；特别要警惕角膜炎发生。若发现症状不缓解或加重，出现角膜炎症状，应及时通知医师请眼科会诊，必要时行眼睑缝合术，10日后拆线。拆线后，根据患者眼部情况继续应用药物，防止角膜溃疡发生。采用湿盐水纱布遮盖，医用胶布或眼罩保护眼膜，防止眼部暴露及角膜干燥。应用药物点眼，手术后应用诺氟沙星滴眼液滴眼，1～2滴/次，3～4次/天。红霉素眼膏1次/晚，涂擦结膜囊进行角膜保护；使用贝复舒滴眼液，1～2滴/次，4～6次/天，促进角膜上皮的再生，角膜基质层的修复；保持眼部清洁，用柔软、清洁、干燥的毛巾为患者擦拭眼泪，用温水清洁双眼周围，3～4次/天。饮食护理应嘱患者禁食辛辣刺激性食物。防止加重病情。

4. 健康指导

（1）使用患者能听到的声音与患者交流，必要时可采取其他方式与患者交流。做好患者及家属的健康教育工作。护理人员要做好术后检查，及治疗护理的健康宣教，告知其检查及治疗的目的、方法及配合的注意事项，指导患者家属术后按时探视，防止术后交叉感染，及患者饮食方面的注意事项。根据患者术后恢复情况进行功能锻炼，术后多鼓励患者，促进患者身心的早日康复。

（2）出院指导：指导术后1～3个月抽血检查血生化、肝功能。遵医嘱调整抗癫痫药物用量，遵医嘱逐渐停药，不得随意停药或漏服药，合理膳食。出院者做好出院指导工作，嘱患者禁用不洁净的东西擦眼，防止加重病情；密切观察病情变化，观察患者结膜炎症状有无好转及进展情况，按时正确使用眼药。

# 第九节 脑干肿瘤

## 一、定义

脑干是主管呼吸、心跳、意识、运动、感觉的生命中枢，过去一直被视为手术禁区，通过研究发现脑干有很大的可塑性，包括形态及功能。脑干占位中星形细胞瘤、海绵状血管瘤多见。其次还有室管膜瘤和血管网状细胞瘤等。

## 二、临床表现

1. 肿瘤位于延髓主要有头痛、头晕、呕吐和高颅压症状。体征有后组脑神经障碍、共济失调，特殊症状有呼吸困难、呃逆、心动过缓。

2. 肿瘤位于桥脑时可引起呼吸频率的改变、肢体、面部麻木或无力。体征有咽反射迟钝或消失。特殊症状有不自主发笑、强迫头位。

3. 肿瘤位于中脑有意识障碍、头痛、呕吐、高颅压症状、上视不能、复视，其中复视是典型症状之一。特殊症状是不自主发笑。

4. 脑干综合征：如原发性动眼凝视障碍、不同类型的眼震、面神经麻痹、吞咽障碍等一个或多个脑神经异常，交叉性偏瘫、不随意运动，小脑功能障碍和（或）高颅压等。

## 三、辅助检查

MRI是评价脑干病变的首选影像检查方法。星形细胞瘤为长T1和T2信号不均影像，该部脑干增粗。海绵状血管瘤在出血的急性期，T1及T2上皆为均匀的高密度，轮廓清晰。

## 四、治疗

由于脑干内布满生命中枢、重要神经核团及上下行神经纤维，任何手术损伤都会出现重要的神经功能障碍，加重病情。所以手术应在有条件的设施下，由有经验的医师来完成。脑干内局限性星形细胞瘤可做瘤内次全切除，瘤腔内置入化疗药，手术后加以放疗。血管网状细胞瘤常有囊变，应尽量全切除肿瘤结节，以期痊愈。脑干深部的海绵状血管瘤如果症状轻微、稳定，不必手术。病变较大且在脑干表面的，可行手术切除。脑干的室管膜瘤常界限清楚，可作到全切或次全切。

## 五、观察要点

（1）肿瘤位于中脑：主要注意观察患者的意识变化和吞咽反射，防止误吸，有肌无力者应观察肢体活动。

（2）肿瘤位于桥脑：主要观察患者的呼吸变化，肢体活动。

（3）肿瘤位于延髓

① 延髓是呼吸中枢：当有占位时，呼吸随时都有停止的危险，尤其是术后的患者应严密观察呼吸的变化。

② 当后组脑神经损伤：常有声音嘶哑，呛食，手术后上述神经症状可能加重，必要时给予鼻饲饮食，防止因呛食引起呼吸道阻塞和吸入性肺炎。

③ 有咽反射减弱或消失：发生吞咽困难、咳嗽无力时应及时吸痰，严重者可早行气管切开。

（4）术后注意观察有无消化道出血症状。

（5）术后行气管切开，呼吸肌辅助呼吸时应按气管切开护理常规和机械通气护理常规进行护理。

（6）脑干患者术后卧床时间较长，应加强翻身和肢体活动。叩背，防止坠积性肺炎及深静脉血栓发生。

（7）高热患者多采取物理降温。

（8）在术后禁食期间加强口腔护理。

（9）有面部麻木者应注意防止烫伤。

（10）发生偏瘫的患者注意加强肢体功能锻炼。

## 六、护理要点

1. 常规护理

（1）心理护理

① 评估患者的心理状态及心理需求，消除患者紧张情绪。耐心听取患者的需要和要求，放松心情，鼓励患者表达自己的需求。增加患者的安全感。鼓励患者正视现实，稳定情绪，顺应医护计划。

② 教会患者各种放松疗法，如听音乐、睡前泡脚。

③ 医护人员治疗护理操作时沉着冷静，给患者带来信任感。

④ 术后及时告知患者手术效果，打消顾虑。

⑤ 经常更换体位，肌肉放松，消除紧张情绪。

（2）治疗配合　告知患者治疗以手术为主。讲解围手术期检查、化验目的及意义，取得家属及患者的配合。术后放射治疗有助于延缓肿瘤复发的时间。

2. 专科护理

（1）术前：了解患者所用药物治疗目的、方法、剂量。

（2）术后：了解术中情况，术后治疗用药，掌握药物的药理作用，观察药物作用、疗效及不良反应。

（3）遵医嘱及时准确用药。

（4）认真倾听患者主诉，及时配合医师调整用药。

3. 健康指导

（1）入院宣教　介绍病房主任、护士长主管医师护士名称、病房环境、相关疾病知识、检查、治疗的目的、意义、方法及配合注意事项。介绍住院须知、探视制度、陪住制度和安全介绍。

（2）术前宣教　术前需要的准备用物、禁食水时间、交叉配血、药物过敏试验、术野准备，锻炼床上使用便器，告知保护性约束的意义、监护时间、饮食种类及注意事项。

（3）术后宣教　伤口护理、用药知识宣教、康复锻炼、饮食护理、禁食的目的，各种管路的护理，减少家属探视防止交叉感染。讲解病理性质消除紧张情绪，向患者家属讲解使用呼吸机目的、意义、配合等注意事项。

（4）出院宣教 告知患者门诊复查时间3～6个月，复查时所需物品。按时服药、抗癫痫药物遵医嘱服药不可自行停药及减量。适当休息注意劳逸结合，保持情绪稳定。饮食高营养易消化食物。伤口愈合1个月可以洗头，注意伤口有红、肿、热、痛时应及时就诊。加强肢体协调锻炼，提高自身免疫力，防治感冒。发现高热等异常情况时应及时就诊。

# 第十节 室管膜瘤

## 一、定义

室管膜瘤的发生率占颅内肿瘤的2%～9%，男性多于女性，多见于儿童及青年人。肿瘤的3/4位于幕下，1/4位于幕上，儿童幕下占绝大多数。肿瘤多位于脑室内，少数肿瘤的主体位于脑组织内。肿瘤位于第四脑室者大多起于脑室底延髓的部分。肿瘤的增长可占据第四脑室而造成梗阻性脑积水，有的肿瘤可通过中间孔向枕大池延伸，少数可压迫甚至包绕延髓或突入椎管而压迫上颈髓。部分肿瘤起源于第四脑室顶部，占据小脑半球或蚓部，偶可见肿瘤发生于桥脑小脑角。

## 二、病因及发病机制

室管膜瘤多位于脑室内，少数肿瘤的主体位于脑组织内。后颅凹室管膜瘤主要发生于第四脑室的顶、底和侧壁凹陷处，肿瘤位于第四脑室者大多起于脑室底延髓的部分。肿瘤的增长可占据第四脑室而造成梗阻性脑积水，有时肿瘤可通过中间孔向枕大池延伸，少数可压迫甚至包绕延髓或突入椎管而压迫上颈髓。部分肿瘤起源于第四脑室顶，占据小脑半球或蚓部内，偶可见肿瘤发生于桥小脑角者。幕上肿瘤多见于侧脑室，可起源于侧脑室各部位，常向脑实质内浸润。发生于第三脑室者少见，位于其前部者可通过室间孔向两侧脑室延伸。幕上室管膜瘤被认为是起源于侧脑室或第三脑室的室管膜上皮，肿瘤既可以完全在脑室内，也可以部分在脑室内、部分在脑室外。但是，肿瘤也可能发生于大脑半球内的任何地方而完全位于脑室外，肿瘤起源于室管膜细胞嵴，可能是神经管内折叠时形成畸形的结果，这样的肿瘤好发于额叶、颞叶、顶叶和第三脑室。

### 三、临床表现

1. 颅内压增高症状

（1）剧烈头痛、眩晕、呕吐、脉搏、呼吸改变、意识突然丧失及由于外展神经核受影响而产生复视、眼球震颤等症状。

（2）由于肿瘤的活动可突然阻塞正中孔或导水管引起脑脊液循环受阻，因而可呈现发作性颅内压升高，此现象多于体位突然改变时发生。

（3）脑干症状与脑神经损害症状

① 脑干症状：较少见，也可出现桥脑或延髓诸神经核受累症状。

② 脑神经损害症状：肿瘤在第四脑室底上部，可出现眼球向患侧注视麻痹，眼球运动偏斜扭转。肿瘤在第四脑室底下部，可出现呕吐、呃逆首发症状，随之出现吞咽困难、声音嘶哑。肿瘤起始于第四脑室侧隐窝，主要表现颜面感觉障碍、听力及前庭功能减退及眩晕等症状。

2. 小脑症状　走路不稳、眼球震颤、共济失调和肌张力下降。

### 四、辅助检查

1. 腰椎穿刺　绝大多数患者腰穿压力增高，特别是在幕下肿瘤合并梗阻性脑积水时更为突出。约半数患者脑脊液蛋白增高，约近1/5的患者脑脊液细胞数增高。由于常有肿瘤细胞脱落于脑脊液中，故镜检脑脊液时需注意与白细胞的鉴别。

2. 颅骨X线平片　多数患者表现颅内压增高征象，如指压迹增多等。肿瘤钙化亦多见于室管膜瘤，幕上肿瘤有无病理钙化与病史的长短有一定关系。有钙化者病史一般较长，但在幕下室管膜瘤这种对应关系不甚明显。幕下室管膜瘤是儿童后颅窝肿瘤中病理钙化发生率较高者。

3. 脑室造影　CT广泛应用以前，脑室造影曾作为诊断室管膜瘤的主要手段。一般造影在幕上侧脑室内肿瘤多表现为不同形态的充盈缺损，幕下肿瘤则表现为中脑导水管以上的脑室对称扩大，导水管呈喇叭口样扩张，第四脑室内可见肿瘤的充盈缺损。

4. CT扫描　位于侧脑室内的肿瘤一般显示不均匀的等或略高密度影像，病变同侧脑室可因肿瘤的占据和室间孔堵塞后造成脑室扩大、变形，瘤内可见高密度的钙化灶及低密度的囊变区。幕下肿瘤常位于中线，多见于第四脑室内，但多数体积较大，并常伴有梗阻性脑积水。肿瘤亦为等或稍高密度，可见钙化及囊变。增强扫描肿瘤呈不均匀强化，多数肿瘤边界较清楚，囊变区一般不强化。

5. MRI检查　室管膜瘤在T1加权像上呈低或等信号，在T2加权像呈明显的高信号。儿童患者由于瘤体内有较大的囊变区而形成T1加权像的更低信号，在T2加权像上的更高信号，肿瘤的实质部分由于钙化也造成信号的混杂。成年患者瘤体内囊肿形成不明显，钙化也较少，所以信号比较均匀，若瘤内发生间变时，其间变部分信号改变明显，为不均匀信号，在T1加权像呈较低信号，T2加权像呈较高信号。肿瘤具有明显的异常对比增强，间变部分更为突出，瘤体周围水肿亦十分显著。

## 五、治疗

1. 手术治疗　以手术切除肿瘤为主要手段。

2. 放射治疗　室管膜瘤是放疗中度敏感的肿瘤之一。多数学者认为术后放疗有助于改善患者的预后。

3. 化学治疗　化疗是颅内肿瘤治疗的辅助手段之一，目前尽管已进行了广泛研究，但仍处于探索阶段，疗效不十分肯定。

## 六、观察要点

1．严密观察患者神志、瞳孔、生命体征的变化。

2．严密观察颅内压增高症状：头痛的性质和部位、持续时间，呕吐的性质、量，及时给予处理。

## 七、护理要点

1．常规护理

（1）一般护理

① 出现后组脑神经损伤发生呛咳、吞咽困难时遵医嘱给予鼻饲饮食。

② 出现咳嗽咳痰无力时，及时吸痰，必要时通知医师行气管切开。

③ 患者有走路不稳、眩晕时应加强安全防护，防止摔伤。

④ 患者继发脑干损伤时出现昏迷高热，给予皮肤护理，按时翻身，活动肢体，并进行物理降温。

⑤ 有脑室引流者，每日更换无菌引流袋，观察引流液的量、性质、颜色、是否通畅。

⑥ 指导患者避免突然改变体位，防止发作性颅内压升高的发生。

（2）心理护理

① 术前了解患者的心理状态及心理需求，消除患者紧张情绪。

② 增加患者的安全感。鼓励患者正视现实，稳定情绪，顺应医护计划。

③ 医护人员治疗护理操作时沉着冷静，给患者带来信任感。

④ 术后及时告知患者手术效果，打消顾虑。

⑤ 帮助患者缓解疼痛，如分散注意力、减少噪声、减少强光刺激。进行治疗护理操作时语言动作轻柔，减少对患者的不良刺激。

⑥ 对于预后不良的患者不宜直接将真实情况告之，以免给

患者心理带来巨大的创伤。

⑦ 保护患者的自尊心，使患者感到受人重视，受人尊敬，有独立人格。

⑧ 经常更换体位，肌肉放松，消除紧张情绪。

2. 专科护理

（1）治疗配合

① 治疗以手术切除肿瘤为主，讲解手术前后注意事项。

② 完善围手术期检查、化验并告知其目的及意义。

③ 放射治疗：室管膜瘤是放射治疗中度敏感的肿瘤之一，术后放疗有助于改善患者的预后。

④ 化学药物疗法：疗效不十分肯定。

（2）用药护理

① 术前　了解患者所用药物治疗目的、方法、剂量。

② 术后　了解术中情况、术后治疗用药，掌握药物的药理作用，观察药物作用、疗效及不良反应。

③ 遵医嘱及时准确用药。

④ 认真倾听患者主诉有无不适、及时配合医师调整用药。

⑤ 手术后给予止吐药昂丹司琼、维生素$B_6$等，观察用药后反应及疗效。

3. 健康指导

（1）入院宣教　介绍病房主任护士长、主管医师护士、病房环境、疾病知识及各项检查化验治疗的目的、意义、方法及配合注意事项、住院须知、探视制度、陪住制度、安全措施。

（2）术前宣教　术前需要的准备、禁食水时间、交叉配血、药物过敏试验、术野准备。

（3）术后宣教　伤口护理、用药知识宣教、康复锻炼的方法及步骤、饮食的种类与治疗的关系及注意事项，禁食的目的、约束患者的目的，各种引流管放置的意义及目的，监护时间及意义。

（4）出院宣教

① 告知门诊复查时间、注意事项。

② 药物知识、药物名称与注意事项。

③ 适当休息，注意劳逸结合，保持情绪稳定。

④ 饮食注意事项。

⑤ 伤口的自我护理措施，注意伤口出现红、肿、热、痛时应及时就诊。

⑥ 加强肢体协调锻炼的方法及步骤。

# 第十一节　髓母细胞瘤

## 一、定义

髓母细胞瘤是中枢神经系统最为恶性的一种儿童后颅凹恶性肿瘤，其发生是由于原始髓样上皮分化的结果。其高度恶性表现在三个方面：

（1）生长极其迅速。

（2）手术不易全切除。

（3）肿瘤细胞有脑脊液产生播散性种植的倾向。髓母细胞瘤多发生在男性儿童，男女比例为 4：3 或 2：1，年龄高峰为 10 岁以前。

## 二、病因及发病机制

髓母细胞瘤起源于小脑蚓部或第四脑室顶的后髓帆原始胚胎残留组织，有人认为其发生是由于原始髓样上皮未继续分化的结果，一种可能是起源于小脑胚胎的外颗粒细胞层，这层细胞位于软膜下小脑分子层表层，在出生后 1.5 年后逐渐消失；另一种可能是起源于后髓帆室管膜增殖中心的原始细胞，这些细胞可能在出生后数年仍然存在。有人认为，小龄儿童髓母细胞瘤主要来源于前者；而大龄儿童和成人的髓母细胞瘤主要来源于后者。

### 三、临床表现

1. 颅内高压症状：表现为头痛、呕吐、视盘水肿，头痛多位于枕部和额部。

2. 小脑损害症状：表现为躯干性共济失调，走路步态蹒跚，重者不能站立和坐稳。位于下蚓部向后倾倒，肿瘤原发于小脑半球的，可出现持物不稳，指鼻试验和跟膝胫试验阳性。

3. 其他表现：复视、面瘫、强迫头位、头颅增大、破壶音阳性、椎体束征、进食呛咳、小脑危象及蛛网膜下隙出血。

### 四、辅助检查

1. 腰穿　在肿瘤早期无颅内压增高，可见蛋白增高，可找到脱落细胞。

2. CT　平扫可见后颅凹中线有高或稍高密度的肿物，注药后有明显均匀强化。瘤体圆形，可有较轻的水肿带。

3. MRI　T1加权像上肿瘤显示为等或稍低信号，T2加权像则为高信号，注药后可有均匀或不均匀强化。

### 五、治疗

髓母细胞瘤的治疗主要是手术切除与术后放射治疗，部分患者可辅以化疗。由于肿瘤属高度恶性，加之肿瘤边界不十分清楚，故手术后易复发。多数神经外科医师主张手术尽可能多切除肿瘤至少做到使脑脊液循环梗阻恢复通畅，术后再予以放疗。早年的手术死亡率高达17%～26.5%，随着手术技术和设备条件的不断进步，近几年髓母细胞瘤患者的手术死亡率已明显下降。

### 六、观察要点

1. 密切观察患者头痛、恶心、呕吐、颈抵抗等症状和体征。询问患儿症状时要考虑儿童的理解程度及语言表达能力和方式。

2. 观察高渗利尿药使用后的反应，排尿过多时加强补充水分。

3. 密切观察患儿有无脱水体征，如眼窝下陷、口舌干燥、皮肤弹性差，若出现脱水体征，遵医嘱给予静脉补液。

4. 密切观察伤口情况，若渗液较多及时报告医师更换敷料。

## 七、护理要点

1. 常规护理

（1）一般护理　护士要了解病情及手术情况。

① 遵医嘱给予脱水、利尿药物治疗。

② 遵医嘱按时监测生命体征并记录。

③ 保持病室内安静，避免噪声，集中治疗和护理时间，创造安静、舒适的休养环境。

④ 护士进行操作时动作轻柔，避免头部过度活动以减轻疼痛症状。必要时遵医嘱给予止痛剂。

⑤ 有小脑体征的患儿避免摔伤，活动时有专人陪同。

⑥ 病区内布局合理，物品摆放整齐，无障碍物。

⑦ 保持病房地面干燥、无水迹、防止滑倒。

⑧ 咳嗽反射障碍的患儿翻身时用力叩背，协助其排痰。口腔内有分泌物时应及时吸出，保持呼吸道通畅。

⑨ 气管切开患儿按气管切开护理常规进行操作；及时吸出痰液，吸痰后用听诊器听肺部是否为清音；定时消毒内套管；及时更换污染的气切套纱；覆盖气管切开处的纱布保持清洁湿润。

⑩ 及时给予高热患者降温，物理降温有头枕冰袋、酒精擦浴、温水擦浴、冰毯等，还可遵医嘱给予药物降温。给予降温处理30～60分钟后监测体温，并做好记录。高热患儿应注意及时给予补充水分。

⑪ 患儿进食后观察口腔内是否有残留食物，进食完毕后为患儿漱口，清理残留食物，保持口腔内清洁。

⑫ 保持排便通畅，必要时使用开塞露。

⑬ 眼睑闭合不全者，给予眼药水滴眼和纱布覆盖，保持眼部清洁。

⑭ 鼻饲患儿遵医嘱按时给予鼻饲饮食。

⑮ 及时满足患儿的生理需要：进食、床上擦浴、及时给予大小便器、及时清理排泄物。

⑯ 脑室外引流患儿：保持引流管通畅，避免扭曲、受压、折叠，搬动时先夹闭引流管，安置完患者后再放开，防止引流液反流回颅内，引起感染。枕头上铺无菌小巾，保持清洁干燥。密切观察引流液的性质、颜色、量，并做好记录。适当约束患儿，防止误拔引流管。

（2）心理护理　缓解患儿及家长因病程长、吞咽障碍、共济失调等原因引起的焦虑状态，加强沟通与交流，及时满足患儿的基本需要，保持患儿情绪稳定。

（3）饮食护理

① 食物的种类：最好选用食糜类，易于形成食团，但不易过稠、过硬。禁食固体食物，香蕉、包子或饺子的馅儿等不易吞咽，尽量避免食用。

② 食物的温度：因患儿面部感觉减退，故食物的温度要适宜，不可过冷或过热，进食汤汁类避免用吸管吸吮，以防烫伤。

③ 进食的方法：患儿应取侧卧位或半坐卧位，从健侧进食，以利吞咽，同时鼓励患儿要细嚼慢咽，少量多餐。

④ 注意口腔卫生：经常漱口及饭后刷牙，防止口中存留食物，预防口腔溃疡及蛀牙的发生。

（4）安全防护

① 选择合适的鞋：患儿的鞋应大小合适，最好穿防滑鞋，以防走路不稳滑倒摔伤。

② 保持环境清洁：家长和孩子不要乱放东西，不要乱扔果皮。保证地面整洁，刚擦过的地面潮湿勿下床活动，避免患儿摔伤。

③ 物品摆放整齐：暖瓶和热水杯放置远离患儿处，如窗台，防止患儿烫伤。

④ 保护患儿：因患儿一侧肢体活动差，离开时一定要加好床档，以防坠床。

2. 专科护理 主要是手术切除及术后放疗；部分病例可辅以化疗或采用中药治疗。术后放射治疗是该肿瘤综合治疗必不可少的手段，要强调术后早期放射治疗，一般在术后1～2周内进行。

（1）术前 了解术前患者的血常规，凝血象及血生化情况，做好配血、皮试及备皮等准备，并遵医嘱给患儿禁食水。

（2）术后 了解手术中情况，术后的治疗措施，掌握药理作用，用药后的不良反应，遵医嘱按时给药，并观察疗效。

（3）健康教育 护理人员做好术前检查及治疗护理的健康宣教，告知其检查及治疗的目的、方法及配合的注意事项。

（4）舒适的体位 当患儿出现头痛时，应避免剧烈活动和变换体位；当患儿呕吐频繁时应取右侧卧位，保持呼吸道通畅，防止误吸。

（5）加强营养 提供良好的就餐环境，鼓励患儿尽量进食高蛋白、高维生素、高热量饮食，少吃零食，增加抵抗力。

（6）预防感冒 冬季注意保暖，随时增减衣服，夏季多饮开水，保证患儿机体需要。

（7）保持排便通畅 避免患儿过度用力，致颅内压增高。

3. 健康指导

（1）出现头痛、恶心、呕吐等症状到医院急诊就医。

（2）观察伤口，术后1个月内不能洗头，如出现不适症状如伤口红肿、渗液等及时就诊。

（3）遵医嘱服药，特别是抗癫痫药不可随意停药，漏服药。定时查血药浓度及肝功能，遵医嘱逐渐减量。

（4）适当休息，注意劳逸结合，玩电脑、看电视要适度。

（5）保持情绪稳定，避免不良刺激。

（6）注意饮食合理搭配，适当增加营养，吞咽障碍的患儿注意食物的种类、食物的温度、进食的方法等，患儿多食高蛋白及维生素丰富的食物，如肉类、蛋类、鱼、水果及各种新鲜蔬菜，多饮水。

（7）进一步加强语言功能的训练。

（8）遵医嘱按时来门诊复查。

# 第十九章　神经科危重症

## 第一节　颅内压增高

### 一、定义

颅内压增高是神经系统多种疾病所共有的一种综合征。由于颅内压增高主要是颅腔空间与其内容物体积之间不平衡所引起，故引起颅内压增高的具体病因不外乎两大类：各种引起颅腔空间狭小的情况和颅内容物体积增加的各种情况。

### 二、病因及发病机制

引起颅内压增高的原因很多，大体可分2类。

1. 颅腔内容物体积或量增加

（1）脑体积增加：如脑组织损伤、炎症、缺血缺氧、中毒等导致脑水肿。

（2）脑脊液增多：脑脊液分泌过多、吸收障碍或脑脊液循环受阻导致脑积水。

（3）脑血流量增加：高碳酸血症时血液中二氧化碳分压增高、脑血管扩张致颅内血容量急剧增多。

（4）占位性病变：如颅内血肿、肿瘤、脓肿等在颅腔内占据一定体积导致颅内压增高。

2. 颅内空间或颅腔容积缩小

（1）先天性畸形如狭颅症、颅底凹陷症等使颅腔容积变小。

（2）外伤致大片凹陷性骨折，使颅内空间缩小。

## 三、临床表现

根据临床症状和病理生理特点，颅内压增高的发展过程可分为代偿期、早期、高峰期和晚期（衰竭期）四个不同阶段。

1. **代偿期** 病变虽已开始形成，但处于初期发展阶段。由于颅腔内有占总容积8%～10%以下的代偿容积，所以只要病变本身和病理变化后所占的体积不超过这一限度，颅内压仍可保持在正常范围内，临床上也不会出现颅内压增高的症状和体征，所以早期诊断较为困难。

此期进展的快慢，取决于病变的性质、部位和发展的速度等因素。如良性肿瘤和慢性硬脑膜下血肿，病变发展较缓慢，一般产生的脑水肿也较轻，故此期持续的时间都较久，可数月至数年。急性颅内血肿、脑脓肿和恶性肿瘤因病变发展较快，周围的脑组织也有较为广泛和严重的水肿反应，这种原发性改变可迅速地超过颅腔的代偿容积，所以此期一般都较短。如急性颅内血肿此期仅为数十分钟至数小时，脑脓肿为数日至数周，恶性肿瘤多为数周或1～2个月。病变位置对颅内压增高也有重要的临床意义，如前颞叶病灶因受颞窝限制及邻近脑干之故，可在颅内压15mmHg（2.0kPa）左右时即出现小脑幕切迹疝。

2. **早期** 病变发展并超过颅腔的代偿容积，但颅内压低于平均体动脉压值1/3，<35mmHg（4.7kPa），脑灌注压值为平均体动脉压值的2/3，脑血流量也保持在正常脑血流量的2/3左右[（34～37）ml/（100g·min）]，$PaCO_2$值在正常范围内。脑血管自动调节反应和全身血管加压反应均保持良好。但脑组织已有早期缺血缺氧和脑血流量减少，血管管径也有明显改变，所以逐渐出现颅内压增高症状和体征，如头痛、恶心、呕吐，并可因激惹颅内压增高的动作而加重，还可见到视盘水肿等体征。在急性颅内压增高时，还可出现血压升高、脉搏变慢、脉压增大、呼吸节律变慢、幅度加深等库欣反应。

3. **高峰期** 病变已发展到严重阶段，颅内压为平均体动脉压值的1/2，相当35～50mmHg（4.7～6.6kPa），脑灌注压也相当于平均体动脉压值的1/2，脑血流也为正常的1/2，为（25～27）ml/（100g·min）。如颅内压接近动脉舒张压水平，$PaCO_2 > 46mmHg$，接近50mmHg时，脑血管自动调节反应和全身性血管加压反应丧失，可出现脑微循环弥散性栓塞。此时患者有剧烈头痛、反复呕吐、视盘高度水肿或出血，意识逐步趋向昏迷，并可出现眼球固定、瞳孔散大或强迫头位等脑疝先兆症状。

4. 晚期（衰竭期） 病情已发展到濒危阶段，颅内压增高到相当于平均体动脉压，灌注压＜20mmHg（2.6kPa），血管阻力已接近管腔完全闭塞，脑血流仅为18～21ml/（100g·min），脑代谢耗氧量（$CMRO_2$）＜0.7ml/（100g·min）[正常值为（3.3～3.9）ml/（100g·min）]，$PaCO_2$接近50mmHg（6.6kPa），$PaO_2$下降到50mmHg（6.6kPa），$SaO_2 < 60\%$此时患者处于深昏迷，各种反射均可消失，出现双瞳孔散大、去脑强直等现象，血压下降，心搏快而弱，呼吸浅速或不规则甚至停止，脑电图上呈生物电停放，临床上可达脑死亡阶段。

## 四、治疗

颅内压增高是一种继发的临床综合征，其原因和发生机制各不相同，原发病变和颅内高压本身所引起的病理生理改变也常很复杂而严重。因此其治疗方法也是多方面的，但基本的原则是患者全身状况（原发病和继发的病理生理及生化改变）和颅内高压的治疗并重。若只注意降低颅内压力而忽略颅内高压发生的机制和有效的处理，则增高的颅内压即使在间断的降颅压措施下，仍将继续存在而难以逆转。因此降低颅压疗法是临时治疗措施，而治本的方法是去除引起压力增高的原因和中止其病理生理过程。当然颅内压暂时降低本身也可消除颅内压增高的不利影响（如脑缺氧所致的脑水肿）而有减少压力继续增高的可能。处理的目标是降低颅内压、合理调整体动脉压以维持合适的脑灌注压。

## 五、观察要点

颅脑损伤患者病情多变、易变、突变，只有通过细致的观察才能发现细微的变化。颅脑损伤后通常有血压下降、脉搏细数、呼吸慢等临床表现。伤后较久，如患者血压持续升高、脉搏洪大、呼吸慢，提防有颅内压增高。颅脑损伤患者除观察体温、脉搏、血压、呼吸、神志、瞳孔、意识外，还要准确记录24h出入量，观察脱水效果和尿量，并注意患者有无抽搐性癫痫发作，癫痫发作可加重脑缺氧和脑水肿，使颅内压增高，导致脑疝形成。

1. 意识状态　意识反映大脑皮质和脑干的功能状态，意识障碍的程度、持续时间和演变过程是分析病情进展的重要指标。

（1）传统方法：分为清醒、模糊、浅昏迷、昏迷和深昏迷5级。

（2）格拉斯哥昏迷评分法：依据患者睁眼、语言及运动反应进行评分，三者得分相加表示意识障碍程度。最高15分，表示意识清醒，8分以下为昏迷，最低3分，分数越低表明意识障碍越严重。

2. 生命体征　注意呼吸节律和深度、脉搏快慢和强弱及血压和脉压的变化。血压上升、脉搏缓慢有力、呼吸深而慢，同时有进行性意识障碍，是颅内压增高所致的代偿性生命体征变化。

3. 瞳孔变化　正常瞳孔等大、圆形，在自然光线下直径3～4mm，直接、间接对光反应灵敏。严重颅内压增高继发脑疝时可出现异常变化。

4. 颅内压监护　将导管或微型压力传感器探头置于颅内，导管或传感器另一端与ICP监护仪连接，将ICP转变为电信号，显示于示波屏或数字仪上，并用记录器连接描记压力曲线，动态反映ICP变化。患者平卧或头抬高10°～15°，保持呼吸道通畅，躁动患者适当使用镇静药，避免外来因素干扰监护。防止管道阻塞、扭曲、打折及传感器脱出。监护过程严格无菌操作，预防感染，监护时间不宜超过1周。

## 六、护理要点

1. 一般护理

（1）患者床头抬高15°～30°斜坡位，以利于颅内静脉回流,减轻脑水肿;昏迷患者头偏向一侧,便于呼吸道分泌物排出。

(2)持续或间断低流量吸氧。

(3)不能进食者,成人每天静脉输液量为1500～2000ml,其中等渗盐水不超过500ml,保持每日尿量不少于600ml,并且应控制输液速度,防止短时间内输入大量液体,加重脑水肿;神志清楚者给予普通饮食,但要限制钠盐摄入量,防止水、电解质紊乱。

(4)密切观察患者意识状态、生命体征、瞳孔变化,警惕颅高压危象的发生,有条件者可做颅内压监测。

(5)加强生活护理,适当保护患者,避免意外损伤;昏迷躁动不安者切忌强制约束,以免患者挣扎导致颅内压增高。

2. 对症护理

(1)高热  因高热可使机体代谢率增高,加重脑缺氧,应及时给予有效降温措施。

(2)头痛  适当应用镇痛药,但禁用吗啡、哌替啶,以免抑制呼吸中枢;避免使头痛加重的因素,如咳嗽、打喷嚏或弯腰、低头以及用力活动等。

(3)躁动  寻找原因及时处理,切忌强制约束,以免患者挣扎而使颅内压进一步增高。

(4)呕吐  及时清理呕吐物,防止误吸,观察并记录呕吐物的量、性质。

3. 脱水治疗的护理  遵医嘱使用20%甘露醇250ml,在30min内快速静脉滴注,每日2～4次,可根据患者情况遵医嘱使用利尿药,降低颅压效果更好,停止使用脱水药时,应逐渐减量或延长给药间隔,以防止颅内压反跳现象,长期大量使用甘露醇等脱水药时,应随时监测肾功能的变化。

4. 应用肾上腺皮质激素的护理  通过改善血-脑屏障通透性,预防和治疗脑水肿,减少脑脊液生成,使颅内压下降,常用地塞米松5～10mg,每日1～2次,墨菲管入;在治疗中应注意防止感染和应激性溃疡。

5. 辅助过度换气的护理　过度换气的主要不良反应是脑血流减少，有时会加重脑缺氧，因此，应定时进行血气分析。根据病情，按医嘱给予肌松药后，调节呼吸机的参数。

6. 冬眠低温疗法的护理　目的是降低脑耗氧量和脑代谢率，减少脑血流量，增加脑对缺血、缺氧的耐受力，减轻脑水肿。降温速度以每小时下降1℃为宜，体温下降至肛温31～34℃较为理想，在冬眠降温期间不宜剧烈翻身或移动体位，以防发生直立性低血压。严密观察生命体征变化，若脉搏超过100次/min，收缩压低于100mmHg，呼吸慢且不规则时，应及时通知医师停药。冬眠低温疗法时间一般为3～5d，停止治疗时先停物理降温，再逐渐停用冬眠药物，使其自然复становление。

7. 防止颅内压骤然升高的护理

（1）卧床休息　保持病室安静，清醒患者不要用力坐起或提重物。稳定患者情绪，避免情绪激烈波动，以免血压骤升而加重颅内压增高。

（2）保持呼吸道通畅　当呼吸道梗阻时，患者用力呼吸、咳嗽，致胸腔内压力增高，加重颅内压；昏迷患者或排痰困难者，应配合医师及早行气管切开术，及时清除呼吸道分泌物，解除呼吸道梗阻，使胸内压和颅内压下降，并减少呼吸道无效腔，增加有效气体交换，改善呼吸状态和脑缺氧，减轻脑水肿，降低颅内压；若患者呼吸减弱、潮气量不足，应使用呼吸机辅助呼吸；预防呼吸道感染应做到口腔护理每日2次，雾化吸入每日2～3次，翻身、叩背每2小时1次，翻身动作要轻稳；气管切开患者每日更换气管切开处敷料，保持敷料干燥、清洁，气管内套管消毒每4小时1次，气管套外口可接呼吸过滤器或用湿纱布覆盖；吸痰时严格遵守无菌操作，先吸气管内分泌物，再吸口鼻分泌物，每次吸引不超过15s，每吸一个部位更换1根吸痰管，避免患者咳嗽过剧而增加颅内压。

（3）当患者咳嗽和用力排便时，胸、腹腔内压力增高，有诱发脑疝的危险，应预防和及时治疗上呼吸道感染，已发生便秘者切勿用力排便，可用缓泻药或低压小量灌肠通便，避免高压大量灌肠。

（4）协助医师及时控制癫痫发作，癫痫发作可加重脑缺氧及脑水肿，应遵医嘱定时、定量给予抗癫痫药物；一旦发作应及时给予抗癫痫及降颅压处理。

8. 健康指导

（1）定期随诊　患者原因不明的头痛症状进行性加重，经一般治疗无效，或头部外伤后有剧烈头痛并伴有呕吐者，应及时来院就诊。

（2）心理支持及功能锻炼　对有神经系统后遗症的患者，要针对不同的心理状态进行心理护理，调动他们的心理和躯体的潜在代偿能力，鼓励其积极参与各项治疗和功能训练，如肌力训练、步态平衡训练、排尿功能训练等，最大限度地恢复其生活能力。

# 第二节　脑　　疝

## 一、定义

脑疝是颅内高压所引起的一种危及患者生命的综合征。由于颅内压力的不平衡，颅内各腔室间产生压力梯度，部分脑组织可从压力较高处经过解剖上的裂隙或孔道向压力低处推移，压迫附近脑干，出现意识障碍、生命体征变化、瞳孔改变和肢体运动与感觉障碍等一系列临床症状，故又称颅内高压危象。

## 二、病因及发病机制

1. 小脑幕孔疝　小脑幕孔疝多因一侧幕上占位性病变或脑水肿较为严重，从而造成颅内压力不平衡，特别是颞部压力的推动，使病变一侧的脑组织向压力较低的对侧及小脑幕下移位。因颅骨不具有弹性，小脑幕也较坚硬，这时位于小脑幕切迹上内方的海马沟或海马回即被挤入小脑幕孔的间隙内，从而形成了脑疝。脑疝形成后阻塞了脚间池、环池或四叠体池，并且压迫中脑和动眼神经及重要血管，进而发展形成一系列恶性循环。

2. 枕骨大孔疝　颅后窝容量较小，对颅压增高缓冲力有限。当颅压增高传导至颅后窝占位病变时，由于周围为颅骨，上方为坚实的小脑幕，因此可发生两种脑疝。①邻近枕骨大孔后上方的小脑扁桃体被推挤入小脑延髓池，进而推入枕大孔突入椎管内。压迫延髓和上颈髓即形成小脑扁桃体疝。与此同时小脑延髓往往下降移位；②幕下压力增高，为求得空间代偿，邻近小脑幕孔区的小脑上蚓部及小脑前叶向上移动，严重者即可发生上升性小脑幕切迹疝。

3. 大脑镰下疝（扣带回疝）　当一侧大脑半球有占位病变，除海马沟回小脑幕孔疝入外，病变侧的大脑内侧面扣带回也在大脑镰下前2/3部位向对侧疝入，因大脑镰后1/3与胼胝体接近，而其前2/3则与胼胝体有一段距离。一般扣带回疝不引起特殊症状，但有时由于扣带回疝可使大脑前动脉狭窄，使本侧额叶内侧面或旁中央小叶出现血液循环障碍，甚至软化，出现对侧下肢运动和深感觉障碍以及排尿障碍等。但此种并发症并不常见。

### 三、临床表现

1. 小脑幕切迹疝

（1）颅内压增高症状　剧烈头痛，进行性加重，伴躁动不安，频繁呕吐。

（2）进行性意识障碍　由于阻断了脑干内网状上行激动系统的通路，随脑疝的进展，患者出现嗜睡、浅昏迷、深昏迷。

（3）瞳孔改变　脑疝初期，由于患侧动眼神经受刺激导致患侧瞳孔缩小，对光反射迟钝；随病情进展，患侧动眼神经麻痹，患侧瞳孔逐渐散大，直接和间接对光反射消失，并伴上睑下垂及眼球外斜。若脑疝进行性恶化，对侧动眼神经因脑干移位也受到推挤，或因脑干缺血致动眼神经核功能丧失时，则相继出现双侧瞳孔散大固定，对光反应消失。

（4）运动障碍　钩回直接压迫大脑脚，锥体束受累后，病变对侧肢体肌力减弱或瘫痪，肌张力增高，腱反射亢进，病理征阳性。脑疝进展时双侧肢体自主活动消失，甚至出现去脑强直发作。

（5）生命体征变化　由于脑干受压，脑干内生命中枢功能紊乱或衰竭，可出现血压忽高忽低、脉搏快弱、心律不齐、呼吸浅而不规则、体温高达41℃或不升。最终因呼吸循环衰竭而死亡。

2. 枕骨大孔疝　由于颅后窝容积较小，对颅内高压的代偿能力也小，病情变化更快。患者常有进行性颅内压增高的临床表现：剧烈头痛、频繁呕吐、颈项强直或强迫头位，生命体征紊乱出现较早，意识障碍出现较晚。患者早期即可突发呼吸骤停而死亡。

## 四、治疗

患者一旦出现典型的脑疝症状，立即给予脱水治疗以降低颅内压，确诊后尽快手术去除病因；若难以确诊或虽确诊但病变无法切除者，可通过脑脊液分流术、侧脑室外引流术或病变侧颞下、枕肌下减压术等姑息性手术来降低颅内压。

## 五、护理要点

1. 体位　术后去枕平卧位，头偏向健侧，去骨瓣处向上，麻醉清醒至术后72h内，床头抬高15°～30°，以利颅内静脉回流，协助翻身每2小时1次。昏迷患者头偏向一侧，以防止舌后坠及误吸，造成患者窒息。

2. 呼吸道管理

（1）保持呼吸道通畅，翻身、叩背每2小时1次，促进痰液排出，及时清除口、鼻腔及呼吸道内分泌物或血液，防止呼吸道感染。

（2）术后持续氧气吸入3～5d，氧流量2～4L/min，以供给脑细胞充足的氧。

（3）监测动脉血气分析，加强人工气道管理，做好气管插管、气管切开及呼吸机的护理。

（4）加强气道湿化、促进排痰。

（5）定期痰培养，并做药敏试验，选用有效抗生素。

（6）加强营养，提高机体免疫力，减少探视，避免交叉感染。

3．引流管的护理 要注意保持引流通畅，详细记录引流液的性质、颜色、量，避免引流管脱出、扭曲、受压。留置脑室引流管的患者严格掌握引流管的高度，引流管高于穿刺点15cm为宜，密切观察引流液的颜色、性质和引流量，并做好记录。

4．严格控制输液量及输液速度 一般20～30滴/min为宜，成人每日补液1500～2000ml，应用高渗药液如20%甘露醇250ml，应在20～30min滴完，注意避免药液外渗造成局部组织坏死，严格记录出入量，保持水、电解质、酸碱平衡。

5．控制体温 术后2～3d吸收热过后，如患者体温超过38.5℃，应警惕颅内感染和肺部感染。根据药敏试验结果，应用有效的抗生素，及时采取降温措施，部分患者因丘脑下部受损，体温调节中枢失控，出现中枢性高热，尽早应用人工冬眠疗法，以减轻脑组织的耗氧量，防止脑水肿。在冬眠期间，应严密观察病情变化，体温不可降得过快，体温控制在32～34℃为宜，并避免皮肤冻伤。

6．饮食护理 脑疝患者因昏迷不能进食，气管切开后体液消耗大，导致患者营养障碍。除静脉输液外，根据病情进行鼻饲饮食，可鼻饲牛奶、鸡蛋、果汁等流质，以保证热量及营养的供给；做好患者家属的安慰工作，告知患者家属恢复需要较长过程，要有心理准备，同时要树立配合医护人员治疗信心，避免因患者家属的焦虑、悲伤而影响对患者的各种治疗和护理。

7．积极预防，减少并发症

（1）翻身、叩背每2小时1次，注意皮肤护理，预防压疮。术后6h患者如血压平稳即可轻翻身，保持床单位整洁、干燥，在受压部位垫软垫，减少局部皮肤受压，必要时使用气垫床。

（2）及时吸痰，保持呼吸道通畅，观察痰液性状、量、颜色，必要时做细菌培养，预防肺部感染。

（3）颅脑损伤后可反射性引起胃黏膜糜烂、溃疡，导致消化道出血，早期应用制酸药物，并留置胃管，一般伤后24h内禁食，24h后可给予易消化流质饮食，密切观察胃液颜色及排便情况，及时发现消化道溃疡出血而及时处理。

（4）准确记录24h出入量，对尿潴留者尽早留置导尿，定期更换一次性引流袋，每日会阴冲洗、尿道口消毒；男性尿失禁患者可用接尿器接尿，以减少泌尿系统感染。

（5）加强肢体活动及功能锻炼，病情稳定后开始进行简单的上、下肢功能锻炼，如掌指伸展，病情允许后再做大幅度运动，如肢体伸展，内外展逐渐到坐立、行走。

8. 健康指导

（1）了解大便情况，保持大便通畅，必要时给予腹泻药或人工排便，以免排便用力造成再出血。

（2）饮食以高蛋白、高维生素、低脂肪、易消化的食物（如鱼、瘦肉、鸡蛋、蔬菜、水果等）为宜。如有恶心、呕吐应暂停进食。保持充足睡眠，可适当地进行户外活动。颅骨缺损者要戴好帽子外出，并有家属陪护，防止发生意外。

（3）告知患者颅骨缺损的修补一般需在脑外伤术后的6个月施行。

（4）告知患者按医嘱服药，不得擅自停药，出院后1个月门诊随访。

（5）加强功能锻炼，必要时可行一些辅助治疗，如高压氧等；如有外伤性癫痫者按癫痫护理常规。

# 第二十章　小儿神经科疾病

## 第一节　Reye综合征

### 一、定义

Reye综合征是一种以急性脑病合并肝脂肪变性为特点的综

合征，多数认为本病是与病毒感染有关的肝脑等多器官线粒体受损伤所导致的全身性疾病。

## 二、病因及发病机制

Reye综合征病因和发病机制迄今不详，但已肯定与病毒感染和服用阿司匹林密切相关。一般认为与下列因素有关，但均非唯一的原因。

1. **感染** 病前常见病毒感染，表现为呼吸道或消化道症状。致病原可能是流感病毒、水痘、副流感、肠道病毒、EB病毒等。但至今尚无证据认为本病是由于病毒的直接感染所致。

2. **药物** 有较多的证据（如流行病学）认为，患儿在病毒感染时服用水杨酸盐（阿司匹林）者，以后发生本病的可能性大。现已证实它对线粒体有多方面的抑制作用。近年来在英、美等国家减少或停止应用水杨酸以后，本病的发生率已有所下降。此外，抗癫痫药物丙戊酸也可引起与Reye综合征相同的症状。最近有报道Reye综合征通常在患流感或水痘之后发生，倘若服用阿司匹林则发病率明显增加，两者有显著的相关性。美国亚特兰大流行控制中心已将与在水痘和流感时口服阿司匹林后引起的与Reye综合征同样的表现称之为"阿司匹林综合征"。

3. **毒素** 黄曲霉素、有机磷与有机氧等杀虫剂、污垢剂等污染食物或与其接触后，可出现与本病相同症状。

4. **遗传代谢病** 一部分患儿有家族史。有些先天性代谢异常可引起Reye综合征的表现，有时称为瑞氏样综合征，例如全身性肉碱缺乏症，肝脏酶的功能损害与尿素循环中的鸟氨酸转氨甲酰酶（OTC）及氨甲酰磷酸合成酶（CPS）缺乏引起的高氨血症等。随着遗传学技术的进步，将有更多的Reye综合征得出遗传代谢病的特异性诊断。

上述各种原因还要通过身体内在的易感性方可发病。Lassick等认为，本病征是由肿瘤坏死因子（TNF）的过度释放所引起。现知TNF系由因病毒感染、内毒素及吞噬细胞增多所激活的巨噬细胞所释放，采用非激素性抗炎症药物可使巨噬细胞释放出过高浓度的TNF。动脉实验提示幼年动物对TNF显得更为敏感，由此引起一种假说，即一些经阿司匹林治疗的特定年幼患儿中可使TNF释放增加从而导致Reye综合征的发生。

### 三、临床表现

1. 前驱期　上呼吸道病毒感染，伴轻度发热、咳嗽、流涕、疲倦等症状，起病4～7日时可突然发生反复呕吐，继而出现嗜睡、行为改变、反应迟钝；神经系统受累症状呈进行性恶化，出现惊厥、昏迷、颅内压增高征，甚至死亡，通常无神经系统定位体征。肝呈轻至中度增大，肝功能异常，但患儿始终无黄疸。

2. 病程进展期　①0期：有呕吐而无脑功能受累。②Ⅰ期：有呕吐、意识混乱、嗜睡。③Ⅱ期：有不安、谵妄、去皮质状态和过度换气。④Ⅲ期：有惊厥、昏迷、去大脑强直。⑤Ⅳ期：有全身肌迟缓，呼吸暂停，瞳孔固定且散大。

### 四、辅助检查

1. 实验室检查　外周血白细胞升高，中性粒细胞升高。早期血清丙氨酸氨基转移酶、门冬氨酸氨基转移酶升高，可达正常3倍以上。早期血氨增高，常于2～3日内降至正常；肌酸激酶、乳酸脱氢酶、淀粉酶、乳酸、丙酮酸、游离脂肪酸增高。血清胆红素基本正常，血糖降低。胆固醇可降低。凝血酶原时间延长。脑脊液检查除压力明显升高外，细胞数与蛋白无异常，由于血糖降低，脑脊液糖可降低。肾功能不全者BUN、Cr升高。

2. 特殊检查　脑电图为弥漫性高幅慢波，部分有癫痫样棘波。肝活检有特异性微小囊性脂肪浸润。

### 五、治疗

加强护理，纠正代谢紊乱，积极降颅内压等对症治疗，防治并发症。

1. 一般治疗　加强护理，给予合理营养及水电解质供给，监测血气和电解质变化，避免使用水杨酸或酚噻嗪类药物。

2. 纠正代谢紊乱

（1）低血糖治疗：因本病常有糖原的缺乏，故应积极纠正低血糖。可先输入10%的葡萄糖，血糖较低时可先静脉推注50%葡萄糖，然后静脉滴注10%葡萄糖液。当血糖达到稍高于正常水平时，可加用胰岛素以减少游离脂肪酸。

（2）维持水电解质及酸碱平衡：积极纠正代谢性酸中毒和呼吸性碱中毒。注意防止低钙血症。

3. 脑水肿治疗　20%甘露醇，每次0.5～1.0mg/kg，开始每4～6小时1次，之后逐渐延长用药时间，疗程5～7日。同时应用地塞米松、呋塞米，与甘露醇交替静脉推注。限制液体入量，但也要防止低血容量休克，维持正常血压，以保证脑内灌注压在50mmHg（6.6kPa）以上。监测血气，保持呼吸道通畅，防止低氧血症和高碳酸血症，以避免加重脑水肿。其他降低颅内压的方法如过度通气治疗，$PaCO_2$降低到35mmHg（4.67kPa）左右，使脑血管收缩，脑容量减小。

4. 其他治疗　高氨血症，可应用静脉滴注精氨酸，口服乳果糖。肝功能异常，可应用保肝降酶药物。抽搐时应用止痉药物，应注意呼吸抑制不良反应。严重病例可试用腹膜透析、血液透析或换血疗法。恢复期应用脑活素、胞二磷胆碱等促进脑细胞代谢药物，减少后遗症。

## 六、观察要点

1. 根据意识障碍评估昏迷程度，是否为嗜睡、昏睡、半昏迷、昏迷、深昏迷等。

2. 观察有无呕吐、发热、头痛、意识障碍、惊厥、呼吸困难等症状。

3. 监测生命体征和心电图，检查评估肝功能。

## 七、护理要点

1. 常规护理

（1）体位　头部抬高15°～30°，昏迷患儿头偏向一侧。

（2）环境　保持安静、清洁、舒适。

（3）饮食　以高热量、高维生素饮食为主，少食高蛋白饮食，减少氨的形成。

2．专科护理

（1）惊厥发作的护理

① 立即就地平卧，患儿头偏向一侧，清除气管异物及分泌物，松解衣扣，必要时吸痰。

② 吸氧。

③ 将压舌板置于上下磨牙之间。

④ 刺激人中、合谷穴，遵医嘱静脉或肌内注射或直肠给予镇静止惊药，如地西泮。

（2）昏迷患者的护理　加用床档，防止坠床，备吸痰器和气管插管用物于床旁，及时清除口、鼻、咽、喉分泌物，防止发生吸入性窒息。根据病情需要吸氧，必要时给高压氧治疗。加强口腔、皮肤护理，双眼不能闭合者，用浸生理盐水的湿纱布遮盖或涂以抗生素眼膏以防角膜受损。

3．健康指导

（1）适当解释本病特点，取得幼儿及家长的配合，昏迷患儿要指导家长给予适当的体位，防止窒息。惊厥发生时指导家长保持镇静，教会紧急处理的方法。

（2）注意加强机体锻炼，增强抵抗力，预防呼吸道感染和消化道感染。

# 第二节　注意力缺陷多动症

## 一、定义

注意力缺陷多动症（ADHD）是以与年龄不相称的活动过多、注意力不集中、任性、易冲动为主要特征的行为障碍。其智力基本正常，但有学习困难、运动功能不协调及心理异常。

## 二、病因及发病机制

1. 病因　本病由多种因素引起。遗传因素在本病发生中有相当大的作用。可能是一种多基因的遗传性疾病。此外还与妊娠及分娩期脑轻微损伤、精神发育损害或延迟、神经递质及有关酶改变、不良社会和家庭环境及其他心理障碍有关。

2. 发病机制　最近用PET研究发现多巴胺受体的密度与儿童发育有关，多巴胺受体密度的特异性变化是直到少年期才成熟。多动儿童易被影响的区域认为是前叶的多巴胺通路。神经心理研究提示多动儿童的前叶功能未经成熟。人们认为前叶皮质与儿童的冲动和攻击行为有关。测定发现多动儿童的局部脑血流，主要是发现半叶和尾状核两个部位受累。有些研究已证明用药使基底节和中脑的血流增加，而使运动区的血流减少。这些发现可以解释为什么服利他林后，可使多动儿童的注意力，能协调精细动作和粗大运动。其他研究多集中在丘脑、网状激活系统和前中脑束。多动儿童和正常对照比较，神经内分泌也有些区别，研究发现多动儿童的生长激素对苯丙胺或利他林的反应是不同的，这进一步说明了多动儿童和正常儿童有生物学的不同。

不论是皮肤电位还是诱发电位的研究，均发现多动症儿童一般对刺激表现为觉醒水平的不足，以前的研究也发现觉醒水平不足与反社会行为和品行障碍有关，因为觉醒不足，奖惩行为在一般心理水平不能起作用，多动症儿童难以吸取以前教训，其行为问题也难以矫正。

## 三、临床表现

本症有两大主要症状，即注意力缺陷和活动过度。两者多同时存在。

1. 注意力缺陷　本症必备表现之一，患儿注意力短暂、易随环境转移，在游戏和学习时往往心不在焉。做事有始无终，对各方面的刺激都起反应。听课不专心，常把作业记错或漏掉。

2. 活动过度　患儿从小表现兴奋多动，好跑动，爬高爬低，不得安宁。听课时小动作不停，摇椅转身，离位走动，叫喊讲话，扰乱课堂秩序。翻箱倒柜。干扰别人的活动，引人厌烦。

3. **其他表现** 患儿任性冲动、情绪不稳定、缺乏克制力；伴有学习困难；神经发育障碍或延迟症状（如精细协调动作笨拙、语言发育延迟、智力偏低）等。

对于7岁以前起病，根据父母、老师对小儿行为的评估，病程持续超过半年者可考虑本病，但应与某些器质性（如脑炎、风湿性脑病）或功能性精神病（如精神分裂症或躁狂状态）等鉴别。

## 四、辅助检查

1. **实验室检查** 脑脊液的肾上腺素更新率、多巴胺更新率降低。脑脊液3-甲氧基-4-羟基苯乙二醇水平降低。

2. **特殊检查** 头颅MRI检查要有胼胝体前顶鞘与后压部体积减小，尾状核、苍白球体积减小。可进行脑电图、头颅影像学检查排除器质性疾病。

## 五、治疗

加强教育，改变生活习惯，6岁以上者可应用中枢兴奋药，结合行为矫正疗法。

1. **一般治疗** 要在精神、生活和学习上培养患儿的自制、自主的能力，逐步适应学校和社会的规律生活。6岁以下儿童以教育为主，尽量不用药物治疗。

2. **药物治疗** 适用于6岁以上患儿。下列药物任选1种进行治疗。

（1）中枢兴奋药

① 哌甲酯（利他林）：每次0.3mg/kg，每日早晨上课前半小时服用1次，2周后无效或药效在中午后减弱，可增至每次早晨0.5 ~ 0.8mg/kg。如下午小儿症状仍无进步，可在早晨服药后3小时再服药0.3mg/kg。一般只在上学时应用，周末、节假日、寒假、暑假停用。

② 匹莫林：每日2.25mg/kg，每日上午服1次。最大量小于每日100mg。此药显效慢，需3～4周。

③ 苯丙胺：每日0.15～0.3mg/kg，分2次口服。

（2）抗抑郁药　适用于对中枢兴奋药无效的患儿，与中枢兴奋药合用有协同作用。常用的有丙咪嗪，开始每日10mg/kg，分2次口服，每3～4日增加剂量，达到每日25～50mg/kg，分2次口服。

3．其他治疗　进行行为矫正疗法，如认知行为治疗、团队活动训练、躯体运动训练（感觉统合训练）等。近年来国内外应用定量脑电图生物反馈疗法治疗本病，长期疗效满意，治疗2个疗程后可逐渐停用上述药物治疗。此外，父母应参加父母管理班培训，学习有效、正确的行为矫正方法。

## 六、护理要点

1．心理护理　需家长、教师、医务人员密切地配合进行。针对患儿临床特点，尽可能寻觅、除去致病诱因、减少对患儿的不良刺激（打骂、歧视），发现优点予以表扬，以提高自尊心。积极开展文娱、体育活动，不但对过多的精力给予了出路，对培养小儿注意力也有帮助。为患儿制订简单可行的规矩，培养一心不二用，如吃饭时不看书，做作业时不玩玩具等。对于一些攻击和破坏性行为不可袒护，严加制止。加强家庭与学校的联系，共同教育，持之以恒。

2．药物治疗的护理　对需要用药物治疗的患儿，指导用药的方法、疗效及不良反应的观察。精神兴奋剂仅能改善患儿注意力，而对多动、冲动等无多大影响。该类药物有引起淡漠、刻板动作、食欲减退、影响发育等不良反应，用药应予注意。抗精神病药、安眠药对本症无效，有时还会使症状恶化，不宜使用。

3．健康指导

（1）适龄结婚，做好孕期保健工作，保证孕母休息、营养、心情舒畅。

（2）避免早产、难产、窒息。

（3）注意防止小儿脑外伤、中毒及中枢神经系统感染。

## 第三节　脑 性 瘫 痪

### 一、定义

脑性瘫痪（简称脑瘫）是指出生前到生后1个月内由各种原因所致的非进行性脑损伤，临床主要表现为中枢性运动障碍和姿势异常。本病并不少见，在发达国家患病率为1‰～4‰，我国为2‰左右。

### 二、病因及发病机制

（一）胎儿期因素

1．遗传因素　多数脑瘫病例为非遗传因素所致，但是某些类型脑瘫有遗传倾向。关于遗传因素在脑瘫病因中所占的比例问题，自从Little和Freud时代就争论不休，至今仍然无确切答案。

2．母亲因素

（1）社会阶层：有关社会阶层与脑瘫关系的研究不多且结果不一致。Dowding VM等根据母亲职业将社会阶层分为如下五级：①各级专业技术人员；②其他非体力工作人员；③技术性体力工作者；④体力工作者（含半技术性体力工作者）；⑤未婚者。军人、失业者和职业不详者归一类，不列入分析。结果显示痉挛性偏瘫和双瘫的患病率随着社会阶层下降而上升，尤其是痉挛性双瘫；而其他类型的脑瘫与社会阶层之间不存在这种关联；对于低出生体重儿，当调整体重以后脑瘫患病率与社会阶层之间无显著关联，而对于正常出生体重儿（＞2500g）则不然，上述关联依然存在。

（2）暴露于环境有害物质：孕妇暴露于原子弹爆炸后的放射线可以导致小头畸形、智力障碍和脑瘫。在妊娠中期，对骨盆肿瘤进行放射治疗也可以产生同样效果。在日本由于工业废物污染，龟肉食品中含有甲基汞，在孕期食用这种食品可以引起痉挛性四肢瘫；在伊拉克食用受杀真菌剂污染的面包也可以产生同样效果。

（3）宫内感染：宫内弓形体感染和病毒感染如风疹病毒、巨细胞病毒感染，能够导致中枢神经系统损伤引起脑瘫。最常见的是痉挛性四肢瘫。由于风疹病毒疫苗的研制和使用，巨细胞病毒感染成为最常见的病毒感染。在所有感染者中，约10%的小儿罹患脑瘫，尤其是在伴有脑积水时。

（4）其他因素：高龄孕妇；孕妇患有慢性疾病如甲状腺功能亢进、癫痫、心脏病、糖尿病等；孕妇服用孕酮、雌激素等药物；孕妇的既往孕产史如高产次、高孕次、死胎死产史、早产史、流产史等；孕妇具有不利于健康的生活方式如吸毒、酗酒等均为脑瘫的危险因素。

3. 胎儿因素　相当一部分脑瘫病例的危险因素归因于胎儿胎盘因素如胎儿畸形、多胎妊娠、胎儿宫内生长迟缓等。

（1）脑畸形：神经系统的胚胎发育分为神经胚形成（属背面诱导发生、形成并关闭神经管）、前脑形成（属腹面诱导发生）、组织发生（包括神经元增殖和移行）等3期。在这3期发育过程中，由于多因素影响可产生不同的神经系统先天畸形。

（2）多胎妊娠：多胎妊娠无论在妊娠期或分娩期，并发症均比单胎妊娠时要多。如因子宫过度膨大，容易发生胎膜早破和早产。双胎妊娠时妊高征的发生率是单胎妊娠的3～5倍。羊水过多、产前出血、产程延长、手术产、先天畸形等均增加。因此围生儿死亡率成倍地增长，出生后的婴儿发生脑瘫的危险性也增加。据报道，双胎妊娠发生脑瘫的危险比单胎妊娠时高5～8倍，三胎妊娠则高17～47倍。

（3）胎儿发育迟缓：出生体重小于相同胎龄儿出生体重第十百分位数的儿童为胎儿发育迟缓，其发生率为3%～10%，其围生儿死亡率是正常体重儿的4～6倍，即使存活到儿童期也有可能出现智力和运动的发育障碍。出生体重小于第三百分位数的儿童罹患脑瘫的危险性是对照儿童的6.5倍。胎儿宫内生长受到损害可能是脑损伤的早期征兆或是孕期其他不利因素的结局。

（4）其他：一般能够严重影响对胎儿供血、供氧的因素都可视为脑瘫的危险因素。近年来的一些研究表明，约1/3的死产及早期新生儿疾病与胎儿宫内缺氧有关，有将近20%～40%的脑瘫是由宫内乏氧造成。

## （二）出生时的因素

出生时的危险因素主要包括缺氧窒息及机械损伤两大类。

1. 新生儿窒息　窒息为新生儿最常见的症状，也是新生儿的主要死亡原因。近年国内有关报道，其发生率多数占活产数的5%～10%。有的高达20%以上，病死率要占活产新生儿死亡的30%左右。幸存者常合并缺氧缺血性脑病和颅内出血，并遗留智力或运动发育障碍等后遗症。

2. 产伤　新生儿在出生时由于头盆不称、急产、不恰当的助产均可引起不同程度的机械损伤。这些机械损伤包括软组织损伤、出血、神经损伤、脊髓损伤、骨折及内脏损伤等。产伤除了可能直接引起颅内出血和脑组织挫伤外，还可能由于骨折、脊髓损伤、内脏损伤等引起出血、休克、呼吸衰竭、心力衰竭，进而导致脑组织的缺氧缺血性脑损伤。新生儿颅内出血可使儿童脑瘫发生的危险性增加60倍以上。

## （三）新生儿期因素

1. 早产与低出生体重　导致早产儿罹患脑瘫的决定性损伤主要集中发生在新生儿期的最初几日内。足月儿罹患脑瘫主要与胎儿期因素和未知因素有关。早产儿与非早产儿的脑瘫发病机制不尽相同。两者的脑瘫患病率差异甚大，病因和类型也不相同。对于早产儿，胎儿在26～36周时脑室旁周边区域非常脆弱，易受不利因素如颅内出血的影响。颅内出血可以妨碍静脉血液回流，导致静脉梗死和继发性白质损伤。此外，其他关于脑室旁白质软化的解释则强调神经化学物质所起的作用：①在孕晚期，感染可以导致释放细胞因子，如α-肿瘤坏死因子对白质发育有损害作用；②自由基和释放的神经介质（如谷氨酸）可以促进坏死。脑室旁白质软化和颅内出血也可能具有共同的危险因素。脑瘫患儿中，低出生体重儿占47.4%。罹患脑瘫的危险性随着出生体重的降低而上升。

2. 新生儿脑病　在新生儿期，最常见的是由于缺氧缺血和由于高未结合胆红素血症所引起的脑病。经典的导致脑瘫的新生儿脑病是胆红素脑病和缺氧缺血性脑病。新生儿缺氧缺血性脑病是新生儿窒息后的严重并发症，病情重，死亡率高，并可产生永久性神经功能障碍，如智力低下、癫痫、脑性瘫痪、痉挛和共济失调等。近年来由于产科监护技术的进展，其发病率远超过产伤性颅内出血，是围生期足月儿脑损伤的最常见原因。小儿时期非进行性运动障碍和智力低下中，缺氧缺血性脑病是重要原因。因此，防治窒息及缺氧缺血性脑病对减少围生期死亡及预防伤残具有很重要的意义。新生儿缺氧缺血性脑病的病死率及发生后遗症的可能性不一。其预后与下列因素有关：①出生时窒息的程度较重及持续的时间较长；②伴发惊厥出现早及较严重；③伴意识障碍的程度重及持续时间长；④有脑干症状如中枢性呼吸衰竭或瞳孔改变；⑤脑电图持续异常，呈周期、多灶及弥漫性改变；⑥进行脑干听觉诱发电位检查、头颅CT检查、颅脑超声检查、连续进行新生儿行为测定及婴儿发育量表检查，发现异常改变出现得早而且持续时间长。上述几种表现都说明脑部的缺氧缺血改变严重，提示存在神经系统损害和存在永久性脑组织破坏，神经系统后遗症如智力低下、脑性瘫痪的可能性非常大。

3. 中枢神经系统感染　病毒（如疱疹病毒）和细菌（如乙型链球菌）感染是损伤中枢神经系统的主要危险因素。细菌性脑膜炎（脑膜炎双球菌最常见）和病毒性脑膜脑炎也能引起脑瘫。

（1）病毒性脑膜脑炎：有中枢神经系统损害者约50%死亡，幸存者可遗留神经系统后遗症如脑积水、智力低下、行为及运动障碍，并可能成为永久性的损害。

（2）化脓性脑膜炎：其病原菌在新生儿不同于其他年龄组儿

童，临床表现不典型，颅内压增高体征出现较晚。又常缺乏脑膜刺激征，故早期诊断困难，加之常并发脑室膜炎，多年来其病死率下降远不如其他年龄组那样显著，可能与小的早产儿、极低出生体重儿增多，细菌耐药性增加等多种因素有关。幸存者可遗留下失聪、失明、癫痫、脑积水、智力低下、运动障碍等后遗症。

（3）其他感染：其他中枢神经系统感染包括先天性中枢神经系统梅毒、隐球菌性脑膜脑炎、毛霉菌性脑膜脑炎或脑脓肿、先天性弓形虫病等。上述神经系统疾病可于出生时即出现症状，此多为重型。也可出生时症状较轻或无症状，于生后数月发病，表现为前囟凸起、呕吐、抽搐、昏迷、角弓反张。严重者可发生死亡。脑脊液循环受阻时，可产生阻塞性脑积水。脑皮质层钙化较多见，脑性瘫痪、多发性神经炎、下丘脑综合征也可见。

### 三、临床表现

1. **基本表现** 脑瘫以出生后非进行性运动发育异常为特征，一般都有以下4种表现：

（1）运动发育落后和瘫痪肢体主动运动减少：患儿不能完成相同年龄正常小儿应有的运动发育进程，包括抬头、坐、站立、独走等大运动以及手指的精细动作。

（2）肌张力异常：因不同临床类型而异，痉挛型表现为肌张力增高；肌张力低下型则表现为瘫痪肢体松软，但仍可引出腱反射；而手足徐动型表现为变异性肌张力不全。

（3）姿势异常：受异常肌张力和原始反射延迟消失不同情况影响，患儿可出现多种肢体异常姿势，并因此影响其正常运动功能的发挥。体格检查中将患儿分别置于俯卧位、仰卧位、直立位以及由仰卧牵拉成坐位时，即可发现瘫痪肢体的异常姿势和非正常体位。

（4）反射异常：多种原始反射消失延迟。痉挛型脑瘫患儿腱反射活跃，可引出踝阵挛和Babinski征阳性。

2. **临床类型**

（1）运动障碍性质分类：

① 痉挛型：最常见，占全部病例的50%～60%。主要因锥体系受累，表现为上肢肘、腕关节屈曲，拇指内收，手紧握拳状。下肢内收交叉呈剪刀腿和尖足。

② 手足徐动型：除手足徐动外，也可表现为扭转痉挛或其他锥体外系受累症状。

③ 肌张力低下型：可能因锥体系和锥体外系同时受累，导致瘫痪肢体松软，但腱反射存在。本型常为脑瘫的暂时阶段，以后大多转为痉挛型或手足徐动型。

④ 强直型：全身肌张力显著增高、僵硬，锥体外系受损症状。

⑤ 共济失调型：小脑性共济失调。

⑥ 震颤型：多为锥体外系相关的静止性震颤。

⑦ 混合型：以上某几种类型同时存在。

（2）按瘫痪累及部位分类：可分为四肢瘫（四肢和躯干均受累）、双瘫（也是四肢瘫，但双下肢相对较重）、截瘫（双下肢受累，上肢及躯干正常）、偏瘫、三肢瘫和单瘫等。

3. 伴随症状和疾病　作为脑损伤引起的共同表现，一半以上脑瘫患儿可能合并智力低下、听力和语言发育障碍，其他如视力障碍、过度激惹、小头畸形、癫痫等。有的伴随症状如流涎、关节脱位则与脑瘫自身的运动功能障碍相关。

## 四、辅助检查

1. 头颅CT　可见大脑皮质萎缩，脑回变窄，脑沟增宽。

2. 脑电图　如有癫痫样放电则提示并发癫痫。

## 五、治疗

早诊断，早治疗；促进正常运动发育，抑制异常运动和姿势；采取运动和语言功能训练等综合治疗手段；医师指导与家庭训练相结合。

## 六、护理要点

1. 营养失调的护理　根据患儿的需要制定饮食计划，给予高蛋白、高热量、高维生素饮食，少量多餐，每日4～6次，提供愉快的进餐环境，鼓励患儿自己进食。

2. 防止外伤与意外　床上需加床挡保护，防止坠床。勿强行按压患侧肢体，以免引起骨折。锻炼活动时，注意周围环境，移开阻挡物体，并加以保护。

3. 健康指导　加强健康教育指导，说明活动及锻炼的重要性。鼓励患儿每天活动各个关节。指导并协助患儿移动。对痉挛型患儿，除做按摩、推拿治疗外，应鼓励患儿多做某些动作及语言训练，锻炼肌肉的力量和耐力，协助肢体恢复。

# 第二十一章　中枢神经系统用药

## 第一节　大脑功能恢复药

### 吡硫醇

【药理作用】

吡硫醇为维生素$B_6$的衍生物，具有促智和脑激活作用。本品能激活脑内胆碱，能系统使脑皮质层内突触后胆碱能神经元活性增强，同时激活脑内多巴胺，增强大脑对缺氧的耐受性。也可增加颈动脉血流量，改善脑血流量和脑生物电活动。

【适应证】

用于治疗器质性精神障碍、老年痴呆、脑震荡综合征、脑动脉硬化、智力发育不良等，可改善头痛、头晕、失眠、记忆力减退等症状。

【用法及用量】

口服给药：每次100～200mg，每日3次。

静脉注射或滴注：每次200～400mg，每日1次。

【不良反应】

偶可引起皮疹、恶心，注射部位出现静脉炎、疼痛，停药后可消失。

【禁忌证】

对本品过敏者禁用。

### 甲氯芬酯

【药理作用】

本品是一种中枢兴奋药，对于抑制状态的中枢神经系统有明显的兴奋作用。主要作用于大脑皮质，能促进脑细胞的氧化还原代谢，增加对糖的利用。

【适应证】

1. 用于外伤性昏迷、新生儿缺氧症及其他原因所致的意识障碍。

2. 用于老年性精神病、酒精中毒及某些中枢和周围神经症状。

3. 可用于儿童遗尿症。

【用法及用量】

口服给药：每次0.1～0.3g，每日3次，最大剂量可达每日1.5g。

肌内注射：①常规剂量：每次0.25g，每日1～3次。②成人昏迷状态：每次0.25g，每2小时1次。

静脉滴注：每次0.25g，每日1～3次。

【不良反应】

偶见兴奋、头痛、恶心、呕吐、胃痛、胃部不适、血压波动及注射部位血管疼痛等。

【禁忌证】

对本品过敏者；长期失眠、易激动或精神过度兴奋者；锥体外系疾病患者；有明显炎症者禁用。

【注意事项】

本品水溶液易水解，应在肌内注射或静脉滴注前现配现用。

## 吡拉西坦

【药理作用】

本品属于γ-氨基丁酸的环化衍生物，具有对抗物理、化学因素所致的脑功能损害作用，可改善学习、记忆和回忆能力及由缺氧引起的逆行性遗忘。

【适应证】

1. 用于急性脑血管意外，脑外伤后、手术后、脑炎后的记忆障碍。

2．也可用于治疗因脑外伤所致的颅内高压。

3．用于儿童发育迟缓。

4．用于老年性脑功能不全。

5．也可用于酒精中毒性脑病、肌阵挛性癫痫，还可用于一氧化碳中毒后的记忆和思维障碍。

【用法及用量】

口服给药：片剂，每次0.8～1.6g，4～8周为1个疗程；分散片，每次0.8g，每日3次，3～6周为1个疗程；口服液，每次0.8～1.6g，每日3次，一般3～6周为1个疗程。

肌内注射：每次1g，每日2～3次。

静脉注射：每次4～6g，每日2次，7～14日为1个疗程。

静脉滴注：①改善脑代谢：每次4～8g，每日1次。②降低颅内压：每次16～20g，每6～8小时滴注1次，连续用药3～5日。

【不良反应】

1．中枢神经系统 可见神经质、焦虑不安、易兴奋、头晕、头痛、睡眠障碍及抑郁。

2．胃肠道 常见恶心、呕吐、口干、腹部不适、食欲减退、腹胀、腹泻等症状。

3．肝 偶见轻度肝功能损害。

4．皮肤 偶见皮疹、荨麻疹。

【禁忌证】

锥体外系疾病患者；重度肝、肾功能障碍者；孕妇及新生儿禁用。

【注意事项】

本品无特殊解救药，如用药过量，应按药物过量治疗的一般原则进行处理，并给予对症支持治疗。

## 茴拉西坦

【药理作用】

本品为γ-内酰胺类脑功能改善药，是γ-氨基丁酸（GABA）的环化衍生物。可通过血-脑脊液屏障，选择性作用于中枢神经系统，对脑细胞代谢具有激活作用，并对神经细胞有保护作用。本品还可通过影响谷氨酸受体系统而产生促智作用。

【适应证】

1. 用于有轻中度学习、记忆和认知功能障碍的血管性痴呆和阿尔茨海默病。

2. 用于脑梗死、脑出血及多灶性脑梗死等脑血管疾病后的记忆功能减退。

3. 用于中老年良性记忆障碍。

4. 用于儿童脑功能发育迟缓者。

【用法与用量】

口服给药：每次0.2g，每日3次，1～2个月为1个疗程。

【不良反应】

1. 长期服用本品者有轻度白细胞、血小板计数和血红蛋白改变。

2. 少数患者服药后出现头昏，偶有兴奋、躁动，但以嗜睡者较多。

3. 消化道症状主要为口干、食欲减退、便秘，停药后可消失。

4. 偶可出现过敏反应。

【禁忌证】

过敏者禁用。

【注意事项】

本品的安全剂量范围为每日0.3～1.8g。

## 艾地苯醌

【药理作用】

本品为脑代谢、精神症状改善药，可激活脑线粒体呼吸活性，改善脑缺血的脑能量代谢，改善脑内葡萄糖利用率，使脑内ATP产生增加，抑制脑线粒体生成过氧化脂质，抑制脑线粒体膜脂质过氧化作用所致的膜障碍。

【适应证】

用于慢性脑血管病及脑外伤等引起的脑功能损害。能改善主观症状、语言、焦虑、抑郁、记忆减退、智能下降等精神行为障碍。

【用法及用量】

口服给药：每次30mg，每日3次，饭后服用。

【不良反应】

主要有过敏反应、皮疹、恶心、食欲不振、腹泻、兴奋、失眠、头晕等。偶见白细胞减少，肝功能损害。

## 奥拉西坦

【药理作用】

本品可促进磷酰胆碱和磷酰乙醇胺合成，促进脑代谢，透过血-脑屏障对特异中枢神经道路有促进作用，改善智力和记忆。

【适应证】

适用于轻中度血管性痴呆、老年性痴呆以及脑外伤等症状引起的记忆与智能障碍。

【用法及用量】

口服给药：每次800mg，每次2～3次。

静脉滴注：每次4～6g，每日一次。

【不良反应】

尚未发现明显不良反应。

【禁忌证】

对本品过敏者禁用。

## 氨酪酸

【药理作用】

本品有降低血氨及促进脑代谢作用，能增强葡萄糖磷酸酯酶活性，恢复脑细胞功能。

【适应证】

1. 用于脑卒中后遗症、脑动脉硬化症、头部外伤后遗症以及尿毒症、煤气中毒等所致昏迷。

2. 也用于偏瘫、记忆障碍及语言障碍、精神发育迟滞等。

【用法及用量】

口服给药：每日3g，分3次服。静脉滴注：每次0.75～1.0g，2～3小时内静滴完毕。

【不良反应】

偶见灼热感、恶心、头晕、失眠、便秘、腹泻。大剂量可出现共济失调、肌无力、血压下降、呼吸抑制。

【禁忌证】

对本品过敏者禁用。

【注意事项】

本品静脉滴注时必须在充分稀释后缓慢进行。

## 胞磷胆碱

【药理作用】

本品为胞嘧啶核苷酸的衍生物，接近于脑组织中固有的成分。主要作用是以辅酶形式促进中枢神经的代谢，尤其是促进胆碱磷酯类的生物合成和核苷酸类的补救途径，使机体脑中磷脂类含量和核苷酸类含量增高，代谢及转换速度加快。并能增进脑血流量和脑中氧代谢率，并促活胆碱能上行网状激活系统，改善机体的意识状态。

【适应证】

主要用于急性颅脑外伤、脑手术后的意识障碍。

【用法与用量】

肌内注射：每日100～300mg，分1～2次给药。静脉滴注：每次200～600mg，10～14日为1个疗程，疗程中应间隔10～14日。

【不良反应】

偶可引起失眠、头痛、头晕、恶心、呕吐、厌食、面潮红、兴奋、暂时性低血压等。

【禁忌证】

处于严重颅脑内损伤急性期的患者禁用。

【注意事项】

1．在脑出血急性期和严重脑干损伤时，不宜大剂量，并应与止血药、降颅压药合用。

2．肌注一般不采用，若用时应注意经常更换注射部位。

## 醋谷胺

【药理作用】

本品为谷氨酰胺的乙酰化合物，有改善神经细胞代谢，维持神经应激能力及降低血氨、改善脑功能的作用。

【适应证】

1．用于脑外伤性昏迷、肝性脑病、神经外科手术所致的昏迷。

2．可用于偏瘫、高位截瘫、小儿脊髓灰质炎后遗症。

3．还可用于智力减退、记忆力障碍、神经性头痛、腰痛等。

【用法与用量】

肌内注射：每日100～600mg。静脉滴注：一般用法，每次100～600mg。用于神经性头痛、瘫痪、小儿脊髓灰质炎后遗症、腰痛的穴位注射，每次100mg，每日1次。

【不良反应】

本品静脉滴注时可引起血压下降。

【禁忌证】

对本品过敏者禁用。

## 脑蛋白水解物

【药理作用】

本品是动物蛋白质酶降解而产生的器官特异性氨基酸和多肽复合物，是脑功能改善药。可透过血-脑脊液屏障，进入神经细胞，促进蛋白质合成，增加脑组织的抗缺氧能力，从而改善脑能量代谢。

【适应证】

1. 用于脑卒中、脑外伤术后及脑供血不足引起的脑功能障碍，脑震荡或脑挫伤后遗症，脑膜炎或严重脑部感染继发的功能紊乱，注意力不集中和记忆障碍等。

2. 还可用于多种类型痴呆。

【用法与用量】

肌内注射、静脉注射：每次5ml，每日1次，连用10～20次。然后改为每周2～3次。静脉滴注：推荐剂量10～30ml，于生理盐水250ml中稀释后缓慢滴注，60～120分钟滴完。用药10～20次为1个疗程。

【不良反应】

偶可引起过敏反应，诱发癫痫发作，引起血尿素氮升高，还可见呕吐、腹泻、过敏性休克反应。

【禁忌证】

严重肾功能不全者、癫痫持续状态及大发作间歇期患者及孕妇禁用。

【注意事项】

1. 本品不能与平衡氨基酸注射液混合输注，因可能出现氨基酸不平衡。

2. 皮下注射不超过2ml；肌内注射不超过5ml；静脉注射不超过10ml。

## 小牛血去蛋白提取物

【药理作用】

本品为不含蛋白质的小牛血液提取物，含有低分子肽和核酸衍生物。能改善氧和葡萄糖的吸收及利用，从而提高ATP的周转，为细胞提供较高的能量，在脑功能降低（低血压）和能量需求增加（修复、再生）等情况下，本品可促进与能量有关的功能代谢，改善细胞功能，增加血供。

【适应证】

1. 全身给药可用于脑部血液循环障碍和营养障碍性疾病（如脑卒中、脑外伤等），并改善因其所致的神经功能损伤。还可用于末梢循环障碍及其所致的动脉血管病、腿部溃疡等。

2. 全身给药或软膏局部给药可用于皮肤移植术、烧伤、烫伤等的伤口愈合。

3. 眼膏用于创伤性及感染性角膜炎，角膜溃疡；免疫及神经营养因素所致的角膜、结膜病变；多种眼科手术后。

4. 口腔膏剂可用于口腔黏膜、牙龈及嘴唇的损伤、炎症或溃疡；也可作为拔牙及牙石刮除术后的敷料。

【用法及用量】

静脉给药：

1. 脑部缺血性损害　每次20～30ml静滴，每日1次，连续2～3周。

2. 动脉血管病　每次20～50ml静滴，每日1次，或每次20～50ml动脉或静脉注射，每周数次，4周为1个疗程。

3. 腿部或其他慢性溃疡、烧伤　每次10ml静注，每日1次或每周数次。

经眼给药：用眼膏涂眼，每日2～4次。

口腔给药：用口腔膏涂抹患处，每日3～5次。

【不良反应】

罕见过敏反应，较大剂量用药可引起胃部不适。

【禁忌证】

对本品过敏者禁用。

【注意事项】

1. 注射液不宜与其他药物混合输注，因为混合时，即使混合液澄清也不能排除药物相互作用可能产生的理化变化。

2. 本品注射液是高渗溶液，用于肌内注射时应缓慢，每次不超过5ml。静脉输注时须加等渗溶液。

## 丁咯地尔

【药理作用】

本品为血管活性药，是α-肾上腺素受体阻断药。通过抑制血管α受体，松弛血管平滑肌，扩张血管，从而能有效地增加末梢血管或缺氧组织的血流量，还能抑制血小板聚集，降低血液黏度，改善血液流动性，增强红细胞变形能力。

【适应证】

1. 用于慢性脑血管供血不足及其引起的症状，如：眩晕、耳鸣、智力减退、记忆力下降、注意力不集中等。

2. 用于周围血管疾病，如雷诺综合征、血栓闭塞性脉管炎、糖尿病引起的微循环障碍及其引起的间歇性跛行、血管性痉挛、冻疮及缺氧所致疼痛等。

【用法及用量】

口服给药：每日450～600mg，分2～3次服用。

静脉滴注：每日1次，每次100～200mg。

【不良反应】

1. 心血管系统　可引起低血压伴头晕，罕有心悸、心房颤动、高血压。

2. 中枢神经系统　可出现一过性的轻微头痛、头晕和晕厥。

3. 胃肠道　可出现轻度且短暂的胃肠功能紊乱。

4. 皮肤　可出现轻微且短暂的瘙痒和红斑。

5. 过敏反应　有风疹、全身瘙痒报道。

【禁忌证】

对本品过敏患者；分娩后不久或动脉出血患者；甲亢患者；心绞痛或急性心肌梗死患者禁用。

【注意事项】

1. 与抗高血压药物合用，密切监测心律和血压。

2. 用药期间避免驾车或操纵机器。

## 单唾液酸四己糖神经节苷酯

【药理作用】

本品能促进中枢神经系统在遭受各种原因损害后进行功能修

复，还对损伤后的继发性神经退化有保护作用，可改善脑血流动力学参数和减轻损伤后脑水肿，并且有清除氧自由基的作用，从而减轻其对神经细胞膜的损害。

【适应证】

主要用于中枢神经系统创伤或血管性病变（如脑损伤、脊髓损伤、脑血管意外）。

【用法及用量】

肌内注射：每日20～40mg，一次或分次注射。病变在急性期后的维持治疗每日40mg，维持6周。

静脉滴注：每日20～40mg，一次或分次缓慢滴注。病变急性期每日100mg，持续21日后改用维持量。

【不良反应】

少数患者可能出现皮疹样反应。

【禁忌证】

对本品过敏者；神经节苷酯累积病患者；肝肾功能严重障碍者禁用。

【注意事项】

出现皮疹样反应时，应停药。

# 第二节　中枢兴奋药

## 尼克刹米

【药理作用】

本品能直接兴奋延髓呼吸中枢，使呼吸加深加快，也可通过刺激颈动脉窦和主动脉体的化学感受器，反射性地兴奋呼吸中枢，并提高呼吸中枢对二氧化碳的敏感性。

【适应证】

1. 用于中枢性呼吸功能不全、各种继发性呼吸抑制、慢性阻塞性肺疾病伴高碳酸血症。

2. 也用于肺心病引起的呼吸衰竭，以及麻醉药或其他中枢抑制药的中毒解救。

【用法及用量】

皮下注射、肌内注射、静脉注射：每次0.25～0.5g，必要时1～2小时重复给药。

静脉滴注：3～3.75g加入500ml液体中，滴速25～30滴/min。

【不良反应】

常见烦躁不安、抽搐、恶心等，较大剂量时可出现心律加快、全身瘙痒、皮疹，大剂量时可出现多汗、呕吐、面部潮红、血压升高、心悸、心律失常、震颤、惊厥甚至昏迷。

【禁忌证】

抽搐、惊厥患者；小儿高热而无中枢性呼吸衰竭时禁用。

【注意事项】

1. 出现血压升高、心悸、多汗、呕吐、震颤及肌僵直时，应立即停药。

2. 本品与鞣酸、有机碱的盐类及各种金属盐类配伍，均可能产生沉淀。

## 多沙普仑

【药理作用】

本品为呼吸兴奋药，小剂量可刺激颈动脉窦化学感应器，反射性的兴奋呼吸中枢；大剂量时可直接兴奋延髓呼吸中枢、脊髓及脑干，使潮气量增加。本品还有增加心排血量的作用。

【适应证】

1. 用于全麻药引起的呼吸抑制或呼吸暂停，也用于自发呼吸存在但通气量不足的患者。

2. 用于药物过量引起的轻、中度中枢神经抑制。

3. 用于急救给氧后动脉血氧分压低的患者。

4. 也可用于慢性阻塞性肺疾病引起的急性呼吸功能不全、

呼吸窘迫、潮气量低等。

5．还可用于麻醉术后，加快患者苏醒。

【用法及用量】

静脉注射：

1．中枢抑制催醒　每次1～2mg/kg，必要时5分钟后可重复一次。维持为每1～2小时注射1～2mg/kg，直至获得疗效。总量不超过每日300mg。

2．术后催醒　每次0.5～1mg/kg，必要时5分钟后可重复1次，总量不超过2mg/kg。

3．呼吸衰竭　每次0.5～1mg/kg，必要时5分钟后可重复1次，1小时用量不超过300mg。

静脉滴注：

1．术后催醒　用5%葡萄糖注射液或生理盐水稀释至1mg/ml滴注，总量不超过4mg/kg。

2．呼吸衰竭　每次0.5～1mg/kg，临用前用葡萄糖氯化钠溶液稀释，总量不超过每日3000mg。

【不良反应】

1．可见头痛、呼吸困难、心律失常、恶心、呕吐、腹泻、尿潴留、血压升高等。

2．少见呼吸频率加快、眩晕、多汗等。

【禁忌证】

甲状腺功能亢进者；嗜铬细胞瘤患者；颅内高压患者；脑血管病、脑外伤、脑水肿患者；癫痫或惊厥发作者；严重肺部疾病患者禁用。

【注意事项】

1．静脉滴注时速度宜慢，以免引起溶血。

2．如骤然出现低血压，呼吸困难加重，应停药。

## 戊四氮

【药理作用】

本品为中枢兴奋药，对脑和脊髓均有兴奋作用。主要兴奋脑干，能直接兴奋呼吸中枢及血管运动中枢，使呼吸增加、血压微升。

【适应证】

1. 用于解救严重疾病以及巴比妥类药或麻醉药中毒引起的中枢性呼吸衰竭。

2. 还可用于癫痫的脑电图诱发试验诊断。

【用法及用量】

肌内注射、皮下注射：每次 0.05 ～ 0.1g，每 2 小时 1 次；极量为每日 0.3g。

静脉注射：应缓慢注射，每 1 ～ 2 分钟注入 0.1g，其余同肌内注射。

【不良反应】

剂量较大时可引起反射亢进、惊厥。

【禁忌证】

急性心内膜炎患者；主动脉瘤患者；吗啡或普鲁卡因中毒患者禁用。

【注意事项】

静脉注射用于癫痫的诊断时，当脑电图上出现痫性放电或患者出现抽动，应立即停止给药。

## 贝美格

【药理作用】

本品为中枢兴奋药，主要兴奋脑干，对呼吸中枢的兴奋强而迅速，但维持时间短。本品对所有中枢抑制药，包括巴比妥类及其他催眠药均有对抗作用，亦可减轻硫喷妥钠的麻醉深度。

【适应证】

1. 用于解救巴比妥类、格鲁米特、水合氯醛等药物中毒。

2. 用于加速硫喷妥钠麻醉后的苏醒，也可用于其他静脉全麻药的催醒药。

3. 脑电图诊断癫痫时可用本品诱发异常脑电活动。

【用法及用量】

静脉注射：每次50mg，每3～5分钟注射1次，至病情改善为止。

静脉滴注：每次50mg，稀释于5％葡萄糖注射液250～500ml中滴注。

【不良反应】

1. 可引起低血压、意识混乱。

2. 还可引起卟啉病急性发作。

【禁忌证】

吗啡中毒者禁用。

【注意事项】

静脉给药速度不可太快，注射时须准备短效巴比妥类药。

## 二 甲弗林

【药理作用】

本品为中枢兴奋药，对呼吸中枢有较强的兴奋作用。其作用强度约比尼可刹米强约100倍，促苏醒率高。用药后可见肺换气量明显增强，二氧化碳分压下降。

【适应证】

1. 用于各种原因引起的中枢性呼吸衰竭，以及麻醉药、催眠药引起的呼吸抑制。

2. 也可用于外伤、手术等引起的虚脱和休克。

【用法及用量】

口服给药：每次8～16mg，每日2～3次。

肌内注射：每次8mg。

静脉注射、滴注：每次8～16mg。

【不良反应】

可出现恶心、呕吐、皮肤烧灼感等。

【禁忌证】

有惊厥病史或痉挛病史者；吗啡中毒者；肝肾功能不全者；

孕妇及哺乳期妇女禁用。

【注意事项】

1. 给药前应准备短效巴比妥类药物，作为惊厥时的急救用药。

2. 静脉给药速度须缓慢，并应随时注意病情发展。

## 洛贝林

【药理作用】

本品为呼吸兴奋药，可刺激颈动脉窦和主动脉体的化学感应器，反射性的兴奋延髓呼吸中枢而使呼吸加快，但对呼吸中枢无直接兴奋作用。本品对迷走神经中枢和血管运动中枢也有反射性兴奋作用，对自主神经节先兴奋后阻断。

【适应证】

主要用于各种原因引起的中枢性呼吸抑制。常用于新生儿窒息、一氧化碳中毒、吸入麻醉药或其他中枢抑制药（如阿片、巴比妥类）中毒，传染病（如肺炎、白喉等）引起的呼吸衰竭。

【用法及用量】

肌内注射、皮下注射：每次10mg；极量为每次20mg，每日50mg。

静脉注射：每次3mg；极量为每次6mg，每日20mg。

【不良反应】

1. 可见恶心、呕吐、呛咳、头痛、心悸等。

2. 大剂量用药可出现心动过缓；剂量继续增大可出现心动过速、传导阻滞、呼吸抑制、惊厥等。

【注意事项】

1. 本品禁止与碘、鞣酸以及铅、银等盐类药配伍。与碱性药物配伍可产生山梗素沉淀。

2. 静脉给药应缓慢。

## 士的宁

【药理作用】

本品对脊髓有选择性兴奋作用，对大脑皮质也有一定兴奋作用。本品安全范围窄，过量易产生惊厥。

【适应证】

用于巴比妥类中毒、瘫痪、弱视。

【用法及用量】

皮下或肌内注射：常用量每次 1 ～ 3mg，极量5mg。

【不良反应】

可出现惊厥、呼吸肌痉挛和呼吸运动受限。

【禁忌证】

高血压患者；动脉硬化患者；肝功能不全患者；癫痫患者；吗啡中毒脊髓处于兴奋状态患者；孕妇及哺乳期妇女禁用。

【注意事项】

本品排泄缓慢，有积蓄作用，故使用时间不宜太长。

## 一叶萩碱

【药理作用】

本品对脊髓有选择性兴奋作用，增强反射及肌肉紧张度。

【适应证】

用于小儿麻痹后遗症和面神经麻痹。

【用法及用量】

皮下注射或肌内注射：每次2 ～ 4mg，每日1 ～ 2次，2 ～ 4周为1疗程。

【不良反应】

注射部位疼痛、肿胀，部分患者有心悸、头痛症状。

【注意事项】

注射时切不可注入血管。

## 阿米三嗪/萝巴新

【药理作用】

阿米三嗪可作用于颈动脉体化学感受器，兴奋呼吸，从而加强肺泡-毛细血管的气体交换，增加动脉血氧分压和血氧饱和度。萝巴新可提高脑血管功能不全者脑神经元内线粒体呼吸控制率，增加阿米三嗪的作用强度和作用维持时间。两者合用，可使脑皮质氧分压增高，脑组织氧含量增加，改善脑组织对于葡萄糖的摄取和利用，恢复有氧代谢，增加细胞的能量供应，从而使脑功能得到改善和加强。

【适应证】

1．主要用于亚急性和慢性脑供血不足，脑缺血后遗症。

2．也可用于老年人认知和慢性感觉神经损害的有关症状及纠正老年精神行为障碍。

3．还可用于缺血所致的脉络膜、视网膜功能障碍以及耳蜗前庭功能失调等。

【用法及用量】

口服给药：每日2片，早晚各1次；维持剂量每次1片，每日1次，餐后服用。每日用量不可超过2片。

【不良反应】

1．长期用药者可出现周围神经病变，并可能伴有体重下降，停药后可自行消失。

2．可有畏食、恶心、呕吐、头晕、眩晕、心悸、兴奋、焦虑、胃痛、消化不良、睡眠障碍。

【禁忌证】

对本品过敏者；严重肝功能损害者；周围神经病变患者禁用。

【注意事项】

1．如用药后长期存在肢端感觉异常，应停止用药。

2．如果体重下降超过5％，应停止用药。

3．用药期间应避免驾车或操纵机器。

4．应避免与单胺氧化酶抑制剂及含阿米三嗪的其他药物联合应用。

## 哌甲酯

【药理作用】

本品为中枢神经兴奋药，能兴奋中枢的多种精神性活动，促使患者思维敏捷或精神振作，并解除疲劳。

【适应证】

1. 用于消除催眠药引起的嗜睡、倦怠及呼吸抑制。

2. 用于治疗注意缺陷和多动障碍、发作性睡病。

3. 还用于治疗抑郁症、痴呆、外伤性脑损伤等。

【用法及用量】

口服给药：每次10mg，每日2～3次，饭前45分钟给药。

皮下注射、肌内注射、静脉注射：每次10～20mg。

【不良反应】

常见头晕、头痛、失眠、嗜睡、食欲减退、口干、恶心、呕吐、心悸等，偶见腹痛、高血压。

【禁忌证】

青光眼患者；焦虑者；激动或过度兴奋者；孕妇及哺乳期妇女禁用。

【注意事项】

1. 每日最后一次给药至少应在睡前4小时服用。

2. 停药时应逐渐递减用量。

3. 使用单胺氧化酶抑制剂者，应在停药2周后，再使用本品。

## 第三节　镇静、催眠及抗焦虑药

### 地西泮

【药理作用】

本品为长效苯二氮䓬类药物，可引起中枢神经系统不同部位的抑制，随着剂量的增大，临床表现可自轻度的镇静到催眠甚至昏迷。

【适应证】

1. 镇静催眠　用于治疗失眠。

2．抗焦虑　用于焦虑症及伴焦虑的抑郁症。

3．抗癫痫、抗惊厥。

4．中枢性肌肉松弛作用。

5．还可用于酒精依赖性戒断综合征、麻醉前给药、紧张性头痛、恐惧症、特发性震颤等。

【用法及用量】

口服给药：

1．镇静　每次2.5～5mg，每日3次。

2．催眠　每次5～10mg，睡前服。

3．抗焦虑、抗惊厥、癫痫发作　每次2.5～10mg，每日2～4次。

4．急性酒精戒断　初始剂量每次10mg，每日3～4次，以后可减少到每次5mg，每日3～4次。

肌内注射、静脉注射：

1．基础麻醉或静脉全麻　10～30mg。

2．镇静、催眠或急性酒精戒断　初始剂量为10mg，以后按需每隔3～4小时加5～10mg。24小时总量以40～50mg为限。

3．焦虑性神经症　每次2～10mg，根据需要每日重复3～4次。

【不良反应】

1．较常见的有嗜睡、头昏、乏力等，大剂量可见共济失调、震颤。

2．较少见的有思维迟缓、视物模糊、便秘、口干、头痛、恶心或呕吐、排尿困难、构音障碍。

3．偶见低血压、呼吸抑制、尿潴留、忧郁、精神紊乱。

4．罕见过敏反应、肝功能损害、肌无力、粒细胞减少、白细胞减少、皮疹。

5．与钙通道阻滞剂合用，可使血压下降加重。

【禁忌证】

青光眼患者；重症肌无力患者；新生儿；分娩前或分娩时

禁用。

【注意事项】

1. 对本品耐受差的患者初始剂量宜小。

2. 需持续发挥疗效时应口服给药或静脉注射。

3. 本品属于长效药，原则上不应作连续静脉滴注。

4. 应避免长期大量使用而产生依赖性。

## 氯硝西泮

【药理作用】

本品为苯二氮䓬类药，具有广谱抗癫痫作用。其作用与地西泮相似，但抗惊厥作用较地西泮强，且作用迅速。

【适应证】

1. 主要用于控制各型癫痫发作，对失神发作、婴儿痉挛症、肌阵挛发作、运动不能性发作及Lennox-Gastaut综合征有效。

2. 静脉注射可用于缓解癫痫持续状态。

3. 还可用于焦虑状态及失眠。

【用法及用量】

口服给药：起始剂量为每次0.5mg，每日3次，每3日增加0.5～1mg，直到发作被控制。

肌内注射：每次1～2mg，每日2～4mg。

静脉注射：癫痫持续状态：每次1～4mg，30秒左右缓慢注射，如病情未能控制，每隔20分钟后可重复剂量1～2次，兴奋躁动者可适当加大剂量，必要时可静脉滴注。

【不良反应】

1. 常见嗜睡、头昏、共济失调、行走不稳、行为紊乱、异常兴奋、神经过敏、易激惹、肌力减退。

2. 少见行为障碍、思维不能集中、易怒、精神错乱、幻觉、抑郁、还可有视物模糊、便秘、腹泻、眩晕、头痛、气管分泌物增多、恶心、呕吐、排尿困难、语言不清、口干。

3. 罕见皮疹或瘙痒、咽痛、发热、异常出血、乏力等。

【禁忌证】

新生儿；孕妇；哺乳妇女禁用。

【注意事项】

1. 药物用量因人而异，开始时用小剂量，逐渐调整剂量。停药时剂量宜递减。

2. 本品长期应用可产生耐药性，应用3个月之后疗效可降低，需要调整剂量。

## 去甲西泮

【药理作用】

本品具有抗焦虑、镇静、肌肉松弛及抗惊厥作用。

【适应证】

用于治疗各型焦虑症。

【用法及用量】

口服给药：严重焦虑症患者，每晚7.5～15mg，每日1次，此后每日维持量3.75mg。

【不良反应】

少数患者可出现嗜睡、乏力、近事遗忘、恶心、呕吐、震颤等。

【禁忌证】

哺乳期妇女禁用。

【注意事项】

1. 长期用药勿突然停药，以免发生戒断症状。

2. 用药期间勿驾驶及操作机械。

## 氯氮䓬

【药理作用】

本品为苯二氮䓬类，小剂量时有抗焦虑作用，随着剂量增加，可引起镇静、催眠、记忆障碍等。大剂量可致昏迷，此外，本品还具有中枢性肌肉松弛作用和抗惊厥作用。

【适应证】

1. 治疗焦虑性神经症，可缓解焦虑、紧张、不安等症状。

2．治疗失眠症。

3．治疗肌张力过高或肌肉僵直性疾病。

4．与抗癫痫药合用，可控制癫痫发作。

5．治疗急性酒精戒断综合征。

【用法及用量】

口服给药：

1．抗焦虑 ①轻度或中度焦虑、紧张：每次5～10mg，每日3～4次。②重度焦虑或紧张：每次20～25mg，每日3～4次。

2．术前镇静 每次5～10mg，每日3～4次。

肌内注射、静脉注射：

1．用于酒精戒断综合征 首次注射50～100mg，2～4小时后可以重复注射，但24小时内不能超过300mg。

2．急性或严重焦虑 首次注射50～100mg，必要时给予每次25～50mg，每日3～4次。

3．术前镇静 术前1小时注射50～100mg。

【不良反应】

1．常见嗜睡、乏力、头痛、眩晕、恶心、便秘等。

2．偶见皮疹、中毒性肝损害、骨髓抑制、男性阳痿等。

3．大剂量时可引起共济失调、皮疹、粒细胞减少及尿闭等症状。

【禁忌证】

对本品过敏者；白细胞减少者；孕妇；哺乳妇女禁用。

【注意事项】

1．本品应小剂量多次服用。

2．用药期间避免从事有潜在危险的工作，如驾驶、操作机械和高空作业等。

3．长期大量用药后，停药前应缓慢减量。

## 阿普唑仑

【药理作用】

本品为苯二氮草类的中枢神经抑制药，可引起中枢神经系统不同部位的抑制。随着用量的增大，临床表现可自轻度的镇静到催眠甚至昏迷。

【适应证】

1. 可用于抗焦虑、抗抑郁。

2. 还用于镇静催眠、抗恐惧及抗癫痫，并能缓解急性酒精戒断症状。

【用法及用量】

口服给药：

1. 抗焦虑　初始剂量为每次 0.4mg，每日 3 次。可按需逐渐增加剂量，最大剂量为每日 4mg。

2. 镇静催眠　每次 0.4 ～ 0.8mg，睡前服。

3. 抗恐惧　每次 0.4mg，每日 3 次，可按需逐渐增加剂量，最大剂量为每日 10mg。

4. 抗抑郁　常用剂量为每次 0.8mg，每日 3 次。

【不良反应】

1. 可见疲乏、头晕、头痛、口干、恶心、呕吐、便秘、排尿障碍、视物模糊、注意力涣散、目眩及嗜睡等。

2. 少见动作迟缓、心理反常、腹泻、多涎、精神紊乱及抑郁等。

3. 长期用药可成瘾。

【禁忌证】

对本品过敏者；青光眼患者；严重呼吸功能不全者；严重肝功能不全者；孕妇；哺乳妇女；儿童禁用。

【注意事项】

1. 服药后不应驾驶车辆或操作机器。

2. 应避免长期大剂量使用。

3. 停药时应逐渐减少用量。

## 夸西泮

【药理作用】

本品为 γ- 氨基丁酸（GABA）受体激动药，特异性作用于苯二氮䓬类结合位点，促使GABA与GABA受体结合，增加Cl⁻通道开放的频率，从而达到镇静催眠的目的。本品可减少睡眠潜伏期，减少觉醒次数，延长总睡眠时间。

【适应证】

用于镇静催眠，适用于各型失眠症及术前给药。

【用法及用量】

口服给药：每次7.5～30mg，睡前服用。

【不良反应】

精神紊乱、抑郁、头痛、头晕、恶心、呕吐、排尿障碍、困倦、兴奋过度、健忘等。

【禁忌证】

孕妇；急性闭角型青光眼患者；重症肌无力患者；对本品过敏者禁用。

【注意事项】

1. 本品应睡前服用，用药后应避免睡眠被中断。

2. 治疗失眠时应避免长期服药。

3. 大剂量或长期用药的患者停药需逐渐减量。

## 奥沙西泮

【药理作用】

本品为苯二氮䓬类催眠镇静药，属短、中效药，具有抗惊厥、抗癫痫、抗焦虑、镇静催眠、中枢性骨骼肌松弛和暂时性记忆缺失作用。随着用量的增大，临床表现可自轻度的镇静到催眠甚至昏迷。长期应用可产生依赖性。

【适应证】

主要用于短期缓解焦虑、紧张、激动，也可用于神经官能症、失眠、癫痫及焦虑伴抑郁的辅助治疗，并能缓解急性酒精戒断症状。

【用法及用量】

口服给药：

1. 抗焦虑、镇静催眠、急性酒精戒断症状　每次15～30mg，每日3～4次。

2. 一般性失眠　每次15mg，睡前服。

【不良反应】

较常见萎靡不振，少见视物模糊、头昏、头痛、恶心、呕吐、排尿不畅、口齿不清及共济失调等，罕见白细胞减少、过敏反应、肝功能损害、记忆障碍、视力变化、肌痉挛及红斑狼疮。

【禁忌证】

孕妇及6岁以下儿童禁用。

【注意事项】

1. 对本品耐受量小的患者初始剂量宜小。

2. 本品有成瘾性，不宜长期大量使用。

3. 长期用药骤停可能发生撤药症状，停药应逐渐减量。

## 劳拉西泮

【药理作用】

本品为中效的苯二氮䓬类中枢神经抑制药，可引起中枢神经系统不同部位的抑制，随着用量的增加，可引起自轻度的镇静到催眠，甚至昏迷。

【适应证】

1. 主要用于抗焦虑。

2. 可用于镇静催眠。

3. 可用于抗惊厥及癫痫持续状态。

4. 可用于治疗紧张性头痛。

5. 可作麻醉前及内镜检查前的辅助用药。

6. 注射剂可用于癌症化疗时止吐。

【用法及用量】

口服给药：

1. 抗焦虑　每次1～2mg，每日2～3次。

2. 镇静催眠　每次2mg，睡前服。

肌内注射：

1．抗焦虑、镇静催眠　0.05mg/kg，最大剂量4mg。

2．癫痫持续状态　1～4mg。

静脉注射：

1．癌症化疗止吐2～4mg，在化疗前30分钟注射。

2．癫痫持续状态每次0.05mg/kg，最大剂量为4mg，若癫痫持续发作或复发10～15分钟重复注射，12小时内用量通常不超过8mg。

【不良反应】

1．可出现疲劳、共济失调、肌力减弱、恶心、胃不适、头痛、头晕、乏力、激动、眼功能障碍及便秘等。

2．偶见不安、精神紊乱、视物模糊等。

3．静脉注射可引起静脉炎、血栓形成。

4．大剂量用药可出现无尿、皮疹、粒细胞减少。

【禁忌证】

对苯二氮䓬类药物过敏者；重症肌无力患者；青光眼患者禁用。

【注意事项】

1．服药期间应避免驾车及操纵机器。

2．停药应逐渐减量，骤停会出现戒断综合征。

3．静脉注射速度应低于2mg/min。

## 氟西泮

【药理作用】

本品为长效的苯二氮䓬类镇静催眠药，可缩短入睡时间，延长总睡眠时间，减少觉醒次数。本品通过抑制大脑边缘系统对脑干网状结构的控制而发挥催眠、抗焦虑作用，用于治疗焦虑导致的失眠效果较好。

【适应证】

适用于反复发作的失眠或睡眠障碍以及需要睡眠休息的急慢

性疾病。

【用法及用量】

口服给药：每次15～30mg，睡前服。

【不良反应】

1. 较常见的有嗜睡、头昏、乏力等，大剂量可见共济失调。

2. 较少见的有思维迟缓、视物模糊、便秘、口干、头痛、恶心或呕吐、排尿困难、构音障碍。

3. 偶见低血压、呼吸抑制、尿潴留、忧郁、精神紊乱。

4. 罕见过敏反应、肝功能损害、肌无力、粒细胞减少、白细胞减少、皮疹。

【禁忌证】

青光眼患者；重症肌无力患者；新生儿；分娩前或分娩时禁用。

【注意事项】

1. 避免长期大量用药而成瘾。

2. 骤然停药可能发生撤药症状。

3. 本品在用药第2～3日显效，停药后1～2日药效仍持续。

## 氟硝西泮

【药理作用】

本品为苯二氮䓬类药物，有催眠、遗忘、镇静、抗焦虑、肌肉松弛和抗惊厥作用，其中催眠和遗忘的作用更显著。

【适应证】

用于手术前镇静及各种失眠症，亦可用作静脉麻醉药（单用或诱导麻醉）。

【用法与用量】

口服给药：用于失眠症，1～2mg，每晚睡前服。

肌内注射：手术前给药常用量1～2mg。

静脉注射：诱导麻醉常用量1～2mg。

【不良反应】

1. 可出现口渴、畏食，腹泻、腹痛、便秘等胃肠道反应。

2. 也会出现皮疹、面红等过敏反应。

3. 有时出现兴奋、错乱、头晕、头痛等反应。

4. 大剂量连用时偶见依赖性，肝肾功能临床检验值异常。

【禁忌证】

青光眼患者；重症肌无力患者；孕妇；哺乳妇女禁用。

【注意事项】

1. 本品有产生依赖性的可能，宜使用能控制症状的最低剂量做短程治疗。

2. 静脉注射宜缓慢，以免引起呼吸抑制和低血压。

## 艾司唑仑

【药理作用】

本品为高效的苯二氮䓬类镇静催眠药，作用于大脑边缘和脑干网状结构，能降低大脑组织氧化过程，加强大脑保护性抑制作用。有较强的镇静、催眠、抗惊厥、抗焦虑作用，以及较弱的中枢性骨骼肌松弛作用。

【适应证】

1. 主要用于失眠、焦虑、紧张及恐惧。

2. 也可用于抗癫痫和抗惊厥。

3. 麻醉前给药，可缓解术前紧张、焦虑。

【用法及用量】

口服给药：

1. 镇静　每次 1～2mg，每日 3 次。

2. 催眠　每次 1～2mg，睡前服。

3. 抗癫痫，抗惊厥　每次 2～4mg，每日 3 次。

4. 麻醉前给药　每次 2～4mg，术前 1 小时服。

肌内注射：

1. 抗惊厥　每次 2～4mg，2 小时后可重复 1 次。

2. 麻醉前给药　每次 2mg，术前 1 小时注射。

【不良反应】

常规剂量未见明显不良反应，用量过大时，可出现轻微乏力、口干、嗜睡、头胀、头晕等，减少剂量可自行消失。

【禁忌证】

对本品过敏者；重症肌无力患者；中枢神经系统处于抑制状态的急性酒精中毒者禁用本品注射剂；急性闭角型青光眼患者禁用本品注射剂；严重慢性阻塞性肺疾病患者禁用本品注射剂。

【注意事项】

应避免长期大量使用而成瘾；长期使用本品停药前应逐渐减量。

## 氯普唑仑

【药理作用】

本品为中效的苯二氮䓬类催眠药，其特点是用药后白天不易产生困倦，也不易产生反跳。

【适应证】

用于失眠症的短期治疗。

【用法及用量】

口服给药：每次1mg，睡前服。

【不良反应】

1. 较常见的有嗜睡、头昏、乏力等；大剂量可见共济失调，震颤。

2. 较少见的有思维迟缓，视物模糊、便秘、口干、头痛、恶心或呕吐，排尿困难，构音障碍。

3. 偶见低血压、呼吸抑制、尿潴留、忧郁、精神紊乱。

4. 罕见过敏反应，肝功能损害、肌无力、粒细胞减少、白细胞减少、皮疹。

【禁忌证】

重症肌无力患者；孕妇；哺乳期妇女禁用。

【注意事项】

1. 骤停可出现戒断症状，长期服用本品以及易出现依赖性的患者，都应在数周内逐渐减量停药。

2. 服药后不宜驾驶车辆，从事高空作业或机器操作。

## 溴西泮

【药理作用】

本品是一种苯二氮䓬类抗焦虑药，作用类似地西泮，但疗效较强。

【适应证】

主要用于抗焦虑，也可用于镇静、催眠。

【用法及用量】

口服给药：每次 1.5 ～ 3mg，每日 2 ～ 3 次。

【不良反应】

大剂量用药时有嗜睡、乏力等。长期用药可致依赖性。

【禁忌证】

重症肌无力患者，哺乳期妇女禁用。

【注意事项】

1. 本品应避免长期大量应用，停药前应缓慢减量。

2. 用药期间应避免驾驶、操作机械和高空作业等。

## 咪达唑仑

【药理作用】

本品为短效的苯二氮䓬类镇静催眠药，具有抗焦虑、催眠、抗惊厥、肌肉松弛和近事遗忘等药理作用。

【适应证】

1. 用于各种失眠症的短期治疗，特别适用于入睡困难或过早觉醒者。

2. 用于手术前或机械性诊断检查前的镇静以及重症监护患者的镇静。

3. 椎管内麻醉及局部麻醉时辅助用药。

4. 全麻诱导及维持。

【用法与用量】

口服给药：

1．失眠症　每晚睡前 7.5～15mg。

2．麻醉前给药　7.5～15mg，麻醉诱导前 2 小时服用。

3．镇静抗惊厥　每次 7.5～15mg。

肌内注射：术前给药，一般为 10～15 小时，术前 20～30 分钟给药。

静脉给药：全麻诱导，0.1～0.25mg/kg。

1．全麻维持　分次静注，剂量和给药间隔时间取决于患者当时需要。

2．ICU 患者镇静　先静脉注射 2～3mg，继之以 0.05mg/（kg·h）静脉滴注维持。

【不良反应】

1．较常见有低血压、急性谵妄、定向力缺失、幻觉、焦虑、神经质等。

2．较少见视物模糊、轻度头痛、头昏、咳嗽等。

【禁忌证】

重症肌无力患者；严重心、肺功能不全者；严重肝功能不全者；儿童禁用。

【注意事项】

1．本品剂量必须个体化。

2．静脉注射速度必须缓慢。

3．骤然停药可引起反跳性失眠，建议失眠改善后逐渐减少用量。

4．用药后 12 小时内不得驾车或操作机器。

# 三唑仑

【药理作用】

本品为苯二氮䓬类安定药。该药具有抗惊厥、抗癫痫、抗焦虑、镇静催眠、中枢性骨骼肌松弛和暂时性记忆缺失（或称遗忘）作用。本类药物作用于中枢神经系统的苯二氮䓬受体（BZR），加强中枢抑制性神经递质 γ-氨基丁酸（GABA）与

GABAA受体的结合，增强GABA系统的活性。本品可引起依赖性，表现为身体依赖和心理依赖，停药后出现撤药症状。

【适应证】

用于镇静、催眠。

【用法及用量】

口服给药：常用量0.25～0.5mg，睡前服。

【不良反应】较多见：头晕、头痛、倦睡。较少见：恶心、呕吐、头昏眼花、语言模糊、动作失调。少数可发生昏厥、幻觉。

【禁忌证】

对本品过敏者；急性闭角型青光眼患者；重症肌无力患者禁用。

【注意事项】

1．癫痫患者突然停药可引起癫痫持续状态。

2．避免长期大量使用而成瘾，如长期使用应逐渐减量，不宜骤停。

3．对本类药耐受量小的患者初用量宜小。

### 替马西泮

【药物概述】

本品为苯二氮䓬类镇静催眠药，为地西泮的代谢产物，有催眠作用，另有较好的抗焦虑作用。

【适应证】

1．用于睡眠习惯突然改变时预防或治疗失眠。

2．也可用于手术前催眠。

3．还可用于焦虑症。

【用法及用量】

口服给药：7.5～30mg，睡前服。

【不良反应】

本品不良反应较少，长期用药可产生依赖性。

【禁忌证】

重症肌无力患者；严重呼吸功能不全者；儿童；孕妇禁用。

【注意事项】

1. 重复用药数周后，本品的催眠作用可减弱。

2. 用药期间应避免驾驶、操作机器。

3. 用药时间不宜超过4周，以减少产生依赖性的危险。

## 溴替唑仑

【药理作用】

本品为短效苯二氮䓬类镇静催眠药，具有催眠、镇静、抗惊厥、肌肉松弛等作用，低剂量时具有较好的催眠效果，可缩短入睡时间，减少觉醒次数，延长总睡眠时间。

【适应证】

1. 主要用于失眠症。

2. 还可用于术前催眠。

【用法及用量】

口服给药：

1. 失眠症　每次0.2mg，睡前服。

2. 术前催眠　每次0.5mg。

【不良反应】

1. 偶见胃肠道不适、头痛、眩晕等。

2. 大剂量用药可见次晨乏力、注意力涣散。

3. 还可能产生药物耐受性或短暂性遗忘。

【禁忌证】

精神病患者；重症肌无力患者；急性闭角型青光眼患者；孕妇；哺乳期妇女；18岁以下患者禁用。

【注意事项】

1. 本品可使高血压患者血压下降，使用时应注意。

2. 用药期间不宜驾驶车辆或操作机器。

# 氟马西尼

【药理作用】

苯二氮䓬类药物（BZs）与γ-氨基丁酸（GABA）受体结合形成复合物，本品则竞争性地置换受体上的BZs，可逆转BZs对BZ受体的完全激动作用。

【适应证】

1. 终止苯二氮䓬类药诱导、维持的全身麻醉。

2. 苯二氮䓬类药中毒的诊断与解毒。

3. 暂时性改善肝性脑病的精神状态。

【用法及用量】

注射给药：

1. 苯二氮䓬类药物中毒急救　初始剂量为0.3mg，如在60秒内未达到要求的清醒程度，可重复注射，直到患者清醒或总剂量达2mg。如再次出现倦睡，可每小时静脉滴注0.1～0.4mg，滴注速度应根据病情调节，直到达到要求的清醒程度。

2. 终止麻醉　建议初始剂量为15秒钟内静脉注射0.2mg，如静脉注射后60秒内未达到要求的清醒程度，可再注射0.1mg，必要时可每隔60秒重复注射1次，直到总剂量达1mg，通常用量为0.3～0.6mg。

【不良反应】

1. 用药后偶有潮红、恶心、呕吐，但症状轻微短暂。

2. 个别患者在使用后产生濒死感。

3. 快速注射给药偶见焦虑、心悸和恐惧感，一过性血压增高及心率增加。

4. 癫痫患者使用本品后，可出现抽搐作用。

【禁忌证】

对本品及安定类药过敏患者；妊娠早期患者；正应用苯二氮䓬类药控制癫痫持续状态或颅内压增高患者；严重抗抑郁药中毒患者禁用。

【注意事项】

1. 术后，在外周肌肉松弛药的作用消失前，不应注射本品。

2. 在用本品解救苯二氮䓬类过量中毒时，应同时注意呼吸和心血管功能，必要时进行人工呼吸，维持血容量及心脏功能，并采取措施促进药物经尿排泄。

## 苯巴比妥

【药理作用】

本品为长效巴比妥类，其中枢性抑制作用随剂量而异。具有镇静、催眠、抗惊厥作用。并可抗癫痫，对癫痫大发作与局限性发作及癫痫持续状态有良效；对癫痫小发作疗效较差；而对精神运动性发作则往往无效。本品还有增强解热镇痛药的作用，并能诱导肝微粒体葡萄糖醛酸转移酶活性，促进胆红素与葡萄糖醛酸结合，降低血浆胆红素浓度，治疗新生儿高胆红素血症。

【适应证】

1. 镇静　用于焦虑不安、烦躁、甲状腺功能亢进、高血压、功能性恶心、小儿幽门痉挛等症。

2. 催眠　偶用于顽固性失眠。

3. 抗惊厥　用于中枢兴奋药中毒或高热、破伤风、脑炎、脑出血等疾病引起的惊厥。

4. 抗癫痫　用于癫痫大发作、局限性发作及癫痫持续状态。

5. 可用于麻醉前给药。

6. 用于治疗高胆红素血症。

【用法及用量】

口服给药：极量，每次250mg，每日500mg。

1. 镇静　每次15～30mg，每日2～3次。

2. 催眠　每日30～100mg，晚间顿服。

3. 抗癫痫　每次15～30mg，每日3次。

4. 抗惊厥　每日90～180mg，分3次服，或在晚间顿服。

5. 抗高胆红素血症　每次30～60mg，每日3次。

肌内注射：极量，每次250mg，每日500mg。

1. 催眠　每次100mg。

2. 镇静、抗癫痫　每次15～30mg，每日2～3次。

3. 癫痫持续状态　每次100～200mg，必要时可4～6小时重复1次。

4. 抗惊厥　每次100～200mg，必要时可4～6小时重复1次。

5. 麻醉前给药　每次100～200mg，术前0.5～1小时注射。

6. 术后给药　每次100～200mg。必要时重复，24小时内总量可达400mg。

静脉注射：癫痫持续状态：每次200～250mg，必要时6小时重复1次。极量：每次250mg，每日500mg。

【不良反应】

1. 常见头晕、嗜睡、乏力、关节肌肉疼痛、恶心、呕吐等。

2. 少见皮疹、药物热、剥脱性皮炎等过敏反应。

3. 可能出现认知障碍、记忆缺损。

4. 罕见巨幼细胞贫血和骨软化。

5. 大剂量时可出现眼球震颤、共济失调和严重的呼吸抑制。

【禁忌证】

对本品过敏者；贫血患者；糖尿病未控制的患者；严重肺功能不全、支气管哮喘、呼吸抑制患者；严重肝、肾功能不全患者禁用。

【注意事项】

1. 长期用药治疗癫痫应逐渐减量，以免导致癫痫发作，甚至出现癫痫持续状态。

2. 静脉注射速度不应超过每分钟60mg，过快可引起呼吸抑制。

## 异戊巴比妥

【药理作用】

本品为中效巴比妥类镇静催眠药，对中枢神经系统有抑制作用，因剂量不同而具有镇静、催眠、抗惊厥等不同作用。

【适应证】

主要用于催眠、镇静、抗惊厥以及麻醉前给药。

【用法及用量】

口服给药：极量，每次200mg，每日600mg。

1. 催眠　100～200mg，睡前顿服。

2. 镇静　每次20～40mg，每日2～3次。

肌内注射：极量，每次250mg，每日500mg。

1. 催眠　每次100～200mg。

2. 镇静　每次30～50mg，每日2～3次。

静脉注射：极量，每次250mg，每日500mg。

1. 催眠　同肌内注射。

2. 镇静　同肌内注射。

3. 抗惊厥　缓慢注射300～500mg。

【不良反应】

偶见过敏。严重者可见皮肤和黏膜红斑、皮疹、坏死性结膜炎、知觉异常、精神活动功能低下、发音困难、运动失调、昏迷等。

【禁忌证】

对本品过敏者；贫血患者；有哮喘史者；糖尿病未控制者；严重肝、肾功能不全者；严重肺功能不全患者。

【注意事项】

1. 本品肌内注射应注射于大肌肉（如臀大肌）。

2. 本品静脉注射应选择较粗的静脉，以减少局部刺激。

3. 本品停药时需逐渐减量，以免引起撤药症状。

## 司可巴比妥

【药理作用】

本品为短效巴比妥类催眠药，可选择性地抑制中枢神经系统，使之由兴奋转向抑制，出现镇静、催眠，甚至昏迷。在高剂量时，本品可以达到麻醉的效应。

【适应证】

1．主要用于入睡困难的失眠。

2．可用于破伤风等引起的惊厥。

3．也可用于麻醉前给药。

【用法及用量】

口服给药：极量，每次300mg。

1．催眠　每次50～200mg。

2．镇静　每次30～50mg，每日3～4次。

3．麻醉前给药　200～300mg，术前1小时给药。

肌内注射：

1．催眠　每次100～200mg。

2．镇静　每次1.1～2.2mg/kg。

3．抗惊厥　每次5.5mg/kg，需要时可每隔3～4小时重复给药。

静脉注射：

1．催眠　每次50～250mg。

2．镇静　同肌内注射。

3．抗惊厥　同肌内注射。

【不良反应】

1．常见的不良反应有头晕、步态不稳、共济失调。

2．偶见或罕见的不良反应有：粒细胞减少，血小板减少、低血压、皮疹、水肿、幻觉、肝功能损害、黄疸、骨痛及肌无力等。

【禁忌证】

对本品过敏者；贫血患者；糖尿病未控制的患者；严重肝功能不全者；严重肺功能不全者；有哮喘病史者禁用。

【注意事项】

1．本品静脉注射应选用较粗的静脉，以减少刺激。

2．本品肌内注射应注射于大肌肉（如臀大肌）。

3．长期使用本品停药时应逐渐减量，以免发生撤药综合征。

## 丁螺环酮

【药理作用】

本品为氮杂螺环癸烷二酮化合物，是一种新型抗焦虑药。本品不具有抗惊厥及肌肉松弛作用，无明显的镇静作用与依赖性。

【适应证】

本品适用于各种类型的焦虑症的治疗。

【用法及用量】

口服给药：每次5～10mg，每日3次。

【不良反应】

1. 常见头晕、头痛、恶心、不安、烦躁。

2. 可见多汗、便秘、食欲减退。

3. 少见视物模糊、注意力涣散、口干、肌痛、耳鸣、胃部不适、疲乏、多梦、失眠、激动、兴奋。

4. 偶见心电图异常、血清谷丙氨基转移酶轻度升高。

5. 罕见胸痛、精神紊乱、抑郁、心动过速、肌肉麻木。

【禁忌证】

癫痫患者；重症肌无力患者；急性闭角型青光眼患者；严重肝、肾功能不全者；孕妇；哺乳期妇女；儿童禁用。

【注意事项】

1. 本品显效时间约为2周，故达到最大剂量后应继续治疗2～3周。

2. 用药期间不宜驾驶车辆和操作机器。

## 佐匹克隆

【药理作用】

本品为环吡咯酮类第三代镇静催眠药，有镇静催眠、抗焦虑、肌肉松弛和抗惊厥等作用。其催眠作用迅速，较适用于不能耐受次晨残留作用的患者。

【适应证】

用于治疗失眠症。

【用法及用量】

口服给药：每次7.5mg，睡前服。

【不良反应】

1. 少见易激惹、精神紊乱。部分患者出现头痛、乏力。

2. 偶见口干、口苦、肌无力、遗忘及日间嗜睡。

3. 长期服药后骤然停药会出现戒断症状，可见较轻的激动、焦虑、肌痛、噩梦、恶心及呕吐、罕见意识混浊。

【禁忌证】

失代偿的呼吸功能不全者；重症睡眠呼吸暂停综合征患者；重症肌无力患者；严重肝功能不全者禁用。

【注意事项】

1. 服药后应避免驾车或操纵机器。

2. 骤然停药应注意监护。

3. 呼吸功能不全者用药剂量应适当调整。

## 唑吡坦

【药理作用】

本品是一种咪唑类镇静催眠药，具有较强的镇静催眠作用，无抗惊厥、肌松及抗焦虑作用。其作用特点为：可缩短入睡时间，减少夜间苏醒次数，增加睡眠总时间，改善睡眠质量。

【适应证】

用于偶发性、暂时性或慢性失眠症的短期治疗。

【用法及用量】

口服给药：常用剂量为每次10mg，睡前服。剂量不超过每日20mg。疗程应尽量短，长期失眠不应超过4周。

【不良反应】

1. 可见嗜睡、头晕、头痛、恶心、腹泻、共济失调，手足笨拙。

2. 少见记忆障碍、夜间烦躁、复视、颤抖、心率加快、呼吸困难、皮疹、呕吐。

3. 另有报道出现低血压、过敏反应、敌对、紧张、幻觉、易激惹及人格分裂。

【禁忌证】

重症肌无力患者；严重肝功能不全者；抑郁型精神病患者；18岁以下患者；孕妇；哺乳妇女禁用。

【注意事项】

1. 本品剂量的个体差异很大，应当逐渐调整。

2. 本品起效快，应在睡前服用。

3. 本品通常不宜长期服用，如长期服药，则应逐渐停药，以免出现戒断症状和反跳性失眠。

## 甲丙氨酯

【药理作用】

本品为非苯二氮䓬类抗焦虑药，具有抗焦虑、镇静催眠和中枢性肌肉松弛作用。

【适应证】

1. 主要用于焦虑性神经症，可缓解焦虑、紧张、不安等症状。

2. 可用于失眠。

3. 用于肌张力过高或肌肉僵直疾病。

4. 还可用于癫痫失神发作。

【用法及用量】

口服给药：

1. 抗焦虑　每次0.2g，每日2～3次。

2. 治疗失眠　每次0.4g，睡前服用。

3. 抗癫痫　每次0.2～0.4g，每日2～3次。

肌内、静脉注射：每次0.4g，每隔4～6小时1次。

【不良反应】

1. 常见嗜睡。

2. 少见无力、低血压、心悸、头痛、肌电图快波增多等。

3．偶见过敏反应及严重的骨髓抑制。

4．长期用药可成瘾，停药后可产生撤药综合征。

【禁忌证】

白细胞减少者；卟啉病患者；6岁以下儿童；孕妇；哺乳期妇女禁用。

【注意事项】

1．用药期间不宜驾驶车辆、操作机械或高空作业。

2．长期应用后如需停药应逐渐减量，以免发生撤药反应。

## 扎来普隆

【药理作用】

本品具有镇静、催眠、抗焦虑、肌肉松弛、抗惊厥等作用，能缩短入睡时间。

【适应证】

用于入睡困难的失眠症的短期治疗，能缩短入睡时间。

【用法及用量】

口服给药：每次5～10mg，持续用药时间不超过7～10日。

【不良反应】

1．可见较轻的头痛、嗜睡、眩晕、口干、多汗、食欲缺乏、胸痛、恶心、呕吐、乏力、站立不稳、复视及其他视力异常，精神错乱等。

2．偶见一过性白细胞升高、一过性氨基转移酶升高。

3．长期服用可能会产生药物依赖性。

【禁忌证】

严重的呼吸困难或胸部疾病患者；严重肌无力患者；严重肝、肾功能不全者；儿童；孕妇；哺乳妇女禁用。

【注意事项】

1．服用本品后必须保证有4小时以上的睡眠时间。

2．服药后应避免驾驶车辆、操作机械。

## 氯美噻唑

**【药理作用】**

本品为噻唑衍生物，具有镇静、催眠、抗惊厥作用，无镇痛作用。

**【适应证】**

1. 用于治疗焦虑性失眠或老年性失眠。

2. 用于治疗酒精或药物成瘾的急性戒断症状。

3. 静脉给药作为癫痫持续状态和子痫前期毒血症的抗惊厥药。

**【用法及用量】**

口服给药：

1. 催眠 500mg，睡前服。

2. 镇静 每次250mg，每日3次。

3. 治疗酒精或药物戒断症状 每次750mg，6小时1次，共用2日；然后每次500mg，6小时1次，共用3日；再后每次250mg，6小时1次，共用4日。

静脉注射：

1. 子痫前期毒血症 开始滴注0.8%溶液30～50ml，滴速为每分钟60滴，直到患者倦睡，然后滴速减至每分钟10～15滴。

2. 癫痫持续状态 滴注0.8%溶液40～100ml直到惊厥控制。

**【不良反应】**

常见的不良反应有鼻内刺麻感、喷嚏、结膜刺激。大剂量可引起呼吸抑制、血压下降。长期服用有依赖性。

**【禁忌证】**

呼吸抑制者；急性酒精中毒或其他中枢神经系统抑制药中毒者禁用。

**【注意事项】**

用于输液和注射的溶液应保存在8℃以下。

## 羟 嗪

【药理作用】

本品为哌嗪类化合物，系非苯二氮䓬类抗焦虑药，作用轻微，具有镇静、弱安定及肌肉松弛作用，并有抗组胺作用。

【适应证】

1. 适用于轻度的焦虑、紧张、情绪激动状态以及绝经期的焦虑和不安等精神和神经症状。

2. 亦用于失眠、麻醉前镇静、急慢性荨麻疹以及其他过敏性疾病、神经性皮炎等。

【用法及用量】

口服给药：每日3次，每次25～50mg。

肌内注射：每次100～200mg。

【不良反应】

偶有嗜睡、头昏。有诱发癫痫发作的可能。

【禁忌证】

白细胞减少者；癫痫患者；孕妇；哺乳期妇女及婴儿禁用。

【注意事项】

用药期间不宜驾驶车辆、操作机械或高空作业。

## 右美托咪定

【药理作用】

本品是咪唑类衍生物，为选择性 $\alpha_2$ 肾上腺素受体激动剂。具有镇静、镇痛及麻醉作用，但较高的心动过缓发生率和较强的镇静作用限制了本品在镇痛及麻醉方面的临床应用。

【适应证】

1. 作为麻醉药的辅助药物用于多种外科手术及重症监护患者机械通气获得短期镇静。

2. 可用于术后镇痛。

【用法及用量】

静脉给药：

1. 镇静　开始10分钟内静脉注射给予负荷剂量1µg/kg，随后可静脉滴注给予维持量，以每小时 0.2 ～ 0.7μg/kg 的速度给药。

2. 作为麻醉时的辅助药 0.5 ～ 0.6μg/kg，麻醉诱导前 10 ～ 15 分钟给药，推注时间不应低于 1 分钟。

3. 术后镇痛 每次 0.4μg/kg，2 小时最多可使用 5 次。

肌内注射：作为麻醉时的辅助用药：0.5 ～ 1.5μg/kg。

【不良反应】

可出现低血压、房颤、窦性心律过缓、疲乏、头晕、头痛和焦虑不安、缺氧、口干等。

【禁忌证】

对本品过敏者禁用。

【注意事项】

1. 本品不可与血浆或血液在同一静脉输液器内输注。

2. 本品静脉给药前必须用生理盐水稀释。

# 第四节 镇 痛 药

## 吗 啡

【药理作用】

盐酸吗啡为阿片受体激动药，药理作用如下：(1) 通过模拟内源性抗痛物质脑啡肽的作用，激动中枢神经阿片受体（μ、κ 及 δ 型）而产生强镇痛作用，对持续性钝痛效果强于间断性锐痛和内脏绞痛。(2) 有较明显的镇静作用，可使患者产生欣快感，改善疼痛患者的紧张情绪。(3) 可抑制呼吸中枢，降低呼吸中枢对二氧化碳的敏感性。(4) 可抑制咳嗽中枢，产生镇咳作用。(5) 可兴奋平滑肌，增加肠道平滑肌张力引起便秘并使胆道、输尿管、支气管平滑肌张力增加。(6) 可促进内源性组胺释放而使外周血管扩张、血压下降；可使脑血管扩张，颅内压增高。(7) 尚有缩瞳、镇吐等作用。

【适应证】

1. 用于使用其他镇痛药无效的急性剧痛，如严重创伤、烧伤、晚期癌症等引起的疼痛。

2．用于心肌梗死而血压尚正常者的镇静，并减轻心脏负担。

3．用于心源性哮喘，暂时缓解肺水肿症状。

4．用于麻醉和手术前给药，使患者安静并进入嗜睡状态。

5．偶用于恐惧性失眠、镇咳、止泻。

【用法与用量】

口服给药：常用量，每次5～15mg，每日15～60mg。极量，每次30mg，每日100mg。

皮下注射：常用量，每次5～15mg，每日15～40mg。极量，每次20mg，每日60mg。

静脉注射：

1．镇痛　常用量每次5～10mg。对于重度癌痛患者，首次剂量范围可较大，每日3～6次。

2．静脉全麻　不应超过1mg/kg，不够时加用作用时效短的本类镇痛药。

硬膜外注射：用于手术后镇痛，自腰脊部位注入硬膜外间隙，一次极限量为5mg，胸脊部位应减为每次2～3mg，按一定的间隔时间可重复给药多次。

蛛网膜下隙注射：单次0.1～0.3mg，原则上不再重复给药。

【不良反应】

1．心血管系统　可致外周血管扩张，产生直立性低血压，表现为眩晕甚至昏厥；偶可产生轻度的心动过缓或心动过速。

2．呼吸系统　直接抑制呼吸中枢，抑制咳嗽反射，可能会导致某些患者（如开胸手术后患者）出现肺不张和感染。少见支气管痉挛和喉头水肿等。

3．精神神经系统　可出现一过性黑矇、嗜睡、注意力分散、思维力减弱、表情淡漠、抑郁、烦躁不安、惊恐、畏惧、视力减退、视物模糊或复视，少见耳鸣，甚至可出现妄想、幻觉。

4．胃肠道　常见恶心、呕吐（反复使用本品后，呕吐中枢受到抑制，恶心和呕吐可减轻或消除）、便秘、腹部不适、腹痛、胆绞痛、胆管内压上升等。

5. 泌尿系统 可见少尿、尿频、尿急、排尿困难。

6. 代谢/内分泌系统 长期使用本品，可致男性睾丸酮分泌减少，第二性征退化；女性排卵受影响，可出现闭经，泌乳抑制。

7. 眼 瞳孔缩小如针尖状。

8. 皮肤 偶见荨麻疹、瘙痒和皮肤水肿。

【禁忌证】

对本品或其他阿片类药物过敏者；中毒性腹泻患者；休克尚未控制者；炎性肠梗阻患者；通气不足、呼吸抑制者；支气管哮喘患者；慢性阻塞性肺疾病患者；肺源性心脏病代偿失调者；颅内高压或颅脑损伤患者；甲状腺功能减退者；肾上腺皮质功能不全患者；前列腺肥大、排尿困难者；严重肝功能不全患者；孕妇和临盆产妇；哺乳期妇女；早产儿禁用。

【注意事项】

本品注射液不得与碱性液（氨茶碱、巴比妥类钠盐等）、溴或碘化物、碳酸氢盐、氧化剂（如高锰酸钾）、植物收敛剂、氢氯噻嗪、肝素钠、苯妥英钠、呋喃妥因、新生霉素、甲氧西林、氯丙嗪、异丙嗪、哌替啶、酮洛酸、磺胺嘧啶、铁、铝、镁、银、锌化合物等配伍，否则可致混浊和沉淀。

## 哌替啶

【药理作用】

本品是目前常用的人工合成阿片类镇痛药。与吗啡相似，本品通过激动中枢神经系统的阿片 μ 及 κ 受体而产生镇痛、镇静作用，且效力约为吗啡的 1/10 ～ 1/8，但维持时间较短。本品有呼吸抑制作用，无吗啡样镇咳作用。本品能短时间提高胃肠道括约肌及平滑肌的张力，减少胃肠蠕动，但引起便秘及尿潴留的发生率低于吗啡。对胆道括约肌的兴奋作用可使胆道压力升高，亦较吗啡弱。本品有轻微的阿托品样作用，可使心率增加。

【适应证】

1. 用于各种剧痛，如创伤、烧伤、烫伤、手术后疼痛、内脏绞痛（与阿托品配伍应用）、分娩疼痛等。

2. 用于心源性哮喘，有利于肺水肿的消除。

3. 麻醉前用药，或做局部麻醉、静脉复合麻醉辅助用药。

4. 与氯丙嗪、异丙嗪等合用进行人工冬眠。

【用法及用量】

口服给药：镇痛：常用量，每次50～100mg，每日200～400mg；极量，每次150mg，每日600mg。

皮下注射：镇痛：常用量，每次25～100mg，每日100～400mg。极量，每次150mg，每日600mg。2次用药间隔不宜少于4小时。

肌内注射：

1. 镇痛　见皮下注射项。

2. 分娩镇痛　阵痛开始时给药，常用量为每次25～50mg，4～6小时按需要重复。极量，每次量以50～75mg为限。

3. 麻醉前给药　术前30～60分钟给予1～2mg/kg。

静脉注射：镇痛，每次以0.3mg/kg为限。

静脉滴注：麻醉维持中，按1.2～2mg/kg计算总用量，配成稀释液，通常按1mg/min给药。

硬膜外注射：手术后镇痛或缓解晚期癌症患者中至重度疼痛；24小时总用量以2.1～2.5mg/kg为限。晚期癌症患者应个体化给药，剂量可比常规大，并可逐渐增加至疗效满意。

【不良反应】

1. 可出现轻度的眩晕、出汗、口干、恶心、呕吐、心动过速、直立性低血压等。

2. 可出现脑脊液压升高、胆管内压升高。静脉注射后可出现外周血管扩张、血压下降，尤其是与吩噻嗪类药物（如氯丙嗪等）以及中枢抑制药合用时。

3. 严重时可出现呼吸困难、焦虑、兴奋、疲倦、排尿困难、尿痛、震颤、发热、咽痛。

【禁忌证】

中毒性腹泻患者；急性呼吸抑制、通气不足者；慢性阻塞性肺疾病患者；支气管哮喘患者；严重肺功能不全者；肺源性心脏病患者；室上性心动过速者；颅脑损伤、颅内占位性病变、颅内高压者；正使用单胺氧化酶抑制剂或停用14日内患者；排尿困难者禁用。

【注意事项】

1. 在疼痛原因未明确前，忌用本品，以防掩盖症状，贻误诊治。

2. 慢性重度疼痛的晚期癌症患者不宜长期使用本品。

## 芬太尼

【药理作用】

本品为阿片受体激动药，属强效麻醉性镇痛药。本品作用机制与吗啡相似，但作用强度为吗啡的60～80倍。与吗啡和哌替啶相比，起效作用迅速，维持时间短，不释放组胺，对心血管功能影响小，能抑制气管插管时的应激反应。本品对呼吸的抑制作用弱于吗啡，但静脉注射过快也易抑制呼吸，其呼吸抑制和镇痛作用可被纳洛酮拮抗。此外，本品具有成瘾性。

【适应证】

1. 用于麻醉前给药及全麻诱导。

2. 作为辅助用药，与麻醉药合用于各种手术。

3. 用于手术前、中、后的多种剧烈疼痛，也用于防止或减轻手术后出现的谵妄。

4. 本品透皮贴片用于须持续应用阿片类镇痛药的慢性疼痛（包括癌性和非癌性疼痛）患者。

【用法及用量】

静脉注射：

1. 全麻时的初始剂量　①小手术：0.001～0.002mg/kg。

②大手术：0.002～0.004mg/kg。③体外循环心脏手术时：0.02～0.03mg/kg。④全麻吸入氧化亚氮时：0.001～0.002mg/kg。⑤局麻镇痛不全，作为辅助用药时：0.0015～0.002mg/kg。

2. 平衡麻醉或全凭静脉麻醉 负荷剂量为0.004～0.02mg/kg，维持输液速率为0.002～0.01mg/(kg·h)，间断推注量为0.25～0.1mg。

3. 成人麻醉前用药或手术后镇痛 按体重0.0007～0.0015mg/kg。

肌内注射：成人麻醉前用药或手术后镇痛，同静脉注射项。

硬膜外给药：手术后镇痛，初量0.1mg，加氯化钠注射液稀释到8ml，每2～4小时可重复，维持量每次为初量的一半。

局部给药：使用透皮贴片，每3日1贴，按反应调整剂量。

【不良反应】

1. 一般不良反应为眩晕、视物模糊、恶心、呕吐、低血压、胆道括约肌痉挛、喉痉挛及出汗等。偶有肌肉抽搐。

2. 严重不良反应有呼吸抑制、窒息、肌肉僵直及心动过缓，如不及时治疗，可发生呼吸停止、循环抑制及心脏停搏等。

3. 本品有成瘾性。用透皮贴片时偶有发生局部皮肤反应的报道，如发红等。

【禁忌证】

对本品过敏者；支气管哮喘患者；呼吸抑制患者；重症肌无力患者；2岁以下儿童禁用。

【注意事项】

1. 使用贴片的患者，严禁驾车或操作机器。

2. 发热可增加贴片中芬太尼的释放及皮肤通透性，故发热患者贴片剂量应减少1/3。

3. 在单胺氧化酶抑制剂（如呋喃唑酮、丙卡巴肼）停用14日以上才能给予本品，且应先小剂量（常用量的1/4）试用。

# 舒芬太尼

## 【药理作用】

舒芬太尼是合成的阿片类镇痛药，是芬太尼的N-4取代衍生物。体外研究显示，本品可高选择性地与μ受体结合，其亲和力是芬太尼的10倍。作为维持全身麻醉的镇痛药，本品的麻醉镇痛效力比芬太尼强，引起的心血管抑制作用较弱。

## 【适应证】

1. 作为复合麻醉的镇痛用药。

2. 作为全身麻醉大手术的麻醉诱导和维持用药。

## 【用法及用量】

静脉注射、静脉滴注：

1. 作为复合麻醉的镇痛用药　总剂量0.1～5μg/kg；当临床显示镇痛效应减弱时可按0.15～0.7μg/kg追加维持剂量。

2. 以本品为主的全身麻醉　总剂量8～30μg/kg；当临床显示镇痛效应减弱时可按0.35～1.4μg/kg追加维持剂量。

## 【不良反应】

1. 可见典型的阿片样症状，如呼吸抑制、呼吸暂停、骨骼肌强直、肌阵挛、低血压、心动过缓、恶心、呕吐、眩晕、缩瞳和尿潴留。

2. 少见咽部痉挛、过敏反应和心脏停搏。

3. 偶见术后恢复期的呼吸再抑制及注射部位瘙痒和疼痛。

## 【禁忌证】

对本品或其他阿片类药过敏者；急性肝卟啉病患者；呼吸抑制患者；低血容量、低血压患者；重症肌无力患者；新生儿；孕妇；哺乳期妇女禁用。

## 【注意事项】

1. 禁止与单胺氧化酶抑制剂合用，停用单胺氧化酶抑制剂14日后，才能使用本品。

2. 对脑血流量减少的患者，应避免快速静脉注射给药。

3. 用药后一段时间应避免驾车及操作机械。

## 阿法罗定

【药理作用】

本品为阿片受体激动剂。其镇痛作用比吗啡迅速，但作用时间短。

【适应证】

1. 用于需短时间止痛的情况，如小手术时以及手术后的止痛。

2. 与阿托品合用于胃肠道、泌尿道等平滑肌痉挛性止痛。

【用法及用量】

皮下注射：每次10～20mg，每日20～40mg。

静脉注射：每次20mg。极量，每次30mg，每日60mg。

【不良反应】

可见眩晕、无力、多汗等。

【禁忌证】

对本品过敏者禁用。

【注意事项】

本品有成瘾性，不宜久用。

## 美沙酮

【药理作用】

本品为人工合成的阿片受体激动药，主要作用于μ受体。本品起效慢、作用时间长，适用于慢性疼痛，镇痛效力与吗啡相当；对急性创伤痛常镇痛作用缓，故少用。本品的特点是口服有效，抑制吗啡成瘾者戒断症状时作用时间长，重复给药仍有效；耐药性及成瘾性发生较慢，戒断症状略轻，但脱瘾较难。

【适应证】

1. 适用于慢性疼痛，较少用于急性创伤。

2. 用于各种阿片类药物的戒毒治疗，尤其适用于海洛因依赖；也用于吗啡、阿片、哌替啶、二氢埃托啡等的依赖。

【用法与用量】

口服给药：

1. 疼痛　常用量为每次5～10mg，每日10～15mg，极量为每次10mg，每日20mg。

2. 阿片类药物成瘾　剂量应根据戒断症状严重程度和患者身体状况及反应而定。开始剂量为15～20mg，可酌情加量。

肌内注射、皮下注射：常用量为每次2.5～5mg，每日10～15mg；极量为每次10mg，每日20mg。

【不良反应】

1. 可使脑脊液压升高。

2. 能促使胆道括约肌收缩，使胆管系的内压上升。

3. 可出现性功能减退，男性服用后精液少，且可有乳腺增生。

4. 可出现头痛、眩晕、恶心、出汗、嗜睡、便秘等。

5. 本品久用也能成瘾，快速和突然停药可出现戒断症状，表现为失眠、流涕、喷嚏、流泪、食欲缺乏、腹泻等。

【禁忌证】

对本品过敏者；呼吸功能不全者；中毒性腹泻患者；妊娠和分娩期间妇女；婴幼儿禁用。

【注意事项】

1. 本品注射液仅供皮下或肌内注射，不宜用做静脉注射。

2. 口服液或注射液与碱性液、氧化剂、糖精钠以及苋菜红等接触，药液显混浊。

3. 停用单胺氧化酶抑制剂（如呋喃唑酮、丙卡巴肼等）14～21日后，才可应用本品。

## 丁丙诺啡

【药理作用】

本品为ν、κ受体的部分激动剂和δ受体的拮抗剂，与ν、κ阿片受体亲和力强，解离较慢，因而镇痛作用强于哌替啶、吗啡且作用持续时间长,且本品生理依赖性和精神依赖性均低于吗啡和哌替啶。本品可置换出结合于μ受体的其他麻醉性镇痛药,从而产生拮抗作用。

【适应证】

1.用于多种癌性疼痛、手术后疼痛、烧伤痛、脉管炎引起的肢体痛、心绞痛及其他内脏痛。

2.用于多种阿片类药物依赖的脱毒治疗及维持治疗。

【用法与用量】

舌下含服:常规用法:每次0.2~0.8mg,每隔6~8小时1次。

肌内注射:每次0.15~0.3mg,每隔6~8小时1次,或按需注射。必要时可适当增加剂量。

静脉注射:缓慢推注,其余参见肌内注射项。

【不良反应】

1.常见头晕、头痛、恶心、呕吐、嗜睡、便秘等。

2.可见出汗、皮疹、肝细胞坏死或黄疸。

3.罕见直立性低血压、晕厥、呼吸抑制。

【禁忌证】

对本品过敏者禁用。

【注意事项】

1.本品有一定的成瘾性,应按国家对精神药品的管理条例使用。

2.舌下含片不得咀嚼或吞服,含化期间不要吞咽。

## 二氢埃托啡

【药理作用】

本品为麻醉性镇痛药,是阿片受体激动药(尤其对μ受体亲和力高)。舌下给药与注射用药镇痛作用相似,镇痛相对效价约为吗啡的1.2万倍,但镇痛有效时间较短。本品尚有镇静、解痉和呼吸抑制作用。

【适应证】

1. 用于镇痛,如创伤性疼痛、手术后疼痛、晚期癌症疼痛及其他诊断明确的剧烈疼痛(如急腹痛),包括使用吗啡、哌替啶无效的剧痛。

2. 注射液也可用作麻醉诱导前用药、静脉复合麻醉、阻滞麻醉辅助用药。

【用法与用量】

舌下含服:用于镇痛,每次 20 ～ 40μg,必要时可于 3 ～ 4 小时后重复用药。每次极量 60μg,每日极量 180μg,连续用药不超过 3 日。

肌内注射:

1. 镇痛 每次 10 ～ 20μg,必要时可于 3 ～ 4 小时后重复用药。每次极量 30μg,每日极量 90μg。连续用药通常不超过 3 日。

2. 阻滞麻醉辅助用药 0.1 ～ 0.2μg/kg。

静脉注射:

1. 静脉全麻诱导前用药 气管插管辅助或控制呼吸下,每小时予 0.4 ～ 0.5μg/kg,手术结束前 1 小时停用,总量不超过 3μg/kg。

2. 静脉复合麻醉 首次 0.3 ～ 0.6μg/kg。以后每 40 ～ 60 分钟追加首剂的一半,手术结束前 40 分钟停止用药。

静脉滴注:

1. 急性剧痛 0.1 ～ 0.2μg/(kg·h)。持续滴注时间不超过 24 小时。

2. 静吸复合麻醉 气管插管辅助或控制呼吸下,给药 0.2 ～ 0.3μg/(kg·h),持续吸入氧化亚氮或低浓度恩氟烷及异氟烷。

【不良反应】

1. 可见头晕、恶心、呕吐、乏力、出汗等。

2. 偶见呼吸减慢至每分钟 10 次左右。

3. 连续多次使用可产生耐受性及依赖性(较吗啡轻),止痛持续时间也会缩短。

【禁忌证】

颅脑外伤、意识障碍者；肺功能不全者；诊断不明的急腹症患者禁用。

【注意事项】

1. 慢性疼痛和非剧烈疼痛（如牙痛、头痛、风湿痛、痔疮痛或局部组织小创伤痛等）不宜使用本品。

2. 本品片剂只可舌下含化，不可将药片吞服。

3. 严禁静脉快速推注，并随时注意呼吸变化，以免呼吸骤停。

### 羟考酮

【药理作用】

本品为半合成的纯阿片受体激动药，其药理作用及作用机制与吗啡相似，主要通过激动中枢神经系统内的阿片受体而起镇痛作用，镇痛效力中等。本品也可通过直接作用于延髓的咳嗽中枢而起镇咳作用。此外，本品还具有抗焦虑、镇静作用。

【适应证】

适用于缓解中至重度疼痛，如关节痛、背痛、癌性疼痛、牙痛、手术后疼痛。

【用法与用量】

口服给药：

1. 一般镇痛　使用本品控释片，每12小时1次，剂量取决于患者疼痛严重程度和既往镇痛药用药史。（1）首次服用阿片类药物或曾用弱阿片类药物的重度疼痛患者，初始剂量一般为5mg，每12小时1次。然后根据病情调整剂量直至理想效果。大多数患者的最高剂量：每小时200mg。（2）已接受口服吗啡治疗的患者，改用本品的日剂量换算比例为：口服本品10mg相当于口服吗啡20mg。

2. 术后疼痛　使用本品复方胶囊，每次1～2粒（每粒含羟考酮5mg、对乙酰氨基酚500mg），间隔4～6小时可重复用药。

【不良反应】

1. 心血管系统　偶见血管扩张，可出现低血压（包括直立性低血压）。罕见面红、心悸、室上性心动过速。

2. 精神神经系统　常见头晕、头痛、嗜睡、乏力。偶见紧张、失眠、意识模糊、感觉异常、焦虑、抑郁、噩梦、思维异常等，罕见眩晕、抽搐、定向障碍、情绪改变、幻觉、激动、遗忘、感觉过敏、不适、言语障碍、震颤、晕厥。

3. 代谢/内分泌系统　常见口干、多汗。偶见发热、寒战。罕见脱水、水肿（如外周性水肿）。

4. 呼吸系统　偶见呼吸困难。罕见支气管痉挛。

5. 肌肉骨骼系统　罕见张力异常（过高或过低）、肌肉不自主收缩。

6. 泌尿生殖系统　可见排尿困难、输尿管痉挛。罕见闭经、性欲减退、阳痿。

7. 消化系统　常见便秘（缓泻药可预防）、恶心（可用止吐药治疗）、呕吐（可用止吐药治疗）。可见胆管痉挛、血清淀粉酶一过性升高。偶见畏食、腹泻、腹痛、消化不良、呃逆。罕见胃炎、吞咽困难、嗳气、肠梗阻、味觉异常、口渴。

8. 皮肤　偶见皮疹。罕见皮肤干燥、荨麻疹。

9. 眼　罕见视觉异常、瞳孔缩小和绞痛。

10. 其他　罕见过敏反应、戒断综合征。

【禁忌证】

对本品过敏者；可疑或确诊的麻痹性肠梗阻患者；慢性支气管哮喘或慢性阻塞性呼吸道疾病者；高碳酸血症患者；明显呼吸抑制者（包括缺氧性呼吸抑制）；颅脑损伤者；急腹症患者；胃排空延迟者；肺源性心脏病患者；中重度肝功能障碍者；重度肾功能障碍者；慢性便秘者；孕妇及哺乳期妇女禁用。

【注意事项】

1．停用控释型制剂时，应逐渐减量，以免发生戒断症状。

2．手术前或手术后24小时内不宜使用。

3．控释型制剂只能整片（粒）吞服，不能咀嚼或研磨后服用。

4．本品可引起嗜睡，用药期间从事机械操作或驾车时应小心。

5．癌症、慢性疼痛：使用本品复方胶囊，每次1～2粒，每日3次。

### 曲马多

【药理作用】

本品为非阿片类中枢性镇痛药，临床镇痛效果个体差异性较大。本品作用强度为吗啡的1/8～1/10。本品尚有镇咳作用，强度为可待因的50%。不影响组胺释放，也无致平滑肌痉挛的作用。

【适应证】

1．用于各种中、重度急慢性疼痛，如癌症疼痛、术前术后疼痛、心脏病突发性疼痛、关节痛、神经痛、分娩痛、骨折和肌肉骨骼疼痛、创伤和劳损性疼痛、牙痛等。

2．也可用于肾结石和胆结石体外电击波碎石术中的重要辅助用药。

【用法及用量】

口服给药：单次剂量为50～100mg，必要时4～6小时可重复使用。连续用药不超过48小时，累计用量不超过800mg。

肌内注射、皮下注射：每次50～100mg，必要时可重复。

静脉注射：每次100mg，缓慢注射。

静脉滴注：每日100～200mg，以5%或10%的葡萄糖注射液稀释后滴注。

直肠给药：使用栓剂，用量同口服给药项。

【不良反应】

1. 常见出汗、嗜睡、头晕、恶心、呕吐、食欲减退及排尿困难等。

2. 少见心悸、心动过缓、直立性低血压或循环性虚脱。偶见胸闷。

3. 极少见乏力、情绪改变、认知和感知改变。

4. 静脉注射过快可出现面部潮红、多汗和一过性心动过速。

【禁忌证】

对本品过敏者；乙醇、镇静药、镇痛药、其他中枢神经系统药物急性中毒患者；严重颅脑损伤、意识模糊、呼吸抑制者；正使用单胺氧化酶抑制药患者禁用。

【注意事项】

1. 本品用于镇痛时宜用最低剂量，且不宜用于轻度疼痛。

2. 本品不宜长期使用。

3. 用药期间不宜驾驶和操作机械。

4. 本品对呼吸和心血管系统影响较小，较适用于老年人和患有呼吸道疾患者的镇痛，用于急性胰腺炎患者的镇痛较安全。

## 布桂嗪

【药理作用】

本品为速效镇痛药，镇痛效果为吗啡的1/3，但比解热镇痛药强。对皮肤、黏膜和运动器官的疼痛有明显的抑制作用，对内脏器官疼痛的镇痛效果较差。本品成瘾性较吗啡弱，但有不同程度的耐受性。本品尚有中枢抑制、镇咳、降压、增加下肢及脑血流量、抗组胺和麻醉等作用。

【适应证】

适用于神经痛、偏头痛、炎症性头痛、痛经、关节痛、手术后疼痛、外伤性疼痛、牙痛及癌性疼痛等。

【用法及用量】

口服给药：每次30～60mg，每日90～180mg。

皮下注射、肌内注射：每次50～100mg，每日1～2次。

【不良反应】

偶见恶心、眩晕、困倦、黄视、全身发麻等，停药后可消失。

## 布托啡诺

【药理作用】

本品为合成的阿片受体部分激动药，本品镇痛作用较强，同等剂量下，其镇痛效力为吗啡的5～8倍，哌替啶的30～50倍。镇咳作用亦较强，为可待因的10倍，且作用持久。此外本品还具有一定的麻醉拮抗作用。

【适应证】

1. 用于缓解中至重度疼痛，如癌性疼痛、手术后疼痛、外伤及平滑肌痉挛引起的疼痛等。

2. 用于各种原因引起的干咳。

【用法及用量】

口服给药：每次4～16mg，每3～4小时1次。

肌内注射：

1. 镇痛　每次1～2mg，必要时每3～4小时重复给药1次。

2. 麻醉前给药　于手术前60～90分钟，肌内注射2mg。

静脉注射：每次0.5～2mg。

经鼻给药：每次1～2mg，每日3～4次。

【不良反应】

1. 心血管系统　常见血管舒张、心悸，还可见低血压、昏厥。

2. 中枢神经系统　常见嗜睡、头晕、虚弱、头痛、焦虑、意识模糊、欣快、失眠、神经质、感觉异常、震颤等。

3. 呼吸系统　常见支气管炎、咳嗽、呼吸困难、鼻出血、鼻充血、咽炎、鼻炎、上呼吸道感染。

4. **泌尿系统** 可见排尿障碍。

5. **胃肠道** 常见恶心、呕吐、畏食、口干、味觉异常、便秘、胃痛。

6. **皮肤** 常见热感、多汗/湿冷、瘙痒，其他可见皮疹或风团。

7. **其他** 可见视物模糊、耳痛、耳鸣。

【禁忌证】

对本品过敏者及18岁以下患者禁用。

【注意事项】

1. 本品可引起嗜睡，用药期间不宜从事机械操作或驾驶。

2. 用药期间避免饮酒。

## 美普他酚

【药理作用】

本品化学结构与吗啡相似，是阿片μ受体激动剂，还是μ受体拮抗剂。为强效镇痛剂，对呼吸抑制作用较弱。

【适应证】

主要用于中等强度疼痛，外伤、术后、产科疼痛及肾绞痛。

【用法及用量】

口服给药：每1小时20mg。

肌内注射：每次75～100mg，需要时2～4小时重复使用。

静脉注射：每次50～100mg，需要时2～4小时重复1次。

【禁忌证】

孕妇及哺乳期妇女禁用。

## 喷他佐辛

【药理作用】

本品为阿片受体部分激动药，作用于κ受体，大剂量时有轻度竞争性拮抗吗啡的作用，主要用于镇痛。本品镇痛效果为吗啡的1/3，呼吸抑制作用约为吗啡的1/2。

【适应证】

适用于各种剧烈及（或）顽固性疼痛的镇痛。

【用法及用量】

口服给药：每次25 ～ 50mg。必要时每3 ～ 4小时1次。

肌内注射、静脉注射、皮下注射：每次30mg。必要时每3 ～ 4小时1次。

【不良反应】

1. 可见恶心、呕吐、出汗、眩晕、便秘、兴奋、幻视、嗜睡、噩梦、思维障碍及发音困难等，甚至可出现癫痫大发作性抽搐。

2. 大剂量用药时可引起呼吸抑制、血压升高和心动过速等。

【禁忌证】

对本品、纳洛酮及吗啡过敏者；急性酒精中毒及震颤性谵妄患者；不明原因的急腹症患者；惊厥患者禁用。

【注意事项】

1. 本品与头孢哌酮呈配伍禁忌。

2. 肌内注射宜变换部位进行，注射后患者应平卧半小时。

3. 用药期间不应驾车或操纵机器。

4. 患者对本品产生依赖性，应逐渐减量至停药。

## 四氢帕马丁

【药理作用】

本品为非麻醉性镇痛药，其镇痛作用比哌替啶弱，比解热镇痛药强。本品对慢性持续性疼痛及内脏钝痛效果较好，对急性锐痛及晚期癌痛效果较差。

【适应证】

1. 用于消化系统疾病等内科疾病引起的钝痛。

2. 也可用于一般性头痛、脑震荡后疼痛、痛经、分娩痛、及分娩后宫缩痛。

3. 还可用于紧张性疼痛或因疼痛所致的失眠。

【用法及用量】

口服给药：

1. 镇痛　每次100 ～ 150mg，每日2 ～ 4次。

2. 痛经　每次 50mg。

3. 催眠　每次 100 ～ 200mg。

皮下注射：镇痛：每次 60 ～ 100mg。

【不良反应】

常见嗜睡，偶见眩晕、乏力、恶心、血压降低、心率减慢等。

【注意事项】

1. 用药期间不要驾驶及操作机械。

2. 本品有一定的耐受性。

## 奈福泮

【药理作用】

本品为一种新型镇痛药，不具有非甾体抗炎药的特性，亦非阿片受体激动剂。对中、重度疼痛有效，肌内注射本品 20mg 相当于 12mg 吗啡效应，对呼吸、循环系统无作用。

【适应证】

1. 用于术后止痛、癌痛、急性外伤痛。

2. 亦用于急性胃炎、胆道蛔虫症、输尿管结石等内脏平滑肌绞痛。

3. 局部麻醉、针麻等麻醉辅助用药。

【用法及用量】

口服给药：每次 20 ～ 60mg，每日 60 ～ 180mg。

肌内注射、静脉注射：每次 20mg，必要时每 3 ～ 4 小时 1 次。

【不良反应】

常见嗜睡、恶心、出汗、口干、头晕、头痛等，少见皮疹、厌食、欣快和癫痫发作。

【禁忌证】

严重心血管疾病、心肌梗死或惊厥者禁用。

## 氢麦角胺

【药理作用】

本品具有α-肾上腺素受体阻断作用，对血管运动中枢的抑制作用比麦角胺强，对脑血管具有选择性松弛作用，能缓解脑血管痉挛。本品还可使扩张的颈外动脉血管收缩并降低其搏动的幅度。

【适应证】

主要用于偏头痛急性发作及血管性头痛。

【用法及用量】

口服给药：每次 1 ～ 3mg，每日 2 ～ 3 次。

肌内注射：每次 1 ～ 2mg，每日 1 ～ 2 次。

【不良反应】

可见恶心、呕吐、腹泻、水肿等。

【禁忌证】

对麦角生物碱过敏者；孕妇及哺乳期妇女禁用。

【注意事项】

1. 本品口服吸收不佳，故治疗偏头痛时多采取注射，但冠心病患者应口服给药。

2. 应避免持续使用本品。

## 麦角胺

【药理作用】

本品主要通过直接收缩平滑肌，使扩张的颅外动脉收缩。本品可使脑动脉血管的过度扩张与搏动恢复正常，从而减轻头痛。另外，本品也可兴奋子宫平滑肌，有缩宫作用。

【适应证】

1. 主要用于偏头痛，能缓解其症状。

2. 也可用于其他神经性头痛。

【用法及用量】

口服给药：每次 1 ～ 2mg，每日不超过 6mg。

皮下注射：每次0.25～0.5mg。

【不良反应】

1．常见（手、趾、脸部）麻木和刺痛感，下肢肿胀，恶心及呕吐。

2．少见焦虑、精神紊乱、幻觉、胸痛、胃痛、胃胀气等。

【禁忌证】

对本品过敏者；甲状腺功能亢进者；肝功能不全者；肾功能不全者；孕妇；哺乳期妇女禁用。

【注意事项】

1．本品不能预防和根治偏头痛，通常宜在头痛发作时短期使用。

2．如果出现肢端麻木或刺痛感，应停药。

## 麦角胺咖啡因

【药理作用】

本品为酒石酸麦角胺和咖啡因的复方制剂。麦角胺是一种α-肾上腺素受体阻断药，直接兴奋外周和脑血管的平滑肌，抑制血管舒缩中枢，使血管收缩，脑动脉的过度扩张与搏动恢复正常，从而使头痛减轻。麦角胺还可拮抗5-羟色胺受体。咖啡因也可收缩脑血管，降低脑血流，与麦角胺合用有协同作用。

【适应证】

1．主要用于偏头痛发作早期，减轻头痛。

2．也可用于血管扩张性头痛、组胺引起的头痛。

【用法及用量】

口服给药：每次1～2片，在偏头痛发作时立即服用。如30～60分钟后症状不能缓解，可再服1～2片。每日极量为6片，每周极量为10片。

【不良反应】

1．心血管患者　偶见脉搏微弱、心前区疼痛，少见或罕见胸痛。大剂量时可出现暂时性心律失常。

2. 精神神经系统　常见手、趾、脸部麻木和刺痛感，可见四肢乏力，偶见感觉异常，少见或罕见焦虑、意识模糊，幻视。

3. 代谢/内分泌系统　常见脚和下肢肿胀。

4. 肌肉骨骼系统　常见肌肉疼痛。

5. 胃肠道　可见腹痛、腹泻，少见或罕见胃痛、气胀。

6. 皮肤　大剂量时可出现瘙痒。

7. 其他　长期使用可产生精神依赖，突然停药可出现反跳性头痛。

【禁忌证】

对本品过敏者；肝、肾功能不全者；冠心病患者；高血压患者；心绞痛患者；闭塞性血管病患者；活动期溃疡病患者；甲状腺功能亢进患者禁用。

【注意事项】

1. 本品无预防和根治偏头痛作用，只宜头痛发作时短期使用。

2. 本品在偏头痛刚发作时立即服用效果佳，在有先兆时服用效果最佳。偏头痛发作后不宜服用本品。

## 佐米曲普坦

【药理作用】

本品是选择性5-羟色胺1D/1B受体激动剂，通过激动颅内血管和三叉神经系统感觉神经上的5-HT 1B/1D受体，引起颅内血管收缩并抑制前炎症神经肽的释放。

【适应证】

用于中、重度偏头痛急性发作的治疗。

【用法及用量】

口服给药：每次2.5mg。如24小时内症状持续或复发需多次服药时，两次之间至少应间隔2小时。建议24小时内总量不超过15mg。

【不良反应】

1. 精神神经系统　常见头晕、嗜睡、温热感、无力。

2. 肌肉骨骼系统　可见肌痛、肌肉无力。

3. 胃肠道　常见恶心、口干。

【禁忌证】

对本品过敏者；脑血管疾病患者；偏瘫性或基底动脉性偏头痛患者；症状性帕金森综合征患者；冠状动脉血管痉挛患者禁用。

【注意事项】

1. 本品应在偏头痛发作后应尽快使用。

2. 服用本品后不宜驾驶车辆或操纵机械。

3. 本品不作为偏头痛的预防性药物，仅应用于已诊断明确的偏头痛患者。

## 舒马普坦

【药理作用】

本品具有颅脑血管收缩、周围神经元抑制和三叉神经-颈复合体神经元传导抑制的作用，从而可抑制获得伤害性三叉神经传入效应，起到控制偏头痛发作的作用。

【适应证】

适用于急性发作的有或无先兆的中、重度偏头痛和丛集性头痛，但不用于预防。

【用法及用量】

口服给药：推荐剂量为50mg，最大100mg。

皮下注射：每次6mg，最大剂量为每日12mg。

【不良反应】

1. 心血管系统　有急性心肌梗死、致命性心律失常、冠状动脉痉挛，发生率较低。

2. 神经系统　可有脑出血、蛛网膜下腔出血、脑梗死以及胸、颈、喉等部位的疼痛/紧缩感/压迫感等。较少见眩晕、倦怠、偏头痛、头痛等。

3. 消化系统　较少见恶心、呕吐、唾液分泌减少等。

4. 呼吸系统　偶见鼻窦炎、过敏性鼻炎、上呼吸道感染等症状。

5. 过敏反应　个别患者可发生过敏反应。

6. 其他　可有面部潮红、发热或发冷；较少发生疲劳；偶见耳鸣、视觉变化、畏光、肌痛、生长激素分泌增加、出汗以及烧灼感和麻木感等。

【禁忌证】

对本品过敏者；有缺血性心脏病、缺血性脑血管疾病和缺血性周围血管病等疾病患者；家族性偏瘫型偏头痛和椎基底动脉型偏头痛患者；严重肝功能损害的患者禁用。

【注意事项】

1. 本品不能长期应用或作为预防应用。

2. 使用本品必须明确诊断，要排除其他潜在的神经系统疾病。

3. 本品应避免肌内和静脉注射。

4. 用药后不宜驾驶和操作机械。

## 氯唑沙宗

【药理作用】

本品为中枢性肌松药，不直接对肌肉产生作用。可能作用于中枢神经系统的多突触通道，从而发挥松弛肌肉的作用，对骨骼肌有解痉作用。

【适应证】

1. 用于各种急慢性软组织扭伤或挫伤、肌肉劳损引起的疼痛、运动后肌肉酸痛。

2. 用于中枢神经病变引起的肌肉痉挛及慢性筋膜炎等。

【用法及用量】

口服给药：每次200～400mg，每日3次。

【不良反应】

常见嗜睡，偶见头痛、胃肠道刺激；也可见胃肠道出血、过敏及肝功能异常等。

【禁忌证】

对本品过敏或不耐受患者禁用。

【注意事项】

1. 本品宜饭后服用。

2. 服药后代谢物可使尿液呈橙色。

3. 服药期间应避免驾车、登高、操作精密仪器等。

4. 出现肝功能异常应停药。

## 乙哌立松

【药理作用】

本品为中枢性肌肉松弛药，通过抑制脊髓反射，抑制γ-运动神经元的自发性冲动，从而缓解骨骼肌的紧张状态。本品还可作用于血管平滑肌，使血管扩张，改善血液循环。此外，本品还有镇痛、抗眩晕及抑制疼痛反射的作用。

【适应证】

1. 用于颈肩腕综合征、肩周炎、腰痛症的肌肉紧张状态。

2. 用于脑血管障碍、积水、脊髓血管障碍、颈椎病、手术后遗症、外伤后遗症、脑性瘫痪及其他脊髓疾病所致的痉挛性麻痹。

【用法及用量】

口服给药：每次50mg，每日3次。

【不良反应】

1. 精神神经系统　可见失眠、头痛、困倦、身体僵直、四肢麻木、知觉减退、四肢无力、站立不稳，偶有头晕、肌紧张减退等。

2. 肝　可见肝功能异常。

3. 胃肠道　可见恶心、呕吐、食欲减退、胃部不适、口干、便秘、腹泻、腹痛、腹胀等，偶见口腔炎。

4. 泌尿生殖系统　可见尿闭、尿失禁、尿不尽感等，偶见肾功能异常。

5. 血液　偶见血常规异常。

6. 皮肤　可见皮疹、瘙痒、颜面潮红、出汗等。

【禁忌证】

对本品过敏者；严重肝、肾功能障碍患者；休克患者；哺乳期妇女禁用。

【注意事项】

1. 餐后服用有助于减轻胃肠道反应。

2. 用药期间避免从事注意力高度集中的活动。

## 苯噻啶

【药理作用】

本品为抗偏头痛药，具有较强的抗5-羟色胺、抗组胺作用及较弱的抗胆碱作用。此外本品还有镇静、抗抑郁、增进食欲和增加体重的作用。

【适应证】

1. 主要用于预防和治疗偏头痛。

2. 可用于血管神经性水肿、红斑性肢痛症。

3. 可用于急、慢性荨麻疹，皮肤划痕症等。

4. 可用于房性、室性期前收缩。

【用法及用量】

口服给药：防治偏头痛：每次0.5 ～ 1mg，每日1 ～ 3次。房性及室性期前收缩：每次0.5mg，每日3次。

【不良反应】

1. 常见嗜睡、体重增加及乏力。

2. 可见头痛、抑郁、视物模糊、水肿、腹泻和食欲增加等。

3. 偶见头晕、恶心、面红、口干及肌肉痛等。

【禁忌证】

青光眼患者；尿闭患者；前列腺增生患者；孕妇禁用。

【注意事项】

1. 本品和牛奶或与食物同服可避免胃部刺激。

2. 用药期间避免驾驶机械和高空作业。

3. 本品不宜与单胺氧化酶抑制剂合用。

# 第五节　治疗缺血性脑血管疾病药

## 阿司匹林

【药理作用】

本品可使血小板的环氧合酶乙酰化，减少血栓素 $A_2$（$TXA_2$）的生成，对 $TXA_2$ 诱导的血小板聚集产生不可逆的抑制作用；对 ADP 或肾上腺素诱导的 II 相聚集也有阻抑作用；并可抑制低浓度胶原、凝血酶、抗体-抗原复合物、某些病毒和细菌所致的血小板聚集和释放反应及自发性聚集，减少血栓形成。此外，本品通过抑制前列腺素合成，产生解热、镇痛、抗炎、抗风湿作用。

【适应证】

1. 抑制血小板聚集。

2. 解热、镇痛。

3. 抗炎、抗风湿。

4. 可用于治疗胆道蛔虫症。

5. 可用于治疗 X 线照射或放疗而引起的腹泻。

6. 儿科用于皮肤黏膜淋巴结综合征的治疗。

7. 粉末外用可治足癣。

【用法及用量】

口服用药：

1. 抑制血小板聚集　通常为每次 80 ～ 300mg，每日 1 次。

2. 解热、镇痛　每次 300 ～ 600mg，每日 3 次，必要时可每 4 小时 1 次，但 24 小时内不超过 2000mg。

3. 抗风湿　每日 3000 ～ 6000mg，分 4 次服用。

4. 治疗胆道蛔虫病　每次 1000mg，每日 2 ～ 3 次，连用 2 ～ 3 日。

5. 治疗 X 线照射或放疗引起的腹泻　每次 600 ～ 900mg，每日 4 次。

直肠给药：解热镇痛：每次 300 ～ 500mg，若发热或疼痛持续不缓解，可每 4 ～ 6 小时重复给药 1 次，但 24 小时不应超过 2000mg。

外用：足癣，先用温开水或 1∶5000 的高锰酸钾溶液洗涤患处，然后用本品粉末撒布与患处，通常需治疗 2 ～ 4 次。

【不良反应】

1. 胃肠道　本品对胃黏膜有直接刺激作用，胃肠道不良反应最常见，表现为恶心、呕吐、上腹部不适或疼痛等。长期或大剂量服用可引起胃肠道溃疡、出血、穿孔或血色素下降。少部分人出现大便潜血。

2. 血液　长期使用本品可使凝血因子 Ⅱ 减少，凝血时间延长，出血倾向增加。

3. 心血管　剂量超过每日 1g，偶见收缩压和舒张压轻度升高。

4. 中枢神经系统　出现可逆性耳鸣、听力下降、头晕、头痛、精神障碍。

5. 肝　肝功能损害与剂量大小有关，损害是可逆性的，停药后可恢复。可见肝酶谱升高。

6. 肾　肾功能损害与剂量大小有关，损害是可逆性的，停药后可恢复。

7. 呼吸系统　可导致严重的哮喘和鼻息肉。

8. 代谢 / 内分泌系统

（1）小剂量用药能引起血浆皮质激素浓度受抑制，血浆胰岛素浓度升高及尿酸的排泄减少，使患者出现痛风发作；中至大剂量用药可引起糖尿病患者的血糖降低；大剂量用药能引起血清胆固醇浓度受抑制。

（2）可引起基础代谢、氧耗量和 $CO_2$ 的排出量增加，以及在三羧酸循环中引起有机酸氧化代谢产物的聚集。

（3）治疗剂量下可引起胶原酶抑制，使正常创伤痊愈时间延缓。

（4）还可引起维生素C的代谢利用受干扰。

9. 过敏反应　表现为哮喘、支气管痉挛、荨麻疹、血管神经性水肿或休克。

【禁忌证】

对本品过敏者，或有其他非甾体类抗炎药过敏史者；消化性溃疡病患者、活动性溃疡病患者及其他引起的消化道出血者；血友病或血小板减少症患者；哮喘患者；孕妇；哺乳期妇女禁用。

【注意事项】

1. 本品应与食物同服或用水冲服，以减少对胃肠道的刺激。

2. 本品肠溶缓释片不适用于急性心肌梗死患者的紧急应用。

3. 用于解热时应多喝水，以便排汗和降温。

4. 在服本品前30分钟给予硫糖铝，有防止胃黏膜受损的作用，但两者同时服用，则无此作用。

## 奥扎格雷

【药理作用】

本品能选择性地抑制血栓烷合成酶，从而抑制血栓烷$A_2$的产生和促进前列环素的产生，改善两者间的平衡，最终抑制血小板聚集和减轻血管痉挛，改善大脑局部缺血时的微循环和能量代谢障碍。

【适应证】

1. 用于治疗急性血栓性脑梗死和脑梗死伴发的运动障碍。

2. 改善蛛网膜下腔出血手术后的脑血管痉挛状态及伴发的脑缺血症状。

【用法及用量】

静脉滴注：

1. 治疗急性血栓性脑梗死和脑梗死伴发的运动障碍　每次80mg，每日2次，连续静脉滴注，2周为1个疗程。

2. 改善蛛网膜下腔出血手术后的脑血管痉挛状态及伴发的脑缺血症状　每日80mg，于生理盐水或葡萄糖注射液中稀释后，24小时连续滴注，连用2周。

【不良反应】

1. 血液　可见出血性脑梗死、硬膜外血肿、颅内出血、消化道出血、皮下出血、贫血、出血倾向、血小板减少等。

2. 心血管系统　偶有室上性心律不齐、血压下降。

3. 胃肠道　偶有恶心、呕吐、食欲缺乏、腹泻、腹胀等。

4. 肝　偶有肝酶谱升高，还可能出现黄疸。

5. 泌尿系统　偶见血清尿素氮升高。

6. 过敏反应　偶见荨麻疹、皮疹等。

7. 其他　偶有头痛、发热、休克、注射部位疼痛等。

【禁忌证】

对本品过敏者；脑出血或脑梗死并发出血或大面积脑梗死致深昏迷者；有严重心、肺、肝、肾功能不全者；有血液病或出血倾向者；严重高血压患者禁用。

【注意事项】

1. 本品与含钙溶液存在配伍禁忌。

2. 用药后如出现过敏反应或出血倾向异常，应立即停药。

## 双嘧达莫

【药理作用】

本品为抗血小板聚集药及冠状动脉扩张药，可抑制血小板第一相和第二相聚集。高浓度时可抑制胶原、肾上腺素和凝血酶所致的血小板释放反应。

【适应证】

1. 主要用于香豆素类抗凝药的辅助治疗，以增强抗栓疗效。

2. 用于血栓栓塞性疾病及缺血性心脏病。

3. 本品静脉剂可用于心肌缺血的诊断性试验。

【用法及用量】

口服给药：每次25～50mg，每日3次，饭前服用。

肌内注射、静脉滴注：每次10 ~ 20mg，每日2 ~ 3次。

【不良反应】

1. 常见头痛、头晕、恶心、呕吐、腹部不适、腹泻、面部潮红、皮疹、荨麻疹、瘙痒。

2. 偶见肝功能异常。

3. 罕见心绞痛、肝功能不全。

【禁忌证】

对本品过敏者；休克患者禁用。

【注意事项】

除葡萄糖注射液外，本品不宜与其他药物混合注射。

## 噻氯匹定

【药理作用】

本品为血小板聚集抑制药。不仅抑制血小板聚集激活因子，而且可抑制聚集过程本身。被认为是目前较好的广谱血小板聚集抑制药。

【适应证】

1. 预防和治疗因血小板高聚集状态引起的心、脑及其他动脉的循环障碍疾病。

2. 用于体外循环心外科手术，预防血小板丢失。

3. 用于慢性肾透析，可增强透析器的功能。

【用法及用量】

口服给药：每次250mg，每日2次，连用3日后，改为每日1次维持治疗。

【不良反应】

1. 消化系统　常见胃肠功能紊乱（如恶心、呕吐、腹泻，一般为轻度）。罕见肝炎、胆汁淤积性黄疸。

2. 血液　可见血小板减少、粒细胞减少或粒细胞缺乏。

3. 其他　可见皮疹、血管神经性水肿、脉管炎、狼疮综合征、过敏性肾病等。

【禁忌证】

对本品过敏者；血友病、近期溃疡病、近期出血或其他出血性疾病患者；出血时间延长者；白细胞总数减少、血小板减少或有粒细胞减少症病史者；严重肝功能损害患者禁用。

【注意事项】

1. 本品的预防作用及不良反应均较阿司匹林强，故常用于使用阿司匹林后出现血栓栓塞的患者。

2. 用药期间应进行血常规检查及肝肾监测。

## 氯吡格雷

【药理作用】

本品为血小板聚集抑制药，此外本品通过不可逆地改变血小板二磷酸腺苷受体，使血小板的寿命受到影响。

【适应证】

预防和治疗因血小板高聚集引起的心、脑及其他动脉的循环障碍疾病。

【用法及用量】

口服给药：每次50mg或75mg，每日1次。

【不良反应】

1. 血液 常见出血如紫癜。偶见严重血小板减少。

2. 胃肠道 常见恶心、胃肠道出血、胃炎、食欲缺乏、消化不良、腹痛、腹泻、便秘等。偶见胃及十二指肠溃疡。

3. 皮肤 常见斑丘疹、红斑疹、荨麻疹、皮肤瘙痒。

4. 中枢神经系统 常见头痛、眩晕和感觉异常等。

5. 泌尿生殖系统 可出现血尿。

6. 其他 偶见支气管痉挛、血管性水肿或类过敏性反应、血肿、鼻出血、眼部出血、颅内出血。

【禁忌证】

对本品过敏者；严重肝损伤者；近期有活动性出血者；急性心肌梗死者在发病和最初几日禁用。

【注意事项】

择期手术患者应于手术前1周停止使用本品。

## 肝素钠

【药理作用】

本品是含有多种氨基葡糖糖苷的混合物，可影响凝血过程的多个环节。（1）抑制凝血酶原激酶的形成。（2）干扰凝血酶的作用。（3）干扰凝血酶对因子XII的激活，影响非溶性纤维蛋白的形成；阻止凝血酶对因子VIII和V的正常激活。（4）防止血小板的聚集和破坏。

【适应证】

防止血栓形成和栓塞，治疗各种原因引起的弥散性血管内凝血（DIC），但蛇咬伤所致DIC除外。早期应用可防止纤维蛋白原和凝血因子的消耗，也可用于心导管检查，心脏手术体外循环、血液透析等的体外抗凝。

【用法及用量】

深部皮下注射：

1. 一般用量　首次给药5000～10000U，以后每8小时注射8000～10000U或每12小时15000～20000U。

2. 预防高危患者血栓形成　手术前2小时先给药5000U，但应避免硬膜外麻醉，以后每隔8～12小时给药5000U，共7日。

静脉注射：每次5000U～10000U，每4～6小时1次，或每4小时给药100U/kg，用氯化钠注射液稀释。

静脉滴注：每日20000～40000U，加入1000ml氯化钠注射液中持续滴注。

外用：每日3～4次。

【不良反应】

1. 最常见出血，可能发生在任何部位。

2. 常见寒战、发热、荨麻疹等过敏反应。少见气喘、鼻炎、流泪、头痛、恶心、呕吐、呼吸短促甚至休克。

3．注射局部可见局部刺激、红斑、轻微疼痛、血肿、溃疡症状。

4．偶见腹泻。

5．使用本品可引起血小板减少，一般只有轻度的或无临床表现。

6．本品长期使用有时反而形成血栓。

7．有长期用药后出现的骨质疏松症，全身用药后出现皮肤坏死的报道。

【禁忌证】

对本品过敏者；有自发性出血倾向者；有出血性疾病及凝血机制障碍患者；外伤或术后渗血者；先兆流产或产后出血者；胃、十二指肠溃疡患者；溃疡性结肠炎患者；严重肝、肾功能不全者、胆囊疾病或黄疸患者；恶性高血压患者；活动性结核患者；内脏肿瘤患者；脑内出血或有脑内出血史者禁用。

【注意事项】

1．给药期间应避免肌内注射其他药物。

2．本品与溶栓药不同，对已形成的血栓无溶解作用。

3．本品口服无效，可采用静脉注射、静脉滴注和深部皮下注射，一般不推荐肌内注射。

### 达肝素钠

【药理作用】

本品为一种低分子肝素，用于提高未分离肝素应用的利益/危险比值。与未分离肝素相比，低分子肝素引起出血的可能性低，且具有更强的抗血栓形成作用、更高的皮下注射生物利用度、更长的消除半衰期；降低对血浆中脂肪分解活性的刺激、降低发生肝素相关性血小板减少症的可能性；并且，在使用未分离肝素或口服抗凝药有禁忌的患者中也能安全的使用。

【适应证】

1．预防深部静脉血栓形成和肺栓塞，治疗已形成的急性深部静脉血栓。

2. 在血液透析或血液滤过时，防止体外循环系统中发生血栓或血液凝固。

3. 与阿司匹林合用，预防与不稳定型心绞痛和非Q波型心肌梗死有关的局部缺血并发症。

【用法及用量】

静脉给药：

1. 急性血栓栓塞　先静脉注射2500U，随后给予15000U，24小时持续静脉滴注。

2. 弥散性血管内凝血　每日75U/kg。持续静滴，连用5日。

皮下注射：

1. 预防深静脉血栓　推荐每次2500U，手术前1～2小时给药1次，术后每日1次，连用5～10日。

2. 治疗深静脉血栓　每次200U/kg，每日1次。

3. 不稳定性心绞痛、非Q波型心肌梗死　每次120U/kg，每12小时1次。联用阿司匹林（每日75～165mg）。坚持用药，直至患者病情稳定，需5～8日。

4. 血液透析　在持续3～4小时的血药透析期间，可单次给予本品5000U。

5. 预防再发性血栓栓塞　不可联用口服抗凝药。本品每次5000U，每日1次，连续3～6日。

【不良反应】

常见为注射部位的皮下血肿和暂时性轻微的且在治疗中可逆的血小板减少症。罕见皮肤坏死、过敏反应和注射部位以外出血。

【禁忌证】

对本品或肝素过敏者；急性胃、十二指肠溃疡和脑出血者；严重的凝血系统疾病；脓肿性心内膜炎；中枢神经系统、眼部及耳部的损伤或施行手术者；进行急性深静脉血栓治疗伴用局部麻醉的患者禁用。

【注意事项】

在开始计数本品治疗前做血小板计数，检查并定期监测。

## 华法林钠

【药理作用】

本品为间接作用的香豆素类口服抗凝药，通过抑制维生素K在肝细胞内合成凝血因子Ⅱ、Ⅶ、Ⅸ、Ⅹ，从而发挥抗凝作用。本品起效缓慢，仅在体内有效，停药后药效持续时间长。本品的药代动力学参数稳定，优于其他口服抗凝药，只有当患者对本品不耐受时，才选用其他口服抗凝药。

【适应证】

1. 用于防治血栓栓塞性疾病，防止血栓形成与降低肺栓塞的发病率和死亡率，减少外科、风湿性心脏病、人工心脏瓣膜置换术等的静脉栓塞发生率。

2. 心肌梗死的辅助用药。

【用法及用量】

口服给药：第1～3日，每日3～4mg，3日后可给维持量每日2.5～5mg。因本品起效缓慢，治疗初3日内可同时应用肝素，待本品充分发挥抗凝作用后再停用肝素，避免冲击治疗。

【不良反应】

1. 出血是主要不良反应，最常见为鼻出血，此外有齿龈、胃肠道、泌尿生殖系统、脊髓、大脑、心包、肺、肾上腺或肝。也可表现为偏瘫。头、胸、腹、关节或其他部位的疼痛，呼吸急促、困难、吞咽困难、水肿或休克等。

2. 偶有恶心、呕吐、腹泻、白细胞减少、粒细胞增高、瘙痒性皮疹、过敏性反应等。

3. 偶有坏疽，皮肤、皮下组织或其他组织栓塞性发绀，血管炎和局部血栓等。

【禁忌证】

近期手术及手术后3日内，脑、脊髓及眼科手术者；凝血障碍疾病患者；严重肝、肾疾病，肝或泌尿生殖系统出血患者；活动性消化性溃疡患者；脑出血及动脉瘤患者；开放性损伤；心包炎、心包积液、血管炎；多发性关节炎；严重过敏；维生素C或维生素K缺乏；先兆流产；孕妇禁用。

【注意事项】

1. 不同患者对本品的反应不一，用量务必个体化。

2. 由于本品的半衰期长，给药5～7日后疗效才可稳定，故维持量的足够与否必须观察5～7日才能判断。

3. 用药过程中定期检查血常规及肝肾功能。

## 尿激酶

【药理作用】

本品为酶类溶栓药，直接作用于血块表面的纤溶酶原，产生纤溶酶，从而使纤维蛋白凝块、凝血因子Ⅰ、Ⅴ、Ⅷ降解，并分解与凝血有关的纤维蛋白堆积物。本品对新鲜血栓疗效较好。

【适应证】

1. 用于急性心肌梗死、脑血管栓塞、肺栓塞、周围动脉或静脉血栓、中央视网膜动静脉血栓。

2. 眼部炎症、外伤性组织水肿、血肿等。

3. 用于防治人工心瓣膜替换手术后血栓形成，以及保持血管插管、胸腔及心包腔引流管的畅通等。

【用法及用量】

静脉注射：

1. 急性脑血管和脑栓塞、外周动脉血栓　每日2万～4万U，溶于20～40ml氯化钠注射液中，分1～2次给药。疗程7～10日。

2. 眼科　每日0.5万～2万U，疗程为7～10日。

静脉滴注：

1. 急性脑血栓和脑栓塞、外周动静脉血栓　每日2万～4万单位，溶于5%葡萄糖氯化钠注射液或低分子右旋糖酐注射液

500ml中，分1～2次给药。疗程为7～10日。

2．急性心肌梗死　每日50万～150万U，溶于0.9%氯化钠注射液或5%葡萄糖注射液50～100ml中，于30～60分钟内均匀滴入。

3．肺栓塞　首剂4000U/kg，于30～45分钟滴完，继以4000U/（kg·h）静脉泵入。持续24～48小时。

4．深静脉血栓　首剂4000U/kg，于30～45分钟滴入，继以4000U/（kg·h）继续溶栓48～72小时。

5．眼科　每日0.5万～2万U，疗程为7～10日。

6．防治人工瓣替换手术后血栓形成　本品44000U/kg，用生理盐水稀释后静脉滴注10～15分钟，维持量4400U/（kg·h），直至瓣膜功能正常。

经眼给药：结膜下或球后注射，常用量150～500U，疗程为7～10日。

导管插入：动脉血栓：先以4000U/min给药，直到出现顺行性血流后可减量为2000U/min，1小时后再减至1000U/min，直至动脉血流正常。

胸腔注射：胸腔引流，本品1万～25万U，用灭菌注射用水按5000U/ml，稀释后注入胸腔。

心包腔注射：心包引流，本品1万～25万U，用灭菌注射用水按5000U/ml稀释后注入心包腔。

【不良反应】

主要为出血，亦可见头痛、恶心、呕吐、食欲缺乏、疲倦等，少见发热、过敏反应。偶见过敏性休克。

【禁忌证】

近期内（14日）有活动性出血、手术、活体组织检查、心肺复苏、不能实施压迫的血管穿刺及外伤者；出血性疾病或有出血倾向、进展性疾病患者；严重高血压、肝肾功能障碍者禁用。

【注意事项】

1．本品稀释液宜接近中性，因在酸性药液中易分解而降低疗效。

2. 本品不宜做肌内注射。

3. 本品溶液必须在临用前新鲜配制，随配随用。

## 阿替普酶

【药理作用】

本品为血栓溶解药，可通过赖氨酸残基与纤维蛋白结合，并激活与纤维蛋白结合的纤溶酶原，使之转变为纤溶酶。本品选择性地激活血栓部位的纤溶酶原。

【适应证】

1. 主要用于急性心肌梗死。

2. 也可试用于肺栓塞。

3. 还可用于急性缺血性脑卒中，深静脉血栓及其他血管疾病。

【用法及用量】

静脉注射：本品50mg，用灭菌注射用水溶解成浓度1mg/ml的药液静脉注射。

静脉滴注：本品100mg，于生理盐水500ml中溶解后，在3小时内按以下方式滴完：前2分钟先注入本品10mg，以后60分钟内滴入50mg，最后120分钟内滴完余下的40mg。

【不良反应】

最常见为出血，其他不良反应为心律失常、血管再闭塞、癫痫发作、过敏反应。

【禁忌证】

近10日内发生严重创伤或进行过大手术者；未能控制的严重原发性高血压；出血性疾病禁用。

【注意事项】

1. 本品不宜与其他药物配伍静脉滴注，不能与其他药物共用一条静脉通路。

2. 使用本品每日最大剂量不宜超过150mg。

## 瑞替普酶

【药理作用】

本品是一种重组纤溶酶原激活药。通过将纤维蛋白溶解酶原激活为纤维蛋白溶解酶，降解血栓中的纤维蛋白，发挥溶栓作用，与其他纤溶酶激活药相比，本品具有迅速完全和持久的溶栓作用。

【适应证】

用于成人由冠状动脉血栓形成引起的急性心肌梗死的溶栓治疗，能改善心肌梗死后的心室功能，并能改善再灌注，通畅冠状动脉。

【用法及用量】

静脉注射：每次10U，弹丸注射2次。缓慢推注2分钟以上，两次间隔为30分钟。

【禁忌证】

活动性内脏出血患者；有脑血管意外史者；出血体质者；未能控制的严重高血压患者禁用。

【不良反应】

1．最常见为出血。

2．可引起再灌注性心律失常。

3．有出血、恶心、呕吐、发热、呼吸困难及低血压的报道。

【注意事项】

1．本品应在出血症状后尽早使用。

2．本品与肝素属于配伍禁忌，如经含肝素的静脉通道给药，应在本品给药前、给药后用0.9％氯化钠或5％葡萄糖溶液冲洗血管。

## 巴曲酶

【药理作用】

本品可分解纤维蛋白原，抑制血栓形成；诱发组织型纤维蛋白溶解酶原激活剂的抑制因子的释放，减弱纤维蛋白溶解酶原激活剂的抑制因子的活性，促进纤维蛋白溶酶原转变成纤维蛋白溶解酶，促进纤维蛋白溶解；降低血液黏度，增加血液流动性，加速血液流速，防止血栓形成；降低血管阻力。改善微循环。

【适应证】

用于急性缺血性脑血管疾病，突发性耳聋，慢性动脉闭塞症如闭塞性血栓脉管炎、闭塞性动脉硬化症和末梢循环障碍等。

【用法及用量】

静脉滴注：首次10巴曲酶单位（BU），以后隔日1次，5BU。通常疗程为1周，必要时可增至3～6周。

【不良反应】

可引起轻度不良反应。如注射部位出血、创面出血、头痛、头晕、头重感、氨基转移酶增高、恶心、呕吐、荨麻疹等。

【禁忌证】

有出血史或出血倾向者；正在使用抗凝药或抗血小板药患者；严重肝、肾功能不全者及对本品过敏者禁用。

【注意事项】

1. 本品稀释后应立即使用，静脉滴注速度宜慢。

2. 用药期间应避免从事可能造成创伤的工作。

## 降纤酶

【药理作用】

本品系长白山白眉腹蛇或尖吻腹蛇蛇毒中提取的丝氨酸蛋白酶单成分制剂。有降低血浆凝血因子Ⅰ、降低血液黏稠度和抗血小板聚集的作用。

【适应证】

1. 用于四肢血管病、脑血管病，还可用于肺栓塞。

2. 用于心肌梗死，还可用于预防心肌梗死及不稳定型心绞痛再复发。

3. 用于血液高黏稠状态、高凝状态、血栓前状态。

4. 还可用于突发性耳聋。

【用法及用量】

静脉滴注：

1. 急性发作期　每次10U，每日1次，连用3～4日。

2. 非急性期发作　首剂量10U，维持剂量5～10U，每日或隔日1次，2周为1疗程。

【禁忌证】

对本品过敏者；有出血病灶和凝血功能低下者；严重肝肾功能不全者；术后不久的患者禁用。

【不良反应】

可出现头痛、头晕、头重感，偶有瘀斑、瘙痒、牙龈出血、鼻出血、荨麻疹，严重者可致过敏性休克。

【注意事项】

1. 静脉滴注时，宜持续滴注1小时以上。

2. 配伍好的药液应立即使用。

## 丁苯酞

【药理作用】

本品可促进中枢神经功能改善和恢复，还具有抗脑血栓形成和抗血小板聚集作用。

【适应证】

用于轻、中度急性缺血性脑卒中。

【用法及用量】

口服给药：每次0.2g，每日3～4次，10～12日为1个疗程。

【不良反应】

少数可见氨基转移酶轻度升高，偶见恶心、腹部不适、精神症状（轻度幻觉）。

【禁忌证】

对本品过敏者；对芹菜过敏者；有严重出血倾向者禁用。

【注意事项】

本品宜餐前服用，以利吸收。

## 依达拉奉

【药理作用】

本品为脑保护药，可清除自由基，通过抑制脂质过氧化，从而抑制脑细胞、血管内皮细胞、神经细胞的氧化损伤。

【适应证】

用于改善急性脑梗死所致的神经症状、日常生活活动能力障碍及功能障碍。

【用法及用量】

静脉滴注：每次30mg，每日2次。14日以内为1个疗程。

【不良反应】

可见血压升高、发热、嗳气、皮疹、皮肤潮红，还可见黄疸。

【禁忌证】

对本品过敏者；重度肾衰竭患者；孕妇或计划妊娠妇女；哺乳期妇女；儿童禁用。

【注意事项】

1. 本品原则上必须用生理盐水稀释，与各种含有糖分的输液混合时，可使本品的浓度降低。

2. 尽可能在发病后24小时内开始给药。

# 第六节 抗癫痫药

## 苯妥英钠

【药理作用】

本品为乙内酰脲类抗癫痫药，主要作用有：①抗癫痫。②抗神经痛。③可抑制皮肤成纤维细胞合成或分泌胶原酶，故可用于治疗隐性营养不良性大疱性表皮松解症。④骨骼肌松弛作用与膜稳定作用及降低突触传递作用。⑤抗心律失常。⑥静脉用药可扩张周围血管，可降低轻度高血压患者的血压。

【适应证】

1. 用于癫痫全身性强直阵挛发作、复杂部分性发作（精神运动性发作、颞叶癫痫）、单纯部分性发作（局限性发作）和癫痫持续状态。

2. 也用于三叉神经痛、隐性营养不良性大疱性表皮松解症、发作性舞蹈样手足徐动症、发作性控制障碍（包括发怒、焦虑、失眠、兴奋过度等行为障碍疾病）、肌强直症等。

3. 可用于洋地黄中毒所致的室性及室上性心律失常、三环类抗抑郁药过量时引起的心脏传导障碍、对利多卡因无效的心律失常，对室性期前收缩、室性心动过速的疗效较室上性心动过速、心房颤动及心房扑动疗效较好。

4. 还可用于轻度高血压。

【用法与用量】

口服给药：

1. 治疗癫痫　开始时每日100mg，每日2次，在1～3周内加至每日250～300mg，分3次服用。

2. 治疗三叉神经痛　每次100～200mg，每日2～3次。

3. 抑制胶原酶合成　起始剂量为每日2～3mg/kg，分2次服用，在2～3周内增加至患者能够耐受的用量，血药浓度至少达到8mg/L，每日100～300mg。

4. 抗心律失常　①每日100～300mg，分1～3次服。②第1日10～15mg/kg，第2～4日7.5～10mg/kg，维持量为每日2～6mg/kg。

5. 高血压　每次100mg，每日3次。

静脉注射：

1. 抗惊厥　每次150～250mg，静脉注射速度不超过50mg/min。需要时30分钟后可再次静脉注射100～150mg，每日总量不超过500mg。

2. 抗心律失常　每次100mg，缓慢静脉注射2～3分钟。

静脉滴注：癫痫持续状态：剂量应足够大才能迅速提高脑内药物浓度，用量为（16.4±2.7）mg/kg。

【不良反应】

1. 精神神经系统 可引起眼球震颤、共济失调、构音障碍、神志模糊、行为改变、癫痫发作次数增多、精神改变、眩晕、失眠、短暂的神经敏感性增强、头痛等。

2. 消化系统 长期服药后可引起恶心、呕吐、胃炎、大便色淡、齿龈增生（儿童多见）；罕见巩膜或皮肤黄染（肝炎或胆汁淤积性黄疸，可出现血清碱性磷酸酶、丙氨酸氨基转移酶升高）、食欲减退、严重的胃痛等。

3. 血液 可引起白细胞减少、粒细胞缺乏及全血细胞减少，还可引起巨幼细胞性贫血、淋巴结病（包括良性淋巴结增生）、假性淋巴瘤、恶性淋巴瘤；罕见血小板减少（表现为出血或瘀斑等）、再生障碍性贫血。

4. 皮肤 常有皮疹反应，包括红斑、荨麻疹、痤疮、麻疹样反应，有时伴发热；少见但较严重的有剥脱性皮炎、重症多型性红斑、系统性红斑狼疮、中毒性表皮坏死松解症；罕见血清病。

5. 肌肉骨骼系统 罕见骨折、骨质异常或生长缓慢（维生素D及钙代谢紊乱）。

6. 泌尿生殖系统 可引起尿色加深。

7. 代谢/内分泌系统 可抑制血管升压素及胰岛素分泌，使血糖升高。此外，本品可使血清 $T_3$、$T_4$ 的浓度降低，可增加妇女雌激素、黄体酮与睾酮的代谢性 清除。

8. 其他 有致癌的报道。

【禁忌证】

对本品及其他乙丙酰脲类药物过敏者；阿-斯综合征患者；Ⅱ～Ⅲ度房室传导阻滞、窦房结阻滞、窦性心动过缓等患者；低血压患者禁用。

【注意事项】

1. 本品的个体差异很大，用量需个体化。

2. 为减轻胃肠道反应，应在饭后立即服用或与牛奶同服。需按时服用，如果漏服，应在下次服药前4小时立即补服，不能把两次用量一次服下。

3. 因本品局部刺激性很大，吸收不良，在肌肉中可形成结晶，故本品不能用作肌内或皮下注射。静脉注射时，操作应审慎，避免药物渗漏至皮下。

4. 停药时需逐渐减量，以免癫痫发作加剧，甚至出现持续状态。

## 卡马西平

【药理作用】

本品具有抗惊厥、抗外周神经痛、抗躁狂抑郁、抗利尿、抗心律失常作用。此外，本品还有奎尼丁样膜稳定作用。

【适应证】

1. 用于治疗癫痫单纯或复杂部分性发作，对全身性强直、阵挛、强直阵挛发作亦有良好疗效。

2. 可缓解三叉神经痛和舌咽神经痛，亦用作三叉神经痛缓解后的长期预防性用药。也可用于脊髓痨、多发性硬化、糖尿病性周围神经痛、外伤及疱疹后神经痛。

3. 用于预防或治疗双相障碍（躁狂抑郁）。

4. 用于中枢性部分性尿崩症，可单用或与氯磺丙脲、氯贝丁酯等合用。

5. 用于酒精戒断综合征。

6. 对室性、室上性期前收缩等心律失常也有效。

【用法与用量】

口服给药：

1. 抗癫痫及抗惊厥　初始剂量为每次100～200mg，每日1～2次，以后逐渐增加剂量，直至最佳疗效。维持时应根据情况调整至最低的有效量，分次服用。

2. 镇痛　初始剂量为每次100mg，每日2次，第2日起，隔日增加100～200mg，直至疼痛缓解，维持量为每日400～800mg，分次服用。每日最高剂量不超过1200mg。

3. 尿崩症　单用时每日300～600mg，如与其他抗利尿药合用，每日200～400mg，分3次服用。

4. 抗躁狂或抗精神病　初始剂量为每日100～400mg，以后每周逐渐增加剂量，通常成人总量不超过每日1200mg，分3～4次服用。少数用至每日1600mg。

5. 酒精戒断综合征　平均剂量为每次200mg，每日3～4次。

6. 抗心律失常　每日300～600mg，分2～3次服用。

【不良反应】

1. 精神神经系统　常见头晕、共济失调、疲乏、嗜睡。

2. 消化系统　常见口渴、恶心、呕吐；少见严重腹泻；罕见肝功能异常及过敏性肝炎。

3. 代谢/内分泌系统　可见低钠血症，表现为无力、恶心、呕吐、精神紊乱、神经系统异常以及癫痫样发作增多等。

4. 眼　常见视物模糊、复视、眼球震颤。

【禁忌证】

对本品及其他结构相关药物过敏者（三环类抗抑郁药、奥卡西平等）；心脏房室传导阻滞者；血象严重异常者；血清铁严重异常或有卟啉病史者；有骨髓抑制病史者；严重肝功能不全者；孕妇及哺乳期妇女禁用。

【注意事项】

1. 饭后立即服药，可减少胃肠道反应。

2. 服用本品应避免大量饮水，以防发生水中毒。

3. 开始时应用小剂量，然后逐渐增加，直到获得良好疗效或出现不良反应。

4. 癫痫患者突然撤药可引起惊厥或癫痫持续状态。

## 奥卡西平

**【药理作用】**

本品作用可能在于阻断脑细胞的电压依赖性钠通道，从而稳定过度兴奋的神经细胞膜，抑制神经元重复放电，减少神经冲动的突触传递。此外，本品亦作用于钾、钙离子通道而起作用。

**【适应证】**

1. 主要用于成人癫痫部分性发作的单药或辅助治疗，也可用于4～6岁儿童癫痫部分性发作的辅助治疗。

2. 用于全身强直-阵挛发作的单药治疗及难治性癫痫的辅助治疗。

3. 用于不耐受卡马西平或用其治疗无效的三叉神经痛。

4. 也可用于治疗情感精神性障碍。

**【用法与用量】**

口服给药：

1. 癫痫的辅助治疗　起始剂量为每日600mg，分2次服用。此后可根据临床需要，1周增加1次剂量，1周最大增量为600mg，维持剂量为每日1200mg，分2次服用。

2. 癫痫的单独治疗　（1）由其他抗癫痫药物改为单用本品治疗时，起始剂量为每日600mg，分2次给药，同时其他抗癫痫药开始减量。可根据临床指征1周增加1次剂量，增量最大为每日600mg，直至最大剂量每日2400mg，2～4周达本品的最大剂量，而其他抗癫痫药应在3～6周内逐渐减完。（2）未用过任何抗癫痫药治疗者，本品的起始剂量为每日600mg，分2次给药。每3日增加300mg，直到每日1200mg。

**【不良反应】**

1. 心血管系统　血管神经性水肿及心律失常（如房室传导阻滞）极罕见（<0.01％）。

2. 精神神经系统　轻度头晕（22.6％）、嗜睡（22.5％）、头痛（14.6％）、疲劳（12％），常见不安、震颤、共济失调、记忆力损害、注意力损害、定向障碍、淡漠、抑郁、情绪易变（神经质）。

3. 代谢/内分泌系统　常见低钠血症。

4. 呼吸系统　少见鼻炎、感冒样综合征。

5. 胃肠道　可有恶心（14.1%）、呕吐（11.1%）、便秘、腹泻、腹痛、消化不良。

6. 血液　少见白细胞减少，极罕见血小板减少。

7. 眼　可有复视（13.9%）、眼球震颤，视物模糊。

【禁忌证】

对本品过敏者；房室传导阻滞者禁用。

【注意事项】

1. 停用本品治疗时应逐渐减量，以避免诱发癫痫发作。

2. 用药期间应避免驾驶和操纵机器。

## 加巴喷丁

【药理作用】

本品为人工合成的氨基酸，结构与γ-氨基丁酸（GABA）相似，在不同的动物模型中，本品显示了抗癫痫、止痛、抗焦虑和神经保护作用。

【适应证】

用于伴或不伴继发全身性发作的癫痫部分性发作，多与其他药物联用。

【用法与用量】

口服给药：第1日每次300mg，每日1次，或每次100mg，每日3次。第2日每次300mg，每日2次，或每次200mg，每日3次。从第3日起，每次300mg，每日3次。此后，剂量随临床疗效进行调整，常用量为每日900～1800mg，不宜超过2400mg。

【不良反应】

1. 精神神经系统　可有嗜睡、疲劳、眩晕、头痛、紧张、失眠、共济失调、感觉异常、衰弱、震颤、思维异常、健忘、抑郁、易激动及其他情绪改变。

2．消化系统　可有恶心、呕吐、畏食、口干、消化不良、便秘、腹痛、食欲增加。

3．代谢/内分泌系统　可引起血糖升高或降低，有发热、体重增加的报道。

4．眼　有眼球震颤、视觉障碍（弱视、复视）的报道。

5．肌肉骨骼系统　可有关节脱位、肌肉痛、背痛、骨折。

6．呼吸系统　可有鼻炎、咽炎、咳嗽。

7．泌尿生殖系统　可引起尿失禁、排尿困难、勃起功能障碍。

8．心血管系统　可有面部、肢端或全身水肿，血管扩张，高血压。

9．血液　可有白细胞减少。

【禁忌证】

对本品过敏者；急性胰腺炎患者禁用。

【注意事项】

1．首次给药宜在睡前服用，以减少头晕、嗜睡等不良反应。

2．两次服药间隔时间不宜超过12小时。

3．本品的停药或治疗方案的调整均需逐渐进行，时间不宜短于1周。

4．服药后不宜驾驶车辆或操作机器。

## 氨己烯酸

【药理作用】

本品为γ-氨基丁酸（GABA）的合成衍生物，本品通过不可逆性抑制GABA氨基转移酶而增加GABA在脑中的浓度。

【适应证】

1．用于癫痫部分性发作，也可与其他抗癫痫药合用治疗难治性癫痫。

2．还可用于儿童Lennox-Gastaut综合征和West（婴儿痉挛症）综合征。

【用法与用量】

口服给药：治疗癫痫：初始剂量为每日1g，分1～2次服用。此后可逐渐增加剂量，1周增加0.5～1g。有效剂量为每日1～3g，日剂量不宜超过4g。

【不良反应】

1. 可见嗜睡、头晕、头痛、疲乏、体重增加、易激惹、神经质等。

2. 偶见失眠、恶心、呕吐、共济失调、抑郁、行为异常（攻击行为等）、精神错乱、焦虑等。

【禁忌证】

对本品过敏者；全身性发作的癫痫患者；有精神病史者禁用。

【注意事项】

1. 长期用药后停药，宜在2～4周内逐渐减量，以免出现撤药反应。

2. 服用本品后应尽量避免驾驶或操作机器。

## 非尔氨酯

【药理作用】

本品的化学结构与甲丙氨酯相似，抗癫痫的作用机制尚不清楚。

【适应证】

单用或辅助治疗用于伴或不伴全身性发作的癫痫部分性发作。

【用法与用量】

口服给药：初始剂量为每日1.2g，分3～4次服用，每隔1～2周可增加0.6～1.2g，常用剂量为每日2.4～3.6g。

【不良反应】

1. 常见恶心、呕吐、畏食、便秘、腹泻、头晕、头痛、失眠、嗜睡等。

2．少见流感样症状、步态异常、视物模糊、复视、呼吸困难、手足麻木、心悸、震颤、尿失禁等。

3．偶见皮疹、光敏性增加。

4．可能导致再生障碍性贫血及肝功能损害。

【禁忌证】

对本品过敏者；有血液系统疾病者；肝功能不全者禁用。

【注意事项】

1．用药期间应避免驾车及从事机械操作。

2．与其他抗癫痫药物合用时，应注意调整用药剂量。

3．长期用药后，应逐渐停药，以免出现撤药反应。

## 扑米酮

【药理作用】

本品为去氧巴比妥类药物，在体内可代谢为苯巴比妥和苯乙基丙二酰胺，母体药物及两个代谢产物均有抗惊厥效应。

【适应证】

1．用于癫痫全身强直阵挛发作（大发作）、部分性发作、复杂部分性发作的单药治疗或联合用药。

2．也用于治疗特发性震颤及老年性震颤。

【用法与用量】

口服给药：

抗癫痫：初始剂量为每次50mg，睡前服用；3日后改为每次50mg，每日2次；1周后改为每次50mg，每日3次；第10日开始每次250mg，每日3次，总量不超过1500mg。维持量为每次250mg，每日3次。

【禁忌证】

对本品及苯巴比妥过敏者禁用。

【不良反应】

1．消化系统　可有恶心、呕吐、食欲缺乏，继续服药多可减轻或消失。

2. 精神神经系统 可有头痛、眩晕、疲劳感、嗜睡、迟钝、共济失调、情感障碍、精神错乱。

3. 血液 可有粒细胞减少、再生障碍性贫血、红细胞发育不良、巨细胞性贫血。

4. 眼 可有视力改变、复视、眼球震颤。

5. 泌尿生殖系统 可有性欲低下、阳痿。

6. 肌肉骨骼系统 可出现手脚不灵活或行走不稳、关节挛缩。

7. 皮肤 可见中毒性表皮坏死。

8. 呼吸系统 可有呼吸短促或障碍。

9. 过敏反应 偶有呼吸困难、眼睑肿胀、喘鸣、胸部紧迫感等。

【注意事项】

1. 本品血药浓度的个体差异很大，故用药应个体化。

2. 应从小剂量开始用药，逐渐增加至产生疗效或不良反应为止。

3. 治疗期间需按时服药，发现漏服时应尽快补服，距下次给药前 1 小时内则不必补服。

4. 停药时应逐渐减量。

## 托吡酯

【药理作用】

本品为一种由氨基磺酸酯取代单糖的新型抗癫痫药物，其抗惊厥作用表现为多重机制，本品的多重作用机制使其对癫痫的多种发作类型有效，且不易产生耐受性。

【适应证】

用于成人及 2 岁以上儿童癫痫发作的辅助治疗，包括癫痫单纯部分性发作、复杂部分性发作、全身强直阵挛发作、Lenox-Gastaut 综合征及 West 综合征（婴儿痉挛症）。

【用法与用量】

口服给药：作为添加治疗，起始剂量为每晚 50mg，一周后增加为每日100mg，分2次服用。此后1周增加1次剂量，每次增量50mg，直至症状控制良好，每日总量不宜超过400mg，分2次服用。

【不良反应】

1. 精神神经系统 可有头晕、头痛、疲乏、嗜睡、感觉异常、共济失调、语言障碍、注意力障碍、意识模糊、情绪不稳、抑郁、焦虑、失眠，不良反应的发生与用药剂量无关。

2. 消化系统 可有恶心、食欲减退、味觉异常。

3. 眼 可有复视、眼球震颤、视觉异常。

【禁忌证】

对本品过敏者禁用。

【注意事项】

1. 不宜与其他中枢神经系统抑制药及酒精同时服用。

2. 本品片剂须整片吞服，不宜碾碎或嚼服。

3. 停药应逐渐减量以避免出现癫痫发作。

4. 本品可导致嗜睡或眩晕，用药期间不宜驾车或操作机械。

## 丙戊酸钠

【药理作用】

本品为一种不含氮的广谱抗癫痫药。动物实验表明，本品对多种方法引起的惊厥，均有不同程度的对抗作用。

【适应证】

主要用于癫痫单纯或复杂部分性发作、失神发作、肌阵挛发作、强直阵挛发作及其他类型癫痫。

【用法与用量】

口服给药：起始剂量为5～10mg/kg，1周后递增，直至癫痫发作得以控制。每日用量超过250mg时，应分次服用。常用量为每日15mg/kg（或600～1200mg），分2～3次服用。

静脉注射：癫痫持续状态，每次400mg，每日2次。

【禁忌证】

对本品过敏者；肝病活动期或明显肝功能损害者禁用。

【不良反应】

1. 精神神经系统 可见共济失调、行为异常、眩晕、良性原发性震颤增加、面部及肢体抽搐，异常兴奋、攻击行为、活动增多、不安、烦躁、失眠。偶可引起继发性全身性抽搐发作。

2. 消化系统 可有食欲亢进、畏食、恶心、呕吐、胃痛、腹泻、消化不良、便秘。

3. 血液 可有血小板减少、出血时间延长、红细胞发育不良、白细胞减少、罕见全血细胞减少。

4. 代谢/内分泌系统 可见体重增加。

5. 泌尿生殖系统 可有闭经或月经失调，极罕见男性乳房女性化。

6. 皮肤 偶有暂时性脱发、头发卷曲，皮疹较少见。

【注意事项】

1. 餐后立即服用，可减少药物对胃部的刺激。

2. 停药时应逐渐减量，突然停药可诱发癫痫持续状态或增加癫痫发作频率。

## 拉莫三嗪

【药理作用】

本品为苯三嗪类抗癫痫药，属电压门控钠通道阻滞剂。通过减少钠内流而增加神经元的稳定性。

【适应证】

1. 用于成人及12岁以上儿童癫痫部分性发作或全身强直阵挛发作的单药或添加治疗。

2. 用于2～12岁儿童的癫痫部分性发作或全身强直阵挛发作的添加治疗。

3. 也用于治疗合并有Lennox-Gastaut综合征的癫痫发作。

【用法及用量】

口服给药：

1. 单药治疗 前2周为每次25mg，每日1次。随后2周，每次50mg。每日1次。此后，每隔1～2周增量，一次最大增

量为50～100mg，直至最佳疗效。常用量为每日100～200mg，
单次或分2次服用。

2．与丙戊酸钠合用　前2周为每次25mg，隔日1次。随后2
周，每次25mg，每日1次。此后，每隔1～2周增量，每次最大
增量25～50mg，直至最佳疗效。常用量为每日100～200mg，
单次或分2次服用。

【不良反应】

1．精神神经系统　可有头痛、眩晕、疲乏、嗜睡、失眠、
抽搐、不安、共济失调、易激惹、攻击行为、自杀倾向、焦虑、
精神错乱、幻觉。

2．代谢／内分泌系统　可有体重减轻。

3．肝　可有肝功能异常。

4．胃肠道　可有恶心、呕吐、便秘、腹泻、腹胀、纳差。

5．血液　可引起白细胞、中性粒细胞、血小板减少，贫血，
全血细胞减少，罕见再生障碍性贫血及粒细胞缺乏。

6．皮肤　有出现光敏性皮炎的报道。

7．眼　可有复视、视物模糊，也有引起结膜炎的报道。

8．过敏反应　早期可有皮疹、发热、淋巴结病变、颜面水
肿、血液系统及肝功能异常等。

【禁忌证】

对本品过敏者禁用。

【注意事项】

1．进食时服用本品，可减轻胃部刺激。

2．本品需整片吞服，不可掰开。

3．不宜突然停药，以避免引起癫痫反弹发作。

4．服药期间应避免驾车或操纵机器。

## 唑尼沙胺

【药理作用】

本品是氨苯磺胺衍生物，作用机制尚未完全明确，可能与阻

滞钠离子和T型钙离子通道及抑制碳酸酐酶有关。本品可促进多巴胺能和5-羟色胺能神经传递。对电休克或戊四氮诱发的癫痫发作有抑制作用。

【适应证】

用于癫痫全身性强直阵挛发作（大发作）、癫痫失神发作（小发作）、精神运动性发作、局限性发作及癫痫持续状态。

【用法与用量】

口服给药：初始剂量为每日100～200mg，分1～3次服用。在1～2周内增至每日200～400mg，分1～3次服用。最大剂量为每日600mg。

【不良反应】

本品不良反应主要为困倦、食欲缺乏、乏力、运动失调、白细胞减少、天门冬氨酸氨基转移酶升高，丙氨酸氨基转移酶升高，偶见过敏反应、复视及视觉异常。

【禁忌证】

对本品或磺胺类药物过敏者；孕妇禁用。

【注意事项】

1. 本品可引起注意力及反射运动能力降低，故用药后不宜驾驶、操作机器。

2. 连续用药时应避免急剧减量或突然停药，否则可增加癫痫发作频率、延长癫痫持续状态。

## 氯巴占

【药理作用】

本品为1，5-苯二氮䓬类衍生物，具有抗焦虑和抗惊厥作用。治疗安全范围比地西泮、苯巴比妥、丙戊酸钠宽。

【适应证】

1. 用于抗焦虑及酒精戒断综合征等。

2. 适用于对其他抗癫痫药无效的难治性癫痫，常作为辅助用药，亦可单独应用。

【用法与用量】

口服给药：

1. 抗焦虑 可用每日20～30mg，分次服用或晚间1次服用。

2. 抗癫痫 从小剂量开始，每日20～30mg（0.5～1mg/kg），可分次服用或晚间一次服用，以后逐步加量。如与其他抗癫痫药合用，则应减少本品剂量，每日5～15mg（0.1～0.3mg/kg）。

【不良反应】

不良反应轻，较常见的有嗜睡、头晕、情绪改变（焦躁、抑郁）及共济失调等。

【禁忌证】

对本品及其他苯二氮䓬类药物过敏者禁用。

【注意事项】

如连续应用本品，其抗惊厥作用逐渐减弱，可采用针对发作期的治疗。

## 左乙拉西坦

【药理作用】

本品为吡咯烷酮衍生物，其化学结构不同于传统的抗癫痫药物。本品具有较强的抗癫痫作用，其作用机制尚不明确。本品的有效剂量及中毒剂量相差远，安全性较好。

【适应证】

1. 可单用或联合用于成人部分性癫痫发作，也可用于成人全身性发作。

2. 也可用于其他原因（如脑炎、脑缺氧等）引起的肌阵挛。

【用法与用量】

口服给药：抗癫痫，每次500mg，每日2次。

【不良反应】

1. 血液 可出现贫血、白细胞及中性粒细胞减少等。

2. **精神神经系统** 可出现嗜睡、无力、头痛、眩晕、健忘、共济失调、幻觉、激动、淡漠、焦虑、抑郁等。

3. **代谢/内分泌系统** 可出现体重增加。

4. **消化系统** 可出现腹痛、便秘、腹泻、消化不良、恶心、呕吐等，发生率＞1%。少数患者可出现肝功能异常。

5. **眼** 有报道可出现复视（2%）及弱视（1%）。

6. **呼吸系统** 可出现咳嗽加重（2%）、咽炎（6%）、鼻炎（4%）、支气管炎（＞1%）等。

7. **皮肤** 可出现瘀斑（＞1%）及皮疹（＞1%）。

8. **肌肉骨骼系统** 可出现关节痛（＞1%）及背痛（＞1%）。

【禁忌证】

对本品过敏者禁用。

【注意事项】

1. 停用本品时应逐渐减量，以免出现停药反应。

2. 使用本品期间应避免驾驶车辆及操作机械。

## 乙琥胺

【药理作用】

本品为抗癫痫药，为小发作首选药。

【适应证】

主要用于癫痫失神发作（小发作）。

【用法与用量】

口服给药：初始剂量每次0.25g，每日2次。以后每4～7日增加0.25g，直至控制癫痫发作。每日最大剂量不超过1.5g。

【不良反应】

1. 常见恶心、呕吐、呃逆、上腹不适、食欲减退。

2. 较少见头昏、头痛、眩晕、嗜睡、易激惹、疲乏、行为或精神状态改变、咽喉疼痛、发热、淋巴结肿大、血小板减少、皮疹、瘀斑。

3. 偶有粒细胞减少、白细胞减少、再生障碍性贫血及肝、肾损害。

4．个别患者可有过敏反应，出现荨麻疹、红斑狼疮等。

【注意事项】

1．与食物或牛奶同服可减少胃部刺激。

2．停药时须逐渐减量，以免出现停药反应。

3．若出现过敏反应，应立即停药。

# 第七节　抗震颤麻痹药

## 左旋多巴

【药理作用】

本品为体内合成去甲肾上腺素、多巴胺（DA）等的前体药，其本身并无药理活性，可通过血-脑脊液屏障，在脑内经多巴脱羧酶脱羧形成多巴胺后发挥药理作用。

【适应证】

1．常与外周多巴脱羧酶抑制药联合用于帕金森病和帕金森综合征及中枢神经系统一氧化碳与锰中毒后的症状性帕金森综合征。

2．可用于急性肝衰竭引起的肝性脑病，但不能改善肝损害与肝功能。

3．用于儿童、青少年屈光性弱视、斜视性弱视的传统手术和遮盖疗法的辅助治疗。

【用法与用量】

口服给药：帕金森病，开始每次250mg，每日2～4次，以后视患者耐受情况，每隔3～7日增加125～750mg，直至达到最佳疗效。每日最大量可达6g，分4～6次服。

静脉滴注：治疗肝性脑病，每日300～400mg，加入5％葡萄糖溶液500ml中静滴，待完全清醒后减量至每日200mg，继续用药1～2日后停药。

【不良反应】

1. 常见的不良反应 严重或连续的恶心、呕吐，以及食欲缺乏等。在开始治疗时约30%患者可发生直立性低血压。异常不随意运动，可见于面部、舌、上肢、头部及身体上部。

2. 较常见的不良反应有 心律失常，精神抑郁，情绪或精神改变，如不安、失眠、幻觉、冲动行为，排尿困难。

3. 少见的不良反应 眼睑痉挛或闭合、高血压、胃痛、极度疲劳或无力、溶血性贫血等。

【禁忌证】

对多巴类药物过敏者；消化性溃疡患者；严重心律失常及心力衰竭者；严重精神疾病者；有惊厥史者；闭角型青光眼患者；孕妇；哺乳妇女禁用。

【注意事项】

1. 治疗帕金森病时，宜与外周脱羧酶抑制药合用或使用复方多巴制剂。

2. 在剂量递增过程中，如出现恶心等，应暂停增量，待症状消失后再增量。

## 卡比多巴/左旋多巴

【药理作用】

本复方药对改善帕金森病的强直、运动迟缓、平衡障碍及震颤有效，对强直和运动迟缓的疗效尤为显著；对流涎、吞咽困难、姿势异常等也有效。

【适应证】

主要用于治疗帕金森病和帕金森综合征。

【用法与用量】

口服给药：

1. 使用卡比多巴-左旋多巴（1∶10）时

（1）未用过左旋多巴的患者，开始时每次110mg，每日3次，以后视需要及耐受情况，每隔1～2日增加1次剂量。

（2）已用过左旋多巴的患者在改用本品时，须至少停用左旋多巴8小时。

① 过去每日用左旋多巴少于1500mg的患者。开始时每次用110mg，每日3～4次。

② 过去每日用左旋多巴＞1500mg的患者，开始1次用275mg。每日3～4次。视需要及耐受情况，每隔1～2日增加1次用量。成人最大量可达1375mg。

2. 使用卡比多巴-左旋多巴（1：4）时

（1）未用过左旋多巴的轻症患者，开始时每次125mg，每日2次；需较大量左旋多巴的中、重度患者，初次量可用每次250mg，每日2次，但间隔时间至少为6小时。

（2）对正在应用卡比多巴-左旋多巴（1：10）治疗的患者，卡比多巴-左旋多巴（1：4）的剂量应调整至左旋多巴每日服用量比原剂量多10%以上，视治疗反应，每日左旋多巴的量最多比原剂量多30%。在白天，两剂间的间隔时间为4～8小时。

【不良反应】

1. 消化系统　本品可引起恶心、呕吐、口干、便秘等。

2. 心血管系统　在加量的过程中可出现血压降低、直立性低血压、心律失常。

【禁忌证】

对本品过敏者；精神病患者；闭角型青光眼患者；严重心血管疾病患者；肝、肾功能不全者；内分泌失调者；孕妇；哺乳妇女禁用。

【注意事项】

1. 避免空腹用药，以减少恶心、呕吐的发生。

2. 调整用量至最适当的血药浓度，以减少或避免不良反应。

## 多巴丝肼

【药理作用】

本品为抗帕金森病药物，由左旋多巴和苄丝肼组成。苄丝肼对芳香族氨基酸脱羧酶有抑制作用，同时能降低脑外形成多巴胺后引起的不良反应。苄丝肼也能选择性抑制脑外组织（如胃肠壁、肝、肾）及血-脑脊液屏障对左旋多巴的脱羧作用，使左旋多巴在纹状体及下丘脑形成多巴胺。故由苄丝肼与左旋多巴组成的复方制剂，既可减少左旋多巴用量，又可降低不良反应的发生率。

【适应证】

适用于帕金森病及脑炎后、动脉硬化性或中毒性帕金森综合征。

【用法与用量】

口服给药：第1周每次125mg，每日2次。然后每隔1周增加125mg，每日总量不宜超过1000mg，分3～4次服。维持剂量为每次250mg，每日3次。

【不良反应】

1. 较常见的不良反应有恶心、呕吐、直立性低血压，头、面部、舌、上肢和身体上部的异常不随意运动，精神抑郁，排尿困难。

2. 少见的不良反应有高血压、心律失常、溶血性贫血、胃痛、易疲劳或无力。

【禁忌证】

对左旋多巴或苄丝肼过敏者；孕妇；哺乳妇女禁用。

【注意事项】

1. 用药时注意剂量个体化，剂量应逐渐增加。

2. 如出现消化道症状，可减少本品用量，也可联用止吐药来防止。


## 苯海索

【药理作用】

用药后可减轻流涎症状，缓解帕金森病症状及药物诱发的锥体外系症状，但迟发性运动障碍不会减轻，反而加重。抗帕金森的总疗效不及左旋多巴、金刚烷胺。此外，本品还有直接抗平滑肌痉挛的作用。小剂量时可抑制中枢神经系统，大剂量则引起中枢神经系统兴奋。本品外周抗胆碱作用较弱，约为阿托品的1/10～1/3，因此不良反应较轻。

【适应证】

1．用于治疗帕金森病，脑炎后或动脉硬化引起的帕金森综合征。

2．也可用于药物引起的锥体外系反应。

3．还可用于肝豆状核变性、痉挛性斜颈和面肌痉挛。

【用法与用量】

口服给药：

1．帕金森病及帕金森综合征　第1日1～2mg，以后每3～5日增加2mg，至疗效最好且又不出现严重不良反应为止，每日不宜超过10mg，分3～4次服。极量为每日20mg。须长期服用。

2．药物诱发的锥体外系反应　第1日2～4mg，分2～3次服用，以后视患者的需要及耐受能力逐渐增加至5～10mg。

【不良反应】

1．常见的不良反应有抗胆碱反应（表现为口干、便秘、排尿困难或疼痛、腹胀、少汗、瞳孔散大、视物模糊等）。尚可见精神障碍和兴奋。

2．轻微的不良反应有头晕、嗜睡、口咽和鼻腔干燥、头痛、畏光、肌肉痉挛、恶心、呕吐、失眠、不安、神经紧张或虚弱。

【禁忌证】

青光眼患者、尿潴留患者、前列腺肥大患者禁用。

【注意事项】

1．与食物同服或在饭后服用可减轻胃部不适。

2．本品可致嗜睡及头痛，故用药期间不宜从事驾驶等活动。

3．本品还可减少出汗及热量散失，故用药者不宜暴露在炎热环境下。

4．应注意按时服药，如果发生漏服应尽快补服，如离下次服药时间不到2小时，则不宜补服，且下次剂量不要加倍。

5．本品有蓄积作用，治疗开始及治疗中用量应缓慢调整。用药剂量需个体化，以最好地控制患者的症状为度。

6．停药时，剂量应逐渐递减，以防症状突然加重。

## 丙环定

【药理作用】

本品的药理作用与苯海索相似，具有中枢抗胆碱作用，可直接松弛平滑肌，还有潜在的散瞳和抑制唾液分泌的作用。

【适应证】

用于帕金森病及药物引起的锥体外系反应，对强直的疗效优于震颤。

【用法与用量】

口服给药：

1．帕金森病　每次2.5mg，每日3次，必要时睡前加服5mg，视患者的耐受情况，可调整每日总量至15～30mg，分3～4次服用。

2．药物引起的锥体外系反应　开始时每次2.5mg，每日3次，以后视需要及耐受情况可每日增加2.5mg。

【不良反应】

可有头晕、视物模糊、瞳孔散大、口干、恶心等。

【禁忌证】

闭角型青光眼患者禁用。

【注意事项】

本品宜在饭后服用，以减少不良反应的发生。

## 苯扎托品

【药理作用】

本品为中枢性抗胆碱药。其作用机制与阿托品相似，但对平滑肌及腺体的抑制作用较弱，而抗震颤麻痹作用较强，可改善肌强直和震颤。此外，本品尚有抗组胺作用及轻度的局部麻醉作用。

【适应证】

主要用于帕金森病，也可用于药物诱发的锥体外系反应。

【用法与用量】

口服给药：

1. 帕金森病　初始剂量每日1～2mg，或仅于睡前服0.5～1mg，以后视需要及耐受情况逐渐增量，一般每日最大剂量不超过6mg，分3次服。脑炎后帕金森综合征患者应每日2mg，分1～2次服。

2. 药物诱发的锥体外系反应　每次1～4mg，每日1～2次。

肌内注射、静脉注射：

1. 帕金森病　每日1～2mg，用药剂量视需要与耐受情况而定。

2. 药物诱发的锥体外系反应　每次1～4mg，每日1～2次。

【不良反应】

1. 较多见视物模糊、便秘、出汗减少、排尿困难或疼痛、嗜睡、口鼻或喉干燥、畏光、恶心、呕吐等。

2. 还可有失眠、幻视、意识模糊、定向力障碍、言语障碍、情绪不稳，严重者可引起精神错乱。

【禁忌证】

对本品过敏者；迟发性运动障碍患者；未经治疗的闭角型青光眼患者；3岁以下儿童禁用。

### 恩他卡朋

【药理作用】

恩他卡朋是儿茶酚-O-甲基转移酶（COMT）的选择性、可逆性抑制药。与左旋多巴/卡比多巴合用，可阻止3-O-甲基多巴的形成，降低 3-O-甲基多巴的血浆浓度，增加左旋多巴进入脑组织的药量，延长左旋多巴的消除半衰期。本品可延长和稳定左旋多巴对帕金森病的治疗作用。

【适应证】

可作为标准药物左旋多巴/苄丝肼或左旋多巴/卡比多巴的辅助用药，治疗以上药物不能控制的帕金森病及剂末现象（症状波动）。

【用法与用量】

口服给药：

用于帕金森病，与左旋多巴/卡比多巴或左旋多巴/苄丝肼合用，减少剂末症状波动。推荐用量为每次200mg，在每次服左旋多巴/卡比多巴或左旋多巴/苄丝肼时服用。推荐的最大用量为每日2g（即每次200mg，每日10次）。

【不良反应】

1. 心血管系统　可见直立性低血压。

2. 精神神经系统　可出现运动障碍（27%）、运动功能亢进、头晕、头痛、疲乏、幻觉、震颤、意识模糊、梦魇、失眠及帕金森病症状加重。

3. 肌肉骨骼系统　引起肌张力障碍、腿部痉挛。

4. 泌尿生殖系统　可见尿色异常。

5. 肝　罕见肝酶升高。

6. 胃肠道　可引起恶心（11%）、腹泻（8%）、腹痛（7%）、口干（4.2%）、便秘及呕吐。

7. 血液　可见血红蛋白轻度下降（1.5%）。

8. 皮肤　可引起出汗增加。

【禁忌证】

对本品过敏者；嗜铬细胞瘤患者（有增加高血压危象的危险）；有精神安定药恶性综合征（NMS）病史者；有非创伤性横

纹肌溶解症病史者禁用。

【注意事项】

1. 使用本品时，大多数患者需减少左旋多巴的用量。

2. 本品和左旋多巴联用可引起头晕、直立性低血压，用药后驾驶和操纵机器应谨慎。

3. 骤然停药或减量可能导致出现帕金森病的症状和体征，建议缓慢停药。

## 司来吉兰

【药理作用】

本品为单胺氧化酶抑制剂（MAOI），可选择性地抑制脑内的单胺氧化酶B（MAO-B），还能抑制突触前膜对多巴胺的再摄取，从而提高多巴胺的活性，改善帕金森病的相关症状。

【适应证】

本品可单用治疗早期帕金森病，或与左旋多巴（合用或不合用脱羧酶抑制剂）合用治疗帕金森病，常作为左旋多巴及复方左旋多巴治疗的辅助用药。

【用法与用量】

口服给药：

起始剂量为每日5mg（早晨1次服用），最大维持剂量为每日10mg，可早晨1次服用10mg，或每次5mg，分早晨、中午2次服用。

【不良反应】

较常见的不良反应有：口干、恶心、呕吐、腹痛或胃痛、眩晕、身体不自主运动增加、失眠、情绪或其他精神改变。

【禁忌证】

对本品过敏者；严重的精神病及严重痴呆者；迟发性运动障碍者；有消化性溃疡病史者；肾上腺髓质肿瘤者（与左旋多巴合用时）；甲状腺功能亢进者（与左旋多巴合用时）；闭角型青光眼患者（左旋多巴合用时）禁用。

【注意事项】

1. 本品可引起失眠，故不宜在下午或傍晚服药。

2. 本品应规律服用，如发生漏服，应立即补服，但不能同时服用2次剂量。

## 培高利特

【药理作用】

本品是一种半合成的麦角碱衍生物，具有强而持久的多巴胺受体激动活性。本品能抑制催乳素的分泌，使血清黄体激素（LH）的浓度降低。

【适应证】

1. 作为左旋多巴、复方左旋多巴制剂（多巴丝肼或卡比多巴-左旋多巴）的辅助药，用于帕金森病及帕金森综合征患者复方左旋多巴制剂疗效减退或出现运动功能障碍（如开关现象等），也可用于早期联合治疗。

2. 可用于高催乳素血症。

【用法与用量】

口服给药：

1. 帕金森病　开始2日，每日0.05mg。以后每3日用量增加0.1mg或0.15mg。第12日后每3日增加0.25mg，直至获得理想疗效。

2. 高催乳素血症　起始剂量为每日0.025～0.05mg，每2周调整1次剂量，每日极量为0.1～0.15mg。

【不良反应】

1. 较常见的不良反应　中枢神经系统反应，如精神错乱、幻觉、异动症（躯体的不自主运动）。尿路感染，表现为排尿时疼痛或烧灼感。恶心、便秘、腹痛或胃痛。无力、眩晕或嗜睡。流感样症状。低血压（眩晕或头重足轻，特别在坐位或卧位起立时）。下背部痛。鼻炎（流鼻涕）。皮肤瘙痒。

2．较少见的不良反应　口干、呕吐、腹泻、食欲减退、高血压、发冷、面部水肿。

【禁忌证】

对本品或其他麦角碱衍生物过敏者禁用。

【注意事项】

1．服药后可有嗜睡或眩晕等反应，故开始服药期间不宜驾驶或从事有危险性的工作。

2．进餐时服药可减轻胃部刺激和恶心。

3．用药应从小剂量开始，逐步增加至最佳剂量。突然停药可出现幻觉和精神错乱，应逐渐停药。

## 普拉克索

【药理作用】

普拉克索是一种非麦角类多巴胺激动药。体外研究显示，普拉克索对$D_2$受体的特异性较高并具有完全的内在活性，对$D_3$受体的亲和力高于$D_2$和$D_2$受体。

【适应证】

用于帕金森病，可减少静息时的震颤。

【用法与用量】

口服给药：每日$1.5 \sim 4.5mg$，分3次服用。

【不良反应】

可见恶心、头晕、嗜睡及失眠。

【禁忌证】

对本品过敏者禁用。

【注意事项】

多潘立酮可预防本品引起的低血压。

## 金刚烷胺

【药理作用】

本品治疗帕金森病的作用机制尚不清楚，可能与金刚烷胺促进纹状体内多巴胺能神经末梢释放多巴胺（DA），并加强中枢神经系统的多巴胺与儿茶酚胺的作用，增加神经元的多巴胺含量有关。金刚烷胺还是抗RNA病毒的抗病毒药，其作用机制也不完全清楚。对各型帕金森病均有缓解作用，且疗效强于抗胆碱药但弱于左旋多巴，服用后2周显效，持续4～8周。

【适应证】

1. 用于原发性帕金森病，脑炎、一氧化碳中毒、老年人合并脑动脉硬化所致的帕金森综合征及药物诱发的锥体外系反应。

2. 也用于预防或治疗亚洲A-Ⅱ型流感病毒引起的呼吸道感染。与灭活的甲型流感病毒疫苗合用时可促使机体产生预防性抗体。

【用法与用量】

口服给药：

1. 抗帕金森病　每次100mg，每日1～2次。

2. 抗病毒　每次200mg，每日1次；或每次100mg，每12小时1次。

【禁忌证】

对本品过敏者；1岁以下儿童；哺乳妇女禁用。

【不良反应】

1. 较常见的不良反应　本品的抗胆碱作用可导致幻觉、精神紊乱，老年患者更易发生；中枢神经系统受刺激或中毒可引起情绪或其他精神改变。

2. 较少见的不良反应　排尿困难（亦由抗胆碱作用所致），以老年人居多。晕厥，常继发于直立性低血压。

【注意事项】

1. 本品不宜与糖皮质激素合用。

2. 每日最后一次服药应在下午4时前，以避免引起失眠。

3. 服药期间不宜驾驶车辆，操纵机械和高空作业。

4. 服药后不宜突然停药，应逐渐减量，否则可使帕金森病情恶化。

# 第八节　抗阿尔茨海默病药

## 多奈哌齐

【药理作用】

本品是多奈哌齐的盐酸盐，为第二代胆碱酯酶抑制药，是一种长效的阿尔茨海默病的对症治疗药物。本品作用机制是可逆性地抑制乙酰胆碱酯酶（AChE），使乙酰胆碱水解减少，增加受体部位的乙酰胆碱含量。可能还有其他机制，包括对肽的作用、对神经递质受体、$Ca^{2+}$通道的直接作用。

【适应证】

用于治疗轻中度阿尔茨海默病。

【用法与用量】

口服给药：初始剂量每次5mg，每日1次，睡前服用，至少维持1个月，做出临床评估后，可以将剂量增加到每次10mg，每日1次，睡前服用。推荐最大剂量为每日10mg。3～6个月为1个疗程。

【不良反应】

1. 常见恶心、呕吐、腹泻、乏力、倦怠、肌肉痉挛、食欲缺乏等。

2. 较少见头晕、头痛、精神紊乱（幻觉、易激动、攻击行为）、抑郁、多梦、嗜睡、视力减退、胸痛、关节痛、胃痛、胃肠功能紊乱、皮疹、尿频或无规律。

【禁忌证】

对本品或哌啶衍生物过敏者禁用。

【注意事项】

1. 服用本品时患者患溃疡病的危险性增大。

2. 如用药后出现精神紊乱症状，应减少剂量或停止用药。

# 第二十二章　自主神经系统用药

## 新斯的明

【药理作用】

具有抗胆碱酯酶作用，但对中枢神经系统的毒性较毒扁豆碱弱，因尚能直接作用于骨骼肌细胞的胆碱能受体，故对骨骼肌作用较强，缩瞳作用较弱。

【适应证】

用于重症肌无力及腹部手术后的肠麻痹。

【用法与用量】

口服用药：每次30mg，每日100mg。

皮下注射：肌注其甲硫酸盐，每日1～3次，每次0.25～1.0mg，极量每次1mg，每日5mg。

滴眼：以0.05％眼药水用于青少年假性近视眼，每日2次，每次1～2滴，3个月为1个疗程。

【不良反应】

大剂量时可引起恶心、呕吐、腹泻、流泪、流涎等，可用阿托品对抗。

【禁忌证】

癫痫、心绞痛、室性心动过速、机械性肠梗阻、尿路梗死及支气管哮喘患者禁用。

## 溴吡斯的明

【药理作用】

本品为可逆性胆碱酯酶抑制药，特点为起效慢、维持时间长。能可逆性地抑制胆碱酯酶的活性，使乙酰胆碱效应增强和延长，还可直接兴奋横纹肌的N胆碱受体，对横纹肌有较明显的选择性兴奋作用。此外,本品可使生长释素引起的生长激素水平显著增加,与生长释素合用可诊断和治疗儿童短身材,但效果不及新斯的明与生长释素合用。

**【适应证】**

本品可用于重症肌无力及手术后腹胀、尿潴留。还可用于拮抗非去极化肌松药作用(限注射给药)。本品与生长释素合用,可诊断儿童短身材病因。另外,本品还可预防性给药以避免神经毒气损害。

**【用法与用量】**

口服给药:

1. 治疗重症肌无力 ①糖浆剂:初始剂量为60～120mg,每3～4小时1次,维持剂量为每日60mg;②缓释片:治疗严重的重症肌无力,每次180～540mg,每日1～2次,间隔不得短于6小时,由于缓释片的用量大,毒性反应也较多发生。

2. 预防性用药以避免神经毒剂损害 每次30mg,每8小时1次。

肌内注射:用于治疗重症肌无力 每次2mg,每2～3小时1次。

静脉注射:

1. 用于拮抗非去极化肌松药 单次10～20mg,常与阿托品0.5～1mg合用。

2. 重症肌无力 同肌内注射项。

皮下注射:每日1～5mg。

**【不良反应】**

1. 本品单独使用时可出现轻度的抗胆碱酯酶的毒性反应,如腹痛、腹泻、唾液增多、气管内黏液分泌增加、出汗、缩瞳、血压下降和心动过缓等,一般均能自行消失。

2. 注射部位可发生红肿痛,应注意血栓性静脉炎的发生。

3. 本品长期口服可出现溴化物的反应,如皮疹、乏力、恶心和呕吐等。

【禁忌证】

对本品过敏者；心绞痛、支气管哮喘、机械性肠梗阻和尿路梗阻的患者禁用。

【注意事项】

1. 术后肺不张或肺炎患者及心律失常（尤其是房室传导阻滞）者慎用。

2. 孕妇给药后，由于子宫肌收缩，可引起早产，故应慎用。

3. 本品少量可分泌入乳汁中，但常规剂量时，婴儿透过乳汁摄入的药物量极少，乳母可安全用药。

4. 儿童不推荐使用。

5. 本品漏服后不可服用双倍量。

6. 重症肌无力患者用药须谨慎，不可过量，否则会出现"胆碱能危象"。

7. 食物不影响本品的生物利用度，但延迟药物达峰时间。

## 安贝氯铵

【药理作用】

本品为胆碱酯酶抑制药，减慢乙酰胆碱的灭活，使存在于胆碱受体周围的乙酰胆碱浓度增加而发挥其疗效。还可直接兴奋横纹肌的N胆碱受体，对横纹肌有较明显的选择性兴奋作用。其作用主要表现为：缩瞳、心动过缓、提高胃肠道和支气管等平滑肌的张力、增加唾液和汗腺的分泌。

【适应证】

1. 本品用于治疗重症肌无力。尤其是不能耐受新斯的明、吡斯的明或对溴过敏的重症肌无力患者。

2. 还可用于腹胀气。

【用法与用量】

口服给药：重症肌无力　每次5～10mg，每日3次。最大量可用至每次25mg，每日3次。

【不良应用】

本品治疗量可引起头痛，大剂量时可有恶心、呕吐、腹泻、腹痛、流涎、心动过缓、出汗等症状。

【禁忌证】

对支气管哮喘患者；机械性肠梗阻患者；尿路梗阻患者；接受神经节阻断药美加明治疗者禁用。

【注意事项】

1. 本品建议在餐后服用，因为空腹服用本品会增加不良反应。

2. 本品用于治疗重症肌无力时，应注意调整剂量。抢救重症肌无力、"肌无力危象"时，可联合肾上腺皮质激素、血浆交换疗法、人工辅助呼吸等治疗措施。

3. 用药过量可引起"胆碱能危象"表现，可用阿托品对抗。

## 加兰他敏

【药理作用】

本品为可逆性抗胆碱酯酶药，其作用与新斯的明相似。本品可产生较强的中枢作用。其毒蕈碱样作用短暂、微弱，作用时间较长，能对抗阿片的呼吸抑制，但不影响它的麻醉作用。

【适应证】

主要用于重症肌无力、小儿麻痹后遗症及因神经系统疾病或外伤所致的运动障碍等神经肌肉功能紊乱。用于术后肠麻痹、尿潴留。还用于手术麻醉后的催醒剂及箭毒的解毒剂。本品的胶囊和片剂用于良性记忆障碍，注射剂可逆转注射氢溴酸东莨菪碱所致的中枢抗胆碱作用。

【用法与用量】

口服给药：

1. 一般剂量 每次5mg，每日4次，3日后改为每次10mg，每日4次。儿童每日0.5～1mg/kg，分3次服用。

2. 老年性痴呆（AD） 每日30～40mg，分3次服用，1个疗程至少8～10周。

肌内注射或皮下注射：

1. 重症肌无力　每次2.5 ～ 10mg，每日1次，2 ～ 6周为1个疗程。儿童每次0.05 ～ 0.1mg/kg，每日1次，2 ～ 6周为1个疗程。

2. 抗箭毒　起始剂量为5 ～ 10mg，5 ～ 10分钟后按需要可逐渐增加至10 ～ 20mg。

静脉注射：逆转注射氢溴酸东莨菪碱所致的中枢抗胆碱作用，每次0.5mg/kg。

【不良反应】

1. 消化系统症状　主要有口干、呕吐、腹胀、反胃、腹痛、腹泻、厌食及体重减轻等。

2. 内分泌系统　偶见血糖增高。

3. 神经系统　常见疲劳、头晕眼花、头痛、发抖、失眠、梦幻。罕见张力亢进、感觉异常、失语症等。

4. 心血管系统　可见心动过缓、心律不齐。

5. 血液系统　可见贫血，偶见血小板减少。

【禁忌证】

对本品过敏的患者；癫痫患者；运动功能亢进患者；心绞痛；心动过缓者；严重哮喘或肺功能障碍患者；严重肝、肾功能损害者；机械性肠梗阻患者及青光眼患者禁止使用本品注射剂。

【注意事项】

1. 漏服本品后，不可一次服用双倍量。

2. 重症肌无力患者用量过多时可引起危象，表现出胆碱样及毒蕈碱样毒性反应。此时应立即停药，并使用阿托品解毒。

## 二氢加兰他敏

【药理作用】

同加兰他敏，但作用较弱。

【适应证】

本品用于脊髓灰质炎后遗症伴弛缓性瘫痪，脑血管意外所致瘫痪，坐骨神经炎。

**【用法与用量】**

肌内注射每次 12 ～ 24mg，每日或隔日 1 次，30 ～ 50 天为 1 个疗程。

**【禁忌证】**

支气管哮喘患者；机械性肠梗阻或心绞痛患者禁用。

## 依酚氯铵

**【药理作用】**

本品为短效可逆性胆碱酯酶抑制药，作用机制与溴新斯的明相似。特点为作用弱、起效快、持续时间短。本品还能延长心房肌的有效不应期，阻抑房室结外传导，纠正阵发性室上性或房性心动过速。

**【适应证】**

1．可用于重症肌无力的诊断。

2．可用于拮抗非去极化型肌松药的肌松作用。

3．还可用于阵发性室上性心动过速。

**【用法与用量】**

肌内注射或静脉注射。

1．重症肌无力的诊断　肌内注射 10mg 或先静脉注射 2mg，如 15 ～ 30 秒钟无效，再静脉注射 8mg，重症肌无力患者此时应出现肌力改善，约可维持 5 分钟。

2．拮抗非去极化肌松药　先静脉注射 10mg，如 30 ～ 45 秒钟无效可重复。

3．用于阵发性室上性心动过速　每次 5 ～ 10mg，按需要每 10 分钟重复给药。

**【不良反应】**

本品作用时效短，消失快。可见唾液增加、支气管痉挛、心动徐缓、心律失常等反应，偶见腹痛、流涎、恶心、视物模糊和腿痛。

**【禁忌证】**

对本品或其他胆碱酯酶抑制药过敏者；对亚硫酸盐药物过敏

者；心脏病患者及手术后腹胀或尿潴留患者；机械性肠梗阻和尿路梗阻患者和使用洋地黄类药的患者禁用。

【注意事项】

1. 漏服药后不可服用双倍剂量。

2. 本品不用于重症肌无力的治疗。

3. 本品拮抗肌松药有效后，务必继续观察30～60分钟，以免肌松再度出现。

4. 本品不良反应出现快，应及早做好对症处理准备。

5. 急诊患者用药前应备好人工机械通气装备。应用本品对抗箭毒过量引起的呼吸抑制时，应加用人工呼吸装置。

6. 中毒时可用阿托品对抗其毒蕈碱样反应。

7. 孕妇不宜使用。

8. 术后肺不张或肺炎患者、房室传导阻滞患者、支气管哮喘患者慎用本品。

9. 慢性肾衰竭的患者可能需要减少剂量。

## 石杉碱甲

【药理作用】

作用类似新斯的明。作用强、毒性小。其对中枢胆碱酯酶的抑制作用可显著提高乙酰胆碱水平，促进记忆恢复和增强记忆。

【适应证】

用于治疗重症肌无力，改善老年性记忆功能减退、治疗老年性痴呆。

【用法及用量】

口服给药　每次0.15～0.25mg，每日3次。

肌内注射　0.2～0.4mg，每日1～2次。

【不良反应】

头昏、恶心、多汗、腹痛等。

【注意事项】

口服时每次剂量不可超过0.25mg，否则记忆功能反而减退。

## 樟柳碱

**【药理作用】**

本品为抗胆碱药。其中枢作用较山莨菪碱强，但较东莨菪碱弱，外周抗胆碱作用如解除平滑肌痉挛、抑制腺体分泌、散瞳等作用与山莨菪碱相似，而较阿托品弱。本品也有解除血管痉挛和改善微循环的作用。

**【适应证】**

临床用于治疗偏头痛型血管性头痛、脑血管病等引起的急性瘫痪、一氧化碳中毒所致中枢神经功能障碍、视网膜血管痉挛、缺血性视神经炎、震颤麻痹、晕动病，支气管哮喘、对抗磷酸酯类中毒以及静脉复合麻醉等。

**【用法与用量】**

口服给药 每次 1～4mg，每日 3～4 次。

肌内或静脉注射 每次 2～5mg，每日 1～3 次。

**【不良反应】**

常见有口干、头晕、面红、视物模糊、疲乏等，少数可出现暂时性红视、黄视、意识模糊及精神症状，偶有排尿困难、减量或停药后可自行消失。

**【注意事项】**

骤然停药可致头晕、呕吐，逐步减量可以防止。

## 酚妥拉明

**【药理作用】**

为 $\alpha_1$、$\alpha_2$ 受体阻滞剂。对 $\alpha_1$ 受体的阻断表现为血管扩张，血压下降。一般剂量对正常人心率和血压影响较小，较大剂量或患者心血管系统处于交感紧张状态时，可有明显血压下降、心率加快。拟胆碱作用可使胃肠道平滑肌张力增加。组胺样作用可使胃酸分泌增加，皮肤潮红等。

**【适应证】**

临床上用于血管痉挛性疾病，如肢端动脉痉挛症（即雷诺病）、手足发绀症等、感染中毒性休克以及嗜铬细胞瘤的诊断试验等。用于室性早搏亦有效。

【用法与用量】

口服给药 室性早搏：开始2日，每次口服50mg，每日4次，如无效，可将剂量增加至每次75mg，最大量可增至每日400mg，需持续服用7日。

肌内注射、静脉注射或静脉滴注

1. 治疗血管痉挛性疾病 每次5～10mg，20～30分钟后可按需要重复给药。

2. 抗休克 以每分钟0.3mg的剂量进行静滴。

3. 诊断嗜铬细胞瘤 静注5mg，注后每30秒钟测血压1次，可连续测10分钟，如在2～4分钟内血压降低35/25mmHg(4.67/3.33kPa)以上时为阳性结果。

【不良反应】

常见胃肠道兴奋引起的腹泻、腹痛、恶心、呕吐等拟胆碱样作用和胃酸过多诱发的溃疡病。

【禁忌证】

低血压、严重动脉硬化、心脏器质性损害、肾功能不全者禁用。

### 妥拉唑啉

【药理作用】

本品为α受体阻滞剂。与酚妥拉明作用相似，但对α受体阻滞作用较弱，而组胺样作用和拟胆碱作用较强，有明显的促进胃酸分泌和兴奋胃肠道平滑肌作用。

【适应证】

1. 主要用于外周血管痉挛性疾病，如雷诺病和血栓闭塞性脉管炎等。

2. 用于去甲肾上腺素静滴外溢，防止皮肤坏死。

3. 用10％妥拉苏林油膏或溶液治疗冻疮、压疮及难治性溃疡。

**【用法与用量】**

口服给药　每次25mg，每日3～4次。

肌内注射　每次25mg。

**【不良反应】**

常见有：皮肤潮红、寒冷感、心动过速、恶心、腹痛、胃酸增多、心绞痛和直立性低血压等。

**【禁忌证】**

消化性溃疡、低血压和冠心病患者禁用。

## 莫西赛利

**【药理作用】**

本品可阻断外周血管的α受体，使血管扩张。

**【适应证】**

用于外周血管痉挛性疾病。

**【用法与用量】**

口服给药　每次40mg，每日3次。

**【不良反应】**

可见恶心、腹泻、头痛、眩晕、皮肤潮红等。过量可致低血压。

**【禁忌证】**

心绞痛、近期心肌梗死和糖尿病患者禁用。

## 异克舒令

**【药理作用】**

具有α受体阻断作用及较强的β受体激动作用，还可直接舒张血管和子宫平滑肌。舒张骨骼肌血管的作用强于舒张皮肤血管的作用，对心脏有正性肌力作用。

**【适应证】**

用于脑和外周血管痉挛疾病。

【用法与用量】

口服给药　每次 10～20mg，每日3～4次。

肌内注射　每次 10mg，每日3次。

【不良反应】

可见瞬时皮肤潮红、胃肠道功能失常。大剂量可致心动过速和低血压。

## 酚苄明

【药理作用】

本品为 $\alpha_1$、$\alpha_2$ 受体阻断剂。作用类似酚妥拉明，但较持久。

【适应证】

可用于周围血管疾病，也可用于休克及嗜铬细胞瘤引起的高血压。还可用于治疗早泄。

【用法与用量】

口服给药：

1. 用于血管痉挛性疾病　开始时每日每次10mg，每日2次，隔日增加10mg，维持量，每次20mg，每日2次。

2. 用于早泄　每次10mg，每日3次。

静脉注射　每日0.5～1mg/kg。

静脉滴注　0.5～1mg/kg，加入5％葡萄糖注射剂250～500ml中静滴，每日总量不超过2mg/kg。

【不良反应】

可有直立性低血压、心动过速、瞳孔缩小、鼻塞、口干等。

## 吲哚拉明

【药理作用】

本品具有受体阻断作用及膜稳定作用。口服可使血管舒张和降低血压。

【适应证】

治疗轻、中度高血压，偏头痛。

【用法与用量】

口服　开始剂量，每次25mg，每日2次，最大剂量可达每日200mg。

【不良反应】

常见有口干、鼻塞、眩晕、抑郁、射精困难和皮疹。

【注意事项】

肝、肾功能不全或帕金森病患者慎用。

第五篇
护理操作

# 第二十三章　标本采集

## 第一节　标本采集的原则

标本采集是指采集患者体内的一小部分血液、体液、排泄物、分泌物或组织细胞等标本进行检验，以反映机体正常的生理现象和病理改变。标本检验的结果与其他临床资料结合进行综合分析，对观察病情、明确诊断、制定治疗措施起着重要的作用。检验结果的准确性与标本采集有密切的关系，因此，护士应掌握正确的标本采集方法。

### 一、按医嘱采集标本

医师填写检验申请单，护士根据检验目的选择标本容器，在容器外贴上检验单的副联作为标签，并标明科室、床号、姓名、检验目的和送检日期。

### 二、评估

采集标本前应先评估患者的病情、心理反应与合作程度。采集时认真核对床号、姓名、检验项目并向患者解释采集标本的目的、方法，以消除顾虑，取得合作。

### 三、掌握正确的标本采集方法

为保证标本的质量，应掌握正确的标本采集方法、采集量和采集时间，并应及时送检，特殊标本还需注明采集时间。

### 四、培养标本的采集

采集培养标本时应严格执行无菌操作，标本须放入无菌容器内，不可混入防腐剂、消毒剂及其他药物。培养液应足量，无混浊、变质，以保证检查结果的准确性。采集时间应在患者使用抗生素之前，如已使用，应在检验单上注明。

# 第二节　血培养标本的采集

## 一、目的

采集血液测定血液中某些化学成分的含量和做血清学检验及细菌培养，以协助诊断和治疗。临床收集的血标本分3类：全血标本、血清标本、血培养标本。

## 二、操作标准

### （一）用物准备

静脉采血法常用物：2％碘酊、75％乙醇、消毒镊、棉签、压脉带、一次性注射器、针头、标本容器（干燥试管、抗凝管或血培养瓶），写有患者科室、床位、姓名和检查名称的化验单、酒精灯和火柴。

### （二）操作步骤

1. 查对医嘱，贴化验单附联于标本容器上。

2. 携用物至床旁。

3. 向患者解释抽血目的及配合方法。

4. 全血及血清标本的采集

（1）选择合适静脉穿刺点，在穿刺点上方约6cm处系压脉带，用2％碘酊消毒皮肤，再用75％乙醇脱碘。

（2）嘱患者握拳使静脉充盈，按静脉穿刺法穿刺血管，见回血后抽取所需血量，松压脉带，嘱患者松拳，用干棉签按压穿刺点，迅速拔出穿刺针，按压穿刺点1～2分钟。

（3）将血液顺管壁注入已选好的标本容器。

5. 血细菌培养标本的采集

（1）在患者应用抗生素治疗之前，且于发热高峰时采取血液细菌培养标本为宜。

（2）若所用的培养瓶瓶口是以橡胶塞外加铝盖密封的，可将铝盖中心剔除，并用2%碘酊及70%乙醇消毒瓶盖。如瓶口是以棉花塞及玻璃纸严密封包的，则先将封瓶纸松开。

（3）血培养通常从肘正中静脉等部位采血（亚急性细菌性心内膜炎则从股动脉取血为宜），严格消毒后，穿刺取血5ml，迅速插入橡皮塞内，将血液注入瓶中轻轻摇匀。或取血后，将培养瓶上棉塞取出，迅速于乙醇灯火上消毒瓶口，然后将血注入瓶中，再将棉塞经火焰消毒后盖好，并扎紧封瓶纸送检。

6. 洗手，记录，送检。

### 三、护理注意事项

1. 采血前向患者耐心解释，以消除不必要的疑虑和恐惧心理。

2. 严格执行无菌技术操作。

3. 防止标本溶血。造成溶血的原因：有注射器和标本容器不干燥、不清洁；压脉带捆扎时间太长，淤血过久；穿刺不顺利损伤组织过多；抽血速度太快，血液注入容器时未取下针头或用力推出产生大量气泡；抗凝血用力振荡等。溶血后的标本，不仅使红细胞计数和血细胞比容降低，还使血清（浆）化学成分发生变化，因此必须避免。

4. 为了避免淤血和浓缩，压脉带压迫时间不可过长，最好不超过半分钟。

5. 抽血时，只能向外抽，不能向静脉内推，以免空气注入形成气栓，造成严重后果。

6. 采集血标本后应将注射器活塞略后抽，以免血液凝固使注射器粘连和针头阻塞。

7. 采血用的注射器应用消毒液浸泡消毒后，再毁形处理。

8. 严禁在输液、输血的针头或皮管处取血标本，最好在对侧肢体采集。

### 四、血常规检查正常参考值

血常规检查正常参考值见表23-1。

表23-1　血常规检查正常参考值

| 项目 | 性别 | 法定单位 | 习惯单位 |
|------|------|----------|----------|
| 红细胞（RBC） | 男性成人 | $(4.0 \sim 5.5) \times 10^{12}$/L | 400万～550万/mm³ |
| | 女性成人 | $(3.5 \sim 5.0) \times 10^{12}$/L | 350万～500万/mm³ |
| | 新生儿 | $(6.0 \sim 7.0) \times 10^{12}$/L | 600万～700万/mm³ |
| 血红蛋白（Hb） | 男性成人 | 120～160g/L | 12～16g/100ml |
| | 女性成人 | 110～150g/L | 11～15g/100ml |
| | 新生儿 | 170～200g/L | 17～20g/100ml |
| 血小板（PLT） | | $(100 \sim 300) \times 10^9$/L | 10万～30万/L |
| 白细胞（WBC） | 成人 | $(4 \sim 10) \times 10^9$/L | 4000～10000个/mm³ |
| | 新生儿 | $(15 \sim 20) \times 10^9$/L | 15000～20000个/mm³ |
| 白细胞分类（WBC DC） | 中性杆状核细胞 | 0.01～0.05 | 1%～5% |
| | 中性分叶核细胞 | 0.50～0.70 | 50%～70% |
| | 嗜酸性粒细胞 | 0.005～0.05 | 0.5%～5% |
| | 嗜碱性粒细胞 | 0.0～0.01 | 0%～1% |
| | 淋巴细胞 | 0.20～0.40 | 20%～40% |
| | 单核细胞 | 0.03～0.08 | 3%～8% |

注：幼儿和小儿时期有髓外造血，故1～5岁的小儿淋巴细胞约为0.6，中性粒细胞约为0.4。5岁以后则随年龄增长其数值逐渐接近成人水平。

# 第三节　粪便标本采集

## 一、目的

临床上通过检查粪便判断消化道有无炎症、出血和寄生虫或感染，并根据粪便的性状和组成了解消化道的功能及消化道疾病。

## 二、操作标准

（一）用物准备

清洁便盆，检便盒（内附检便匙或棉签），写有患者科室、床号、姓名和检查名称的化验单。

（二）操作步骤

1. 粪常规标本的采集

（1）查对医嘱，贴化验单附联于检便盒上，携用物至床旁。

（2）核对患者并向其解释目的和收集大便的方法。

（3）请患者排空膀胱，解便于清洁便盆内，用检便匙或棉签取中央部分或黏液脓血部分少许，置于检便盒内。

（4）清洁便盆，置消毒液中浸泡。

（5）洗手，记录，送检。

2. 粪细菌培养标本的采集

（1）一般取约拇指头大的粪便，置于无菌容器内立即送检即可。

（2）应取粪便中脓液或黏液部分送检，才能有较高的病原菌检出率。

（3）无法获得粪便时，可采用直肠拭子，即用无菌棉拭子经生理盐水或甘油缓冲盐水湿润后，插入肛门内 4～5cm 处，轻轻转动一圈后取出，放入含少量甘油缓冲盐水的灭菌试管中送检。或用采便管取粪便后，置试管中送检。但不适用于霍乱弧菌，拟培养霍乱弧菌时，可取标本 1ml 直接种入碱性胨水中送检。

### 三、护理注意事项

1. 一般检验应留取新鲜粪便5g左右（指头大小）或稀便2ml，以防止粪便迅速干燥。

2. 粪便标本应选择脓血黏液等病理成分，若无病理成分则可多部位取材。粪便标本应收集于清洁干燥、内层涂蜡的有盖硬纸盒内送检，便于检验后焚烧消毒。

3. 粪便标本中不得混入尿液、消毒剂及污水。标本应在采取后1小时内进行检查。

4. 检查粪便隐血试验，患者应于试验前3日禁食肉类及动物血，同时禁服铁剂及维生素C。

5. 通常采取自然排出的粪便，但在无粪便排出而又必须检查时，可经肛门指诊或采便管拭取标本。

### 四、粪常规正常参考值

正常的粪便外观为黄褐色成形软便，无特殊臭味和寄生虫体。镜检下仅见已消化的无定形的细小颗粒或偶见淀粉粒、脂肪小滴、植物细胞、螺旋等。无细胞或偶见白细胞。

## 第四节  尿标本采集

### 一、目的

采集尿液标本用于检查尿液的色泽、透明度、相对密度、蛋白、糖、细胞和管型、尿液细胞计数、细菌培养等，以了解病情，协助诊断和治疗。临床尿标本分3种：常规标本、12小时或24小时标本以及培养标本。

### 二、操作标准

（一）用物准备

1. 尿常规采集所需用物  容量为100ml的清洁尿杯及写有患者科别、床号、姓名、检查名称和化验单。

2. 尿培养标本采集所需用物　导尿用物、屏风，无菌有盖标本瓶，写好患者科别、床号、姓名、检查名称的化验单、酒精灯、试管夹。

3. 12小时或24小时尿标本采集所需用物　容量为3000～5000ml清洁带盖容器、防腐剂及患者科别、床号、姓名、检查名称的化验单。

（二）操作步骤

1. 常规尿标本的采集

（1）查对医嘱，贴化验单附联于尿杯上。

（2）携用物至床旁，核对患者，并向其解释留尿的目的及方法。

（3）给予尿杯，留取尿液1/3杯。

（4）洗手、记录、送检。

2. 尿培养标本采集　一般可采集中段尿做细菌培养。女患者留取中段尿，可由护士协助。

（1）查对医嘱。

（2）操作者用2%温肥皂水棉球擦洗外阴部，应由里向外，从上到下擦洗前庭、大小阴唇及周围皮肤。然后再用温开水依上法冲洗，并戴无菌手套，用拇指、食指将大小阴唇分开后，用0.1%苯扎溴铵（新洁尔灭）溶液冲洗外阴部，自尿道口向下冲洗。

（3）点燃酒精灯，烧灼无菌试管口，在距离尿道口5～10cm处接中段尿约10ml后，将试管口和棉塞一起烧灼后送检。男患者可嘱其用0.1%苯扎溴铵溶液等清洗消毒尿道口，直接留取中段尿于无菌试管中即可。但均应留取清晨第1次尿。

3. 12小时或24小时尿标本采集

（1）查对医嘱，贴化验单附联于尿杯上。

（2）携用物至床旁，核对患者，并向其解释留尿的目的和方法。

（3）可下床活动的患者，给予带盖容器，请其至厕所解尿，根据需要留取12小时或24小时的全部尿液。行动不便者，协助在床上使用便盆或尿壶，收取足量尿液于容器中。留置导尿的患者，于尿袋下方引流处打开活塞收集尿液。

（4）洗手，记录，送检。

### 三、护理注意事项

1. 容器要清洁干燥，最好是一次性使用的纸制或薄型塑料容器。

2. 女性患者要避免阴道分泌物或月经血混入尿内，男性则要避免前列腺液或精液混入。小孩或尿失禁患者可用尿套或尿袋协助收集。会阴部分泌物过多时，应先清洁或冲洗，再收集尿液。

3. 尿液标本收集后应立即送检，夏季1小时内，冬季2小时内完成检验，以免细菌污染，尿内化学物质及有形成分发生改变。

### 四、尿常规检查正常参考值

| | |
|---|---|
| NIT（亚硝酸盐） | （－） |
| pH | $4.5 \sim 8.0$（平均6.0） |
| GLU（尿糖） | （－） |
| PRO（蛋白质） | （－） |
| BLD（尿潜血试验） | （－） |
| KET（酮体） | （－） |
| BIL（胆红素） | （－） |
| URO（尿胆元） | （±） |
| EG（相对密度） | $1.003 \sim 1.030$ |

## 第五节 痰 标 本

### 一、目的

根据医嘱采集患者痰液标本，进行临床检验，为诊断和治疗提供依据。

## 二、操作标准

### （一）操作前准备

（1）评估患者　询问了解患者身体状况，向患者解释，取得配合，昏迷患者病情平稳。观察患者口腔黏膜有无异常和咽部情况。

（2）个人准备　仪表端庄，服装整洁，洗手戴口罩。

（3）用物准备　无菌手套、一次性痰培养器。

（4）环境准备　安静、舒适。

### （二）操作步骤

（1）核对医嘱及患者。

（2）洗手，戴无菌手套。

（3）助手协助打开痰培养器，若为呼吸机辅助呼吸患者，助手协助摁下纯氧和静音按钮。

（4）痰培养器接负压吸引器。

（5）助手协助固定患者头部，若为气管插管患者，助手协助断开患者气管插管接头处。

（6）吸痰管插入到合适深度后，开放负压吸引痰液。当标本瓶内痰液达到需要量时关闭负压，退出吸痰管，痰培养器加盖。

（7）再次核对患者姓名。

（8）洗手，记录。

## 三、注意事项

（1）严格无菌操作，避免污染标本，影响检验结果。

（2）在抗生素使用前采集价值高。

（3）痰液标本采集最好在上午进行。

（4）连续采集3～4次，采集间隔时间＞24小时。

（5）不能用无菌水冲洗吸痰管，否则会稀释标本。

（6）退吸痰管时不能开放负压，否则会引起上呼吸道分泌物污染标本。

（7）标本送检不超过2小时，不能及时送检者可暂存4℃冰箱。

（8）痰液标本采集后应评估标本量、颜色、形状，进行痰液涂片，检查确定标本来源，若怀疑细菌感染，应进行革兰染色、细菌培养和药物敏感试验。

（9）送检标本应注明来源、检验目的和采样时间，使实验室能正确选用相应的培养基和适宜的培养环境。

# 第二十四章 仪器操作及护理

## 第一节 呼吸机使用

### 一、定义

呼吸机是一种能代替、控制或改变人的正常生理呼吸，增加肺通气量，改善呼吸功能，减轻呼吸肌做功消耗，节约心脏储备能力的装置。

### 二、适应证

目前尚无适应证的公认标准，随着应用目的不同而异，以下仅供参考。

1. 严重通气不良和换气障碍。

2. 患者出现呼吸节律异常，自主呼吸微弱或者消失。

3. 急性呼吸衰竭时血气分析$PaO_2 < 60mmHg$，$PaCO_2 > 50mmHg$。

4. 慢性呼吸衰竭的患者吸氧（鼻导管或面罩）后$PaO_2 < 50mmHg$，$PaCO_2 > 70mmHg$且持续上升，血气pH动态下降。

5. 神经肌肉麻痹累及呼吸肌。

6. 颅内病变或头部外伤所致呼吸中枢异常引起的呼吸停止。

7. 心肺复苏术后。

## 三、相对禁忌证

1. 大咯血或有气道梗阻的患者。

2. 伴有肺大疱的呼吸衰竭。

3. 张力性气胸。

4. 急性心肌梗死引起的呼吸衰竭。

## 四、评估

1. 评估患者的病情、准备使用呼吸机的类型（有创或无创）。

2. 评估患者意识及合作程度。

3. 评估操作环境是否安全。

## 五、护理

1. 操作前护理

（1）洗手、戴口罩。

（2）准备用物　呼吸机、灭菌注射用水、注射器、模肺、简易呼吸器、吸痰用物（吸痰管、冲管生理盐水、吸引设备）、口咽通气道、胶带。

（3）使用有创呼吸机的患者根据病情，配合医师建立人工气道（气管插管或气管切开），并妥善固定。

（4）协助医师将呼吸机与设备带正确连接，顺序开机后由医师调整呼吸机参数，使用模肺协助医师进行测试，确定呼吸机运转正常。

（5）将呼吸机湿化罐中注入灭菌注射用水，水量为不超过标志线以上，并调好湿化罐温度。

2. 操作中护理

（1）协助医师将呼吸机与患者人工气道进行连接。

（2）严密监测意识、瞳孔、生命体征及动脉血气分析变化。

观察患者一般情况、临床症状是否趋于平稳。

（3）予患者吸痰，保证呼吸道通畅。

（4）及时、准确记录呼吸机参数、上机过程和患者疾病状态。

3. 操作后护理

（1）定时观察患者病情变化及生命体征，观察患者人机配合情况。

（2）加强巡视，满足患者生活需要。

（3）妥善固定人工气道及管路，防止因牵拉造成人工气道移位或脱出。每日评估气管插管深度，详细记录于护理记录上。经口经鼻气管插管每日评估受压处皮肤及黏膜，气管切开插管处伤口应每日换药，并评估伤口及皮肤情况，如有异常立即通知医师，并给予处理。

（4）保持人工气道通畅，定时予患者吸痰，咳嗽反射差或瘫痪的患者2～3小时翻身、拍背、吸痰，翻身前需将口腔及气道内分泌物吸出，防止误吸，拍背后再次吸痰。

（5）判断痰液性质、颜色及痰量，如有异常及时通知医师，根据医嘱定时予患者湿化气道及雾化药物治疗。

（6）清醒患者，针对呼吸机应用的必要性进行健康教育取得配合；依从性差的患者，进行心理护理及保护性约束，必要时药物镇静，避免非计划性拔管。

## 六、呼吸机使用期间注意事项

1. 开关呼吸机顺序正确，严密观察呼吸机的运转情况，正确识别报警信息，分析原因，及时给予处理。若一时无法判断报警原因，可先将呼吸机与插管连接处断开，利用简易呼吸器辅助患者呼吸，必要时更换呼吸机后再查找报警原因，并观察患者生命体征及病情变化。

2. 适时在加温加湿器内添加灭菌注射用水，保持标准水位；保持集水管在管路的最低位，翻身前需要先倾倒冷凝水，避免反流。冷凝水应倾倒在装有2000mg/L含氯消毒液的带盖容器中。

3.每日更换呼吸机过滤器，用潮湿的纱布擦拭呼吸机机身，干纱布擦拭屏幕。

4.长期使用呼吸机的患者，每周更换呼吸机外管路1次，更换时注意无菌操作。

5.停止使用时，呼吸机给予擦拭后送至呼吸治疗中心，由专人负责清洗、消毒，检测后备用。

## 第二节 视频脑电图

### 一、定义

视频脑电图（VEEG）是以捕捉临床发作和发作间歇期癫痫样放电为目的，对于临床发作性事件特别是癫痫的诊断和鉴别诊断以及癫痫发作的分类都有很大帮助。病房视频脑电监测室分为视频监测区和患者监测区。

### 二、适应证

1.癫痫。

2.非癫痫性发作性疾病。

3.各种类型的意识障碍。

4.颅内占位性病变。

5.代谢性疾病。

6.颅脑外伤。

7.中枢神经系统感染。

8.脑血管病。

9.神经系统病变。

### 三、禁忌证

1.头部皮肤外伤、化脓性感染的患者。

2. 意识障碍不能配合检查的患者。

## 四、评估

1. 评估患者做此项操作的目的及有无禁忌证。
2. 评估患者意识状态及合作程度。
3. 评估患者头部皮肤情况。
4. 评估环境是否安全、安静。

## 五、护理

1. 操作前准备

（1）护士准备　着装整洁，洗手，戴口罩。

（2）环境准备　病室整洁、安静，关闭门窗，请无关人员回避。调节室温，避免过冷产生肌电伪差，过热出汗导致基线不稳。光线略暗，避免光线对视觉的刺激。

（3）患者及家属准备

① 协助患者洗头，不能抹油、发蜡或摩丝等护发定型用品。

② 患者监测期间必须着病号服，内衣要求为棉质衣服，以免静电干扰监测结果。

③ 患者进入监测室需要家属陪护，且家属不能远离患者，以帮助患者在发作时报警，观察、记录和描述患者发作时的表现以及医师要求的相关信息。

④ 患者进入监测室后，需关闭手机、收音机、对讲机、无线上网等无线通讯设备，不得使用床头电源，以免干扰脑电图的记录，影响监测质量。

（4）核对患者　向患者及家属解释视频脑电监测的目的、方法及配合的注意事项，解除患者顾虑，取得合作。

2. 操作中护理

（1）协助医师安放并固定电极。

（2）密切观察视频区患者病情，加强巡视。

（3）患者出现发作症状时，迅速去除患者身体的遮蔽物（如被子等），避免其对发作症状的遮挡。如患者发作时不在床边，应将患者扶助引导到监测区域内。

（4）患者有自伤、伤人、拉拽电极线等行为时，应及时予以保护和限制。

（5）患者发作中或发作后出现伤人、自伤、毁物等严重精神症状时，根据患者具体情况给予必要的束缚和保护，勿强行按压患者肢体，遮挡患者面部、上肢等重要部位，避免患者伤己、伤人及损坏设备。

（6）患者出现持续发作性症状时遵医嘱予以对症处理，并观察病情变化，书写护理记录。

（7）告知患者在视频监测范围内活动，尽量在床上或床边活动，短暂外出后及时返回，不要长时间地背对镜头，家属避免在视频监测范围内做频繁的、不必要的活动，不要与患者同卧一张病床，勿在监测室内大声喧哗。

（8）告知患者监测光线对于摄像头采集信号非常重要，监测期间勿自行拉动窗帘，勿自行更换床单被罩；夜间睡眠时勿开启床头灯。

（9）避免扯拽、压折电极线，避免用手松动头皮电极，勿搬动放大器。

（10）床旁护栏可起到保护患者的作用，故无特殊需要，勿自行降低床旁护栏，以免发生危险。

3．操作后护理

（1）协助医师取下电极，协助洗头，增加舒适感。

（2）清洁、消毒、检查设备，监测室终末消毒。

## 六、注意事项

1．患者检查前严格遵医嘱用药，避免影响检测结果。

2．检查前先进食，避免低血糖对脑电的影响。

3．告知患者如口服抗癫痫药物，务必遵医嘱，切勿自行减药、停药。

4．患者监测期间避免食用坚果类、胶冻类食物，因为如在进食过程中出现癫痫发作，上述食物易被吸入并阻塞呼吸道，导致窒息危及生命。避免应用锐器（如刀、叉、易破碎玻璃制品等），以免癫痫发作时的意外伤害。

5. 告知患者及家属如果发作或出现先兆症状时，立即按呼叫器通知医护人员。

# 第三节　常规脑电图

## 一、定义

脑电图（EEG）是通过放置适当的电极，借助电子放大技术，将脑部神经元的自发性生物电活动放大100万倍，并将脉冲直流电转变为交流电而记录到的脑电活动。脑电图是重要的神经电生理检查，主要用于癫痫、脑外伤、脑肿瘤等疾病的诊断。

## 二、适应证

1. 癫痫。
2. 非癫痫性发作性疾病。
3. 各种类型的意识障碍。
4. 颅内占位性病变。
5. 代谢性疾病。
6. 颅脑外伤。
7. 中枢神经系统感染。
8. 脑血管病。
9. 神经系统病变。

## 三、禁忌证

1. 头皮外伤严重，广泛或开放性颅脑外伤，无法安放电极或可能因检查造成感染者。
2. 不宜搬动的病情危重患者，而脑电图机又非便携式不能移至床旁检查者。

3．极度躁动不安，当时无法使其镇静配合检查者。

## 四、评估

1．评估患者做此项操作的目的及有无禁忌证。

2．评估患者意识状态及合作程度。

3．评估患者头部皮肤情况。

4．评估环境是否安全、安静。

## 五、护理

1．操作前准备

（1）护士准备　着装整洁，洗手，戴口罩。

（2）环境准备　病室清洁，关闭门窗，遮挡患者，请无关人员回避调节室温，避免过冷产生肌电伪差，过热出汗导致基线不稳。光线略暗，避免光线对视觉的刺激。

（3）患者准备　协助患者洗头，不能抹油、发蜡或摩丝等护发定型用品。

（4）核对患者　向患者及家属解释常规脑电图检测的目的、方法及配合的注意事项，解除患者顾虑，取得合作。

2．操作中护理

（1）固定体位　协助患者平卧位或半坐卧位，对于神志不清、躁动患者要遵医嘱给予镇静剂，并注意保护患者。

（2）协助医师安放并固定电极。

（3）告知患者检查过程中要安静、放松、保持体位，以免电极脱落，如有不适要及时告知医护人员。

（4）观察患者的面色、呼吸、脉搏、意识情况，认真听取患者不适主诉。

（5）检查过程中若有癫痫发作，应保护患者，避免发生意外，并做好护理记录。

3．操作后护理

（1）协助医师取下电极。

（2）协助患者洗头。

## 六、注意事项

1. 检查前严格遵医嘱用药，避免影响检测结果。
2. 检查前告知患者先进食，避免低血糖对脑电的影响。

# 第四节　神经/肌肉活组织检查

## 一、定义

神经活组织检查可观察到神经组织的纤维密度和分布情况，髓鞘有无脱失，轴索变性和再生情况，有助于周围神经病的病因诊断和病变程度的判断。最常用的取材部位是腓肠神经，原因是该神经走行表浅、易于寻找和后遗症轻微。肌肉活组织检查有助于进一步明确肌肉病变的病因和程度，并可鉴别神经源性和肌源性肌萎缩。常取股四头肌、三角肌、肱二头肌和腓肠肌等。通常选择临床和神经电生理均受累的肌肉。

## 二、适应证

1. 神经活组织检查

（1）临床表现提示有可疑的周围神经病变，可以通过腓肠神经活检帮助确诊。

（2）已经确定的周围神经病，可以通过腓肠神经活检确定周围神经病的类型和病因。

（3）有些中枢神经病变，可以通过腓肠神经活检确定脑病的病因。

2. 肌肉活组织检查

（1）明确肌肉病变的病因、程度和性质。

（2）鉴别神经源性和肌源性肌萎缩。

## 三、禁忌证

1. 活检局部皮肤外伤、化脓性感染。
2. 活检部位急性损伤。

3．意识障碍不能配合检查的患者。

## 四、评估

1．评估患者做此项操作的目的及有无禁忌证。

2．评估患者意识状态及合作程度。

3．评估患者活检局部皮肤情况。

4．评估环境是否安全、安静。

## 五、护理

1．操作前准备

（1）护士准备　着装整洁，洗手，戴口罩。

（2）环境准备　关闭门窗，调节室温，遮挡患者，请无关人员回避。

（3）物品准备　治疗车、一次性无菌注射器、治疗包、治疗巾、静脉切开包、碘伏、无菌纱布、绷带、无菌手套、无菌刀片、一次性缝合针线、麻醉药、冰壶、标本盒、地灯。

（4）患者准备　协助患者清洁局部皮肤，并备皮。

（5）核对患者　向患者及家属解释神经活组织检查的目的、方法及配合的注意事项，解除患者顾虑，取得合作。

2．操作中护理

（1）摆放体位　患者取卧位，术肢外展，暴露活检部位。

（2）协助医师消毒活检部位皮肤，铺无菌巾，局部麻醉。

（3）告知患者操作过程中如有疼痛、咳嗽等情况时，要及时告知医护人员。

（4）观察患者的面色、呼吸、脉搏、意识情况，认真听取患者不适主诉。

（5）协助医师留取标本。

3．操作后护理

（1）术后患肢抬高制动6小时，避免静脉回流不畅。

（2）观察伤口敷料是否清洁、有无渗血；伤口有无疼痛、麻木，患肢有无肿胀等情况。

（3）按垃圾分类要求处理用物，做好护理记录。

（4）标本及时送检。

（5）做好生活护理，满足生活需要。

## 六、注意事项

1. 患者术后患肢适当活动，避免用力、牵拉。

2. 患者活检术后10～14天拆线，在此期间应保持伤口敷料清洁、干燥。

3. 活检后3天内禁止洗浴，预防伤口感染。

4. 术后避免患肢过度活动及长时间下垂，卧位时将患肢抬高，并主动进行活动，以促进血液循环。

# 第五节　数字减影血管造影

## 一、定义

数字减影血管造影（DSA）通过将造影剂注入颅内血管，使脑血管显影，来了解脑血管本身的形态和病变，以及病变的性质和范围。

## 二、适应证

1. 头颈部血管病变，如颅内动脉瘤、动静脉畸形、动静脉瘘、动脉或静脉的狭窄、闭塞等，动脉夹层、血管炎等。

2. DSA也是血管内介入治疗不可缺少的技术。所有介入治疗必须通过DSA检查明确病变的部位、供养血管、侧支循环和引流血管等。

## 三、禁忌证

1. 对造影剂过敏的患者。

2. 有严重出血倾向者。

3. 有明显动脉硬化及严重高血压者。

4. 有严重肝、肾、心、肺疾病患者。

5．穿刺处皮肤或软组织感染者。

## 四、评估

1．评估患者意识及合作程度。

2．评估穿刺部位皮肤情况。

## 五、护理

### （一）操作前准备

1．患者准备

（1）协助患者清洁局部皮肤，经股动脉插管时，需双侧大腿根部及会阴部备皮。

（2）告知患者术前禁食水6小时，防止呕吐。

（3）术前30分钟遵医嘱给予镇静剂。

2．物品准备　血管造影术需将患者送至放射科，与造影相关物品由放射科准备，包括导管1套、心电监护仪及电极片、止血器、动脉穿刺包、手术衣、防护铅衣、无菌纺纱、碘伏、棉签、无菌手套、一次性无菌注射器等，以及抢救车、简易呼吸器等其他抢救物品。病房需准备患者的病例、CT、MRI片，术日随患者送入放射科。

3．药品准备　造影剂、生理盐水、肝素钠、0.2％利多卡因。

4．核对患者　向患者及家属解释血管造影的目的、方法及配合的注意事项，解除患者顾虑，取得合作。

5．专人护送患者及用物至放射科造影室，护送过程注意安全。

### （二）操作中护理

1．摆放体位。患者取卧位，暴露穿刺部位。

2．将用物分别放置于治疗台的无菌区域内，协助医师穿防护铅衣和手术衣。

3．协助医师消毒、铺巾，局部麻醉。

4．穿刺成功，推注造影剂，密切观察患者血压、脉搏、呼吸、神志、面色及有无恶心、呕吐情况，认真听取患者不适主诉。

5. 拔管后局部压迫10～15分钟，无出血后可用绷带加压包扎。

（三）操作后护理

1. 患者由造影室返回病房途中，密切观察意识、生命体征变化，观察穿刺点情况。

2. 返回病房后，立即测量生命体征，观察穿刺点伤口情况，观察双侧足背动脉搏动及皮肤温度、颜色情况，做好护理记录。

3. 术后24小时取下绷带及敷料。

4. 做好生活护理，满足生活需要。

## 六、注意事项

1. 告知患者避免咳嗽、大笑等增加腹压的动作，如咳嗽要压紧伤口，有头痛、头晕、呕吐及时报告医师。

2. 告知患者无恶心、呕吐情况时，可多饮水，以利造影剂的排出。

3. 告知患者需严格卧床24小时，放置闭合器的患者卧床6小时，以防止出血。在此期间术肢制动。

# 第二十五章　其他操作

## 第一节　超声雾化吸入

### 一、定义

超声波雾化吸入是应用超声波声能将药液变成细微的气雾，再由呼吸道吸入，使药物在支气管和肺泡发生作用的方法。吸入雾量大小可以调节，雾滴小而均匀，药液可随慢而深的吸气到达终末支气管和肺泡。其优点是药物可直接作用于呼吸道,提高局部药物浓度,从而提高疗效,减少全身反应。

## 二、操作目的及意义

1. 湿化气道。

2. 改善通气功能。

3. 预防、控制呼吸道感染。

4. 呼吸道局部给药。

## 三、操作步骤

1. 评估

(1)患者病情、意识、心理状态、合作程度、用药史。

(2)患者有无呼吸道感染、支气管痉挛、黏膜水肿、呼吸困难。

(3)口腔黏膜、面部皮肤有无溃疡及感染。

(4)有无咳嗽、咳痰,痰液黏稠程度。

(5)评估超声波雾化吸入器性能良好。

2. 操作前准备

(1)患者准备:向患者解释治疗目的、操作及配合方法、注意事项,患者知情同意,根据患者病情取坐位、半卧位、卧位。

(2)护士准备:着装规范、整洁,洗手,戴口罩。

(3)用物准备:PDA、超声波雾化吸入器、雾化药液(遵医嘱)、0.9%氯化钠注射液、灭菌注射用水、一次性10ml注射器、无菌注射盒、一次性口含嘴/面罩、安尔碘皮肤消毒剂、治疗盘、砂轮、污物杯、治疗巾、水温计、弯盘、速干手消毒剂、医疗垃圾桶、生活垃圾桶、利器盒、治疗车。

(4)环境准备:整洁、安静,室温适宜。

3. 操作流程

(1)核对医嘱,检查一次性用物外包装完整,在有效期内,雾化药液无变色、无变质;遵医嘱按照无菌原则配制雾化药液。两名护士共同配药。一名护士持PDA登录移动护理扫描雾化吸入标签进行配药，配药后，请另一名护士核对无误后持PDA扫描标签进行复核。雾化标签贴于装有药液的10ml注射器内，放入无菌盒内。

（2）携用物至患者床旁，核对患者的床号、姓名（反问患者姓名）及腕带信息，护士复述上述内容。PDA扫码确认：持PDA扫描雾化吸入标签→扫描患者腕带→进行确认。

（3）打开超声波雾化器水槽盖，水槽内加入灭菌注射用水250ml，盖好水槽盖。

（4）协助患者取坐位或卧位，颌下铺治疗巾。

（5）从无菌盒中取出雾化药液加入雾化罐内，并将超声波雾化器放置于床头桌上，连接电源，打开电源开关，预热3～5分钟。

（6）将雾化导管一端连接至出雾罐接口上，另一端连接口含嘴（若患者为面罩吸氧、气管切开或不能配合者连接面罩）。

（7）遵医嘱调节吸入时间（一般15～20分钟）和合适雾量。

（8）将口含嘴放入患者口中，用口唇包住口含嘴的1/2，指导患者深呼吸，用口深吸气，用鼻呼气，观察吸入方法是否正确。

（9）再次核对患者床号、姓名，将呼叫器放置于患者随手可及处，并告知若有剧烈咳嗽、憋气、心悸、手指震颤等不适时，暂停吸入，及时呼叫护士。将呼叫器放在患者随手可及处。

（10）治疗完毕，取下口含嘴，旋转雾量旋钮至关闭，拔下电源，持PDA扫描雾化吸入标签结束用药。协助患者漱口，擦净面部，取舒适体位，整理床单位。

（11）快速手消毒，持PDA登录移动护理填写一般护理记录单，雾化开始时间及结束时间、患者反应及效果。倾倒水槽底部的水，擦干水槽，将雾化罐、导管浸泡于含氯的消毒液（500mg/L）中，30分钟后取出，用流动清水冲洗后待干备用，超声波雾化器表面用含氯消毒液（500mg/L）擦拭后备用。

## 四、难点及重点

1．水槽内的加水量根据雾化器类型而定，必须浸没雾化罐底部的透声膜，否则不可开机，以免损伤晶体片。

2．患者口唇应充分包裹口含嘴，指导患者用口深吸气，用鼻呼气。

## 五、注意事项

1．雾化罐底部薄而脆，易破，应轻按，不得用力过猛。

2．水槽和雾化罐勿加温水或热水。

3．雾化器如连续使用需间隔30分钟并测量水槽内的水温，如水温大于50℃或水量不足，应停止使用并关机，重新更换或加入灭菌注射用水。

4．雾化治疗后给予患者叩背以协助痰液排出，并观察痰液的颜色、性状和量。

5．水槽内未加水时不可开机，水槽及雾化罐内不可加温水或热水。

# 第二节　氧气雾化吸入

## 一、定义

氧气雾化吸入是借助高速氧气气流，使药液形成雾状，随吸气进入呼吸道，使药物在支气管和肺泡发生作用的方法，使药物达终末支气管和肺泡。其优点是药物可直接作用于呼吸道，提高局部药物浓度，从而提高疗效，减少全身反应。

## 二、操作目的及意义

1．湿化气道。

2．改善通气功能。

3．预防呼吸道感染。

4．治疗呼吸道感染。

### 三、操作步骤

1. 评估

（1）患者病情、意识、心理状态、合作程度、用药史。

（2）患者有无呼吸道感染、支气管痉挛、黏膜水肿、呼吸困难。

（3）口腔黏膜有无溃疡、面部皮肤有无破溃。

（4）有无咳嗽、咳痰，痰液黏稠程度。

（5）氧气装置及氧气雾化吸入器性能。

2. 操作前准备

（1）患者准备：向患者解释治疗目的、操作及配合方法、注意事项，患者知情同意，根据患者病情取坐位、半卧位或卧位。

（2）护士准备：着装规范、整洁，洗手，戴口罩。

（3）用物准备：PDA、输液车、氧气雾化吸入器/氧气雾化面罩、氧气装置一套、雾化药液（遵医嘱）、一次性10ml注射器、无菌注射盒、安尔碘皮肤消毒剂、治疗盘、砂轮、污物杯、治疗巾2块、速干手消毒剂、医疗垃圾桶、生活垃圾桶、利器盒。

（4）环境准备：整洁、安静，室温舒适。

3. 操作流程

（1）核对医嘱，检查一次性用物外包装完整，在有效期内，雾化药液无变色、无变质；遵医嘱按照无菌原则配制雾化药液。两名护士共同配药。一名护士持PDA登录移动护理扫描雾化吸入进行配药，配药后，请另外一名护士核对无误后持PDA扫描标签进行复核。雾化标签贴于装有药液的10ml注射器内，入无菌盒内。

（2）携用物至患者床旁，核对患者的床号、姓名（反问患者姓名）及腕带信息，护士复述上述内容。PDA扫码确认：持PDA扫描雾化吸入标签→扫描患者腕带→进行确认。

（3）安装氧气装置。

（4）从无菌注射盒中取出雾化药液加入氧气雾化吸入器。

（5）方法一，口含嘴：①从无菌注射盒中取出雾化药液加入氧气雾化吸入器；②氧气雾化吸入器连接管的一端与雾化吸入器相连，另一端与氧气流量表出口连接；③遵医嘱调节氧流量（氧流量一般为6～8L/min）；④检查雾化器口含嘴喷出药液是否均匀；⑤将雾化器口含嘴放入患者口中，用口唇包住口含嘴，指导患者紧闭嘴唇深吸气，吸气时用手按住气口，吸气后可屏气1～2秒，用鼻呼气，呼气时用手松开气口，反复按上述方法呼吸，观察吸入方法是否正确。治疗时间一般为10～20分钟。

（6）方法二，面罩：①从无菌注射盒中取出雾化药液加入氧气雾化面罩的雾化罐中；②氧气雾化面罩连接管的一端与氧气雾化面罩相连，另一端与氧气流量表出口连接；③遵医嘱调节氧流量（氧流量一般为6～8 L/min）；④检查氧气雾化面罩喷出药液是否均匀；⑤将氧气雾化面罩戴在患者口鼻处，指导患者做深呼吸，充分吸收药液。治疗时间一般为10～20分钟。

（7）再次核对患者床号、姓名，将呼叫器放置于患者随手可及处，并告知若有剧烈咳嗽、憋气、心悸、手指震颤等不适时，暂停吸入，及时呼叫护士，将呼叫器放在患者随手可及处。

（8）雾化吸入完毕后，取出氧气雾化吸入器/氧气雾化面罩，关闭氧气开关，持PDA扫描雾化吸入标签结束用药。协助患者漱口，擦净面部，取舒适体位，整理床单位。

（9）快速手消毒，持PDA登录移动护理填写一般护理记录单上雾化开始时间及结束时间、患者反应及效果。

（10）将氧气雾化吸入器/氧气雾化面罩，装置浸泡于500mg/L含氯消毒液中，30min后取出，用流动清水冲洗后待干备用。

## 四、难点及重点

1. 湿化瓶中勿放水，以免稀释药液，影响药物效果。

2. 患者口唇应充分包裹口含嘴，口含嘴应放在舌根部，指导患者用口深吸气，用鼻呼气。

3. 指导患者深吸气，使药液充分达到细支气管和肺内，吸气后再屏气 1～2 秒后轻轻呼气，可提高效果。

## 五、注意事项

1. 操作中严禁接触烟火和易燃品。

2. 雾化治疗后给予患者叩背以协助痰液排出，并观察痰液的颜色、性状和量。

# 第三节　鼻塞（鼻导管）吸氧

## 一、定义

氧气吸入是指通过给氧，提高动脉血氧分压和动脉血氧饱和度，增加动脉血氧含量，预防和纠正各种原因造成的缺氧状态，促进组织的新陈代谢，维持机体生命活动的一种治疗方法。

## 二、操作目的及意义

1. 提高动脉血氧含量及血氧饱和度。

2. 纠正各种原因造成的缺氧状态。

3. 促进组织新陈代谢。

4. 维持机体生命活动。

## 三、操作步骤

1. 评估

（1）患者的缺氧程度、呼吸频率、意识状态。

（2）鼻腔是否通畅，鼻黏膜有无充血、破溃，鼻中隔有无偏曲。

（3）患者的心理状态、自理程度及合作程度。

2. 操作前准备

（1）患者准备：向患者解释治疗目的和配合方法，操作后并发症，患者知情同意。

（2）护士准备：操作者按要求着装、洗手、戴口罩。

（3）用物准备：PDA、手电筒、蒸馏水、治疗碗内盛温开水；吸氧盘内置吸氧装置、一次性吸氧鼻导管或氧气面罩、消毒棉签、胶布、快速手消毒剂；吸氧通知单、医嘱单；检查一次性物品的有效期及质量以及吸氧装置计量的有效期，流量表刻度清晰、无裂痕且与湿化瓶连接紧密，湿化瓶瓶体无裂痕，消毒备用。

（4）环境准备：安全、清洁，远离明火及热源。

3. 操作流程

（1）核对患者的床号、姓名（反问患者姓名）及腕带信息，PDA扫码确认：点击PDA主界面"护理执行"→PDA扫描患者腕带→点击"吸氧"→点击"保存"。

（2）协助患者取舒适体位。

（3）妥善连接吸氧装置：将流量表安装在中心供氧装置上（向外、向下轻拉，确认已连接紧密）→湿化瓶内盛1/2～2/3的蒸馏水，连接流量表→打开氧气开关，观察是否有氧气溢出，装置衔接处有无异常漏气→确认后打开→一次性吸氧管，连接于吸氧装置上，鼻导管一端置于包装内。

（4）判断患者鼻道通畅程度，棉签蘸温开水清洁双侧鼻腔。

（5）根据医嘱调节氧流量，于手背或眼睑处测试吸氧管是否通畅，将吸氧管头端轻轻插入患者鼻腔并妥善固定。

（6）询问并告知患者及家属安全用氧的重要性及注意事项，吸氧管包装袋粘贴于床头，吸氧通知单请患者或家属确认签字后粘贴于床头。呼叫器置于枕边，整理床单位。

（7）再次核对，洗手，记录。

（8）观察患者病情及给氧的效果。

（9）停止吸氧，核对医嘱，评估患者并解释停止吸氧的原因，患者知情同意。

（10）先拔出鼻导管，再关闭流量表，取下吸氧装置，清洁患者鼻部。

（11）告知停氧后的注意事项。

（12）整理用物，湿化瓶置于500mg/L的健之素消毒液中浸泡，30分钟后捞出，清水冲洗，晾干后备用。氧气表及通气管用75％乙醇擦拭备用。一次性吸氧管按医疗垃圾处理。

## 四、难点及重点

1. 急性肺水肿的患者可选用20％～30％的乙醇作为湿化液，以降低肺泡内泡沫表面张力，改善气体交换。

2. 注意用氧安全，做好防震、防火、防热、防油，环境清洁。

3. 使用氧气时应先调节好氧流量，再插入鼻导管；停用氧气时应先拔出鼻导管，再关闭流量表；用氧中途改变流量应先分离鼻导管，调节好流量再接上鼻导管，以免一旦开关出错，大量氧气进入呼吸道而损伤肺部组织。

## 五、注意事项

1. 氧疗区应禁烟、禁火。

2. 鼻腔通畅，鼻黏膜无充血、破溃，鼻中隔无偏曲。

3. 持续吸氧的患者保持导管通畅，每日更换湿化瓶和蒸馏水。

4. 湿化瓶、吸氧导管应定期清洗、消毒和更换。

5. 在用氧中经常观察缺氧状况有无改善，氧气装置有无漏气，是否通畅。

6. 氧疗时密切监测生命体征，观察发绀、呼吸状态、呼吸节律、心率及精神状态，遵医嘱及时调整。

# 第四节 一体式鼻导管吸氧

## 一、操作目的及意义

同上"鼻塞（鼻导管）吸氧技术"。

## 二、操作步骤

1. 评估

同"鼻塞（鼻导管）吸氧技术。"

2．操作前准备

（1）～（2）同"鼻塞（鼻导管）吸氧技术"。

（3）用物准备：手电筒，治疗碗内盛温开水；吸氧盘内置流量表，一次性吸氧装置一套，消毒棉签，胶布，快速手消毒剂，吸氧通知单，医嘱单。

（4）根据医嘱及病情选择合适规格的吸氧装置。

（5）检查一体式吸氧装置包装完好，湿化瓶体无漏液。检查吸氧装置计量在有效期内，流量表刻度清晰、无裂痕，处于关闭状态。

（6）检查一次性物品有效期及质量。

3．操作流程

（1）核对患者的床号、姓名（反问患者姓名）及腕带信息，PDA扫码确认：点击PDA主界面"护理执行"→PDA扫描患者腕带→点击"吸氧"→点击"保存"。

（2）协助患者取舒适体位。

（3）将流量表安装在中心供氧装置上，打开一体式吸氧装置，将湿化瓶上的两个密封帽取下，湿化瓶上的进气口插入流量表内，听到"咔"声后，检查并确认连接紧密。

（4）判断患者鼻道通畅程度，用棉签蘸温开水清洁双侧鼻腔。

（5）打开氧气开关，检查一次性吸氧装置衔接处有无漏气，10秒钟后将吸氧管与一次性吸氧装置的出气口相连接，在眼睑或手背处测试氧气管是否通畅，根据医嘱调节氧流量，将氧气管头端轻轻插入患者鼻腔并妥善固定。

（6）询问并告知患者及家属安全用氧的重要性及注意事项，一次性吸氧装置包装袋粘贴于床头，吸氧通知单请患者或家属确认签字后粘贴于床头。呼叫器置于枕边，整理床单位。

（7）～（11）同"鼻塞（鼻导管）吸氧技术"操作方法。

（12）整理用物：氧气流量表用75%乙醇擦拭，一次性吸氧管按医疗垃圾处理。

（13）洗手、记录。

（14）整理用物：湿化瓶置于500mg/L的健之素消毒液中浸泡，30分钟后捞出用清水冲洗，晾干后备用。氧气表及通气管用75%乙醇擦拭备用。一次性吸氧管按医疗垃圾处理。

### 三、难点及重点

1. 一次性吸氧装置与流量表连接后，先打开氧气吹10秒，再连接一次性吸氧管。

2. 使用氧气时，应先调节好氧流量，再插入鼻导管；停用氧气时应先拔出鼻导管，再关闭流量表；用氧中途改变流量应先分离鼻导管，调节好流量再接上鼻导管，避免一旦开关出错，大量氧气进入呼吸道而损伤肺部组织。

### 四、注意事项

1. 使用时严禁上提流量表快插接头，以防瓶体坠落。

2. 湿化瓶内液面降至最低液面时需更换一套吸氧装置。

3. 每周更换吸氧管。

## 第五节 口服给药法

### 一、定义

口服给药法是药物疗法最常用的方法，药物经胃肠道黏膜吸收，不直接损伤皮肤或黏膜，既方便简单，又经济安全。但其药效易受胃肠功能及胃肠内容物的影响，并且某些药物会对胃肠道产生不良刺激作用，给药前应向患者做好解释说明。

### 二、操作目的及意义

1. 通过口服给药达到预防疾病、协助诊断、缓解症状、治疗疾病、维持正常生理功能的目的。

2. 不能通过皮下、静脉、肌注等给药或给药无效的药物，只能通过口服吸收的方式达到效果。

### 三、操作步骤

1. 评估

（1）患者病情、意识状态、自理能力、合作程度、心理状态、用药史和药物过敏史。

（2）有无口腔、食管疾病及吞咽困难，有无恶心、呕吐状况。

（3）病情是否与所服药物相符，如若不符，及时与医师进行沟通。

（4）评估患者进餐时间，掌握药物的性质、服药方法、注意事项及药物之间的相互作用。

2. 操作前准备

（1）护士准备：着装整齐、规范，洗手，戴口罩。

（2）用物准备：口服药、温开水、PDA、快速手消毒液、医嘱执行单等。

（3）环境准备：安静、整洁，室温舒适。

3. 操作流程

（1）双人核对医嘱，根据执行单配药并查对，按规定时间发药。

（2）检查所发放的口服药的剂量、服药时间及药袋或外包装有无破损、漏气。

（3）核对患者的床号、姓名（反问患者姓名）及腕带信息，PDA扫码确认：点击PDA主界面"口服药执行"→PDA扫描患者腕带，出现该时间段患者的口服药物信息→有条形码的口服药品，扫描药袋条形码，核对无误后点击"确认"；无条形码的口服药，核对无误后双击药名点击"确认"。如有停医嘱药品，PDA端显示无法执行（药品名称显示为红色字样），需及时从药袋中取出该药品。

（4）患者不在病房或因故暂不能服药者，暂不发药，做好交接班并记录。

（5）协助患者服药，并做好解释工作，再次查对药袋。

（6）整理用物，洗手，记录。

## 四、重点及难点

1. 护士需熟练掌握所服药物的作用、不良反应及某些药物服用的特殊要求，注意药物之间的配伍禁忌，严格按照医嘱及药品使用说明书指导患者服药，使药物发挥最大的治疗效果。

2. 鼻饲给药时，应将药物研碎，药粉用水溶解后由胃管注入，前后用温开水冲管并用三种方法确认胃管在胃内，给药后胃管夹闭半小时。

3. 三种确认胃管在胃内的方法：①将胃管末端置于盛水的治疗碗，无气泡溢出；②在胃管末端连接注射器能抽出胃液；③置听诊器于患者胃部（剑突下偏左），快速经胃管向胃内注入10ml空气，听到气过水声。

4. 口服特殊药物时的用药指导

（1）对牙齿有腐蚀作用和使牙齿染色的药物，如酸类、铁剂，可用吸管吸服，避免与牙齿直接接触，服药及时漱口。服用铁剂忌饮茶，防止铁剂和茶叶中的鞣酸结合形成难溶性铁盐，阻碍吸收。

（2）止咳糖浆对呼吸道黏膜起安抚作用，服用后不宜饮水，以免冲淡药物，降低疗效。服用多种药物应最后服止咳糖浆。

（3）磺胺类药物和发汗药后宜多饮水。磺胺类药由肾排出，尿少时易析出结晶，引起肾小管阻塞；发汗药起降温作用，多饮水可增加药物疗效。

（4）刺激食欲的健胃药应饭前服用；助消化药及对胃黏膜有刺激的药物应在饭后服用。

（5）服用强心苷类药物应先测量脉率（心率）及节律，如脉率＜60次/min或节律不齐，应停服并报告医师。

## 五、注意事项

1. 严格执行查对制度和无菌操作原则，如患者提出疑问，应重新核对，确认无误后方可给药。

2．小剂量液体药物，应精确量取，确保剂量准确。

3．不同患者的药物不可同时发放。

4．协助患者服药，确认服下后方可离开，对危重、上消化道出血患者应将药品研碎后给予喂药。

5．药物通常用40～60℃温开水送服，不要用茶水服药。

6．观察服药后不良反应，发现异常及时通知医师给予处理。

7．强调按时、安全、正确服药的重要性，提高患者的遵医行为。

# 第六节　注射给药法

## 一、定义

注射给药法是将一定量的药液注入体内，达到全身疗效的方法。注射给药相对于口服和吸入给药，优点为：药效作用迅速，身体对药物吸收量较高；对某些不能经口服给药，如意识不清、不合作、手术后的患者；易被胃肠消化、破坏、有严重胃肠刺激性或经胃肠吸收欠佳者，均可选用注射给药。注射给药法的常用方法为：皮内注射法，皮下注射法，肌内注射法，静脉注射法。

## 二、操作目的及意义

1．皮内注射法

（1）用于不宜口服给药，而需在一定时间内发生药效时。

（2）用于各种药物过敏试验。

（3）是免疫接种、局部麻醉的起始步骤。

2．皮下注射

（1）适用于由于各种原因不宜口服给药的患者，通过皮下给药治疗疾病。

（2）预防接种。

（3）可作为局部麻醉用药。

3．肌内注射法

（1）需要迅速达到药效和不能或不宜经口给药时采用，尤其是注射刺激性较强或药量较大的药物。

（2）不宜做静脉注射，要求发挥药效比皮下注射快时采用。

4. 静脉注射法

（1）药物不宜口服，皮下、肌内注射，又需要迅速发挥药效时采用。

（2）做诊断性检查时，如对肝、肾、胆囊等进行造影时需经静脉注入造影剂。

（3）营养治疗、输液、输血时采用。

## 三、操作步骤

（一）皮内注射法

1. 评估

（1）患者的年龄、病情、临床诊断、意识状态、生命体征、自理能力、配合程度。

（2）评估患者过敏史、用药史及家族史。

（3）做好解释，讲解注射目的，协助患者做好准备。

（4）评估注射部位（臂掌侧下段，肩部三角肌下缘）的皮肤情况。

（5）环境：病室安静、舒适，光线明亮。

2. 操作前准备

（1）患者准备：向患者解释操作目的、配合方法和操作后常见不良反应。

（2）护士准备：着装规范、整洁，洗手，戴口罩。

（3）用物准备：治疗盘、乙醇、生理盐水、棉签、无菌治疗盒、注射器、药物，快速手消毒剂、PDA、锐器盒、医疗垃圾袋、生活垃圾袋。

（4）环境准备：安静、整洁，室温舒适。

3. 操作流程

（1）双人核对医嘱和药物，检查注射器。

（2）按照医嘱抽取药液，贴好条码，置于无菌治疗盒内。

（3）携用物至床旁，核对患者的床号、姓名（反问患者姓名）及腕带信息，PDA扫描药品执行条码→核对无误后，PDA扫描患者腕带，并向患者解释给药目的。

（4）协助患者摆好体位，暴露注射部位，用生理盐水和乙醇清洗和消毒皮肤，呈螺旋形由内到外消毒，直径大于5cm。

（5）核对信息和药品，排出注射器内气体。

（6）左手绷紧皮肤，右手持注射器，针尖斜面向上与皮肤呈5°角或平行刺入皮肤，深度是针尖斜面全部刺入皮内。

（7）放平注射器，左手拇指固定针栓，右手推药，注入药液，推注0.1ml形成隆起的皮丘：毛孔显露，皮肤变白，拔出针头，勿按压注射部位，记录注射时间。

（8）再次核对，整理床单位，协助患者取舒适体位，告知患者药物的过敏反应、不良反应以及注意事项。

（9）快速手消毒，整理用物。

（二）皮下注射

1．评估

（1）患者的年龄、病情、临床诊断、意识状态、生命体征、自理能力。

（2）评估患者过敏史、用药史。

（3）做好解释，讲解注射目的，协助患者做好准备。

（4）评估注射部位的皮肤情况。

（5）环境：病室安静、舒适，光线明亮。

2．操作前准备

（1）患者准备：向患者解释操作的目的、配合方法和操作后常见不良反应。

（2）护士准备：着装规范、整洁，洗手，戴口罩。

（3）用物准备：治疗盘、安尔碘、乙醇、棉签、无菌治疗盒、注射器、药物、快速手消毒剂、PDA、锐器盒、医疗垃圾袋、生活垃圾袋。

3．操作流程

（1）双人核对医嘱、药物，检查注射器。

（2）按照医嘱抽取药液，贴好条码，置于无菌治疗盒内。

（3）携用物至床旁，核对患者的床号、姓名（反问患者姓名）及腕带信息，PDA扫描药品执行条码，核对无误后，PDA扫描患者腕带，并向患者解释给药目的。

（4）保护隐私，床帘遮挡，协助患者摆好体位，体位舒适，暴露注射部位，用安尔碘或乙醇消毒皮肤，螺旋形由内到外消毒，直径大于5cm。

（5）核对信息和药品，排出注射器内气体。

（6）左手绷紧注射部位皮肤，右手持注射器，与皮肤呈30°～40°角快速刺入皮下，深度为针梗的2/3。

（7）右手固定针栓，左手回抽无血液，缓慢注射，观察患者反应。药液推尽后，快速拔针，用棉签按压。

（8）再次核对，整理床单位，协助患者取舒适体位，告知患者药物的过敏反应、不良反应以及注意事项。

（9）快速手消毒，整理用物。

（三）肌内注射法

1．评估

（1）患者的年龄、病情、临床诊断、意识状态、生命体征、自理能力。

（2）评估患者的过敏史、用药史。

（3）做好解释，讲解注射目的，询问患者是否如厕。

（4）操作部位：臀大肌、臀小肌、三角肌、股外侧肌。

（5）心理状态：情绪反应、心理需求，对肌内注射的理解和配合程度。

（6）了解用药反应及皮试结果。

2．操作前准备

（1）患者准备：向患者解释操作的目的、配合方法和操作后并发症，患者知情同意。

（2）护士准备：着装规范、整洁，洗手，戴口罩。

（3）用物准备：治疗盘、安尔碘、棉签、无菌治疗盒、注射器、快速手消毒剂、PDA、治疗车、锐器盒、医疗垃圾袋、生活垃圾袋。

（4）环境准备：安静、舒适，室温适宜，床边隔帘遮挡患者保护隐私。

3．操作流程

（1）核对医嘱或处方，检查药物有效期，是否有破损、浑浊或沉淀等。

（2）按照医嘱抽取药液，双人核对，贴好条形码，置于无菌治疗盒内。

（3）携用物至床旁，核对患者的床号、姓名（反问患者姓名）及腕带信息，PDA扫描药品执行条码，核对无误后，PDA扫描患者腕带，并向患者解释给药目的。

（4）保护隐私，床帘遮挡，协助患者摆放体位，体位舒适，暴露臀部皮肤，采用十字法或连线法确认注射部位。消毒皮肤，螺旋形由内到外消毒，直径大于5cm。

（5）排出注射器内气体，核对患者信息和药品。

（6）左手绷紧注射部位皮肤，右手持注射器，快速垂直刺入肌肉，深度为针梗的2/3。

（7）右手食指固定针栓，左手回抽无血液，缓慢注射，观察患者反应。药液推尽后，快速拔针，用棉签按压。

（8）再次核对，整理床单位，协助患者取舒适体位，告知患者药物的过敏反应、不良反应以及注意事项。

（9）快速手消毒，推车回治疗室处理用物。

（10）处理用物，分类放置，洗手，脱口罩，记录。

（四）静脉注射法

1．评估

（1）患者的年龄、病情、临床诊断、意识状态、生命体征、自理能力。

（2）评估患者过敏史、用药史。

（3）评估注射部位的皮肤和血管情况及肢体活动度。

2. 操作前准备

（1）患者准备：向患者解释操作的目的、配合方法和操作后并发症，患者知情同意。

（2）护士准备：着装规范、整洁，洗手，戴口罩。

（3）用物准备：止血带、胶带、棉签、安尔碘、避污纸、手消毒液、手表、注射器、无菌盒、治疗卡、PDA、治疗车、锐器盒、医疗垃圾袋、生活垃圾袋。

（4）环境准备：安静、整洁，室温舒适。

3. 操作流程

（1）核对医嘱或处方，检查药物有效期，是否有破损、浑浊或沉淀。治疗卡、标签、药品均一致。

（2）按照医嘱抽取药液，贴好条形码，置于无菌治疗盒内。

（3）携用物至床旁，核对患者的床号、姓名（反问患者姓名）及腕带信息，PDA扫描药品执行条码，核对无误后，PDA扫描患者腕带，并向患者解释给药目的，治疗卡、标签、药品均一致。

（4）给患者取舒适体位，治疗车放置合理。

（5）穿刺部位下垫避污纸，系止血带，位置在穿刺点上方10cm。宜选择粗直、弹性好、血流丰富的血管，避开关节和静脉瓣。

（6）松开止血带，快速手消毒。

（7）第1遍消毒，面积直径大于5cm，待干。

（8）再次核对，排净注射器内空气。

（9）系止血带，第2遍消毒，去除护针帽，持针手法正确，排气不污染。

（10）绷紧皮肤，在消毒范围的1/3～1/2处穿刺，以15°～30°角进针，针头斜面朝上，直刺静脉，进针速度宜慢，避免刺穿血管后壁，见回血后降低角度再进针少许，一次性穿刺成功，松止血带，时间不超过2分钟。

（11）指导患者松拳，右手食指固定针栓，左手缓慢推药并观察反应。

（12）注射完毕，拔针，局部按压，勿按揉。撤掉避污纸，收回止血带。

（13）再次核对，观察患者反应。

（14）帮助患者摆好体位，告知注意事项，呼叫器放置于枕头旁，做好健康宣教。

（15）快速手消毒。

（16）整理用物，分类放置，洗手，摘口罩。

## 四、难点及重点

1．皮内注射法

（1）动作轻柔、熟练，以免引起疼痛。

（2）与患者沟通，安慰患者减少紧张情绪。

（3）行药物过敏试验前，应详细询问用药史、过敏史、家族过敏史；对已接受青霉素治疗的患者，停药3天后，再次用药或改用不同生产批号的青霉素制剂，需要重做皮试；对已经接受破伤风抗毒素治疗的患者停药超过一周后再次用药，仍需做皮试。

（4）注射前备好0.1％盐酸肾上腺素、氧气等，以防不良反应或过敏发生。

（5）皮内注射过深，注入药液过多，假阳性率增加。

（6）皮试15～20分钟后由2名护士共同观察皮试结果。

（7）酒精过敏者用生理盐水消毒注射部位。

2．皮下注射法

（1）长期注射者注意更换注射部位，尽量避免应用刺激性较强的药物做皮下注射。

（2）胰岛素注射时可轻轻提起皮肤呈90°角注入，皮下脂肪少的也可成45°注射，如用注射笔需停留6秒后拔针。

（3）对于过于消瘦或腹部皮下注射时，可捏起局部组织进针，适当减小角度进针。

（4）三角肌下缘注射时，针头稍偏向外侧，避免损伤神经，不宜过深，以免刺入肌层。

3. 肌内注射法

（1）选择合适的注射部位，避免刺伤神经和血管，不能在有炎症、硬结、破损、瘢痕等部位注射，出现局部硬结，可采用热敷、理疗等方法。

（2）根据药物的刺激性、黏稠度等选择合适的注射器和注射针头。

（3）除特殊药物外，注射时要做到二快一慢，即进针和拔针快，推药慢。

（4）若回抽时有血液，可拔出少许再回抽，无回血方可推药；如仍有回血，须拔出后另行注射。

（5）切勿将针头全部刺入，以防针梗从根部折断。

（6）告知患者配合事项，如侧卧位时上腿伸直、下腿稍弯曲；俯卧位时足尖相对，足跟分开。

4. 静脉注射法

（1）严格执行查对制度及无菌操作。

（2）与患者沟通，告知药物的作用，可能出现的不良反应，安慰患者，减少紧张情绪。

（3）动作轻柔，熟练，以免引起疼痛。

（4）股静脉注射时如抽出血液为鲜红色，提示针头进入股动脉，应立即拔针，用无菌纱布加压穿刺处5～10分钟，直到无出血为止。

（5）根据患者年龄、病情、用药性质，掌握推药的速度，并随时倾听患者主诉，观察局部和全身反应。

## 五、注意事项

1. 皮内注射法

（1）严格执行查对制度及无菌操作。

（2）密切观察患者皮试后药物过敏反应，抢救物品和药品处于备用状态。

（3）选择患者合适的注射部位，观察皮肤颜色及有无皮疹、感染、皮肤破损等。

（4）行药物试验，禁用碘酊、碘伏消毒皮肤，以免影响局部反应的观察。

（5）青霉素等原药液皮试时，要现用现配，使用不超过24小时，剂量要准确。

（6）嘱患者勿揉擦或按压注射部位。

2．皮下注射法

（1）严格执行查对制度及无菌操作，检查注射器的生产日期和有效期及有无破损。

（2）注射胰岛素患者，局部不可揉压，交替使用注射部位。

（3）对皮肤有刺激的药物一般不做皮下注射。

（4）注射药物小于1ml时，宜选用1ml注射器抽吸药物，以确保药物剂量准确。

3．肌内注射法

（1）严格执行查对制度及无菌操作。

（2）长期注射者注意更换注射部位，并选择细长针。

（3）需要两种以上药物混合注射时，遵医嘱及药品说明书使用药品，并注意配伍禁忌。

（4）同时注射多种药液时，先注射刺激性较弱的药液，后注射刺激性较强的药液。

（5）观察注射后疗效和不良反应。

（6）婴幼儿注射时，须选臀中肌、臀小肌或股外侧肌，以避免损伤坐骨神经。

4．静脉注射法

（1）严格执行无菌操作原则及查对制度。

（2）静脉注射时应选择粗、直、弹性好、不滑动的血管，易于固定，避开关节和静脉瓣的静脉进行注射。

（3）长期注射应计划由小到大，由远心端到近心端选择静脉。

（4）静脉注射有强烈刺激性药物时，可先用0.9％氯化钠进行静脉穿刺，成功后再注射，防止因药物外渗而发生组织坏死。

# 第七节　头皮针静脉输液

## 一、定义

静脉输液是大量的灭菌液体、电解质、药物等利用液体重量所产生的正压或大气压的作用，将液体由静脉注入体内的方法。它是一种迅速、有效的给药途径，在患者疾病康复或抢救治疗中占有重要地位。其涵盖肠道外输液、营养支持、用药与输液等治疗。

## 二、操作目的及意义

1. 补充体液及电解质，预防和纠正水、电解质及酸碱平衡紊乱。

2. 供给营养物质，促进组织修复，增加体重，维持正氮平衡。

3. 增加循环血量，维持血压及微循环灌注量。

4. 输入药物控制感染和解毒，以达到治疗疾病的作用。

## 三、操作步骤

1. 评估

（1）评估患者的年龄、病情、临床诊断、意识状态、生命体征和自理能力。

（2）评估患者的过敏史、用药史。

（3）做好解释，讲解注射目的，协助患者做好准备。

（4）评估注射部位的皮肤和血管情况及肢体活动度。

2. 操作前准备

（1）患者准备：向患者解释操作的目的、配合方法和操作后并发症，患者知情同意，嘱患者排尿。

（2）护士准备：着装规范、整洁，洗手，戴口罩。

（3）用物准备：止血带、胶条、棉签、安尔碘、避污纸、手消毒液、手表、输液器、注射器、输液卡、PDA、锐器盒、医疗垃圾袋、生活垃圾袋。

（4）环境准备：安静、整洁，室温舒适。

3．操作流程

（1）核对医嘱，检查药物与治疗卡、标签的一致性。

（2）按照医嘱配好药液，检查液体及药物有效期，是否完好无破损。双人核对，PDA扫描条码，贴好条形码，置于治疗车上。

（3）携用物至床旁，核对患者的床号、姓名（反问患者姓名）及腕带信息，PDA扫描药品执行条码，核对无误后，PDA扫描患者腕带，并向患者解释给药目的。

（4）给患者取舒适体位，治疗车放置位置合理。

（5）穿刺部位下垫避污纸，系止血带，位置在穿刺点上方10cm。选择血管宜粗直、弹性好，避开关节和静脉瓣穿刺。

（6）松开止血带，快速手消毒。

（7）第1遍消毒皮肤，面积大于5cm×5cm，待干。

（8）排除输液管内空气，准备胶布。

（9）系止血带，第2遍消毒皮肤，去除护针帽，持针手法正确，不污染。穿刺中口头核对患者信息。

（10）绷紧皮肤，在消毒范围的1/3～1/2处穿刺，以15°～30°角进针，针头斜面朝上，直刺静脉，进针速度宜慢，避免刺穿血管后壁，见回血后降低角度再进针少许，一次性穿刺成功，松止血带，时间不超过2分钟。

（11）指导患者松拳，打开输液调节器，滴速不可过快。

（12）胶布固定，平整美观，对患者活动影响小，固定过程严格无菌操作，撤掉避污纸。

（13）调节滴速合理，符合药物和治疗要求，调节滴速方法正确，用手表数滴数，核对，在输液卡上签字。

（14）帮助患者摆好体位，告知患者注意事项，呼叫器放置于枕头旁，做好健康宣教。

（15）快速手消毒，处理用物，分类放置，脱口罩，记录。

## 四、难点及重点

1. 输液过程中要加强巡视，密切观察，如有异常及时处理，做好记录。

（1）患者有无输液反应：发热反应、循环负荷过重、静脉炎、空气栓塞。

（2）注射局部有无肿胀或疼痛。

（3）输液是否通畅，顺利：针头或输液管有无漏液、针头有无脱出、阻塞或者移位，输液管有无扭曲、受压，液面有无自行下降等。

2. 严格控制输液的速度，对有心、肺、肾疾病的患者，老年患者，婴幼儿以及输注高渗、含钾或升压药液的患者，要适当减慢滴数，对严重脱水，心肺功能良好者可适当加快速度。

3. 输液前要排尽输液管及针头内的空气，药液滴尽前要及时更换输液袋或拔针，严防造成空气栓塞。

4. 密切观察穿刺血管，有无发红、条索状疼痛，甚至血液受阻等静脉炎出血，应立即更换输液部位。

## 五、注意事项

1. 严格执行无菌操作原则及查对制度。

2. 长期输液的患者，应该轮流交替注射部位。

3. 合理安排输液顺序，并根据治疗原则，按急、缓及药物半衰期等情况合理分配药物。

4. 对于刺激性或特殊药物，应在确认针头已刺入静脉内时再输入。

5. 需要两种以上药物混合注射时，遵医嘱及药品说明书使用药品，并注意配伍禁忌。

6. 移动患者、为患者更衣或执行其他操作时，要注意保护穿刺部位，以防过分地牵拉。

# 第八节　静脉留置针输液

## 一、操作目的及意义

1. 保护静脉，减少反复穿刺的痛苦，适用于长期输液或静脉穿刺困难的患者。

2. 补充体液及电解质，预防和纠正水、电解质及酸碱平衡紊乱。

3. 供给营养物质，促进组织修复，增加体重，维持正氮平衡。

4. 增加循环血量，维持血压及微循环灌注量。

5. 输入药物，控制感染和解毒，以达到治疗疾病的作用。

## 二、操作步骤

1. 评估

（1）评估患者的年龄、病情、临床诊断、意识状态、生命体征和自理能力。

（2）评估患者的过敏史、用药史。

（3）做好解释，讲解注射目的，让患者做准备（如厕等）。

（4）评估注射部位的皮肤、血管情况及肢体活动度。

（5）心理状态：情绪反应、心理需求，对输液的理解和配合程度。

2. 操作前准备

（1）患者准备：向患者解释操作的目的、配合方法和操作后并发症，患者知情同意。

（2）护士准备：着装规范、整洁，洗手，戴口罩。

（3）用物准备：止血带、胶带、棉签、安尔碘、避污纸、手消毒液、笔、手表、液体、输液器、输液卡、PDA、锐器盒、医疗垃圾袋、生活垃圾袋、套管针、无菌透明敷料和输液接头。

（4）环境准备：安静、整洁，室温舒适。

3．操作流程

（1）核对医嘱或处方，检查药物（有效期，是否有破损、浑浊或沉淀等）和输液器、注射器。治疗卡、标签均一致。

（2）按照医嘱配好药液，检查液体及药物有效期，是否完好无破损。双人核对，PDA扫描条码，贴好条码，置于治疗车上。

（3）携用物至床旁，核对患者的床号、姓名（反问患者姓名）及腕带信息，PDA扫描药品执行条码，核对无误后，PDA扫描患者腕带，并向患者解释给药目的，治疗卡、标签、药品均一致。

（4）给患者取舒适体位，治疗车放置位置合理，操作范围够大，利于操作。

（5）穿刺部位下垫避污纸，系止血带。按压评估血管弹性：选择粗直、弹性好、血流丰富的血管，避开关节和静脉瓣。

（6）松开止血带，消毒手。

（7）第1遍消毒面积8cm×8cm，待干。

（8）排气至滤网处，准备套管针，贴膜（写好日期、时间），准备胶条。

（9）系止血带，松紧度适宜，放入2横指，位置在穿刺点上方10cm，第2遍消毒，消毒面积8cm×8cm，小于第1次，连接输液接头，连接套管针，不污染，去除针帽，持针手法正确，排气方法正确，不污染，穿刺中口头核对患者信息。

（10）绷紧皮肤，在消毒范围的1/8～1/2处穿刺，以15°～30°角进针，针头斜面朝上，进针速度宜慢，避免刺穿血管后壁，保证套管和针芯均在血管内，见回血后降低角度再进针少许一次性匀速撤出针芯，穿刺成功。穿刺过程中，已抽出的部分针芯不能再重新插入，松止血带，时间不超过2分钟。

（11）指导患者松拳，打开输液调节器，调节适宜滴速。

（12）用无菌透明敷料，以穿刺点为中心固定，中心点正确，延迟管U形固定，输液接头要高于导管尖端，且与血管平行。标记条位置正确，便于观察穿刺点，不可贴后再写日期。撤销避污纸。

（13）调节合理滴速，符合药物和治疗要求，调节滴速方法正确，用手表数滴数，再次核对，在输液卡上签字。

（14）帮助患者摆好体位，讲解注意事项，呼叫器放置于枕头旁，做好健康宣教。

（15）快速手消毒。

（16）处理用物，分类放置，洗手，脱口罩，记录。

### 三、难点及重点

1. 与患者沟通，告知药物的治疗作用及可能出现的不良反应；安慰患者，减少其紧张情绪。

2. 动作轻柔、熟练，以免引起疼痛。

3. 长期输液的患者，应该轮流交替注射部位。

4. 输液前要排尽输液管及针头内的空气，药液滴尽前要及时更换输液袋或拔针，严防造成空气栓塞。

5. 每次输液前、后应检查患者穿刺部位及穿刺周围情况，询问患者有无不适，若发现异常，及时处理。

6. 输液过程中要加强巡视，密切观察，如有异常及时处理，做好记录，如：

（1）患者有无输液反应：发热反应、循环负荷过重、静脉炎、空气栓塞。

（2）注射局部有无肿胀或疼痛。

（3）输液是否通畅、顺利，针头或输液管有无漏液，针头有无脱出、阻塞或者移位，输液管有无扭曲、受压，液面有无自行下降等。

7. 严格控制输液的速度，对有心、肺、肾疾病的患者，老年患者，婴幼儿以及输注高渗、含钾或升压药液的患者，要适当减慢滴数；对严重脱水和心肺功能良好者可适当加快速度。

## 四、注意事项

1. 严格执行无菌操作原则及查对制度。

2. 留置针的留置时间一般为4天，不同型号的留置针留置时间可参照产品使用说明。

3. 选择粗、直、弹性好的静脉，便于穿刺、固定。

4. 合理安排输液顺序，根据治疗原则，按急、缓及药物半衰期等情况合理分配药物。

5. 每日评估留置针使用情况，患者有无不适主诉，如有红肿、血管成条索状、疼痛，立即拔除，更换部位。

6. 穿刺处有渗出，及时更换无菌敷料，记录穿刺日期、时间。

7. 需要两种以上药物混合注射时，遵医嘱及药品说明书使用药品，并注意配伍禁忌。

8. 移动患者、为患者更衣或执行其他操作时，要注意保护穿刺部位，以防过分牵拉。

# 第九节　气管切开换药

## 一、定义

气管切开换药是指为气管切开术后患者进行伤口消毒并更换敷料的过程。通过换药，可清理伤口，清除分泌物、血渍，预防伤口感染、呼吸道感染，在换药过程中观察伤口情况，增加患者的舒适度，减少合并症的发生。

## 二、操作目的及意义

1. 预防伤口感染及呼吸道感染。

2. 观察气管插管深度，检查固定是否牢固。

3. 观察伤口情况，如有异常及时通知医师给予相应的处理。

4. 预防皮肤并发症：红肿、皮疹、糜烂及感染等。

5. 保持伤口清洁，清除分泌物，增强患者的舒适度。

### 三、操作步骤

1. 评估

（1）评估患者的生命体征、血氧饱和度、意识状态和配合程度。

（2）评估气管切开伤口情况、套管有无脱出迹象、敷料有无污染、颈部皮肤情况、固定带是否清洁及松紧度等。

（3）评估患者痰液的颜色、量及性质。

2. 操作前准备

（1）患者准备：向患者或家属讲解气管切开换药的目的、配合方法。

（2）护士准备：着装规范、整洁，洗手，戴口罩。

（3）用物准备：换药盘、75％乙醇棉球4～5个、0.5％络合碘棉球4～5个、治疗巾、无菌纱布（或敷料）、测压表、5ml注射器。

（4）环境准备：整洁、安静，室温适宜。

3. 操作流程

（1）推治疗车携用物至患者床旁。

（2）测量气管插管气囊压力，正常范围为25～32cmH$_2$O。

（3）气管内吸痰，观察气道是否通畅。

（4）检查气管插管的位置、深度及固定带的松紧度。

（5）用75％乙醇棉球消毒伤口周边至少3遍，由内向外，环形擦拭，直径大于10cm。

（6）用0.5％络合碘棉球消毒伤口至少3遍，由内向外，环形擦拭，直径大于10cm。

（7）无菌敷料/无菌开口纱完全覆盖伤口，对齐敷料边。

（8）换药过程中观察患者的血氧饱和度、生命体征及咳嗽反射。

（9）再次检查气管插管的位置及固定带的松紧度。

（10）测量气囊压力。

（11）协助患者取舒适体位，妥善固定呼吸机管路。

（12）快速手消毒，整理用物。

## 四、难点及重点

1. 换药过程中观察敷料颜色，如为血性，应观察患者的伤口愈合情况，监测凝血功能；如为淡绿色且伴有甜腥臭味，应通知医师留取分泌物培养；如敷料上渗出食物残渣，应警惕气管食管瘘。

2. 操作前后检查气管切开套管的位置、气囊压力及固定带的松紧度，防止操作过程中因受到牵拉导致导管脱出。

3. 严密观察患者的生命体征、血氧饱和度和咳嗽咳痰情况，严格执行吸痰操作流程。

4. 有潮湿、污染应随时更换。更换固定带须至少2名护士操作，防止管路脱出。

## 五、注意事项

1. 操作过程中要严格执行无菌技术，注意消毒范围，棉球不宜过湿或过干，乙醇棉球不宜消毒伤口，以免刺激伤口引起患者不适。

2. 换药前后为患者清理呼吸道，有痰及时吸出。

3. 注意患者伤口情况，如有异常及时通知医师处理。

4. 操作前后测量气囊压力，避免气囊压力不足。

5. 操作过程中观察患者的生命体征，有无呼吸困难，憋气，伤口疼痛；使用呼吸机患者，应注意保持呼吸机处于工作状态。

# 第十节 灌 肠 术

## 一、定义

灌肠术是将一定量的液体由肛门经直肠灌入结肠，以帮助患者清洁肠道、排便、排气或由肠道供给药物，达到确定诊断和治疗目的的技术。根据灌肠的目的可分为保留灌肠和不保留灌肠。根据灌入的液体量又可将不保留灌肠分为大量不保留灌肠和小量不保留灌肠。如为了达到清洁肠道的目的，而反复使用大量不保留灌肠，则为清洁灌肠。小量不保留灌肠适用于腹部或盆腔手术后的患者、危重患者、年老体弱患者、小儿及孕妇等。

## 二、操作目的及意义

1. 大量不保留灌肠

（1）解除便秘、肠胀气。

（2）清洁肠道，为肠道手术、检查或分娩做准备。

（3）稀释并清除肠道内的有害物质，减轻中毒。

（4）灌入低温液体，为高热患者降温。

2. 小量不保留灌肠

（1）软化粪便，解除便秘。

（2）排出肠道内的气体，减轻腹胀。

## 三、操作步骤

（一）大量不保留灌肠

1. 评估

（1）患者的年龄、病情、临床诊断、意识状态、生命体征、排便情况、耐受程度，并嘱患者排尿。

（2）操作部位：观察肛周皮肤黏膜及肛门收缩功能情况。

（3）心理状态：情绪反应、心理需求，对灌肠的理解和配合程度。

2. 操作前准备

（1）患者准备：向患者解释操作目的、配合方法和操作后并发症，患者知情同意。

（2）护士准备：着装规范、整洁，洗手，戴口罩。

（3）用物准备

① 治疗车上层：一次性灌肠器包（包内有灌肠器一套，一次性中单，肥皂液1包，手套），量杯（内盛灌肠液），润滑剂，棉签，弯盘，水温计，快速手消毒液，纸巾数张；

② 治疗车下层：便盆，便盆巾，生活垃圾桶，医用垃圾桶；

③ 其他：输液架；

④ 大量不保留灌肠溶液：常用0.1%～0.2%的肥皂液，生理盐水。成人每次用量为500～1000ml，小儿200～500ml，1岁以下小儿50～100ml。溶液温度一般为39～41℃，降温用28～32℃，中暑用4℃。

（4）环境准备：安静、整洁，室温舒适，关闭门窗，用床边隔帘遮挡患者。

3. 操作流程

（1）核对、解释：携用物至患者床旁，核对患者的床号、姓名（反问患者姓名）、腕带信息及灌肠溶液，再次解释操作的目的。

（2）准备体位：协助患者取左侧卧位，双膝屈曲，裤子退至膝部，臀部移至床沿，盖好被子，暴露臀部，消毒双手。

（3）垫巾：检查灌肠器包并打开，取出一次性中单垫于患者臀部，弯盘放在臀部旁边，纸巾放在中单上。

（4）准备灌肠器：取出灌肠器，关闭引流管上的开关，将灌肠液倒入灌肠袋内，灌肠袋挂于输液架上，袋内液面高于肛门40～60cm。

（5）润滑肛管、排气：戴手套，用棉签蘸润滑剂润滑肛管前端，排尽管内气体，关闭开关。

（6）插肛管：一手垫卫生纸分开臀部，暴露肛门口，嘱患者深吸气，另一手将肛管轻轻插入直肠7～10cm（小儿插入深度4～7cm），固定肛管，打开开关，使液体缓缓流入。如插入受阻，可退出少许，旋转后缓缓插入。

（7）观察：液体灌入的过程中，密切观察筒内液面下降速度和患者的情况。

① 如液面下降过慢或停止，多由于肛管前端孔道被堵塞，可移动或挤捏肛管，使堵塞管孔的粪便脱落。

② 如患者感觉腹胀或有便意，可嘱患者张口深呼吸，放松腹部肌肉，并降低灌肠袋的高度，以减慢流速或暂停片刻，以便

转移患者的注意力，减轻腹压，同时减少灌入溶液的压力。

③ 如患者出现脉速、面色苍白、大汗、剧烈腹痛、心慌气促，此时可能发生肠道剧烈痉挛或出血，应立即停止灌肠，与医师联系，及时给予对症处理。

（8）拔管：待灌肠液即将流尽时夹管，用卫生纸包裹肛管轻轻拔出，弃于医用垃圾桶内，擦净肛门，脱下手套，消毒双手。

（9）协助患者平卧，嘱其尽量保留5～10分钟后再排便，若降温灌肠时液体要保留30分钟，排便后30分钟，测量体温并记录。

（10）排便：对不能下床的患者，给予便盆，将卫生纸、呼叫器放于易取处。协助能下床的患者上厕所排便。

（11）操作后处理

① 整理用物：排便后及时取出便盆，擦净肛门，协助患者穿裤子，整理床单位，开窗通风；

② 采集标本：观察大便性状，必要时留取标本送检；

③ 依据消毒隔离规范具体要求处理相应用物；

④ 洗手，在体温单大便栏处记录灌肠结果。

（二）小量不保留灌肠

1. 评估

（1）评估患者的年龄、病情、临床诊断、意识状态、生命体征、排便情况、耐受程度，并嘱患者排尿。

（2）观察肛周皮肤黏膜及肛门收缩功能情况。

（3）评估患者的情绪反应、心理需求以及对灌肠的理解和配合程度。

2. 操作准备

（1）患者准备：向患者解释操作目的、配合方法和操作后并发症，患者知情同意。

（2）护士准备：着装规范整洁、洗手、戴口罩。

（3）用物准备

① 治疗车上层：一次性灌肠器包（包内有灌肠器一套，一

次性中单，肥皂液1包，手套），量杯（内盛灌肠液），润滑剂，棉签，弯盘，水温计，快速手消毒液，纸巾数张；

② 治疗车下层：便盆，便盆巾，生活垃圾桶，医用垃圾桶；

③ 其他：输液架；

④ 小量不保留灌肠溶液：常用"1、2、3"溶液（50%硫酸镁30ml、甘油60ml、温开水90ml）；甘油50ml加等量温开水；110ml甘油灌肠剂；各种植物油120～180ml。溶液温度为38℃。

（4）环境准备：安静、舒适，室温适宜，关闭门窗，用床边隔帘遮挡患者。

3. 操作流程

（1）核对、解释：携用物至患者床旁，核对患者的床号、姓名（反问患者姓名）、腕带信息及灌肠溶液，再次解释操作目的。

（2）准备体位：协助患者取左侧卧位，双膝屈曲，裤子退至膝部，臀部移至床沿，盖好被子，暴露臀部，消毒双手。

（3）垫巾：检查灌肠器包并打开，取出一次性中单垫于患者臀部，弯盘放在臀部旁边，纸巾放在中单上。

（4）准备灌肠器：取出灌肠器，关闭引流管上的开关，将灌肠液倒入灌肠袋内，灌肠袋挂于输液架上，袋内液面距肛门的高度低于30cm。

（5）润滑肛管、排气：戴手套，用棉签蘸润滑剂润滑肛管前端，排尽管内气体，关闭开关。

（6）插肛管：一手垫卫生纸分开臀部，暴露肛门口，嘱患者深呼吸，另一手将肛管从肛门轻轻插入7～10cm。

（7）注入灌肠液：固定肛管，打开开关，缓缓注入溶液，注毕，用卫生纸包裹肛管轻轻拔出，放入弯盘内。

（8）保留灌肠液：擦净肛门，脱下手套，消毒双手。协助患者取平卧位，嘱其尽量保留10～20分钟后再排便。

（9）排便：对不能下床的患者，给予便盆，将卫生纸、呼叫器放于易取处。协助能下床的患者上厕所排便。

（10）操作后处理

① 整理用物：排便后及时取出便盆，擦净肛门，协助患者穿裤子，整理床单位，开窗通风；

② 采集标本：观察大便性状，必要时留取标本送检；

③ 依据消毒隔离规范的具体要求处理相应用物：

④ 洗手，并做好记录（记录灌肠时间，灌肠液的种类、量，患者的反应）。

## 四、难点及重点

1. 大量不保留灌肠

（1）正确处理灌肠液流入不畅。软皂未充分溶解，堵塞肛管侧孔等原因均可使灌肠液流入不畅。在配制时，应先将软皂溶入100ml液体中倒入灌肠袋，然后用双手在袋外反复挤捏、揉搓，使软皂充分溶解后再加入适当温度、剂量的灭菌水，配制成41℃的灌肠液。肛管侧孔被粪便堵塞时，可在导管末端两侧小孔完全进入肛门后，开放调节器，边插管边注入灌肠液，可起到润滑肠道、开辟通道的作用：肛管侧孔紧贴肠壁时应适当转动肛管或退出肛管0.5～1cm，使侧孔避开肠壁，以利于灌肠液流入。

（2）灌肠液温度要适宜。准备过程中使用水温计，灌肠液温度一般为39～41℃，温度过高会损伤肠黏膜，温度过低不利于灌肠液在肠腔中的保留。护士在准备过程中应将灌肠液配制为41℃，以防在灌入过程中灌肠液温度低于39℃，冷刺激使肠蠕动增快，增强便意，不利于灌肠液在肠腔中的保留，会影响灌肠效果。

2. 小量不保留灌肠　保留灌肠溶液足够的时间才能达到操作目的，这样灌肠液有足够的作用时间，以软化粪便，解除便秘。因此在注入灌肠液的过程中不能过快、过猛，灌肠袋液面距肛门的高度应低于30cm，以免压力过大，刺激肠黏膜，引起排便反射，造成溶液难以保留。

## 五、注意事项

1. 大量不保留灌肠

（1）妊娠、急腹症、严重心血管疾病等患者禁忌灌肠。

（2）伤寒患者灌肠时溶液不得超过500ml，压力要低（液面不得超过肛门30cm）。

（3）肝昏迷患者灌肠，禁用肥皂水，以减少氨的产生和吸收；充血性心力衰竭和水钠潴留患者禁用0.9%氯化钠溶液灌肠。

（4）准确掌握灌肠溶液的温度、浓度、流速、压力和溶液的量。

（5）灌肠时患者如有腹胀或便意，应嘱患者做深呼吸，以减轻不适。

（6）灌肠过程中应随时注意观察患者的病情变化，如发现脉速、面色苍白、出冷汗、剧烈腹痛、心慌气急，应立即停止灌肠并及时与医师联系，采取急救措施。

2．小量不保留灌肠

（1）灌肠时插管深度为7～10cm，压力宜低，灌肠液注入的速度不得过快。

（2）如为注洗器，每次抽吸灌肠液时，应反折肛管尾段，防止空气进入肠道，引起腹胀。

# 第十一节　经口鼻吸痰

## 一、定义

经口鼻吸痰是通过及时、有效地引流气道内分泌物，以保持呼吸道通畅，预防吸入性肺炎、肺不张、窒息等并发症的一种基础护理技术，临床上主要用于年老体弱、危重、昏迷、麻醉未醒等各种原因引起的不能有效咳嗽、排痰者。及时、有效地吸引痰液对疾病的转归有着重要的影响。

## 二、操作目的及意义

1．清除呼吸道分泌物，维持呼吸道通畅，改善缺氧。

2．促进呼吸功能恢复，改善肺通气。

3．预防并发症发生，促进疾病的转归。

### 三、操作步骤

1. 评估

（1）评估患者的意识、生命体征、血氧情况、呼吸状况及合作程度。

（2）评估患者人工气道情况、有无吸痰指征，听诊呼吸音。

（3）评估患者有无咳嗽反射。

（4）根据患者的痰液性状、黏稠度，评估痰液是否需要湿化。

2. 操作前准备

（1）患者准备：向患者及家属解释操作目的，取得其理解、配合。

（2）护士准备：着装规范、整洁，洗手，戴口罩。

（3）用物准备：吸引装置1套，吸痰管数根（12～14号），吸氧装置1套（连接吸氧装置），生理盐水500ml，无菌手套1副，无菌纱布，手消毒液1瓶，必要时准备压舌板、张口器、电插板等。

（4）环境准备：安静、整洁，室温适宜。

3. 操作流程

（1）核对医嘱，向患者或家属讲解吸痰的目的和意义，取得配合。

（2）连接并检查负压吸引装置，调节压力：一般儿童 $< 300mmHg(40kPa)$，成人 $300～400mmHg(40～53.3kPa)$。

（3）协助患者取仰卧位，打开气道，头部转向操作者。

（4）检查患者口鼻腔，取下活动性义齿。

（5）连接吸氧管，给予患者吸纯氧2～3分钟，观察血氧饱和度、呼吸等情况。

（6）检查吸痰管包装及有效期，打开吸痰管包装前端，戴无菌手套，先左后右；右手抽出吸痰管并盘绕在手上，左手持负压吸引管道，连接吸痰管末端，检查导管完好、通畅。

（7）左手持吸痰管末端，右手持吸痰管前端，迅速并轻轻插入口咽部（一般10～15cm），遇到阻力打开负压，边上提边旋转吸引，一次吸痰时间小于15秒，退出时必须关闭负压，吸痰过程中观察患者的生命体征、血氧饱和度、气道通畅程度、有无不良反应以及痰液性质、量和颜色，并记录。

（8）吸痰毕，回吸生理盐水冲管，如需再次吸痰应更换吸痰管。

（9）将吸痰管缠绕手中，翻折右手手套，放入医用垃圾桶内。

（10）给予2～3分钟纯氧吸入，待血氧饱和度升至正常水平再将氧浓度调至原正常水平。

（11）固定负压吸引装置，备用。

（12）听诊呼吸音，用无菌纱布拭净患者面部分泌物。

（13）整理床单位，告知患者注意事项，协助摆放舒适体位。

（14）整理用物，及时倾倒贮痰瓶，洗手，做好记录。

## 四、重点及难点

1．严格掌握吸痰指征，避免盲目吸引给患者带来不必要的风险和痛苦。

（1）在口鼻腔内看见明显分泌物。

（2）听诊气道内有明显痰鸣音。

（3）患者频繁或持续呛咳。

（4）可疑为分泌物引起血氧饱和度（SpO$_2$）明显下降。

（5）患者无有效的自主咳嗽能力。

（6）突发呼吸困难。

（7）怀疑胃内容物或上气道分泌物的误吸。

2．减少和防止吸痰并发症的发生

（1）气管组织和（或）支气管黏膜损伤：因负压过大或吸痰管开口正对气管壁，且停留时间较长，负压可将小块黏膜吸入管内，而致损伤。

（2）缺氧/低氧血症：经人工气道吸痰过程中由于物理刺激

和气道压力改变，易导致低氧血症。气管黏膜受到吸痰管的直接刺激，使巨噬细胞释放炎性递质、迷走神经兴奋，以及在吸痰过程中，患者易产生剧烈咳嗽，均可导致气道痉挛狭窄，使气道阻力增大；同时，吸痰中断了机械通气的正压，加之气道抽吸出现负压，又将肺内富含氧的气体吸出；另外，由于肺泡内的正压消失，肺泡萎陷而致肺容积下降，氧合面积减少，引起低氧血症。此种情况尤其在吸引时间长、吸痰管口径大时更易发生。

（3）肺不张：负压吸引，减少肺内含气量，可促进肺不张的发生。

（4）支气管痉挛：因负压吸引的机械刺激，可能诱发支气管痉挛。

### 五、注意事项

1. 吸痰时密切观察患者的生命体征、氧饱和度，有无发绀，若患者出现异常，立即停止吸痰。

2. 吸痰时，已提拉出的吸痰管禁止再次送入气道内，如痰液未吸净应重新更换吸痰管。

3. 控制吸痰时间，每次 < 15 秒，连续吸痰不超过 3 次，动作应轻柔。

4. 选择安全合适的负压，防止因负压过大引起肺泡萎陷，插入和退出吸痰管时必须关闭负压，以免损伤气道黏膜。

5. 严格遵循无菌操作原则，保持吸痰管前端和无菌手套不被污染。

6. 及时更换痰液收集袋。


## 第十二节　经气管插管吸痰

### 一、定义

吸痰术是利用负压吸引的原理，用导管经人工气道将呼吸道内的分泌物吸出，保持呼吸道通畅的技术。建立人工气道的患者，因会厌失去作用，咳嗽反射降低，咳痰能力丧失。因此，人工气道吸引成为清除气道内分泌物的唯一重要方式，是气道管理中重要的技术之一。

## 二、操作目的及意义

1. 保持患者呼吸道通畅，保证有效的通气，减少气道阻力。

2. 清除气道内分泌物，利于肺部感染的控制。

3. 必要时获取化验标本。

## 三、操作步骤

1. 评估

（1）评估患者的生命体征、血氧饱和度、心理状态及合作程度。

（2）评估患者有无咳嗽或呼吸窘迫症状，观察患者气管导管内有无分泌物、咳嗽反射是否存在。

（3）神志清醒患者主诉有痰或听到痰鸣音，听诊大气道可闻及痰鸣音，听诊左右锁骨下第二肋间、腋中线第四肋间可闻及呼吸音。

2. 操作前准备

（1）患者准备：向患者解释吸痰目的和吸痰过程中可能产生的不适，取得患者配合，患者取坐位或仰卧位，头部固定。

（2）护士准备：着装规范、整洁，洗手，戴口罩。

（3）用物准备：吸引装置一套（负压表、负压引流袋、负压引流管）、1次性吸痰管（12～14号、一次性无菌手套）、生理盐水。

（4）环境准备：安静、整洁，室温适宜。

3. 操作流程

（1）携用物至床旁，核对患者姓名、床号，解释操作目的及意义，取得患者配合。

（2）检查呼吸机管路有无冷凝水，收集至集水瓶并倾倒。

（3）检查患者有无进行营养治疗，需暂停营养泵工作。

（4）吸痰前应给予纯氧吸入2～3min，观察血氧饱和度，呼吸机设置为静音状态。

（5）检查吸痰管的有效期及包装有无潮湿、破损，检查负压装置。

（6）打开吸痰管包装，取出无菌手套，戴无菌手套，先戴左手，后戴右手。

（7）保持右手无菌，取出吸痰管缠绕于手掌中。

（8）左手持负压吸引装置的吸引管（患者端），右手持吸痰管，将其尾端与负压吸引管连接。

（9）开放双旋转三通外盖帽，无负压状态迅速并轻轻插入一次性吸痰管，直到遇到阻力深度相当于气管隆突部位，上提给予负压，边旋转边吸引，时间小于10～15s。

（10）吸痰过程中嘱患者咳嗽，促进痰液排出。观察心率、血压、血氧饱和度的变化及痰液性质、量、颜色和黏稠度。

（11）吸痰完毕，迅速撤出吸痰管，缠绕于右手。左手迅速盖好双旋转外盖帽。

（12）用生理盐水冲洗吸痰管，将吸痰管缠绕手中，翻折右手手套，弃入医用垃圾袋，再次给予2～3min纯氧吸入。

（13）再次评估患者的吸痰效果，听呼吸音（同吸痰前评估听诊部位），观察患者有无不良反应、并发症。

（14）有胃肠营养的患者恢复胃肠营养。

（15）整理用物，洗手。

## 四、难点及重点

1. 负压应选择能够吸出痰液的最小压力，建议吸引器负压＜150mmHg。如果痰液黏稠可适当增加吸引的负压。

2. 吸痰前、后应给予纯氧吸入2～3min。

3. 取手套时接触手腕部分，勿触碰手指和手掌部，保持右手无菌，持吸痰管与负压管连接时注意勿污染右手和吸痰管部分。

如上述过程疑有污染，需重新更换吸痰管。

4. 吸痰时，已提出的吸痰管禁止再次送入气管插管内。如痰液未吸净时应立即更换新痰管重新吸引。

5. 严格遵循无菌操作原则。

6. 吸痰时密切观察患者的生命体征、氧饱和度和吸痰时的反应，有无发绀、低氧血症等情况。

7. 观察痰液的颜色、黏稠度和量，正确记录。

8. 密切评估有无吸痰的并发症，如加重缺氧、气道黏膜损伤、影响血流动力学、支气管痉挛、心脏骤停、心律失常、肺不张、感染等。

## 五、注意事项

1. 吸引动作应轻柔、准确、快速，做间歇性吸引，用食指和拇指旋转吸痰管，边吸边提，在痰多处停留以提高吸痰效率，切忌将吸痰管上下提插，吸引时间不宜超过 $10 \sim 15s$。患者出现血氧饱和度下降或呼吸困难应立即停止吸引，连续吸痰不得超过3次，吸痰间隔予以纯氧吸入。

2. 注意吸痰管插入是否顺利，吸痰管插入至遇到阻力时应分析原因，不可粗暴盲目用力。遇有阻力时，一般插入深度相当于气管隆突部位。隆突是人体气道对刺激最敏感的部位，触及时易引起患者刺激性呛咳，促使深部分泌物向上引流，有利于分泌物排出。

3. 吸痰管最大外径不能超过气管导管内径的1/2，负压不可过大，进吸痰管时不可给予负压，以免损伤患者气道。出现气管黏膜损伤时应减少吸痰次数，密切观察痰液变化。

4. 注意保持呼吸机接头不被污染，戴无菌手套持吸痰管的手不被污染。

5. 吸引人工气道痰液后，如需吸引口腔分泌物需更换吸痰管，不能混用。

6. 吸痰管为一次性使用，禁止反复使用。

7. 吸痰过程中应当密切观察患者的病情变化，如心率、血压、呼吸、血氧饱和度有明显改变，应当立即停止吸痰，立即接呼吸机通气并给予纯氧吸入。

8. 判断气道通畅、吸痰彻底和方法正确的客观指标是吸痰后气道阻力降低，听诊大气道湿啰音减少，呼出潮气量增加，患者安静，血氧浓度提高。

# 第十三节　经口气管插管吸痰

## 一、定义

经口气管插管患者由于不能进食，吞咽、咀嚼功能受限，口腔处于经常性开放状态，容易造成口腔黏膜干燥，唾液减少，口腔的自净作用和局部黏膜抵抗力减弱，会使大量细菌在口腔内繁殖，增加口腔感染的机会。由于气管插管和牙垫的存在，不易对患者的口腔进行彻底地清洁，而使经口气管插管患者口腔感染的机会增加，且口咽部分泌物有潜在误吸的危险。患者口咽部细菌的定植和误吸是导致呼吸机相关性肺炎（VAP）的主要原因之一，因此给予经口气管插管患者口腔护理尤为重要。

## 二、操作的目的及意义

1. 保持口腔清洁、湿润，使患者舒适，预防口腔及肺部感染等并发症。

2. 防止口臭、牙垢，保持口腔正常功能。

3. 观察口腔黏膜和舌苔的变化及特殊的口腔气味，提供病情的动态信息。

4. 减少口腔细菌的移位，降低肺部感染，降低呼吸机相关性肺炎的发生。

## 三、操作步骤

1. 评估

（1）评估患者的生命体征、血氧饱和度、凝血功能、合作程度。

（2）评估患者气管导管插入深度和固定方法，听诊肺部有无湿啰音，吸尽气道内痰液，监测气囊压力25～30cmH$_2$O。

（3）检查患者的口腔情况，口腔黏膜有无溃疡、感染、出血、白膜等，牙齿有无松动和缺失，牙龈或舌出血、损伤、溃疡等。

（4）评估患者机械通气监测指标正常，无异常报警。

2. 操作前准备

（1）患者准备：向患者做好解释工作，说明操作的必要性，以取得其配合，需要2人进行操作。

（2）护士准备：着装规范、整洁，洗手，戴口罩，戴手套。

（3）用物准备：口护盘、口护包（压舌板、血管钳、棉球）、手电筒、棉签、液状石蜡、胶布、弯盘1个、20ml注射器、口腔护理液（洗必泰、口泰、生理盐水等）、听诊器、吸引装置、一次性吸痰管、无菌手套、口腔固定器、纸巾、气囊压力监测表，必要时备开口器。

（4）环境准备：安静、整洁，室温适宜。

3. 操作流程

（1）核对医嘱，确认患者身份，向患者解释操作的目的及意义，取得配合。

（2）操作者分别站在患者头胸部两侧，置患者头偏向一侧，床头抬高15°～30°，头部垫高，使下颌尽量靠近胸骨柄，以减少和防止误吸的发生，观察患者的心率、呼吸、SpO$_2$的变化，要求SpO$_2$＞95%。

（3）倾倒呼吸机管路冷凝水，检查及确保气管插管气囊压力为25～30cmH$_2$O，检查气囊有无漏气。

（4）口腔护理前暂停鼻饲，吸净气道及口腔内的分泌物。

（5）去除义齿，对松动的牙齿进行标记，例如用小线缠绕。

（6）颌下铺治疗巾，置弯盘。

（7）一人取出口腔固定器，检查口腔疾病情况，另一人手持气管插管，监测患者生命体征。

（8）双人测量、核对气管插管的深度，取出插管固定器。口腔护理中的配合：必须由两名护士同时完成。操作者站于患者一侧进行口腔护理，配合者站于患者另一侧固定气管插管，用手电筒协助检查口腔内情况。

（9）打开一次性口护包，铺治疗巾于患者颌下，浸湿棉球，使棉球干湿度适宜，垫弯盘，湿润口唇，嘱患者张嘴，用压舌板协助按顺序擦拭口腔（顺序：对侧上外侧面、内侧面、咬合面，对侧下外侧面、内侧面、咬合面，颊黏膜，同理近侧各部位，上颚，舌面，舌系带），擦净气管导管表面污迹。

（10）若患者无牙齿，可用棉球蘸口服液轻柔地擦拭牙龈及舌面。

（11）再次检查口腔，评估口腔护理效果，确认口腔内无棉球残留。

（12）涂药、石蜡油或润唇油润唇，用纸巾清洗面部。

（13）监测气管插管深度。

（14）气管插管位置居中，固定带绕于颈后。口角两侧垫纱布，保证患者舒适、安全。

（15）双人核对导管置入深度，再次监测气囊压力（25～30cmH$_2$O）。

（16）整理用物，洗手，摘口罩。

## 四、难点及重点

1. 二人配合默契，操作过程中防止管路意外脱出。

2. 密切监测口腔内黏膜变化，如有白膜发生，必要时遵医嘱做真菌培养。

3. 口腔卫生状况差的患者，每次口腔护理可适当增加擦拭棉球，必要时增加擦拭频次，直至擦净，棉球颜色无明显污迹。

4. 棉球不宜过湿，防止液体进入气道造成呛咳。

5. 操作中密切观察患者的生命体征、血氧饱和度和吸痰时的反应，有无发绀情况。如有异常情况发生，及时停止操作，固定气管插管，监测生命体征。

6. 患者躁动，不宜进行此操作。

## 五、注意事项

1. 操作前后注意插管深度，避免管路滑脱、打折、堵塞，固定稳妥。

2. 密切监测气囊压力，观察有无漏气。

3. 擦洗时动作要轻柔，以免损伤口腔黏膜及牙龈，特别是凝血功能差的患者。

4. 昏迷患者禁忌棉球过湿，压舌板从臼齿处放入，牙关紧闭者不可使用暴力，以免造成损伤。必要时可使用口咽通道或牙垫来协助打开患者口腔。

5. 擦洗时棉球不宜过湿，防止因水分过多造成误吸，棉球夹紧，防止遗留在口腔内，如分泌物较多需及时吸引后再继续操作。

6. 更换新的牙垫及系带，松紧适宜，牙垫位置适宜，避免压迫、摩擦口唇及口腔黏膜。

7. 记录有无口臭、真菌、溃疡、疱疹等口腔并发症，异常情况通知医师，选用合适的口腔护理液和药物。


# 第十四节　肢体保护性约束

## 一、定义

肢体保护性约束是通过使用保护具限制肢体的活动以达到维护患者安全与治疗效果的护理措施。

## 二、操作目的及意义

1. 防止小儿、高热、谵妄、昏迷、躁动及危重患者因虚弱、意识障碍或其他原因而发生坠床、撞伤、抓伤等意外或不配合治疗等行为，确保患者安全。

2．确保患者诊疗、护理的顺利进行。

## 三、操作步骤

1．评估

（1）患者的年龄、病情、意识状态、生命体征。

（2）患者的心理状态及合作程度。

（3）肢体活动度。

（4）约束部位的皮肤色泽、温度及完整性。

（5）患者局部皮肤受压情况，身上有无各种导管、牵引、石膏固定等。

（6）环境安静、整洁，必要时安置在单人房间，移去可能造成伤害的物品。

2．操作前准备

（1）患者准备：向患者及家属解释约束目的、方法，取得患者及家属同意并积极配合，患者取舒适卧位。

（2）护士准备：按要求着装，修剪指甲，洗手，戴口罩。

（3）用物准备：根据病情需要准备床档、上下肢约束带、棉垫，检查约束带完好性（必要时备支被架）。

（4）环境准备：安静、整洁，室温适宜。

3．操作流程

（1）核对医嘱及患者床号、姓名，向患者及家属解释约束目的、方法、配合要点及注意事项。

（2）协助患者取舒适体位，必要时医护人员协助。

（3）检查约束部位皮肤。

（4）分别给予上、下肢约束（肢体活动障碍侧不予约束）。

① 手腕及踝部约束法：协助患者将肢体摆放在功能位，暴露腕部或踝部，用棉垫包裹腕部及踝部，将约束带打成双套结，将双套结套在棉垫外，稍拉紧，确保不松脱，将约束带系在两侧床旁。

② 肩部约束法：协助患者将肢体摆放在功能位，将肩部约

束带一端制成套筒，将患者双侧腋窝垫棉垫，袖筒套于患者双侧肩部，两袖筒上的细带在胸前打结固定，将两条较宽的长带系在床头（也可将大单折叠成长条进行肩部约束），确保不松脱。

③ 膝部约束法：协助患者将肢体摆放在功能位，两膝之间垫棉垫，将膝部约束带横放于两膝上，进行膝部约束，将带两端系在床沿（也可用大单做膝部约束），确保不松脱。

（5）检查患者肢体活动程度、范围和约束带的松紧度，保证约束的效果和患者的安全。

（6）拉起固定床档。

（7）再次核对。

（8）整理床单位及用物。

（9）洗手，做好记录。

（10）做好交接班。

## 四、难点及重点

1. 肢体保护性约束是护理工作中对患者实施的重点保护措施，能有效维护患者的安全并使患者顺利接受各项治疗和护理。护理人员要严格按操作规范进行，但仍有可能会出现约束处皮肤受压造成损伤，肢体脱出约束带，约束带松紧不适宜、影响血液循环，造成约束失效等问题，护士应加强巡视，注意观察，做好交接班。

2. 保证约束的效果和患者安全。

## 五、注意事项

1. 严格掌握肢体约束的指征，征得患者及家属的知情同意与配合。

2. 约束时需注意患者卧位舒适，保证肢体及关节处于功能位，并协助患者变换体位。

3. 约束带下必须垫衬垫，固定松紧适宜，每2～3小时放松1次。

4. 注意观察约束部位末梢循环情况，必要时进行局部按摩以促进血液循环。

5. 做好交接班及记录。

6. 使用约束期间，加强与患者及家属沟通，取得积极配合，避免患者产生紧张、焦虑和恐惧。

7. 支被架主要用于肢体瘫痪或极度衰弱患者，也可用于烧伤患者，使用时将支被架罩于防止受压部位，盖好被子。

# 第十五节 抗痉挛体位摆放

## 一、定义

神经系统疾病常是疾病与障碍共存，可造成患者运动、感觉、认知等障碍，尤其运动障碍是神经系统疾病最常出现的障碍。抗痉挛体位在临床上通常是指患者根据治疗、护理以及康复的需要所采取并能保持的身体姿势或某种体位。抗痉挛体位的摆放是使患者尽量缩短仰卧位的时间或与其他体位交替使用，使肢体处于抗痉挛体位。早期抗痉挛体位的摆放有助于抑制和减轻肢体痉挛姿势的发生或畸形的出现，且降低并发症出现和继发损伤；在以临床抢救为主要治疗的急性期，抗痉挛体位的正确摆放，可有效降低瘫痪肢体痉挛的发生，使躯干和肢体保持在功能状态的作用，有助于疾病康复期的功能训练。以脑卒中为例，患者瘫痪肢体常见的痉挛模式为：肩下沉后缩、上肢屈曲、前臂旋前、腕关节掌屈、手指屈曲和内收；骨盆退缩及下肢外旋；髋、膝关节伸直，足下垂、内翻。

## 二、适应证

1. 脑卒中患者。

2. 脑外伤患者。

3. 脊髓损伤患者。

## 三、评估

1. 评估患者肢体瘫痪情况。

2. 评估患者意识状态及合作程度。

3. 评估患者身体状况、有无外伤、肢体有无残缺。

4. 评估环境是否安静、安全、温度适宜。

## 四、护理

### （一）操作前准备

1. **护士准备** 掌握抗痉挛体位摆放的技能并能正确实施。

2. **环境准备** 病室清洁，光线充足，温湿度适宜，注意遮挡，保护患者隐私。

3. **物品准备** 软枕、软垫。

4. 向患者及家属解释操作目的及注意事项，取得患者及家属配合。

### （二）操作中护理

1. 根据患者肢体瘫痪情况及当前体位选择合理的摆放体位。

2. 抗痉挛体位常用种类及方法

（1）患侧卧位：患侧在下，健侧在上，头部垫枕，患臂外展，前身旋后，患肩向前拉出，以避免受压和后缩，肘伸展，掌心向上；患侧下肢轻度屈曲放在床上，健腿屈髋屈膝向前放于长枕上，健侧上肢放松，放在胸前的枕上或躯干上。该体位是最重要的体位，是偏瘫患者的首选体位，一方面患者可通过健侧肢体早日进行一些日常活动，另一方面可通过自身体重对患侧肢体的挤压，刺激患侧的本体感受器，强化感觉输入，也抑制患侧肢体的痉挛模式。

（2）健侧卧位：健侧在下，患侧在上，头部垫枕，患侧上肢伸展位，使患侧肩胛骨向前向外展，前臂旋前，手指伸展，掌心向下；患侧下肢取轻度屈曲位放于长枕上，患侧踝关节不能向内翻悬在枕头边缘，防止足内翻下垂。

（3）仰卧位：头部垫薄枕，患侧肩胛和上肢下垫一长枕，上臂旋后，肘与腕均伸直，掌心向上，手指伸展位，整个上肢平放于枕上；患侧髋下、臀部、大腿外侧放垫枕，防止下肢外展、外旋；膝下稍垫起，保持伸展微屈。该体位尽量少用，一方面易引起压疮，另一方面易受紧张性颈反射的影响，激发异常反射活动，强化患者上肢的屈曲痉挛和下肢的伸肌痉挛。

（4）端坐卧位：扶患者坐起，床上放一跨床小桌，桌上放软枕，患者可扶桌休息；若用床头支架或靠背架，将床头抬高，患者背部也能向后倚靠。

3. 更换体位过程中应密切观察患者的一般情况及生命体征，如有异常情况，应立即停止操作，并通知医师给予处理。

4. 操作过程中应注意患者管路情况，预防非计划性拔管。

（三）操作后护理

1. 体位更换完毕，再次确认患者安全（管路、皮肤、有无坠床风险、生命体征是否正常）及患者的舒适程度。

2. 保证患者肢体及各关节处于功能体位。

3. 盖好被子，注意保暖，整理床单位。

4. 洗手，签字，记录患者情况。

## 五、注意事项

1. 抗痉挛体位的摆放应从急性期尽早开展，并以不影响临床救治为前提。

2. 抗痉挛体位在卧位摆放中，始终要注意让患者保持防止痉挛模式，注意肩关节不能内旋，髋关节不能外旋，各种卧位要循环交替。

3. 患侧卧位时，由于肩关节容易受损害，对肩关节要更加细心防护，同时身体不可翻转过度，以保证患侧肩不被压在身体下面。

4. 针对瘫痪患者的抗痉挛体位，是从治疗角度出发设计的临时性体位，为了防止关节挛缩影响运动功能，必须定时进行体位变换。

5. 在抗痉挛体位摆放中可充分利用小垫或软枕，以抬高肢体，促进静脉回流。

6. 在进行体位摆放时，切忌使用暴力牵拉肢体。

7. 在任何一种体位下，若患者出现不适症状，应及时作出调整。

# 第十六节　协助患者更换体位

## 一、定义

长期卧床的患者会引起机体许多系统的并发症，如局部组织持续受压易致压疮；限制有效通气、呼吸道分泌物排出不畅，易致坠积性肺炎；其他还有静脉血栓形成、关节僵硬、挛缩、肌肉萎缩、消化不良、便秘等。因此，更换体位对减少长期卧床出现的并发症非常重要，护士应定时为患者更换卧位，以预防并发症的发生，促进患者舒适。

## 二、操作目的及意义

1. 协助患者更换卧位，增加患者的舒适感。

2. 满足检查、治疗和护理的需要。

3. 预防并发症，如压疮、坠积性肺炎等。

4. 协助脊椎损伤、脊椎手术、颅骨牵引、髋关节术后的患者在床上进行轴线翻身，保持脊椎平直以预防脊椎再损伤，预防关节脱位等。

## 三、操作步骤

1. 评估

（1）患者的年龄、体重、病情、躯体及四肢活动能力。

（2）患者的心理状态及合作程度。

（3）患者局部皮肤受压情况。

（4）身上有无各种导管、石膏或夹板固定及约束带等。

2. 操作前准备

（1）患者准备：向患者及家属解释操作的目的、方法及配合的注意事项，取得患者及家属同意并主动配合。

（2）护士准备：着装整洁，修剪指甲，洗手，戴口罩。

（3）用物准备：根据病情准备好软枕。

（4）环境准备：整洁、安静，温度适宜。

3．操作流程

（1）核对患者的床号、姓名，向患者及家属解释操作的目的、方法、配合要点及注意事项。

（2）固定好床轮闸，松开被尾，必要时将盖被折叠放在一侧或床尾。

（3）妥善固定患者身上的各种管路。

（4）协助患者移向床头法

① 一人协助患者移向床头法：适用于轻症或疾病恢复期患者。根据病情放平床头，将枕头横立于床头，患者仰卧屈膝，双手握住床头栏杆，也可搭在护士肩部或抓住床沿，护士一手托住患者的肩背部，另一手托住其臀部，嘱患者脚蹬床面，双臂用力，挺身上移的同时托住患者顺势向床头移动。操作后放回枕头，根据病情支起床头架或靠背架，协助患者取舒适卧位，整理床铺。

② 二人协助患者移向床头法：适用于重症或体重较重的患者。根据病情放平床头，将枕头横立于床头，患者仰卧屈膝，两位护士分别站在病床两侧，交叉托住患者的颈肩部和腰臀部，或一人托住颈肩部及腰部，另一人托住臀部及腘窝部，两人同时用力将患者抬起移向床头。操作后放回枕头，协助患者取舒适卧位，整理床铺。

（5）协助患者翻身侧卧法

① 一人协助患者翻身侧卧法：适用于体重较轻的患者。将对侧床档拉起，协助患者仰卧，双手放于腹部，双腿屈曲，将患者肩部和臀部移至护士侧床沿。护士两腿分开 $11 \sim 15cm$，以保持平衡，使重心稳定；再将患者双下肢移至护士侧床沿，协助患者屈膝，使患者尽量靠近护士。护士一手托肩，一手扶膝部，轻轻将患者翻向对侧，背向护士，按需在患者背部、胸前及双膝间

垫软垫，将近侧床档拉起。

② 二人协助患者翻身侧卧法：适用于重症或体重较重的患者。

协助患者仰卧，双手放于腹部，双腿屈曲。两位护士站在病床同侧，一人托住患者的颈肩部及腰部，另一人托住臀部及腘窝部，两人同时稍抬起患者移向近侧，轻轻将患者翻向对侧，按需在患者背部、胸前及双膝间垫软垫，将双侧床档拉起。

③ 轴线翻身法：适用于颈椎、腰椎等疾病的患者。

协助患者仰卧，护士甲站在床头，固定患者头部（颈椎损伤者），沿纵轴向上略加牵引；护士乙协助移去枕头，护士乙、丙站在患者同侧，两人双手分别置于患者肩、背部和腰、臀部，使患者头、颈、肩、腰、髋保持在同一水平线上，由一人喊口令，三人同时将患者缓缓移至护士同侧床旁，头、颈部随躯干一起缓慢移动，翻转至侧卧位；检查背部皮肤受压情况，将软枕垫于患者背部支撑身体；操作后检查，保持各种管路通畅，安置患者肢体各关节于功能位。

（6）妥善安置各种管路。

（7）整理床单位，洗手、记录。

（8）观察病情，翻身侧卧后要记录翻身时间和皮肤情况。

（9）做好交接班。

## 四、难点及重点

1. 协助患者更换体位技术是护士在日常工作中必不可少的一项护理技术操作，正确的操作能使患者舒适，并能预防并发症的发生。

2. 更换体位时，要注意保持各种管路通畅，避免扭曲或脱出。

3. 注意保持患者肢体的功能位，保证患者卧位舒适、安全。

## 五、注意事项

1. 根据患者的病情及需要，选择适合的更换体位的方法，正确进行操作。

2．患者身上有各种管路时，要先妥善安置，更换体位后，要仔细检查，保持管路通畅并固定牢固。

3．护士动作应轻稳，避免托拉拽而损伤患者皮肤。

4．护士进行操作时需掌握节力原则。

5．若翻身后发现皮肤出现异常，应及时给予护理并做好交接班。

6．对于病情重的患者，如颈椎损伤者，翻身后需严密观察患者病情。